# SARKOIDOSE
# FACHBEITRÄGE ZUM KRANKHEITSBILD
# AUF DEM WEG DER SYNEKTIK

# Impressum

**Herausgeber:**
Deutsche Sarkoidose-Vereinigung
gemeinnütziger e.V.
Postfach 3043
40650 Meerbusch

Uerdinger Str. 43
40668 Meerbusch

Telefon, Fax: 0 21 50 / 73 60
E-Mail: sarkoidose@aol.com
Internet: www.sarkoidose.de

**Redaktion:**
Renate Braune,
Dr. rer. nat. Bernd Quadder,
Ursula Schmidtdammer
Dankeschön:
Dr. K.-D. Albrecht, Margret Hennigs,
Gisela Körle, Ute Walter

**Gestaltung:**
R. Braune, Dr. rer. nat. B. Quadder

**Layout und Satz:**
Vogelsang Konzeptagentur,
Grevenbroich

**Druck:**
Der Drucker,
Michulsky / Nienhuys,
Neuss



**Erweiterte Neuauflage**

ISBN 3-980 2495-1-4

# Inhaltsverzeichnis

**Zum Geleit** 10
N. Konietzko

**Zum Geleit** 11
R. Loddenkemper

**Zum Geleit** 12
S. Meier-Sydow

**Zum Geleit** 13
K. Wurm

**Für Patienten und Ärzte!** 14
E. Huber

**Grußwort** 16
F. Rinn

**Vorwort** 18
U. Costabel

**Vorwort** 20
R. Braune

**Zum Verständnis** 22
Die Redaktion

**Zum Begriff: Synektik** 23
A. Kleinheisterkamp

**Sarkoidose – Eine multidisziplinäre Herausforderung** 26
MEDICA-Symposium 1993, E. Neumann

**Sarkoidose – Wirklichkeit und Wege** 30
1. Round-Table Gespräch, Höchenschwand 1993, E. Neumann, K. Kögler, U. Schmidtdammer, G. Körle

**Sarkoidose – Wirklichkeit und Wege** 36
2. Round-Table-Gespräch, Höchenschwand 1995, F. Rinn

**Immunologisches Sarkoidose Symposium** 40
REHA 1995 Düsseldorf, E. Neumann

**Sarkoidose in Deutschland** 44
D. Kirsten

**Sarkoidose** 56
D. Kirsten

**Sarkoidose: Pathologisch-anatomische Befunde** 72
K.-M. Müller

**Funktion und Funktionsstörung des Immunsystems** 100
E. Rentz

**Klinische Immunologie und ihre therapeutische Bedeutung** 108
P. Entzian

**Die Bedeutung der $\gamma/\delta$ -T-Zellen in der Pathogenese der Sarkoidose** 114
R. Gruber

**Intrathorakale Sarkoidose** 118
U. Costabel

**Lungensarkoidose** 124
R. Loddenkemper

**Diagnostik der Sarkoidose** 130
N. Schönfeld, T. Schaberg, H. Lode, R. Loddenkemper

**Therapie der Sarkoidose** 138
T. Schaberg, N. Schönfeld, R. Loddenkemper, H. Lode

**Bildgebende Verfahren bei der Sarkoidose** 144
N. Schönfeld, R. Loddenkemper

**Herzsarkoidose** 154
D. Kirsten

**Herzsarkoidose** 174
H. Schaedel

**Zur Herzbeteiligung bei systemischer Sarkoidose – Diagnostik und Therapie** 178
G. Hufnagel, B. Maisch

**Hautsarkoidose** 188
H.-D. Göring

**Hautsarkoidose** 192
S. Marghescu

**Augenbeteiligung bei Sarkoidose** 196
K.D. Lemmen, P. Kaesberg

**Augensarkoidose** 200
G.S. Baarsma

**Das Heerfordt-Syndrom aus ophtalmologischer Sicht** 202
A.A. Bialasiewicz

**Sarkoidose aus der Sicht des Hals-Nasen-Ohrenarztes** 204
J. Lamprecht

**Die Neurosarkoidose** 208
H. Reichmann

**Neurosarkoidose** 212
M. Damian

**Akutes Nierenversagen bei Sarkoidose-Rezidiv im Hochsommer** 216
A. Wiemeyer, E.-W. Schwarze, K. Mathias, B. Lösse

**Rheumatologische und immunologische Aspekte der Sarkoidose** 224
G. Eger, J.R. Kalden

**Sarkoidose und Schwangerschaft** 236
H. Worth

**Familiäre Sarkoidose** 242
W. Mönch, U. Loos

**Gesundheitsstörungen durch Innenraumbelastungen** 250
R. Meister

**Untersuchungen über Kombinationswirkungen von Gasen und Stäuben auf Alveolarmakrophagen an einem realitätsnahen in-vitro-Modell** 256
M. Mosbach, G. Polzer, I. Lind, E. Krüger, A. Seidel

**Trotz Krankheit aktiv bleiben** 270
G. Uhlenbruck

**Sport und Immunsystem: Einfluß von Psyche und Krankheit** 274
G. Uhlenbruck

**Psychosomatische Aspekte bei der Sarkoidose** 284
C. Lange, G. Schüßler, U. Hüttemann

**Lebensqualität und Sarkoidose** 300
F. Petermann, D. Breuker

**Lebensqualität bei Patienten mit Sarkoidose** 310
F. Petermann, D. Breuker

**Wer oder was kann meinen Gesundheitszustand beeinflussen? – Patienten mit chronischer Sarkoidose geben Auskunft über ihre Kontrollüberzeugungen** 318
D. Breuker, R. Gücker, W. Mönch

**Neue Anhaltspunkte für die ärztliche Gutachtertätigkeit beim Grad der Behinderung** 328
N. Rösner

**Sozialmedizinische Aspekte der Sarkoidose** 338
J. Siegrist

**Sozialmedizinische Aspekte und ärztliche Begutachtung der Sarkoidose** 344
R.H. Freericks

**Begutachtung der Sarkoidose** 350
D. Nowak

**Laboruntersuchungen zur Diagnostik und Verlaufsbeurteilung der Sarkoidose** 358
A. Pforte, H.-P. Hauber

**Differentialdiagnostik Berylliose / Sarkoidose bei einem Zahntechniker** 368
J. Müller-Quernheim, G. Zissel, E. Vollmer, M. Schlaak, R. Schopf

**Schnell progrediente Lungensarkoidose bei einer Zahntechnikerin** 380
E. Music

**Die Lunge und der Tonerstaub** 386
C. Armbruster

**Langzeitbeobachtung bei nicht-steroidaler Sarkoidosetherapie (Eine unkonventionelle Ergänzung zur Cortisontherapie)** **394**
H.C. Kümmell, L. Fricke, P. Engelke, A. Büssing

**Sarkoidose – Format einer „unsichtbaren" Behinderung – Chronisch krank trotz gutem äußerem Erscheinungsbild** **404**
R. Braune, B. Quadder

**Persönliche Erfahrungen mit der Krankheit Sarkoidose** **410**

**Wenn der Alltag ausgebremst wird – Die Erschöpfung schränkt Arbeitsfähigkeit und Lebenslust ein** **412**

**Gefährliche Fehldiagnose – Sarkoidose wird oft nicht umfassend erkannt** **416**

**Auf Irrwegen zur richtigen Diagnose – Nach vier Jahren stand es fest: Sarkoidose** **424**

**Tausend und eine Beschwerde – Keineswegs märchenhaft ist die Vielzahl der Symptome** **426**

**Ängste, Fragen, Unsicherheit – Der Krankheitsverlauf ist nicht vorhersehbar** **434**

**Auf und Ab der Beschwerden – Sarkoidose kann immer wieder ausbrechen** **436**

**Mehlstaub und unregelmäßiger Schlafrhythmus – Berufsbedingte Belastungsfaktoren können die Sarkoidose verschlimmern** **440**

**Wenn das soziale Abseits droht – Sarkoidose-Patienten werden häufig als Simulanten betrachtet** **442**

**Lebensmut bewahren – Trotz Einschränkungen und Beschwerden ist eine positive Einstellung wichtig** 444

**Soziale Rehabilitation und soziale Kompetenz durch Selbsthilfe bei Sarkoidose** 446
B. Hell, B. Borgetto

**Öffentlichkeitsarbeit ist mehr als nur über Sarkoidose reden** 454
D. Bittner

**Sarkoidose-Forschungspreis** 458

**Lungensarkoidose: Die Aktivierung der Immunzellen ist auf die Lunge beschränkt** 460
1. Sarkoidose-Forschungspreis 1992, J. Müller-Quernheim

**TNF-alpha-Produktion bei Sarkoidose** 464
2. Sarkoidose-Forschungspreis 1994, U. Costabel, L. Zheng

**Zellbiologische Untersuchungen zur Immunpathogenese der Sarkoidose** 470
2. Sarkoidose-Forschungspreis 1994, G. Zissel

**Pulmonale Sarkoidose: Charakterisierung des Zytokinprofils von T-Helfer-Zellen aus bronchoalveolärer Lavage** 476
3. Sarkoidose-Forschungspreis 1996, D. Kirsten, N.H. Reiling

**Übersicht der von der Deutschen Sarkoidose-Vereinigung unterstützten Forschungsprojekte** 486
B. Quadder

**Lexikon** 490

# Zum Geleit

**Prof. Dr. med.
Nikolaus Konietzko,
Essen**

**Präsident der
Deutschen Gesellschaft
für Pneumologie
1995/96**

Wer könnte die alltägliche Pein eines Kranken besser beschreiben als Goethe .....

"Im Atemholen sind zweierlei Gnaden:
Die Luft einziehn, sich ihrer entladen.
Jenes bedrängt, dieses erfrischt;
So wunderbar ist das Leben gemischt.
Du danke Gott, wenn er dich preßt,
Und dank' ihm, wenn er dich wieder entläßt."

Wer kann aus dem Alltagserlebnis besser als er eine Metapher für das Leben ableiten.

# Zum Geleit

**Prof. Dr. med.
Robert Loddenkemper,
Berlin**

**Präsident der
Deutschen Gesellschaft
für Pneumologie
1993/94**

Für die Sarkoidose wurde sehr treffend der Begriff des Eisberg-Syndroms geprägt, weil sich bei dieser facettenreichen Krankheit vieles unter der Oberfläche abspielt. Einiges ist sicherlich aber auch nicht bekannt genug und wird deshalb verkannt. Dieses Buch der Deutschen Sarkoidose-Vereinigung, die sich so engagiert und erfolgreich für wirklich alle Belange unserer Sarkoidose-Patienten einsetzt, wird bestimmt durch seine Vielfalt dazu beitragen, bei Laien und Fachleuten wichtige Wissenslücken zu schließen.

# Zum Geleit

**Prof. Dr. med.
Jürgen Meier-Sydow,
Bad Homburg**

**Präsident der
Deutschen Gesellschaft
für Pneumologie
1991/92**

Die Sarkoidose gehört zu den sog. Systemerkrankungen, d.h. Krankheitszuständen, die sich im gesamten Organismus manifestieren können. Ihre Ätiologie (Ursache) ist unbekannt, über die Pathogenese (Mechanismen der krankhaften Gewebsveränderungen) sind jedoch in jüngerer Zeit vielerlei Kenntnisse erarbeitet worden, insbesondere solche der Biochemie.
Die Sarkoidose ähnelt damit einer anderen Gruppe von Systemerkrankungen, den entzündlich-rheumatischen. Während aber bei den verschiedenen Formen des entzündlichen Rheumatismus verschiedene Medikamenten-Gruppen wirksam sind, besteht bei der Sarkoidose praktisch keine therapeutische Alternative zum seit 40 Jahren bekannten Prednison (oder gleichartigen Substanzen). In dieser Tatsache und in der (zumindest in "zivilisierten" Ländern zunehmenden?) Häufigkeit liegt die besondere Bedeutung, das Problem der Sarkoidose.
Die Sarkoidose bleibt also in absehbarer Zeit eine erhebliche volksgesundheitliche Herausforderung, und wir Ärzte schätzen es sehr, durch die sich glänzend entwickelnde "Deutsche Sarkoidose-Vereinigung" in vielfältiger Weise unterstützt zu werden.

# Zum Geleit

**Prof. Dr. med. Karl Wurm, Höchenschwand**

**Ehrenmitglied der WASOG (World Association of Sarcoidosis and Other Granulomatous Disorders)**

**Ehrenmitglied der Deutschen Sarkoidose Vereinigung e. V.**

Das Wissen über die Sarkoidosekrankheit ist noch keineswegs genügend bekannt, weshalb für die Patienten das Bedürfnis nach sachkundiger Information ein dringendes Anliegen ist. Dies hat sich die Selbsthilfeorganisation der Deutschen Sarkoidose-Vereinigung zu ihrer vordringlichen Aufgabe gemacht. Das vorliegende Buch mit Abhandlungen der vielfältigen Aspekte leistet einen wichtigen Beitrag mit dem Ziel, den informierten Patienten zur aktiven Mitwirkung bei den ärztlichen Bemühungen in der Behandlung seiner Krankheit zu befähigen.

# Für Patienten und Ärzte!

**Dr. med. Ellis E. Huber**

**Präsident der Ärztekammer Berlin**

Gerne habe ich 1993 und 1995 die Round-Table-Gespräche der Deutschen Sarkoidose Vereinigung moderiert. Sie fanden im schönen Höchenschwand statt. Ich bin in dieser Gegend aufgewachsen und fühle mich - inzwischen in Berlin lebend - immer noch hier zu Hause. Die wissenschaftlichen, medizinischen und ärztlichen Probleme der Sarkoidose interessierten mich. Von dieser Krankheit hatte ich nämlich nicht viel mehr Ahnung als ein normaler Mediziner eben so hat.

Das hat sich dann im Verlauf der Veranstaltungen gründlich geändert. Ich freue mich daher auch über das vorliegende Buch. Es faßt den neuesten Stand des medizinischen Wissens über eine Krankheit zusammen, die alle Bereiche der Medizin betrifft. Wann sonst sitzen Pathologen, Pneumologen, Dermatologen, Kardiologen, Kinderärzte, Augenärzte, Rheumatologen, Gynäkologen und HNO-Ärzte - um nur einige zu nennen - mit betroffenen Patienten an einem Tisch und sprechen über eine einzige Krankheit? Die Vielfalt der Fächer und der Beteiligten kennzeichnet die interdisziplinäre Herausforderung: Vielfältig und verschiedenartig sind die Erscheinigungsformen und der Verlauf der Sarkoidose. Neue Erkenntnisse zeigen überraschende Einsichten. Erfahrungen und Wissen wandeln sich.

Die Sarkoidose ist aus ärztlicher Sicht

eine schillernde, geradezu irisierende Erscheinung. Es ist spannend, sich mit ihr zu befassen.
Ich hoffe und wünsche, daß dieses Buch in möglichst viele Medizinerhände genommen wird und daß es zum besseren Verständnis und zur besseren Behandlung dieser Krankheit beitragen kann. Vor allem aber möchte ich, daß es hilft, die Sarkoidose-Kranken besser zu betreuen. Die Höchenschwander Gespräche wurden zum beispielhaften Dialog zwischen Experten und Betroffenen, zwischen Arzt und Selbsthilfe. Das vorliegende Werk sollte dieses Zusammenwirken im Dienste der kranken Menschen ebenso unterstützen und entwickeln.

# Grußwort

**Friedel Rinn, Wetzlar**

**Vorsitzender der Bundesarbeitsgemeinschaft Hilfe für Behinderte e.V.**

Es ist ein großes Verdienst der Deutschen Sarkoidose-Vereinigung e. V., in ihrer fast zehnjährigen Geschichte in der medizinischen Wissenschaft, bei behandelnden Ärzten und für eine interessierte Öffentlichkeit deutlich gemacht zu haben, daß Sarkoidose nicht nur eine Lungen- oder Hauterkrankung ist. Ihr Charakter als Systemerkrankung, von der alle Organe betroffen sein können, ist inzwischen unstrittig.
Das vorliegende Buch dokumentiert in besonders eindrucksvoller Weise die Vielfalt der möglichen Krankheitserscheinungen, die Gefahren der Krankheit, ihre Behandlung und ihre Bewältigung bei chronischem Verlauf durch Betroffene und ihre Angehörigen. Die Mischung von Fachbeiträgen und Berichte über Diskussionen macht das Werk zu einem lebendigen und anschaulichen Handbuch, in dem nicht nur jeder Kranke Informationen zu seiner eigenen Betroffenheit erhalten kann, sondern in dem sich auch für Wissenschaftler und medizinische Praktiker eine gute Übersicht zum Stand der Forschung und praktischen Erfahrung ergibt.
Darüberhinaus wird - wenn auch nicht immer direkt dargestellt - der Wert und die Leistungsfähigkeit der Selbsthilfe bei chronischen Erkrankungen dokumentiert. Ständiges Fragen und ständiger Erfahrungsaustausch haben auch für die Sarkoidose Bewegung in For-

schung und Behandlung gebracht, die ohne diese Selbsthilfetätigkeit nicht möglich gewesen wäre. Dabei hebt sich die Deutsche Sarkoidose-Vereinigung insofern wesentlich von der reinen Selbsthilfe ab, als sie von vornherein die Forschungsunterstützung zum Vereinszweck erhoben hat. Die Vergabe der Forschungspreise legt dafür Zeugnis ab.

Für die Bundesarbeitsgemeinschaft Hilfe für Behinderte, Dachverbund der Selbsthilfe behinderter und chronisch kranker Menschen und ihrer Angehörigen, gratuliere ich der Sarkoidose-Selbsthilfe als einem der besonders aktiven Mitgliedsverbände zu diesem Buch, das sicherlich vielen Kranken Hilfe bieten kann - das aber vor allem auch in der Öffentlichkeit ein Stück mehr Aufklärung darüber bringen wird, was Sarkoidose nach heutiger Erkenntnis ist. Nur eine so fundierte und breit angelegte Information kann helfen, daß Betroffene gerecht behandelt werden und daß ihnen die Hilfe zuteil wird, die sie für ihr tägliches Leben benötigen.

# Vorwort

**Prof. Dr. Ulrich Costabel, Essen**

**Vizepräsident der WASOG (World Association of Sarcoidosis and Other Granulomatous Disorders)**

Die Sarkoidose wurde vor über 100 Jahren erstmals als Hautkrankheit beschrieben und hat seither ihren "Phänotyp", d.h. ihr äußeres Erscheinungsbild häufig geändert, abhängig von den aktuellen, jeweils als modern geltenden Untersuchungsmethoden. War sie anfangs eine Domäne der Dermatologen, entdeckte man mit Einführung der Röntgenreihenuntersuchungen ihre bis dahin versteckten Seiten, nämlich den überwiegenden Befall der Thoraxorgane. In den letzten 20 Jahren rückten die immunologischen Vorgänge in den Vordergrund des Interesses. Die Unterschiede zwischen einer systemischen Immunreaktion (ableitbar aus Untersuchungen von Blutzellen) und den Aktivierungsvorgängen im befallenen Organ selbst (aufdeckbar durch Untersuchungen der bronchoalveolären Lavage) wurden erkannt und führten zu einer Verbesserung der diagnostischen Möglichkeiten. Die Therapie wird allerdings nach wie vor überwiegend mit Cortison durchgeführt, falls eine solche überhaupt erforderlich ist. Eine Umsetzung der modernen immunologischen Befunde in neue therapeutische Modalitäten ist bislang nicht geglückt. Genausowenig konnte die Ätiologie dieser rätselhaften Erkrankung trotz intensiver Bemühungen der Grundlagenforschung auch im zellbiologischen Bereich noch nicht aufgedeckt werden.

Vor diesem Hintergrund ist verständ-

lich, daß Patienten mit neu diagnostizierter Sarkoidose häufig beunruhigt sind, viele Fragen haben, die ihnen meist von Ärzten, welche nur sporadisch Sarkoidose-Patienten sehen, nicht befriedigend beantwortet werden können.
An dieser Stelle hat sich die Deutsche Sarkoidose-Vereinigung in den letzten Jahren große Verdienste erworben. Sie stellt eine zentrale Anlaufstelle für Sarkoidose-Patienten aller Stadien dar. Durch ihre ausgezeichnete Sarkoidose Broschüre, welche das vorhandene Wissen komprimiert und für den Laien verständlich formuliert wiedergibt, kann der Patient mit neu diagnostizierter Sarkoidose seinen Wissensdurst zunächst einmal stillen, um danach offene Fragen gezielt mit Experten zu besprechen. Auch die Hinzuziehung der Sarkoidose-Experten Deutschlands zu Patienten-Informationsveranstaltungen wurde und wird von der Sarkoidose-Vereinigung organisiert, um offene Fragen gemeinsam anzugehen.
Aus Vorträgen der deutschen Sarkoidose-Selbsthilfe sind inzwischen druckreife Artikel entstanden, welche das gesamte Spektrum dieser Krankheit von der Pathogenese über die klinische Immunologie, die radiologischen Manifestationen, die Organbeteiligung bis hin zu psychosomatischen Aspekten und Hinweisen zur sozialmedizinischen Begutachtung umfassen. Die Beiträge sind im vorliegenden Sarkoidose-Buch zusammengefaßt. Es sind dort Themen angesprochen, die selbst in aktuellen Lehrbüchern nicht ausreichend abgehandelt werden, so daß eine offensichtliche Lücke geschlossen werden konnte. Dem Buch ist eine weite Verbreitung zu wünschen.

# Vorwort

**Renate Braune, Meerbusch**

**Vorsitzende der Deutschen Sarkoidose-Vereinigung e.V**

Im Januar 1987 wurde die Deutsche Sarkoidose-Vereinigung gemeinnütziger e.V. gegründet. Verbunden damit war die Absicht, Sarkoidose-Gesprächskreise ins Leben zu rufen. Es ist gar nicht so einfach, bei Erkrankung oder belastenden Lebenssituationen Formen der Auseinandersetzung zu finden. Die Selbsthilfebewegung spielt eine nicht unbedeutende Rolle im zweckbestimmten Arzt-Patienten-Verhältnis. Mitbestimmung und Mitverantwortung in einem vertrauensvollen Zusammenwirken sind gemeint.

Es gehören zum Fortschritt und einer Weiterentwicklung, den Wissensdurst über Sarkoidose zu befriedigen. Aufklärung und Informationsbedarf ließen es wünschenswert erscheinen, nach dem Buch "Synoptik der Sarkoidose" ein notwendig gewordenes neues Buch mit vereinten Kräften anzugehen.

Das Wichtigste, gerade vom solidarischen Aspekt her, war die Teamarbeit. Gemeinsam gelang es mit gegenseitigem Mutzuspruch die Herstellungsarbeiten vorzubereiten. Auch das besondere Vertrauensverhältnis zu den Autoren der Fachbeiträge trug dazu bei, die Zusammenstellung zu ermöglichen.

Die Texte umreißen den gegenwärtigen Stand des Problems Sarkoidose. Bildbeilagen ergänzen das schriftlich Gesagte. Die Gesamtheit der Fachbeiträge bietet sich an für die interdisziplinäre Diskussion.

Mein Anliegen ist: Allen Beteiligten, den Autoren für ihre z.T. originären Beiträge, die hier als Erstveröffentlichung vorgelegt werden und den Verlagen für die freundlichen Abdruckgenehmigungen von Originalveröffentlichungen, zu danken. Nicht zu vergessen - das Luftwaffenmusikkorps 2, Karlsruhe, mit einem Benefizerlös und das Bundesministerium für Gesundheit mit einer Förderung, die diese Literatur ermöglicht haben.

**Sarkoidose**

**Fachbeiträge zum Krankheitsbild**

**Auf dem Weg der Synektik**

wendet sich an alle, die mit der Sarkoidose zu tun haben, sowohl an die Betroffenen, als auch an die Ärzte. Möge daher dieses Buch Anregung und Beitrag sein für ein verantwortungsvolles Miteinander.

---

Zur neuen Auflage, ergänzende Worte

Dies vorausgeschickt. In meiner Euphorie über ein Seminar in Fischbach am Bodensee, inklusive Titel - „Sarkoidose: Format einer unsichtbaren Behinderung", hatte ich völlig vergessen, daß sich die „Sarkoidose-Familie" nicht auf eine Kerngruppe von Menschen beziehen kann, die sich mögen können oder auch nicht. Daß wir uns auf dem gewundenen Weg der Krankheistbewältigung in die richtige Richtung bewegen, hat das Seminar ziemlich auf den Punkt gebracht. Es wurde viel mit Ritualen gearbeitet. Sie sind sehr wichtig, weil sie ein Gefühl von Vertraulichkeit und Sicherheit erwecken. Wenn man es tatsächlich fühlen kann und durchatmet bis Unbehagen sich verflüchtigt, haben wir gut an uns selbst gearbeitet.

Das Dasein der Patienten-Erfahrungsberichte, die Konzeption einer Öffentlichkeitsarbeit, zusätzliche Kenntnisse über Sarkoidose-Veröffentlichungen, dazu Berichtigungen und Erweiterungen erlauben ein neues Zusammenwirken (Synektik).

Ich hatte das Glück, der Journalistin Anette Kanis aus Düsseldorf zu begegnen. Sie hat den Anteil der Erfahrungsberichte in ihrer jetzigen Darstellung zugeordnet. Dankbar sind wir allen Referentinnen und Referenten, die ihre Manuskripte für die Veröffentlichung in dieser Ausgabe bereitgestellt haben.

Besonderen Dank für Mitarbeit schulden wir:
RA Maria Bandick-Hols, Ratingen
Pfarrer Walter Meister, Mainz
Dr. rer. nat. Bernd Quadder, Ratheim

Dem Bundesministerium für Gesundheit danken wir für die Unterstützung. Das BMG ermöglichte die Drucklegung.

Ich wünsche Ihnen beim Lesen wichtige Einblicke. Die Erweiterung der Kenntnisse mögen mit Ihren subjektiven Erfahrungen Hand in Hand gehen.

# Zum Verständnis

**Die Redaktion**

Ein Buch ist ein Medium, das am ehesten unseren individuellen Fähigkeiten gerecht wird.
Es bietet die Orientierung: Wo ich Auskunft bekomme, wo ich Hilfe erfahre, wo ich lerne, mir selbst eine Antwort zu suchen bzw. eigenverantwortliche Auseinandersetzung überhaupt ermöglicht wird.
Im vorliegenden Werk haben die Autoren sich bemüht, in Vorträgen und eigens für dieses Buch verfaßten Artikeln verständlich gehaltene Entwürfe zu den Organbeteiligungen vorzulegen. Daneben sind in medizinischen Fachartikeln die Sachverhalte detailliert dargestellt. Ein Beharren auf die Fachsprache war in diesen Beiträgen unumgänglich. Dem geneigten Leser kann das Lexikon am Ende des Buches als Verständnishilfe dienen.
Das Plus an Informationen begründet die Hoffnung auf Akzeptanz der Leserinnen und Leser.
Im Spannungsfeld der Widersprüchlichkeiten festen Halt anbieten ist Wunschgedanke des Profils dieses Buches.

# Zum Begriff: Synektik

**Andrea Kleinheisterkamp (Pädagogin), Wuppertal**

"Synektik": Vielen Lesern wird dieses Wort nicht geläufig sein. Deshalb soll hier kurz der Sinn und die Verwendung dieses Begriffes erläutert werden. Synektik bedeutet "Zusammenwirken" und kommt aus dem griechischen Sprachgebrauch. Wobei wir bereits mitten im Thema sind, denn bei einer Krankheit wie der Sarkoidose ist ein Zusammenwirken aller Beteiligten unbedingt notwendig. Aber nicht nur das. Die Entwicklung neuer Ideen im Bereich der Früherkennung und der Behandlungsmethoden dieser Krankheit stellt sich als so problematisch dar, daß Kreativität gefragt ist. Einer Multiorgankrankheit kann dabei nur die interdisziplinäre Zusammenarbeit gegenübertreten. Diese benötigt eine Plattform, um gemeinsam kreative Ansätze zu entwickeln. Daher hat die Deutsche Sarkoidose-Vereinigung e.V. zu interdisziplinären Foren und Expertenrunden eingeladen.

Methoden der Gruppentechnik nach dem Prinzip der Kreativität können hilfreich sein. Was aber versteckt sich hinter der komplizierten Benennung dieser Methodik und welche Bedeutung hat diese Vorgehensweise für eine Erkrankung wie der Sarkoidose? Das zuletzt genannte beinhaltet die Frage danach, wie kann man vorgehen, um bestimmte Problemstellungen zur Sarkoidose zu lösen?

Die erste Überlegung hierbei muß das Sammeln von Lösungsvorschlägen sein,

die aus den unterschiedlichsten Gruppen aller Beteiligten kommen können. Zum Beispiel werden verschiedene Lösungsvorschläge für die Früherkennung der Sarkoidose genannt.
In einer zweiten Phase könnte dann das Problem der Früherkennung der Sarkoidose mit den Früherkennungsmethoden anderer Immunerkrankungen verglichen werden. Es werden andere Erfahrungsbereiche hinzugenommen und mitberücksichtigt. Auch hier wird wieder das Zusammenwirken aller Faktoren deutlich. Es sind nicht nur die Beteiligten, die ein Zusammenwirken anstreben, sondern auch die einzelnen Sach-, Fach- und Erfahrungsgebiete machen ein Zusammenwirken erfolgversprechend. Nur so kann eine große Vielfalt von Aspekten umfassend und genau diskutiert werden.

In einer dritten Stufe könnte dann die erweiterte Problemkonstellation der zweiten Phase auf ihre Brauchbarkeit für die Problemlösung geprüft werden. Die Kommunikation und das Zusammenwirken aller ist wieder gefragt, wobei sich die erhofften neuen Ideen einstellen sollen. Die zuvor beschriebenen drei Stufen fassen knapp den Inhalt, die Bedeutung des Wortes Synektik zusammen.

**Ziel der Synektik ist es also, ein Zusammenwirken aller Beteiligten mit den entsprechenden Sach-, Fach- und Erfahrungsgebieten, deren Zielsetzung es ist, neue Ideen zu entwickeln, die dann zu einer Lösung der Probleme des Krankheitsbildes Sarkoidose führen.**

# Sarkoidose - Eine multidisziplinäre Herausforderung

**MEDICA-Symposium 1993, Düsseldorf**

**Edgar Neumann, Heppenheim**

Erstmals luden die Sarkoidose-Vereinigungen in Deutschland, Belgien und den Niederlanden gemeinsam zu einem Arzt-Patienten-Seminar ein. Anläßlich der 25. Medica in Düsseldorf kamen freitags mehr als zweihundert Kranke, um von Fachärzten zu hören, was bei Erkrankungen an Herz und Lunge oder Augen zu tun ist. Tagsdrauf fand eine Fortbildungsveranstaltung für Ärzte statt. Hier ging es darum, ob bei Lungen-, Herz-, Haut- und Augen Sarkoidose oder im immunologischen, neurologischen und psychosomatischen Bereich neue Aspekte zu Diagnostik und Therapie zu verzeichnen sind.

Prof. Dr. Robert Loddenkemper aus Berlin, der freitags Referent und samstags Leiter des Symposiums war, faßte das Tagungsergebnis in der Feststellung zusammen, daß nach wie vor nach der Ursache für die Sarkoidose geforscht werden muß. Dabei sei die multidisziplinäre Zusammenarbeit wünschenswert. Für Kortison als therapeutisches Mittel gebe es sowohl bei akutem Verlauf wie bei chronischer Erkrankung keinen Ersatz, nur müsse sowohl über Dosis als auch Einnahmedauer je nach Krankheitsbild im Einzelfall entschieden werden. Betroffene Patienten suchten immer stärker für sich eine Lösung, die sie bei ihrem jeweiligen Arzt nicht finden können. Deshalb seien Patien-

tengruppen sowohl für den Kranken wie für den Mediziner eine Chance. Die positive Zusammenarbeit mit der Sarkoidose-Vereinigung war bei beiden Veranstaltungen von allen Referenten unterstrichen worden.
Als Ehrengast stellte Prof. Dr. Karl Wurm aus Höchenschwand zum Abschluß der Tagung fest, Sarkoidose-Kranke seien für den Arzt meist angenehme Patienten, weil sie in überwiegender Zahl ihr Leben in den Griff bekommen wollen und dabei viel Geduld aufbrächten.
Er schlug damit einen Bogen zum Vortrag des ersten Referenten des Symposiums, Prof. Dr. Gerhard Uhlenbruck, dem Leiter des Instituts für Immunbiologie der Universität zu Köln. Dieser war in jungen Jahren selbst an Lungensarkoidose erkrankt und hat seitdem nach eigenen Worten sehr aktiv um seine Gesundheit gekämpft.
Er habe seine Krankheit wohl auch deshalb besiegt, so berichtete er in Ergänzung seiner wissenschaftlichen Ausführungen, weil er beizeiten eine andere Lebenseinstellung gewinnen konnte, die ihn beispielsweise zum Autor mehrerer Meditations- und Aphorismenbücher werden ließ.
Weniger erfreulich war, was er zur Sarkoidose-Forschung in seinem Fachbereich berichten konnte. Zwar kann die Sarkoidose bei entsprechenden Untersuchungen von anderen Krankheiten mit mehr oder weniger deutlichen Unterscheidungen abgegrenzt werden, aber eine Prognose des immunologischen Verlaufs ist bislang genausowenig möglich, wie die Ursache bestimmt werden kann. Uhlenbruck fand nebenbei kritische Worte zur Medizinerausbildung, weil Immunologie im Bereich der alten Bundesrepublik kein Prüfungsfach ist.
Sowohl für den Veranstalter als auch für die angereisten Ärzte dürfte wohl der letzte Vortrag zu den interessantesten der beiden Tage gehört haben. Prof. Dr. Henning Studt, Leiter der Abteilung für Psychosomatik und Psychotherapie des Universitätsklinikums Steglitz der Freien Universität Berlin, sprach über die psychosomatischen Zusammenhänge bei der Sarkoidose.
Er analysierte vor allem eine Studie, bei der derselbe Patientenkreis innerhalb von elf Jahren zweimal untersucht und befragt worden war. Dabei zeigte sich, daß Sarkoidose-Kranke im Vergleich mit neurotisch oder psychosomatisch Erkrankten seelisch weniger gestört sind. Relevante Schwächen sind bei chronischer Sarkoidose eher zu vermerken als bei akuter.
Seine Zusammenfassung war gleichzeitig ein Appell an die Ärzte, ein verbreitertes Behandlungsangebot zugunsten des Patienten anzustreben, wozu beizeiten auch eine konfliktzentrierte Psychotherapie gehören sollte.
Aus dem Kreis seiner Zuhörer nahm er den Auftrag mit, die psychosomatischen Aspekte bei längerer Kortison-Medikation zu untersuchen. Außerdem

wäre die psychische Belastung bei Mehrfach-Diagnose ein interessanter Forschungsaspekt. Die von Studt angeführte Studie bezog sich ja vor allem auf Erhebungen bei Patienten mit Lungensarkoidose.
Wie wichtig es ist, bei ungeklärter Ursache von Krankheitssymptomen unterschiedlichster Art stets auch auf Sarkoidose hin zu untersuchen, wurde in den Ausführungen von Priv.-Doz. Ulrich Costabel, Essen, über thorakale Sarkoidose und Privatdozent Dr. Hermann Schaedel, Bad Liebenstein, über Lungensarkoidose mit Herzbeteiligung ebenso deutlich wie im Vortrag von Privatdozent Dr. Klaus-Dieter Lemmen, Düsseldorf, Dr. Paul Kaesberg, Düren, und Dr. Baarsma, Rotterdam, zur Augensarkoidose, von Prof. Dr. S. Marghescu, Hannover, über die Hautsarkoidose und Dr. Maxwell Simon Damian, Gießen, über die Neurosarkoidose. Die von ihnen vorgetragenen Diagnose- und Therapie-Statistiken will die Sarkoidose-Vereinigung noch dokumentieren.
Beim Arzt-Patienten-Seminar freitags unter der Leitung von Prof. Dr. Nikolaus Konietzko, Essen, hatten die Zuhörer auch ausgiebig Gelegenheit, sich Fragen zur persönlichen Betroffenheit beantworten zu lassen. Außerdem war in einer Pause und nach Veranstaltungsschluß noch Gelegenheit zu privatem Gespräch.
Die 1987 gegründete Selbsthilfe-Organisation, schreibt übrigens einen dotierten Forschungspreis aus, um die wissenschaftliche Arbeit auf dem Gebiet der Sarkoidose zu unterstützen.

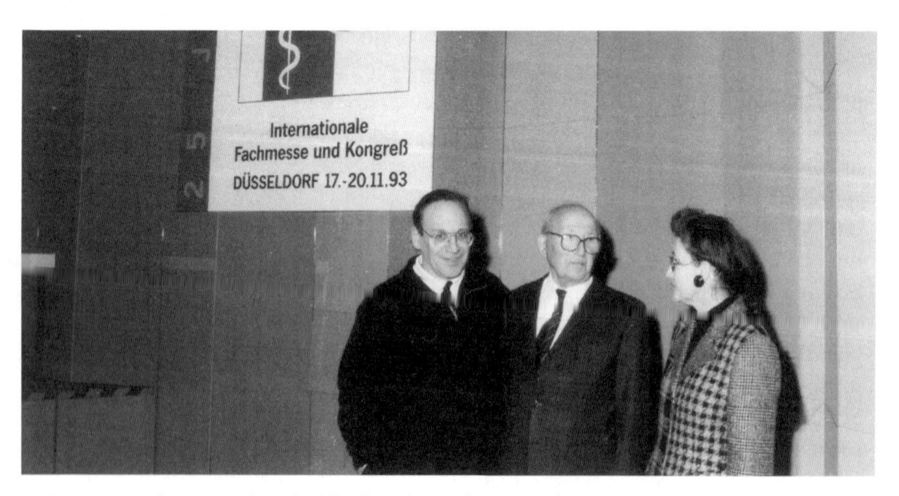


V. l. n. r.: Prof. Dr. Gerhard Uhlenbruck, Prof. Dr. Karl Wurm, Renate Braune auf dem MEDICA-Symposium in Düsseldorf.

# Sarkoidose-Wirklichkeit und Wege
# 1. Round-Table-Gespräch

**Höchenschwand-Tage 1993**

**Edgar Neumann, Heppenheim**
**Dr. Karin Kögler, Höchenschwand**
**Ursula Schmidtdammer, Meerbusch**
**Gisela Körle, Wuppertal**

In Erinnerung einer ersten Sarkoidose-Tagung auf deutschem Boden, zu der Prof. Dr. Karl Wurm vor 25 Jahren nach Höchenschwand eingeladen hatte, veranstaltete die Deutsche Sarkoidose-Vereinigung dort ein Round-Table-Gespräch. Damit sollte vor allem der interdisziplinäre Gedankenaustausch gefördert werden. Moderator Dr. med. Ellis E. Huber, der Präsident der Ärztekammer Berlin, war von Idee und Verlauf so angetan, daß er eine Wiederholung des Runden Tischs im "Dorf am Himmel" vorschlug. Dank gebührt den Klinikleitungen am Ort für ihre hilfreiche Unterstützung und Gastfreundschaft. Zu Beginn hatte er gemeinsam mit der Vorsitzenden der Selbsthilfe-Vereinigung, Renate Braune, das Vorhaben als Würdigung des Lebenwerks von Prof. Dr. Karl Wurm bezeichnet.
Dieser hatte vor vierzig Jahren bei einer Tagung der Tuberkulose-Vereinigung in Berlin zum ersten Mal die von ihm erstmals dargestellte Stadiengesetzlichkeit der Sarkoidose vorstellen können und seitdem internationale Anerkennung gefunden. Wurm hat auch mit vielen Veröffentlichungen in den medizinischen Fachzeitschriften dazu beigetragen, daß Ärzte auf die Krankheit, mit der sie während ihrer Ausbildung kaum in Berührung gekommen waren, aufmerksam wurden. Sein Anliegen ist es,

daß die Mediziner bei noch unklarer Diagnose entsprechend der jeweiligen Symptomatik immer auch an Sarkoidose denken. Und die sei längst keine rätselhafte Krankheit mehr. Zwar suche man immer noch nach der Ursache, sei aber einmal die Diagnose gesichert, sei eine Therapie möglich und der Krankheitsverlauf beeinflußbar.
Deshalb seien solche Veranstaltungen wichtig, weil sie dazu beitragen, daß Ärzte ihre Patienten sachgemäß informieren können. Ein chronisch Erkrankter könne sich sachgemäß verhalten, wenn er wisse, was er zu machen habe. Mit Prof. Dr. Karl Wurm und den leitenden Ärzten sowie deren Assistenten an den Höchenschwander Kurkliniken diskutierten zum Tagesthema "Sarkoidose - Wirklichkeit und Wege" PD Dr. Ulrich Costabel von der Ruhrlandklinik in Essen, PD Dr. Detlef Kirsten vom Krankenhaus Großhansdorf, Prof. Dr. Hans K. Müller-Hermelink vom Pathologischen Institut der Universität Würzburg, PD Dr. Joachim Müller-Quernheim vom Forschungsinstitut Borstel, Prof. Dr. Karl-Georg Petersen von der Universitätsklinik Freiburg, Prof. Dr. Friedrich Schröpl (Dermatologe) von der Fachklinik Tomesa in Bad Salzschlirf, Prof. Dr. R. Suchenwirth (Neurologe) aus Herrsching sowie Prof. Dr. Peter Vaith vom Immunologie-Institut der Universität Freiburg. An der Gesprächsrunde nahmen noch mehrere Vorstandsmitglieder der Deutschen Sarkoidose-Vereinigung teil.

Dr. Huber führte aus, daß das Zusammenwirken der Fachkompetenz mit der Selbsthilfevereinigung für beide Erfolg bringen soll, und zwar zum Wohle der an Sarkoidose Erkrankten

**Ätiologie**

Zur Frage der Krankheitsentstehung, der Ätiologie, wurde ausgeführt, daß das Wesen der Sarkoidose idiopathisch nicht geklärt ist. Lediglich der klinische Verlauf ist eindeutig bekannt. Es wurde diskutiert, ob ein inhalatives Agens der Auslöser sein könnte. Da aber alle Lymphozyten die Lunge passieren, muß die Ursache nicht zwingend inhalativ sein. Das wird dadurch unterstützt, daß Neurosarkoidose häufig hochprozentig ohne Lungenbefund auftreten kann, ebenso rhinogene bzw. Schleimhautherde. Ob Sarkoidose eine Autoimmunerkrankung sein könnte, wird kontrovers diskutiert. Eher könnte es ein sekundäres Autoimmunphänomen sein, der Prozeß kommt in Gang, wenn das auslösende Agens schon eliminiert ist. Bei der Frage nach der Ätiologie sollte nicht nur an Lymphozyten und Makrophagen gedacht werden, auch Pneumozyten und das Mikromilieu in der Alveole spielen eine Rolle. Eine gedankliche Trennung zwischen initialer Auslösung und ablaufunterhaltenden Mechanismen muß angestrebt werden. Multiple Faktoren, die die Sarkoidose verursachen könnten, wurden diskutiert im Sinne von poly-ätiologischen Auslösefaktoren. Subtile Beob-

achtungen mit klinischen und molekularbiologischen Untersuchungen sind dabei wichtig, und sollten eng an die klinisch relevanten Krankheitsphasen herangeführt werden.
Diskutiert wird eine genetische Prädisposition bei Sarkoidose. Familiäre Häufungen sind immer wieder beobachtet und beschrieben worden. Südeuropäer erkranken seltener an Sarkoidose als Mittel- und Nordeuropäer. Die Frage stellt sich, ob evtl. an keltische Gene gedacht werden muß.
Prof. Wurm berichtete, daß keine Berufsgruppe spezifisch sei. Die akute Sarkoidose tritt gehäuft im Frühjahr auf.

**Diagnostik**

PD Dr. Costabel stellte fest, daß es keine spezielle Diagnostik oder Therapie gibt. Das Löfgren-Syndrom ist leichter zu erkennen. Die diagnostische Trias aus Lymphoadenopathie, Erythema nodosum und Arthritis erlaubt eine Diagnose, zunächst auch ohne Biopsie.
Die verschiedenen Zustände in der Lunge sind nach dem Röntgenbild mit hoher Wahrscheinlichkeit mit einer Bronchoskopie mit bronchoalveolärer Lavage (BAL) festzustellen. Bei 90 % der so untersuchten Sarkoidose-Patienten ist das Verhältnis von CD4 zu CD8 erhöht.
PD Dr. Kirsten stellte fest, daß die BAL ein so gutes diagnostisches Mittel ist, so daß die Mediastinoskopie nur noch in 5-10% der Fälle nötig ist. Zur Zeit werde noch in rund 30% eine Mediastinoskopie durchgeführt.

Das Problem ist ganz allgemein, daß es keinen beweisenden Einzeltest für Sarkoidose gibt. Es ist ein klinisches Mosaik, das der erfahrene Arzt beurteilen kann. Z.B. kann man nur sagen, ein erhöhter T4/T8-Quotient in der BAL ist vereinbar mit einer Sarkoidose. Der früher mit Erfolg angewandte Kveimtest ist aus der Diagnostik verschwunden, da es hier keine Kveim-Antigene mehr gibt und importierte Antigene wegen des HIV-Infektionsrisikos nicht verwendet werden dürfen.
Bei Verdacht auf Sarkoidose muß immer auf Funktionseinschränkungen geachtet werden, nicht nur der Lunge, sondern auch der Augen und des Herzens wegen.
Ein Abdomensonogramm wird nicht für erforderlich gehalten. Die Sarkoidose als Systemerkrankung muß immer auch an andere Organmanifestationen denken lassen. Differentialdiagnostische Schwierigkeiten können hinsichtlich Tuberkulose, Morbus Hodgkin und Sarkoid like lesions bestehen.
Es fehlt ein allgemeines Schema im Umgang mit der Sarkoidose. Es sollte ein "Arbeitskreis Sarkoidose" ins Leben gerufen werden, der Standards für Diagnostik und Therapie entwickeln sollte. Eine wissenschaftliche Fachgesellschaft könnte daran mit Empfehlungen anknüpfen.
Bei der Erkrankung der Lunge wurde diskutiert, ob man bei der von Prof. Wurm seinerzeit eingeführten Stadieneinteilung (Sarkoidose Typ I, II oder III)

bleiben sollte oder, wie inzwischen international üblich, von Typ 0, I, II, III oder IV sprechen sollte. Wichtig ist bei der Benennung nach Stadien, daß es sich hierbei nicht um Schweregradbezeichnungen handelt und der Übergang in ein höheres Stadium nicht zwingend ist. Die bihilären Veränderungen vor den Veränderungen in der Lunge werden häufig nicht genug beachtet. Mit einer Röntgenverlaufsserie ist in Höchenschwand die Entstehung einer Hilusvergrößerung innerhalb von drei Wochen nachgewiesen worden. Die Funktionseinschränkung der Lunge, die nicht nur durch Granulome, sondern auch durch Fibrose herbeigeführt werden kann, muß Gradmesser sein, außerdem die subjektiven Beschwerden, und bei chronischen und subakuten Formen Beschwerden wie Müdigkeit, Gewichtsabnahme und leichtes Fieber. Dies können Anzeichen für die Aktivität der Krankheit sein. Bei Lungensarkoidose kann es auch zu Husten, Atemnot oder stechenden Schmerzen im Brustbereich kommen. Herr Dr. Kögler erklärte, daß eine umfassende Diagnostik erforderlich ist und es wichtig ist, den Leistungsrest zu erfassen. Regelmäßige Kontrollen sind durchzuführen, um eine Funktionsminderung zu verhindern. PD Dr. Costabel ergänzte, daß Lungenfunktionen regelmäßig zu messen sind, eine Belastungskontrolle erfolgen muß, Blutgasanalysen in Ruhe und in Belastungssituationen durchzuführen sind.

Nerven- und Hirnsarkoidose kommen häufiger vor als gemeinhin angenommen. Die Dunkelziffer scheint hier besonders hoch. Die Diagnose einer Neurosarkoidose wird anhand von Biopsiematerial gewonnen, die Liquordiagnostik ist ohne ausgesprochen typische Zeichen bei Sarkoidose. Unspezifische Hinweise auf eine Neurosarkoidose können eine Facialisparese und ein Diabetes insipidus sein.

Die Augen, so führte Dr. Bettinger, Höchenschwand, aus, sind ganz generell ein Ort der Frühmanifestation der Sarkoidose. Es wird von Iridozyklitiden berichtet, bei denen erst nach 2 Jahren ein pathologisches Röntgenbild der Lunge beschrieben wurde, d.h. andererseits, daß bei einer bestehenden Iridozyklitis immer an Sarkoidose gedacht werden sollte.

Die Herzbeteiligung ist höher als früher angenommen. Daher sollte immer ein EKG angefertigt werden. Bei subjektivem Herzstolpern außerdem ein Langzeit-EKG und eine Ergometrie zum Ausschluß einer koronaren Herzkrankheit.

Prof. Wurm merkte an, daß bei Hautbefall die Kopfhaut, die Finger und die Extremitäten im Vordergrund stehen.

Sehr selten sind dagegen Stimmband- und Kehlkopfbefall, ebenso Hörverluste.

Im Vergleich der Sarkoidose-Granulome mit anderen Granulomformen stellte Prof. Müller-Hermelink heraus, daß es für den Pathologen keine typischen Sarkoidose-Granulome in dem Sinne gibt.

Sarkoidose-Granulome haben einen hohen Zellumsatz. Die Dynamik von zuwandernden und zugrundegehenden Zellen ist groß. Auch Narben haben dynamische Strukturen, weswegen sie prinzipiell rückbildungsfähig sind.

**Therapieindikation**

Die Indikation zur Therapie hängt von verschiedenen Parametern ab. Soweit es Befund und Befinden des Patienten bei frühzeitiger Diagnose zulassen, sollte zunächst auf eine Spontanremission gewartet werden. Diese kann in einem Zeitraum von 3 Monaten bis zu 5 Jahren möglich sein. Allerdings muß der Patient beobachtet werden. Funktionseinschränkungen sind ein Kriterium zur Behandlung, nicht aber der Übergang von Typ I zu Typ II im Röntgenbild, wenn keine Funktionseinschränkungen festgestellt werden. Es wird allerdings darauf hingewiesen, daß die Vitalkapazität einen sehr großen Normbereich hat, und daß auch bei einer Verschlechterung innerhalb des Normbereichs eine Behandlungsindikation gegeben sein kann. Niemals darf nur ein Parameter als Therapienotwendigkeit herangezogen werden. Da es keinen Sarkoidose-Marker gibt, weder zur Aktivitätsbeurteilung noch zur Verlaufsbeurteilung, muß der Patient insgesamt beobachtet werden. Alle waren sich einig, daß bei einer Augen-, Nerven- und Herzbeteiligung immer behandelt werden muß, die Haut kann u.U. lokal behandelt werden. Als nicht behandlungsbedürftig werden Leber- und Milzbefall angesehen.

**Therapie**

Bei der Therapie selber scheiden sich die Geister, weniger in Behandlungsdauer und Dosis, als vielmehr, ob oral oder parenteral therapiert werden soll. Prof. Wurm neigt mehr zur parenteralen Therapie, die Mehrheit der anderen Teilnehmer sind Anhänger der oralen Therapie, da u.a. die Gefahr von Spritzenabzessen hierbei nicht besteht. Inhalative Kortikoide werden nicht abgelehnt, sollten aber auch nicht alleinige Therapie sein.

Dauer und Dosis hängen vom Verlauf ab. Grundsätzlich werden Behandlungszeiten von 6-12 Monaten angegeben, bei Herz- und Neurosarkoidose sicher länger. Initial werden im allgemeinen 40-50 mg oder 0,5 mg je kg Körpergewicht gegeben, nach Herunterfahren der Dosis werden 5 - 10 mg über 6 Monate empfohlen. Bei Hautsarkoidose werden Retinoide zur Therapie diskutiert, da sie stark antiproliferativ auch gegen Granulome wirken, sie können aber auch starke Nebenwirkungen haben.

Alternativ zum Kortison bzw. zur Ergänzung kann z.B. Imurek in Frage kommen. Imurek hat einen Kortisonspareffekt.

Die Kombination von 150 mg Azathioprin mit 5-10 mg Kortison ist bei schweren Nebenwirkungserscheinungen von Kortison empfohlen. Bei Kortisonkontra-

indikation kann auf Zytostatika wie Chlorambuzil oder Methotrexat ausgewichen werden. Fallen die Leukozyten unter 2.500, muß die Behandlung abgesetzt werden. Bei der Behandlung der Herzsarkoidose stellen nach amerikanischer Literatur die Cyclosporine die ultimo ratio dar, da in 60% der Fälle eine Besserung erreicht worden sein soll. Prof. Wurm führte an, daß bei Sarkoidose eine Diät, die eiweißreich, kohlehydratarm und salzlos ist, hilfreich wäre. Der Klimafaktor sei ebenfalls zu beachten. So wird in Höhenlagen mehr körpereigenes Kortisol gebildet. PD Dr. Kirsten betonte die Wichtigkeit eigener körperlicher Aktivitäten, um die Gewichtszunahme bei Kortisongaben kontrollieren zu können. Blutzuckerspitzen sind zu vermeiden.
Nach sechs-stündiger Diskussion schloß Dr. Huber das Round-Table-Gespräch.

Der Deutschen Sarkoidose-Vereinigung und den von ihnen vertretenen Patienten versprach Dr. Huber, daß als Ergebnis dieser Tagung von den Teilnehmern Leitlinien zur Diagnose und Therapie sowie Empfehlungen für die Gutachtertätigkeit erarbeitet würden, die den systemischen Charakter der Sarkoidose berücksichtigen.

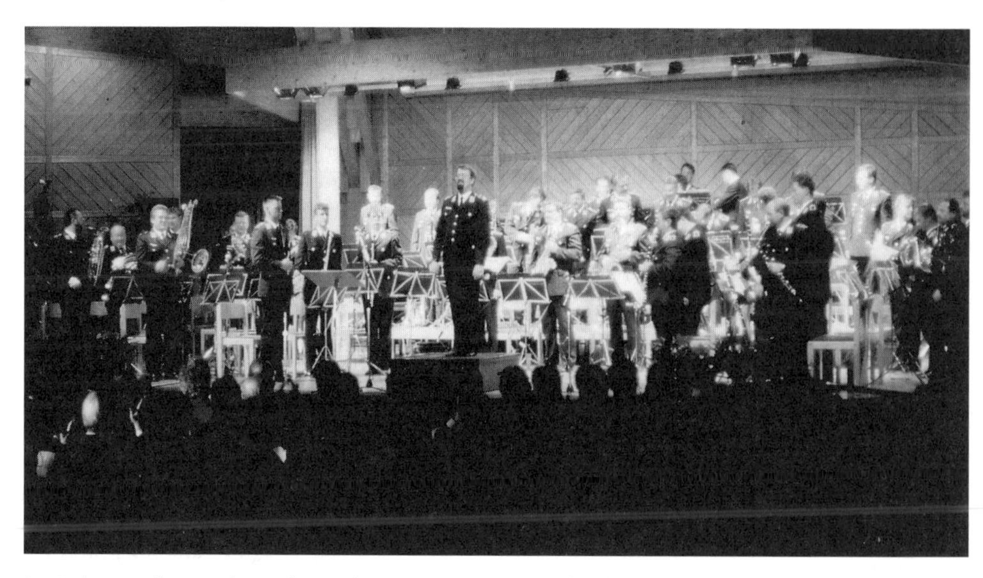

Im Rahmen der Höchenschwand-Tage 1993 zur Sarkoidose gestaltete das Luftwaffenmusikcorps 2 aus Karlsruhe ein vielbeachtetes Benefizkonzert. Ein herzliches Dankeschön an die vielseitigen Musiker.

# Sarkoidose-Wirklichkeit und Wege 2. Round-Table-Gespräch

**Höchenschwand 1995**

**Friedel Rinn, Wetzlar**

Die Deutsche Sarkoidose-Vereinigung e.V. hat in Höchenschwand zum zweiten Mal in enger Zusammenarbeit mit der Kurverwaltung, Kliniken und der Familie Porten als Betreiber dieser Kliniken ein Gespräch zwischen Ärzten der unterschiedlichsten Disziplinen über Wesen, Verlauf, Erkennung und Behandlung der Sarkoidose durchgeführt und die Ergebnisse des ersten Gesprächs vor anderthalb Jahren vertieft. Teilnehmer waren Prof. Dr. Karl Wurm und Dr. Ellis E. Huber, Präsident der Ärztekammer Berlin, als Moderator, Experten aus ganz Deutschland, Prof. Dr. Costabel von der Ruhrlandklinik in Essen, Dr. Egelseer (Allergologe und Umweltmediziner) Bezirksklinikum Kutzenberg, Prof. Dr. H.-D. Göring, Hautklinik und Immunologisches Zentrum, Klinikum Dessau, Prof. Dr. E. Kaiserling, Abt. Spezielle Histo- und Zytopathologie an der Universität Tübingen, Priv.-Doz. Dr. B. Kuklinski, Gastroenterologie/Umweltmedizin am Klinikum Südstadt in Rostock, Prof. Dr. J. Lamprecht, HNO an der RWTH Aachen, Prof. Dr. R. Meister, Marienkrankenhaus Bad Lippspringe, Prof. Dr. Petersen (Endokrinologie), Universität Freiburg, Prof. Dr. R. Suchenwirth (Neurologe), Herrsching, Dr. Theile, Institut für Pathologie der Berufsgenossenschaftlichen Kliniken Bergmannsheil, Bochum , Prof. Dr.

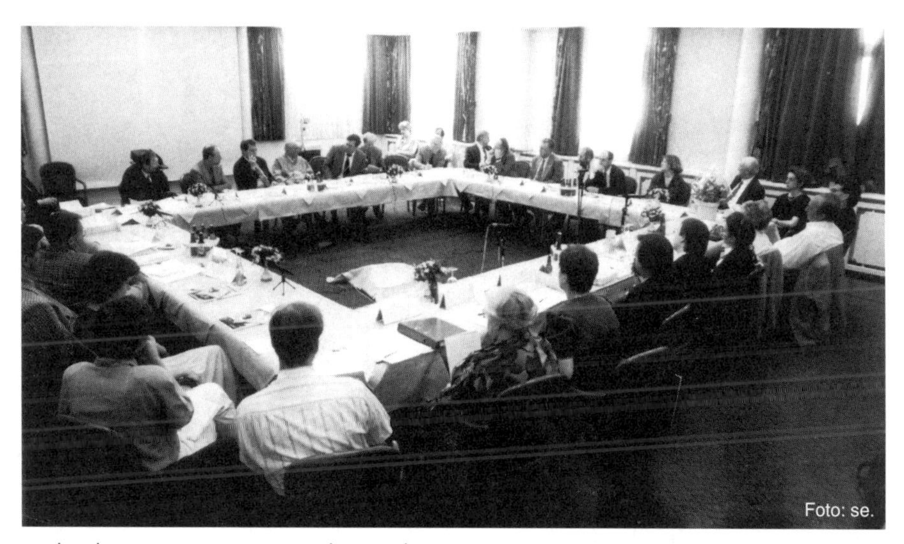


Sarkoidose-Experten am "Runden Tisch"

Peter Vaith, Rheumatologie und Klinische Immunologie an der Universität Freiburg und Ärzte aus den Kurkliniken in Höchenschwand. Gab es 1993 unter den Diskutierenden noch einige Einordnungsschwierigkeiten, konnten die rund 30 medizinischen Fachleute anhand eines von Prof. Dr. Karl Wurm vorgelegten Leitfadens konzentriert ihre Erfahrungen und Meinungen austauschen.

Wie sehr Ärztinnen und Ärzte in ihrem Element waren, erkannten die anwesenden Vorstandsmitglieder der Sarkoidose-Vereinigung sehr schnell an dem reinen Gebrauch der medizinischen Fachsprache, die Laien nur ein Gasthörrecht einräumt.

Die Sarkoidose ist eine immunologisch definierte Abwehrkrankheit, die durch eine Überreaktion auf irgendwelche Auslöser bestimmt ist, die bisher nicht gefunden wurden.

Die Gesprächsteilnehmer bestätigten nach dem rund sechsstündigen Gedanken- und Wissensaustausch eine erhebliche Bereicherung durch die Erfahrungen, die vorgetragen wurden. Grundlegend Neues gab es nicht, aber eine große Zahl von Weiterentwicklungen in Einzelansätzen, die allerdings noch nicht zu einer veränderten Betrachtung der Sarkoidose führen konnten. So blieb die Auffassung von Prof. Dr Wurm auch angesichts mancher Zweifel bestehen, daß der Auslöser einer Sarkoidose vermutlich eingeatmet würde. Es wurde aber über Erfahrungen und Vermutungen berichtet, daß bisher nicht diskutierte Stoffe - wie etwa Beryl-

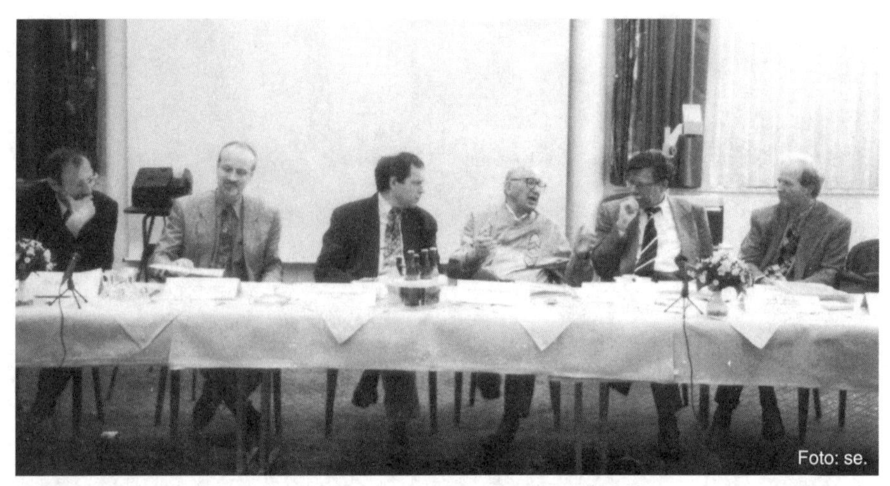


V.l.n.r.: Prof. Dr. H.-D. Göring, Prof. Dr. U. Costabel, Dr. Ellis E. Huber, Prof. Dr. K. Wurm, Prof. Dr. E. Kaiserling, Prof. Dr. R. Meister.

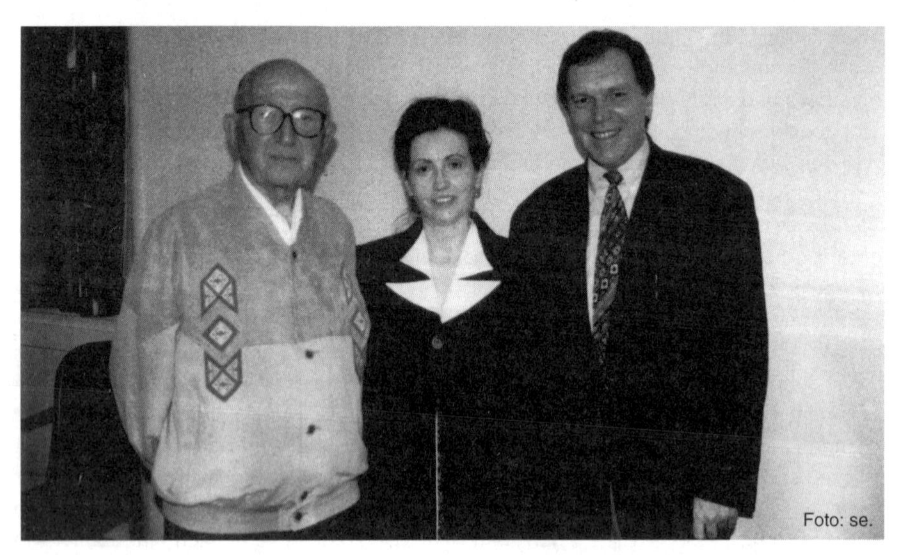


Professor Dr. med. Karl Wurm (links), der heute 89 jährige, renommierte Arzt und Forscher, wurde zum Ehrenmitglied der Deutschen Sarkoidose-Vereinigung ernannt. Die Ehrung nahmen die Vorsitzende Renate Braune (mitte) und Dr. Ellis E. Huber (rechts), Präsident der Ärztekammer Berlin, vor.

lium, Silicium oder ein unbekanntes Virus - in einen Katalog der möglichen Ursachen aufzunehmen seien. Auch über die Vorgänge im Immunsystem von Sarkoidosekranken wird weitergeforscht und nachgedacht. Prof. Dr. Costabel, Essen, sprach von übergroßer Aktivität verschiedener Abwehrzellen und wandte sich damit gegen den Begriff der "Hyperergie" als Allgemeinerscheinung.
Breiten Raum nahm der Gedankenaustausch über die Behandlung mit Kortison-Präparaten ein. Es wurde bei Kranken, die höhere Kortison-Dosen schlecht vertragen, von guten Erfahrungen mit anderen, das Immunsystem dämpfenden Medikamenten berichtet.
Wir als Betrachter hatten den Eindruck, daß jeder von jedem etwas gelernt hat. So ist es nicht verwunderlich, daß diese Höchenschwander Veranstaltungen der Sarkoidose-Vereinigung nach dem Willen der Gäste in regelmäßigen Abständen wiederholt werden sollten, zumal immer wieder neue medizinische Fachleute dazukommen.

Im Rahmen der 2. Round-Table-Veranstaltung mit Sarkoidose-Experten in Höchenschwand wurde auch diesmal wieder ein Arzt-Patienten-Seminar angeboten, welches über Erwarten gut besucht war. Viele Fragen von allgemeiner Gültigkeit wurden behandelt und viele Patienten bekamen Ratschläge und Erläuterungen für ihre speziellen Probleme.

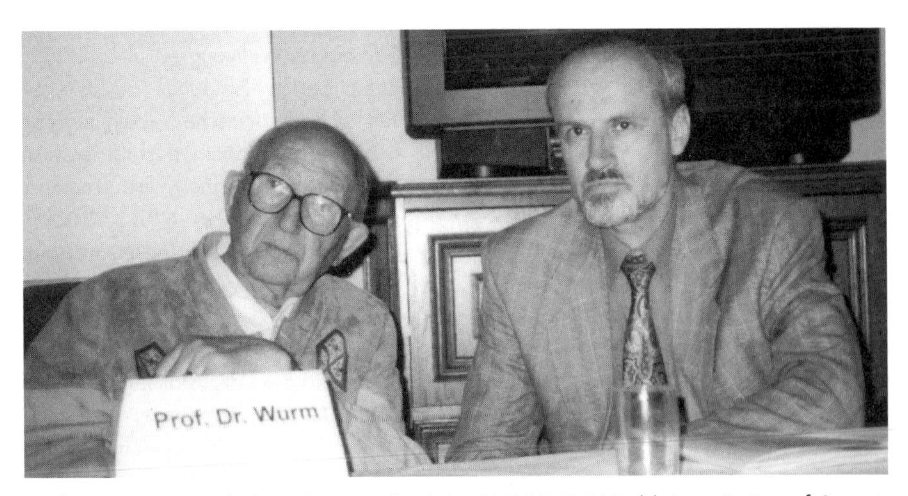


Prof. Dr. K. Wurm (links), Ehrenmitglied der WASOG (World Association of Sarcoidosis and Other Granulomatous Disorders), der Weltorganisation zur Erforschung der Sarkoidose, Prof. Dr. U. Costabel (rechts), Vizepräsident der WASOG, stellten sich den Fragen der Patienten.

# Immunologisches Sarkoidose Symposium

**REHA Düsseldorf, 1995**

**Edgar Neumann, Heppenheim**

**Als Teilnehmer waren gutachtende Ärzte von Medizinischen Diensten, Rentenversicherern, Krankenkassen und anderen Stellen im Gesundheitswesen eingeladen.**

Es war wieder einmal keine alltägliche Veranstaltung, welche unter anderem auch dank der Unterstützung durch die Bundesarbeitsgemeinschaft Hilfe für Behinderte und mit Förderung des Bundesgesundheitsministeriums von der Sarkoidose-Vereinigung auf die Beine gestellt werden konnte. Die Vorsitzende Renate Braune, die in der Woche zuvor beim Sarkoidose-Weltkongreß in London mit ihrem Bericht Erstaunen auslöste, wie sehr sich die deutsche Selbsthilfegruppe gerade darum kümmert, daß der Alltag der Kranken erleichtert wird, freute sich zu Beginn der REHA '95 in Düsseldorf über eine kompetente Besetzung eines "Immunologischen Sarkoidose-Symposiums".

Zu Beginn der Veranstaltung gab **Prof. Dr. B. Kraus-Huonder**, die ärztliche Direktorin des Pathologischen Instituts des Stuttgarter Katharinenhospitals, eine Einführung, wobei sie mit einem Überblick über die Möglichkeiten der Krankheitserkennung und den möglichen Verlauf der Systemerkrankung, die letztlich kein Organ ausspart, skizzierte. Auf die ungeklärte Frage des Krankheitsauslösers sei wohl auch unter dem Mikroskop keine Antwort zu finden. Sie sprach die Vermutung aus, daß sich eine Lösung irgendwann einmal im immunologischen Bereich erkennen lasse

**Prof. Dr. K.-M. Müller**, der Direktor des Instituts für Pathologie der Berufsgenossenschaftlichen Kliniken in Bochum befaßte sich anschließend mit den Ansichten bei der Differentialdiagnose granulomatöser Erkrankungen. Er zeigte nicht nur einige Befunde vor, sondern wies auch auf unterschiedliche Merkmale bei ähnlichen Symptomen hin. Die von Prof. Dr. Karl Wurm in Höchenschwand postulierte Stadiengesetzlichkeit findet er nach wie vor brauchbar, weil die Lungenbeteiligung fast immer gegeben sei. Von ihm war unter anderem zu hören, daß nach Vorliegen eines Befundes aus einer Biopsie, weitere meistens keine anderen Ereignisse erbrächten und deshalb oft nicht mehr notwendig seien.

**Dr. Peter Entzian** vom Forschungsinstitut Borstel versuchte, mit der therapeutischen Bedeutung der klinischen Immunologie vertraut zu machen. Er wies seinerseits auf die Bedeutung der Granulombildung hin und den Nutzen einer Lavage bei aktivem Krankheitsverlauf. Mit vielen Untersuchungen ringen die forschenden Mediziner, deren Zahl leider nicht sehr groß ist, um Erkenntisse, die gültige Prognosen zuließen und bestimmte Therapieversuche ratsam machten. Noch immer sei weitgehend unbekannt, was beispielsweise dazu führt, daß im Sarkoidoseverlauf es tatsächlich zur Fibrose kommt, bei der es therapeutisch dann meist nur darum gehen kann, daß sie stationär bleibt. Um Wirkungsweisen der Medikation deuten zu können, wären Patienten für eine umfangreiche Studie notwendig.

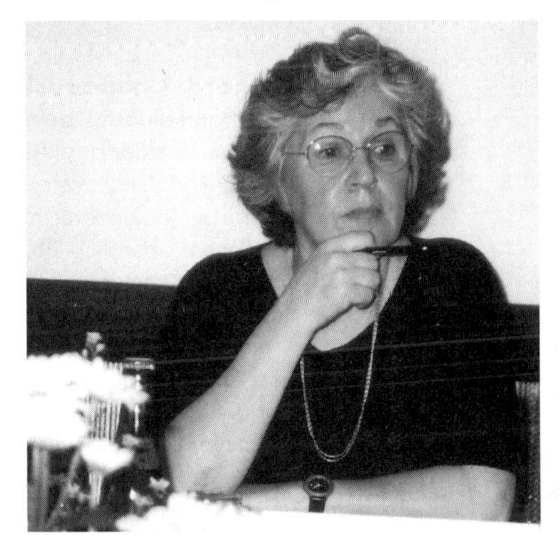

Frau Prof. Dr. Kraus-Huonder, Stuttgart, moderierte das Symposium

**Dr. Rudolf Gruber** vom Institut für Immunologie der Universität München legte die Bedeutung der Gamma/Delta-T-Zellen in der Pathogenese dar und mußte dabei eingestehen, daß alle bisherigen Untersuchungen nicht das Ergebnis erbrachten, das man sich erhofft habe.

**PD Dr. C.W. Zimmermann**, leitender Arzt der Neurologischen Abteilung des St. Josef-Hospitals Oberhausen, sprach über Klinik und Differentialdiagnose der Neuro-Sarkoidose. Fünf Prozent der Sarkoidosepatienten litten unter neurologischen Komplikationen, bei 2,5 Prozent davon hätten diese überhaupt erst zur Diagnose geführt. Gerade in diesem Bereich gebe es viele Fehldiagnosen. Er zeigte anhand von Befallserscheinungen, auf welche Symptome geachtet werden müsse.

**Prof. Dr. Gerhard Uhlenbruck**, Beiratsmitglied der Sarkoidose-Vereinigung und eremitierter Direktor des Instituts für Immunbiologie an der Universität zu Köln, begeisterte seine Zuhöhrer mit einem grundsätzlichen Überblick über Aufbau und Funktion des Immunsystems, wobei er deutlich auf die Auswirkungen positiver wie negativer Streßfaktoren aufmerksam machte. Der Einfluß der Botenstoffe, die dabei erzeugt werden, sei nicht zu unterschätzen. Die menschliche Gesundheit nannte er die Summe aller biologischen und ökologischen Faktoren in der direkten Umgebung.

Das Immunsystem und seine Signale sollten besser erkannt werden, damit beizeiten die notwendigen Konsequenzen möglich sind. Die Chinesen hätten nicht umsonst für Krise und Chance dasselbe Schriftzeichen. Wer auf die Warnzeichen rechtzeitig achte, habe erkannt, daß Körper und Seele eine Einheit seien; für den gesunden Körper und für einen kranken dann erst recht, sei das Befinden der Seele von allergrößter Bedeutung.

**Dr. Günter Hufnagel** von der Kardiologie in der Abteilung für Innere Medizin an der Philips-Universität in Marburg gab hernach Hinweise für die Erkennung und Behandlung von Herzsarkoidose. Er baute die notwendigen Schritte auf, wies auf Schwierigkeiten hin, und unterstrich das Erfordernis einer systembezogenen Therapie.

Schließlich trug **Dr. Gerhard Eger** von der Abteilung Immunologie/Rheumatologie der Medizinischen Klinik III an der Universität Erlangen Erkenntnisse und Aspekte aus seinem Bereich vor, wobei deutlich wurde, wie schwer manchmal Abgrenzungen sein können.

**Privatdozent Dr. H.E. Langer** vom Rheinischen Rheumazentrum am St. Elisabeth-Hospital in Meerbusch-Lank berichtete von einem Fallbeispiel der Muskelsarkoidose. Der Patient litt auch jahrelang nach stationär bleibendem Lungenbefall unter starken Muskelschmerzen, die die Bewegungs- und Leistungsfähigkeit erheblich minderten, ohne daß die Ursache geklärt oder behandelt werden konnte. Erst eine gut vorbereitete Muskelbiopsie brachte den Nachweis.

Der Leiter der Abteilung für Neuropathologie der Städtischen Krankenanstalten Krefeld, **Dr. med. M. Völpel**, untersuchte die Gewebeprobe. Er berichtete auf dem Symposium den Weg der schrittweisen Analyse bis hin zum Auffinden eines für die Sarkoidose typischen Granuloms. Dieses Beispiel demonstierte, wie durch enge Zusammenarbeit verschiedener Fachärzte schließlich die richtige Diagnose "Muskelsarkoidose" aufgespürt werden konnte. Ein Therapieversuch mit Kortikoid zeigte erste Erfolge.

**Prof. Dr. Siegrist** vom Institut für Sozialmedizin der Universität Düsseldorf beschloß die Reihe der Fachvorträge mit sozialmedizinischen Aspekten der Sarkoidose. Über die Krankheit zu sprechen sei das eine, über die Betroffenen zu reden das andere, wobei der Stellenwert lebensgeschichtlicher Erfahrungen nicht zu unterschätzen sei. Die Bewältigung der Krankheit sei eine Aufgabe der Arzt-Patienten-Beziehung. Dabei gehe es wesentlich darum, wie der Patient oder die Patientin sich mit ihrer Krankheit, deren Verlauf und den sich ergebenden Auswirkungen auf ihre Lebensumstände auseinander setzen könne. So wie die persönliche Situation sich auf die Progedienz auswirken könne, so habe umgekehrt der Krankheitsverlauf auch seine unmittelbaren Auswirkungen auf Privatleben, Beruf und sozialen Status. Bei der aktiven wie passiven Bewältigung gehe es dann nicht nur um die organische Erkrankung.

**Prof. Dr. B. Kraus-Huonder** faßte abschließend die Erkenntnis aller Beteiligten dieses Symposiums in der Aussage zusammen, daß solch interdisziplinärer Austausch dringend geboten sei - und öfter stattfinden müsse. Renate Braune und die Sarkoidose-Vereinigung wurden ermutigt, in der Anforderung der Mediziner zum gemeinsamen Erfahrungen sammeln, nicht nachzulassen.

# Sarkoidose in Deutschland*

**Analyse einer Fragebogenaktion im Jahre 1992 bei Patienten der Deutschen Sarkoidose-Vereinigung**

**Priv.-Doz. Dr. Detlef Kirsten, Großhansdorf**

**Pneumologie 49 (1995) 378-382, Georg Thieme Verlag, Stuttgart**

**Mit freundlicher Genehmigung des Georg Thieme Verlages, Stuttgart.**

***Mit Unterstützung der Deutschen Sarkoidose-Vereinigung.**

## Zusammenfassung

Wir befragten im Jahre 1992 Patienten mit Sarkoidose, die in der Deutschen Sarkoidose Vereinigung organisiert sind. Ziel war eine Analyse der in Deutschland praktizierten Diagnostik und Therapie dieser Erkrankung. Darüber hinaus wurden die Patienten aufgefordert, ihre Anregungen an die Ärzteschaft zu formulieren. Wir erhielten auswertbare Antworten von 651 Patienten. Bei den diagnostischen Methoden wurden die bronchologischen Techniken nur in 75 % angewandt. In 19 % wurde nur das Thoraxröntgenbild zur Diagnose herangezogen. Fehldiagnosen bei Erstdiagnose (in 37 % als Tuberkolose) wurden ebenso berichtet wie eine erhebliche diagnostische Latenz (2±5 Jahre). Diese wurde aus der Differenz zwischen ersten klinischen Symptomen bzw. auffälligem Röntgenbild der Thoraxorgane und der definitiven Diagnose abgeleitet. Extrapulmonale Sarkoidosemanifestationen wurden in 47 % aller Fälle beobachtet. Diese aber nur in 30 % histologisch bestätigt. Bei 95 % aller Behandelten wurde eine Kortisontherapie durchgeführt, deren Dauer im Mittel 3,9 Jahre betrug. Zu 19 % berichteten die Patienten über zusätzliche alternative Therapien, meist nach erfolgloser Kortisonbehandlung. Nur 12 % der Patienten wurden nie behandelt. Über familiäres Auftreten von

Sarkoidoseerkrankungen berichteten insgesamt 49 Patienten. Die Patienten regten zu verstärkter Forschung, intensiverer Aufklärung und besserer Ausbildung der Studenten und Ärzte auf diesem Gebiet an und überdies zu mehr interdisziplinären Kontakten zwischen den Ärzten.

**Einleitung**

Mit einer Inzidenz von 10–12/100000 und einer geschätzten Prävalenz von 45–50/100000 ist die Sarkoidose in Deutschland keine seltene Erkrankung (2, 7, 15). Die letzten Inzidenzangaben aus Ländern mit Meldepflicht bei Sarkoidose belegen, daß die Zahl der an Sarkoidose Erkrankten höher ist als z. B. die Zahl ansteckungsfähiger Tuberkulosepatienten (3). Gesichert ist, daß die Lunge in über 90 % aller Fälle in den Krankheitsprozeß einbezogen ist. Aus diesem Grunde wird die überwiegende Zahl der Patienten in pneumologischen Praxen und Kliniken behandelt. Dies gilt sowohl für die akute als auch für die chronische Verlaufsform dieser Erkrankung. Selbsthilfegruppen werden in aller Regel von Patienten mit chronischen Erkrankungen gegründet. Leitmotiv solcher Gruppen ist die gegenseitige Information über Krankheitserscheinungen, Diagnostik und Therapie. Dabei werden naturgemäß in diesen Vereinigungen auch diagnostische und therapeutische Irrwege sowie alternative Verfahren zur Schulmedizin diskutiert. Das erklärte Ziel der Selbsthilfegruppen ist die gemeinsame Krankheitsbewältigung.

**Fragebogen**

Bei der Befragung der Patienten in der Deutschen Sarkoidose Vereinigung wurde die Diagnose „Sarkoidose" zunächst als gegeben unterstellt. Der Fragebogen umfaßte Fragen zu persönlichen Daten, zum Beschwerdebild sowie zur Diagnostik, Differentialdiagnostik und Therapie. Dabei wurde auch nach den gegenwärtig in Deutschland praktizierten alternativen Therapieverfahren gefragt. Zur Bestimmung der diagnostischen Latenz erfragten wir das Jahr der ersten Symptome, z. B. bei der akuten Verlaufsform das Aufreten eines Erythema nodosum, von Fieberschüben und Gelenkbeschwerden. Bei der chronischen Verlaufsform fragten wir nach auffälligen Röntgenbefunden bzw. extrapulmonalen Manifestationen. Diese Angaben wurden zum Zeitpunkt der endgültigen Diagnosebestätigung in Beziehung gesetzt. Ein weiterer Abschnitt bezog sich auf die ärztliche Nachsorge bei Sarkoidose. Eine spezielle Frage richtet sich an die Patienten mit Sarkoidoseerkrankungen in der eigenen Familie, da in der Literatur immer wieder Hinweise auf das Auftreten familiärer Sarkoidosen zu finden sind (Lit. bei 2, 18). Abschließend hatten die Patienten Gelegenheit, Meinungen und Anregungen an die Ärzteschaft zu formulieren. Die Daten der Fragebogen wurden einzeln auf ihre Konsistenz geprüft, in Zweifelsfällen (ca. 5 %) erfolgten Rückfragen bei den Patienten bzw. ihren Ärzten. So war beispielsweise die Angabe eines Löfgren-Syndroms mit der gleichzeitigen Angabe einer Lungenfibrosierung ein Ausschlußkriterium, die Angabe eines Erythema nodosum dagegen wurde als korrekt angesehen.

## Ergebnisse

Insgesamt wurden 1300 Fragebogen an Patienten verschickt. Wir erhielten von 732 Patienten (56%) Fragebogen mit Antworten zurückgeschickt. Hiervon waren bei 651 Fragebogen die Antworten in sich schlüssig; diese stellten die Grundlage der folgenden Analyse dar. Die Non-Responder wurden nicht noch einmal speziell zur Beantwortung aufgefordert.

Die Antworten stammten von 408 Frauen (62,6 %) und 243 Männern (37,4 %). Das Durchschnittsalter (± Standardabweichung) bei der Befragung betrug 48 ± 12 (Bereich 8 bis 82) Jahre. Die Diagnosen der meisten Patienten wurden in den 80er Jahren gestellt, im Mittel 1984. In einigen wenigen Fällen lag die Diagnose weiter zurück (bis 1935).

### Chronische vs. akute Sarkoidose

Von den 651 Patienten bezeichnen 456 Patienten (273 Frauen, 183 Männer) ihren Krankheitsverlauf als chronisch (nicht akut) und 195 (135 Frauen, 60 Männer) als akut im Sinne eines akuten Beginns mit Gelenkschmerzen, Erythema nodosum und/oder Fieber bzw. auch mit Gesichtsnervenlähmung (n = 9) und Speicheldrüsenschwellung (n = 8). 31 Patienten (6 Männern und 25 Frauen) bezeichneten den Krankheitsverlauf als zunächst akut und dann chronisch.

### Diagnostische Latenz

Die mittlere diagnostische Latenz betrug 2 ± 5 (Bereich 0 bis 43 Jahre.

### Diagnostik der Sarkoidose

Der Anteil der Patienten ohne Beschwerdeäußerung betrug 34 %. Tab. 1 gibt die diagnostischen Verfahren an, die zur Diagnosesicherung angewendet wurden. Insgesamt 556 Patienten (85 %) wiesen ein pathologisches Röntgenbild der Thoraxorgane auf, das zu weiterer Diagnostik Anlaß gab. Das sogenannte Röntgenstadium 0 (unauffälliger Thoraxröntgenbefund bei nachgewiesener extrapulmonaler Sarkoidose) lag bei 15% vor.

Bei 19% der Patienten beruhte die Diagnose ausschließlich auf der Beurteilung des Röntgenthoraxbildes. Bei Patienten mit alleiniger extrapulmonaler epitheloidzelliger Granulomatose („Organsarkoidosen") war die Diagnose meist zufällig histologisch bei einer Organbiopsie gestellt worden (15 %).

Die Tatsache, daß die Summe der Prozentsätze Hundert übersteigt, ist dadurch bedingt, daß bei vielen Patienten mehrere diagnostische Verfahren angewendet wurden.

**Tab. 1**
Diagnostische Methoden bei Sarkoidose.

| | |
|---|---|
| Röntgenthorax allein | 19 % |
| bronchoskopische Verfahren: transbronchiale Biopsie, Schleimhautbiopsie, BAL | 75 % |
| Mediastinoskopie | 23 % |
| Lymphknotenpunktion, Exstirpation | 20 % |
| weitere Methoden: offene Lungenbiopsie, Hautbiopsie, verschiedenartige Organbiopsie | 18 % |

**Differentialdiagnose der Sarkoidose**

Die Antworten der Fragebogen belegen, daß die Tuberkolose die zahlenmäßig bedeutsamste Differentialdiagnose der Lungensarkoidose darstellte. Eine Tuberkolose wurde bei 243 Patienten (37%) vermutet und zunächst auch in den allermeisten dieser Fälle behandelt. Weitere genannte Fehldiagnosen waren Lungenkrebs (7 %), rheumatisches Fieber (7%), Morbus Hodgkin (3%), Lungenentzündung (2 %) sowie Simulation (2%!). Es folgte eine Vielzahl anderer Erkrankungen, die mit Häufigkeiten unter 1% genannt wurden, wie Rheumatismus, Pfeiffersches Drüsenfieber, AIDS, Mediastinaltumoren und Kollagenosen.

**Extrapulmonale Sarkoidosemanifestationen**

Bei gesicherter Diagnose einer Lungensarkoidose wurden in 48% aller Fälle weitere Organmanifestationen klinisch vermutet (Tab. 2). Eine histologische Bestätigung extrapulmonaler Manifestationen erfolgte in 30% dieser Fälle.

**Tab. 2**
Extrapulmonale Manifestationen bei 651 Patienten mit Sarkoidose

| | |
|---|---|
| Haut | 20 % |
| Augen | 17 % |
| Leber | 15 % |
| Herz | 8 % |
| Milz | 6 % |
| Niere | 4 % |
| Knochen | 4 % |
| Nerven | 3 % |
| Muskulatur | 2 % |
| obere Atemwege | 2 % |

Zum Augenarzt wurden nur 32% aller Patienten geschickt; dies ist bei der Angabe der Augenbeteiligung ganz besonders zu berücksichtigen. Eine Ultraschalluntersuchung der Abdominalorgane wurde in 62% der Fälle durchgeführt.

**Therapie**

572 Patienten (88%) wurden behandelt, davon 534 Patienten (95%) mit Kortison. Die mittlere Behandlungsdau-

er betrug 3,6 (Bereich 0,3 – 33) Jahre. Eine Therapie mit Azathioprin erfolgte bei 20 Patienten (3%). Andere Therapiearten (außer Kortison und Azathioprin) wurden von 126 Patienten (19%) angegeben. In der Regel wurde diese zweite Therapie nach einer Kortisonbehandlung durchgeführt. An alternativen Therapieverfahren wurden Immunstimulationen mit Bakterienlysaten bzw. Echinacea (102 Patienten) oder BCG-Tuberkulinbehandlungen (65 Patienten) angegeben. Nur 79 Patienten (12%) hatten nie eine Behandlung erhalten.
Auf die Frage, ob die Therapie die Symptome behob bzw. das Röntgenbild verbesserte, antworteten 393 (68%) bzw. 470 (82%) Patienten bejahend.

### Nachuntersuchung
Insgesamt gaben 621 Patienten eine Nachuntersuchung an (95%). Die einzelnen Methoden, die bei der Nachuntersuchung zur Anwendung kamen. sind in Tab. 3 gezeigt.

### Familiäre Sarkoidose
Tab. 4 zeigt die angegebenen Sarkoidoseerkrankungen in der engeren Verwandtschaft sowie ihre Zuordnung zu den einzelnen Familienmitgliedern. 49 Patienten gaben weitere Sarkoidoseerkrankungen in ihrer Familie an. Maximal hatten vier Familienmitglieder (Vater, Mutter, 2 Töchter) eine Sarkoidose.

### Wünsche und Anregungen der Sarkoidosepatienten
Die Antworten der Patienten zu ihrer Meinung bzw. eigenen Vorstellungen zur gegenwärtigen Situation der Sarkoidosebetreuung waren weit gefächert. Die Angaben sind in Tab. 5 nach ihrer Häufigkeit geordnet dargestellt.

### Diskussion

Unsere Fragebogenauswertung zeigt, daß sowohl bei der Diagnostik als auch bei der Behandlung der Sarkoidose in den letzten ein bis zwei Dekaden anhaltende Probleme bestanden.

**Tab. 3**
Methoden der Nachuntersuchung bei Sarkoidose (n = 621).

| Methoden | Zahl der Patienten | Prozentsatz |
|---|---|---|
| Röntgenthorax | 597 | 91 % |
| Lungenfunktion | 543 | 83 % |
| Oberbauch-sonographie | 422 | 68 % |
| Blutgasanalyse | 407 | 62 % |
| EKG | 335 | 51 % |
| Diffusions-kapazität | 233 | 36 % |
| Ergometrie | 227 | 35 % |
| Bronchoskopie | 100 | 15 % |

Seit der deutschen Wiedervereinigung sind auch im Gebiet der ehemaligen DDR Selbsthilfegruppen entstanden, deren Mitglieder so wie die Patienten aus den alten Bundesländern an der Befragung teilnahmen. Der Anteil der Antworter aus der ehemaligen DDR betrug 18%.

**Tab. 4**
Familiäre Sarkoidose (n = 49).

| | |
|---|---|
| Tochter und Mutter | 11 |
| Schwester und Schwester | 10 |
| Bruder und Bruder | 6 |
| Sohn und Vater | 4 |
| Mutter und Sohn | 3 |
| Vater und Tochter | 0 |
| Mutter, Vater, 2 von 3 Kindern | 1 |
| Großmutter, Mutter, Tochter | 1 |
| Verwandtschaft 2. Grades | 13 |
| 2 Familienmitglieder | 45x |
| 3 Familienmitglieder | 3x |
| 4 Familienmitglieder | 1x |

Allen Fragebogenaktionen, insbesondere natürlich bei Selbsthilfegruppen, ist ein Auswahleffekt und damit die Gefahr einer Verzerrung des Datensatzes immanent. Die Antwortrate von 56%, die in unserer Befragung erzielt wurde, ist möglicherweise teilweise darauf zurückzuführen, daß unter den Antwortern viele Patienten sind, die aufgrund ihrer Erfahrungen mit der Diagnostik und Therapie einer Selbsthilfegruppe beigetreten sind. In der Tat überrascht der hohe Anteil der therapierten Patienten bei einer Erkrankung mit hoher spontaner Remissionsrate. Dies dürfte auf einen Auswahleffekt zurückzuführen sein, da sich wahrscheinlich in Selbsthilfegruppen vorwiegend Patienten mit schweren Verlaufsformen oder seltenen Manifestationen zusammenfinden.

**Tab. 5**

Anregungen und Wünsche der Sarkoidosepatienten.
- mehr Forschung
- mehr Öffentlichkeitsarbeit
- mehr Verständnis bei Versorgungs- und Sozialämtern
- umfassende Untersuchungen
- mehr Aufklärung der Ärzte
- bessere Ausbildung der Studenten
- mehr Laienliteratur
- mehr interdisziplinäre Kontakte der Ärzte
- Erprobung alternativer Therapieverfahren
- weniger Röntgenaufnahmen
- klares Konzept bei Kuren

Bei der Auswertung der Daten fiel die Exaktheit der Angaben vieler Patienten auf. In einigen Fällen waren die Angaben auf den Fragebogen von den behandelnden Ärzten gegengezeichnet. Diese Tatsache bewerten wir als einen Ausdruck der Verläßlichkeit der Daten. Die zusätzlichen Angaben betrafen in erster Linie außergewöhnliche Krankheitsverläufe mit mehreren extrapulmonalen Manifestationen. Alle Fragebogen wurden hinsichtlich ihrer Konsistenz durch immer denselben Untersucher (D. K.) überprüft. Insgesamt waren nur 81 Fragebogen (12%) wegen fehlender Konkordanz der Angaben nicht sicher auswertbar und wurden deshalb nicht in die Auswertung einbezogen.

Die Daten zur Geschlechtsverteilung und zur Altersstruktur der Sarkoidosepatienten sind gut mit den Befunden vergleichbar, die bei der Analyse großer Kollektive von Sarkoidoseerkrankten erhoben wurden (1, 2, 3, 6, 7, 8, 11, 12, 13, 15, 16). Der Anteil von Patienten mit akuter Sarkoidose, d. h. der Verlaufsform mit sehr guter Prognose, liegt in unserer Untersuchung etwas höher (30 %) als in anderen Untersuchungen, in denen der Anteil von akuten Sarkoidosen in der Regel zwischen 10 und 20% angegeben wurde (3, 5, 9, 10, 11, 12, 15). Diese Daten stammten jedoch in den meisten Fällen von stationären Patienten aus Kliniken, so daß die akuten Formen vermutlich unterrepräsentiert waren. Daher ist zu vermuten, daß der tatsächliche Anteil von akuten Verlaufsformen durchaus einem Drittel des Gesamtkrankengutes entsprechen kann. Es ist überdies zu beachten, daß gerade in der Gruppe akutkranker Patienten anfänglich in 27 % der Fälle Fehldiagnosen wie z. B. rheumatisches Fieber gestellt wurden. Das mag erklären, warum auch Patienten mit akuter Sarkoidose sich der Selbsthilfeorganisation angeschlossen haben, trotz der bekannten guten Prognose dieser Verlaufsform.

Die Sarkoidose wird allgemein als Erkrankung ohne wesentliche subjektive Beeinträchtigung angesehen: Das liegt unter anderem darin begründet, daß eine Lungenfunktionsstörung häufig nicht nachgewiesen werden kann, sowie an der Tatsache, daß bei vielen Patienten die Diagnose zufällig, das heißt nicht symptomgebunden gestellt wird. Andererseits enthalten die dann erhobenen Anamnesen oft Angaben über monatelang bestehende Schwäche und allgemeines Krankheitsgefühl, Husten und erhöhte Temperaturen, bis dann die Diagnose einer Sarkoidose gesichert ist. In einer retrospektiven Analyse von 1236 Patienten aus einer pneumologischen Klinik (BadBerka) fanden wir subjektive Beschwerden bei 45 % der Patienten (10). Der hohe Anteil von Beschwerden in der vorliegenden Auswertung (66%) ist wahrscheinlich dadurch bedingt, daß sich vorwiegend solche Patienten in einer Selbsthilfegruppe organisieren, bei denen Beschwerden weiterbestehen. Diese Tatsache gibt Anlaß, die Aufmerksamkeit stärker auf derartige, lange nicht beachtete subjektive Beschwerden zu lenken. Es gibt Hinweise darauf, daß die von vielen Patienten beobachteten Atembeschwerden sowie der Husten eine ihrer Ursachen in einer bronchialen Überempfindlichkeit haben könnten, die sowohl bei neu entdeckten als auch bei langjährigen Sarkoidosen in ca. 30% der Fälle nachgewiesen werden konnte (11).

In Übereinstimmung mit der Literatur (2,

4, 6, 8, 10, 13, 15, 17) zeigte sich in der vorliegenden Untersuchung, daß bei 67% aller Patienten die Diagnose „Sarkoidose" als Zufallsbefund bei zum Zeitpunkt der Diagnose sonst symptomarmen Patienten gestellt wurde.

Die Diagnosestellung einer Lungensarkoidose allein nach dem Thoraxröntgenbild erscheint angesichts der diagnostischen Möglichkeiten auch für die letzten Jahre inadäquat. Die Tatsache der alleinigen Verwendung des Röntgenbildes mag die vielen berichteten Fehldiagnosen erklären. Ebenso überraschend war die Tatsache, daß die Mediastinoskopie als zweithäufigste diagnostische Methode genannt wurde. Die Möglichkeiten der Diagnosesicherung mit bronchologischen Methoden wurden demgegenüber offenbar nicht genügend genutzt, obwohl geübten Untersuchern mit diesen Methoden (einschließlich transbronchialer Biopsie und bronchoalveolärer Lavage) eine histologische Trefferquote von über 80% gelingt (6, 10, 18).

Der Anteil von 18% positiven Organbiopsien läßt sich auch dahingehend interpretieren, daß das Röntgenthoraxbild nicht oder nur ungenügend in die Differentialdiagnose verschiedenartiger sogenannter Organsarkoidosen einbezogen wurde. Der hohe Anteil von Fehlinterpretationen pathologischer Röntgenbilder, vorwiegend als Tuberkulose überrascht, zeigt aber eine allgemeine diagnostische Unsicherheit an.

Hingegen erscheinen die weiterhin angegebenen Fehlinterpretationen des Röntgenbildes wie Lungenkarzinom und Morbus Hodgkin im berichteten Prozentsatz verständlich, wenn man die Vielgestaltigkeit der radiologischen Veränderungen bei der Lungensarkoidose (8) bedenkt. Weniger akzeptabel erscheint die Tatsache, daß 2% der Patientenangaben, zunächst wegen ihrer unklaren Beschwerden als Simulanten angesehen worden zu sein.

Ein Anteil von extrapulmonaler Beteiligung in 46% der Patienten ist sicher als ein Auswahleffekt der hierbefragten Gruppe anzusehen. In einer eigenen Untersuchung lag der Anteil der klinisch anzunehmenden extrapulmonalen Organbeteiligung bei stationären Patienten mit gesicherter Lungensarkoidose bei 32% (10). Bei gezielter Suche dürfte angesichts des systemischen Charakters der Erkrankung die extrapulmonale Manifestation höher anzusetzen sein (4).

Vorliegende Daten legen nahe, den Granulomatosebefall extrapulmonaler Organe generell mehr zu bedenken, gerade auch bei Patienten mit bereits gesicherter Lungensarkoidose. Zu dieser Unterbewertung des systemischen Charakters der Erkrankung paßt auch die Angabe, daß nur 32 % aller Patienten dem Augenarzt vorgestellt wurden.

Um so bemerkenswerter ist der hohe Anteil von Augenbeteiligung in unse-

rer Studie: bei jedem zweiten ophthalmologisch vorgestellten Patienten wurde ein pathologischer Befund erhoben. Wie viele Patienten über Augensymptome klagten, kann leider nicht ausgesagt werden.
Es ist zu vermuten, daß sich bei Beachtung früherer Röntgenaufnahmen auch im nachhinein bei einer Vielzahl sogenannter Organsarkoidosen (z. B. Hautsarkoidosen) die Lungenbeteiligung noch diagnostizieren ließe. Nicht selten ist das bihiläre Lymphknotenstadium nur flüchtig, und extrapulmonale Manifestationen bestimmen den weiteren Krankheitsverlauf. Allgemein ist gezeigt worden, daß in Ländern mit häufigen Röntgenuntersuchungen des Thorax die Sarkoidose früh diagnostiziert wird und daher schwere Krankheitsverläufe eher selten beobachtet werden (1, 2, 6, 10, 13, 15). Dies bestätigt sich auch durch unsere Fragebogenuntersuchung anhand des frühzeitigen Einsetzens der Therapie mit regelmäßiger Nachsorge; schwere Verläufe mit Lungenfibrosierung wurden in nur wenigen Fällen angegeben.
Kritisch zu werten ist die Tatsache, daß bei einer Erkrankung, die eine spontane Remissionsrate von ca. 60 % aufweist (2, 19), 87% der Patienten einer Behandlung unterzogen wurden. Hier ist ein Auswahleffekt in der befragten Gruppe gut denkbar. Dennoch muß die angegebene Länge der Therapie mit einer mittleren Behandlungsdauer von 3,6 Jahren in Erstaunen setzen.
Ähnliches gilt für die Tuberkulose, wo nach Angaben von Zierski 1989 in Deutschland eine nicht zu rechtfertigende, deutlich zu lange Therapiedauer konstatiert wurde (20). Vor diesem Hintergrund sind die Angaben über weiterbestehende Beschwerden (32 %) trotz Besserung der Röntgenbefunde (82%) besonders beachtenswert.
Die vorliegenden Daten zeigen, daß offenbar die Nachsorge der Sarkoidosepatienten bisher vorwiegend anhand des Thoraxröntgenbildes durchgeführt wurde. Dies ist insbesondere beim Nachweis extrapulmonaler Manifestationen nicht als korrekte Vorgehensweise zu betrachten. Eigene Untersuchungen bei Patienten mit Herzsarkoidose haben gezeigt, daß bei ca. einem Drittel aller Patienten trotz radiologisch und lungenfunktionell rückläufiger pulmonaler Befunde der Herzbefall progredient verlief (14).
Da über familiäre Sarkoidose nur wenige Daten vorliegen, andererseits eine genetische Komponente in der Ätiologie der Sarkoidose häufig angenommen wird, haben wir nach einer familiären Assoziation gefragt. Hierbei ist die Möglichkeit eines Auswahleffektes sogar möglicherweise von Vorteil, da eine positive Beziehung zwischen Schweregrad und genetischer Disposition plausibel er-

scheint. Die Zahl von 49 Patienten mit einer positiven Familienanamnese war höher als nach Zufallverteilung zu erwarten. Insgesamt gehen unsere Daten mit denjenigen der wenigen vorliegenden Literaturmitteilungen konform, sowohl bezüglich der angegebenen Häufigkeiten für die unterschiedlichen Verwandtschaftsverhältnisse innerhalb der Familie als auch bezüglich der Tatsache, daß die familiäre Assoziation nicht regelhaft beobachtet wird. Wurm konstatiert, daß in der Pathogenese der Sarkoidose ein endogener erheblicher Faktor eine entscheidende, aber keineswegs ausschließliche Rolle spielt (19). Diese Patientenangaben bedürfen naturgemäß noch der Validierung. Sollten sie sich in diesem Ausmaß bestätigen, eröffnet sich gerade hier eine gute Möglichkeit zur ätiologischen Forschung.

## Meinungen und Anregungen der Sarkoidosepatienten

Die Patienten – hier wurde der Vorteil der Befragung einer Selbsthilfegruppe sichtbar – regten in erster Linie zu verstärkter Ursachenforschung an und waren bereit, dabei zu helfen. Weitere Schwerpunkte waren die mangelnden Kenntnisse in der Öffentlichkeit sowie Unverständnis bei Versorgungs- und Sozialämtern. Viele Wünsche richteten sich auch an die Ärzte in Aus- und Weiterbildung und betrafen eine Verbesserung des Kenntnisstandes. Insbesondere Patienten mit extrapulmonalen Manifestationen vermißten eine reibungsfreie interdisziplinäre Zusammenarbeit der Organspezialisten.

## Schlußfolgerungen

Die hier unter Mithilfe der Deutschen Sarkoidose Vereinigung vorgelegten Daten aus dem Jahre 1992 gestatten erstmals die Beschreibung des Standes der Sarkoidosebetreuung in Deutschland aus Sicht der Patienten. Diese Daten betreffen zwar hauptsächlich die letzten beiden Dekaden, es besteht jedoch kein Anlaß, eine wesentliche Änderung in der ärztlichen Breitenversorgung anzunehmen. Unter diesen Voraussetzungen erscheinen folgende Schlußfolgerungen gerechtfertigt:

- Die Sarkoidose sollte in der Aus- und Weiterbildung der Ärzte mehr Beachtung finden, denn die diagnostische Latenz ist zu lang und Fehldiagnosen sind zu häufig.
- Der systemische Charakter der Erkrankung wird bei Diagnostik und Therapie allgemein unterschätzt.
- Die bronchologischen Methoden zur Diagnostik der Sarkoidose werden nicht optimal genutzt.
- Empfehlungen zu Diagnostik und Therapie bei den verschiedenen Verlaufsformen und Organmanifestationen durch unsere Fachgesellschaft sind notwendig.

**Literatur:**


1 Alsbrik, P.H.: Epidemiologic studies on sarcoidosis in Denmark. Acta med. scand. Suppl. 176 (1964) 425-429

2 Böttger, D.: Sarkoidose-Theorie und Praxis. Johann Ambrosius Barth, Leipzig 1982

3 Christ, R., H. Eckert, H. Landmann, S. Goldman, B. Djuric: Sarkoidoseerkrankungen bei Kindern in der DDR im Vergleich zur Häufigkeit in der SFR Jugoslawien. Z. Erkrank. Atm.-Org. 159 (1982) 277-281

4 Colby, T.V.: Pathology of Extrapulmonary Sarcoidosis. Semin. Respir. Med. 13 (1992) 368-375

5 DeRemee, R.: Klinik, Diagnostik und Therapie bei Sarkoidose der Atmungsorgane. Prax. Klin. Pneumol. 37 (1993) 519-522

6 Dürschmied, H., H. Stanulla, H. Grollmuss, B. Wiesner, I. Löffler, M. Kirsch, P. Leonhardt, A. Ballin, H. Grosse, J.F. Fischer, H. Eule, U. Müller, W. Menne: Stand der bioptischen Diagnostik bei intrathorakaler Sarkoidose. Erfahrungen von 6 Lungenkliniken der DDR. Z. Erkrank. Atm.-Org. 149 (1977) 80-83

7 Ewert, E.G.: Epidemiologie der Sarkoidose. Internist 23 (1982) 298-303

8 James, D.G., B. Timmis, S.Barter, S. Carstairs: Radiology of Sarcoidosis 6 (1989) 7-14

9 Keller, A., W. Bohn: Epidemiologische und sozialmedizinische Bedeutung von Erkrankungen der Atmungsorgane in der Schweiz. Prax. Pneumol. 32 (1978) 571-577

10 Kirsten, D. H. Schaedel, G. Kessler: Retrospektive Auswertung des Sarkoidosekrankengutes der Jahrgänge 1970-1979 der Zentralklinik für Herz- und Lungenkrankheiten Bad Berka zur Auffindung möglicher Herzbeteiligung. Z. Erkrank. Atm.-Org. 162 (1984) 108-117

11 Kirsten, D., D. Nowak, W. Pielesch, H. Magnussen: Hyperreaktivität und obstruktive Ventilationsstörung bei Lungensarkoidose. Pneumologie 46 (1992) 278-279

12 Kirtland, S.H., H. Winterbauer: Pulmonary Sarcoidosis. Semin. Respir. Med. 14 (1993) 344-352

13 Radenbach, K.L., W. Matthiesen: Sarkoidose. Dt. Ärzteblatt 71 (1974) 995-999

14 Schaedel, H., D. Kirsten, A. Schmidt, H. Schmidt, H.-J. Strauß: Sarcoid heart disease - results of follow up investigations. Eur. Heart J. 12 (1991) 26-27

15 Scharkoff, Th.: Epidemiologie der Sarkoidose. Pneumologie 47 (1993) 588-592

16 Steinbrück, P., I. Zaumseil: Häufigkeit und Verteilung der Sarkoidose in der DDR. Z. Erkrank.Atm.-Org. 149 (1977) 8-14

17 Turner-Warwick, M., W. McAllister, R. Lawrence, A. Britton, P.L.

Haslam: Corticosteroid treatment in pulmonary sarcoidosis: do serial lavage lymphocyte counts, serum angiotensin converting enzyme measurements, and gallium-67 scans help management? Thorax 41 (1986) 903-913
18 Wiesner, B., H. Grollmuss, H. Eckert: Resultate endoskopischer Biopsiemethoden bei Lungensarkoidose. Probl. tuberk. 4 (1982) 29-31
19 Wurm, K.: Sarkoidose. Thieme, Stuttgart 1983
20 Zierski, M., O. Hoffmann, E. Bornhardt: Erhebungen zur Erstbehandlung der Lungentuberkulose in der Bundesrepublik Deutschland. Pneumologie 43 (1989) 691-702

# SARKOIDOSE

**Priv.-Doz. Dr. Detlef Kirsten, Großhansdorf**

**Aus: Erkrankungen der Lunge, herausgegeben von Prof. Dr. N. Konietzko, Prof. Dr. H. Wendel, Priv.-Doz. Dr. B. Wiesner Verlag Walter de Gruyter, Berlin - New York 1995**

**Mit freundlicher Genehmigung des Verlages Walter de Gruyter, Berlin.**

## 1. Definition

Die Sarkoidose ist eine systemische Granulomatose unbekannter Ätiologie. Sie bevorzugt junge Erwachsene und führt zu einer bihilären Lymphadenopathie, pulmonaler Beherdung sowie Augen- und Hautveränderungen. Die Diagnose gilt als gesichert, wenn die klinisch-radiologischen Befunde durch den Nachweis nicht verkäsender Epitheloidzell-Granulome bestätigt werden. Zeichen einer aktiven Erkrankung sind: erhöhtes Serum-Angiotensin konvertierendes Enzym (ACE), eine erhöhte Aufnahme von radioaktivem Gallium in Lymphknoten und Granulomen sowie eine erhöhte Ratio von CD4/CD8-Lymphozyten. Immunologisch kennzeichende Befunde sind die Unterdrückung der Tuberkulin- und anderer Haut-Reaktionen vom verzögerten Typ und die Vermehrung der Immunglobuline. Darüber hinaus kann eine Hyperkalzurie mit oder ohne Hyperkalzämie vorkommen. Ein akuter Beginn mit Erythema nodosum ist meist mit einer selbstlimitierenden und spontan regredienten Verlaufsform verbunden (Löfgren-Syndrom), während ein schleichender Beginn gelegentlich einen hartnäckigen Verlauf nach sich zieht und zu progressiver Lungenfibrose führen kann. Kortikosteroide lindern die Symptome und unterdrücken die Entzündung und die Granulomformation.

## 2. Geschichte der Sarkoidose

Die Beschreibung zweier dermatologischer Krankheitsverläufe durch J. Hutchinson 1877 wird im allgemeinen als die erste Erwähnung einer Sarkoidose angesehen. 1889 und 1899 beschrieben E. Besnier und C. Boeck Hautveränderungen, die sie Lupus pernio bzw. multiples benignes Sarcoid nannten. Die akute Form der Erkrankung beschrieb S. Löfgren 1946. Die Bezeichnung Sarkoidose geht auf Hunter 1936 zurück.

## 3. Epidemiologie

Die Sarkoidose wird weltweit beobachtet: Der größte Anteil der Sarkoidose-Fälle wird durch ungezieltes Röntgen der Thoraxorgane diagnostiziert. Die Prävalenz der Sarkoidose in Europa zeigt deutliche Unterschiede mit einem Nord - Süd - Gefälle (Schweden 64 / 100.000; Spanien 4/100.000). Angaben aus der ehemaligen DDR, anhand gesetzlicher Meldeplicht erhoben (Inzidenz: 10/100.000; Prävalenz: 43/100.000) sind für Mitteleuropa repräsentativ. Selten wurde über Sarkoidosen aus Südamerika, Afrika und Asien berichtet (Ausnahme: Japan).

*Rasse:* Die Prävalenz für Schwarze in den USA wird bis zu 10mal höher als für die weiße Bevölkerung angegeben. Ureinwohner wie Eskimos und Indianer sollen nahezu nie an Sarkoidose erkranken.

*Altersverteilung:* Die Sarkoidose ist eine Erkrankung der jungen Erwachsenen. Der Häufigkeitsgipfel liegt zwischen dem 20. und 40. Lebensjahr. Bei Frauen gibt es einen zweiten kleineren Gipfel zwischen dem 50. und 60. Lebensjahr. Sarkoidosen bei Kindern und im hohen Alter sind selten.

*Geschlechtsverteilung:* Berichte aus der westlichen Welt und aus Osteuropa kommen gleichermaßen auf einen Frauenanteil von 57%. In Altersgruppen über 60 Jahren überwiegt das weibliche Geschlecht eindeutig.

*Familiäre Sarkoidose:* Bei Untersuchungen von Sarkoidose-Familien wird die Kombination Bruder/Schwester häufiger angetroffen als Mutter/Kind und Vater/Kind. Familien mit mehr als zwei an Sarkoidose Erkrankten sind extrem selten.

*HLA-Typen und Sarkoidose:* Bisher gibt es keine eindeutigen Belege für eine Korrelation der Sarkoidose mit den verschiedenen HLA-Typen. Es scheint aber, daß therapieresistente Verläufe sowie die akute Sarkoidose mit der Expression bestimmter HLA-Typen (B13; B8/A1) verbunden sind.

## 4. Ätiologie und Pathogenese

Die Ursache der Erkrankung ist unbekannt. Dem systemischen Charakter der Sarkoidose entsprechend kann jedes

Organ betroffen sein. Die Lunge wird immer in das Geschehen involviert. Durch die Ergebnisse der bronchoalveolären Lavage (BAL) wissen wir, daß die Sarkoidose mit der Alveolitis beginnt. In dieser Krankheitsphase kommt es zu einer Kooperation zwischen einem bisher unbekannten Auslöser mit den Alveolarmakrophagen, über die Expression löslicher Produkte (Interleukine) auch mit aktivierten T- und B-Lymphozyten. Aktivierte Makrophagen und Lymphozyten formieren sich unter dem Einfluß weiterer Zytokine zu Granulomen (Abb 1).

## 5. Immunologie der Sarkoidose

### 5.1 Zelluläre Immunität

Die Tuberkulinnegativität als Ausdruck der peripheren Anergie der meisten Patienten mit Sarkoidose war der erste wichtige immunologische Befund. In Mitteleuropa wird die Tuberkulinanergie bei Sarkoidose mit 60-70% angegeben.

Bei der chronischen Verlaufsform korreliert die Tuberkulinreaktivität nicht mit der Krankheitsaktivität. Die oft zu beobachtende periphere Lymphopenie korreliert mit der Hautanergie und erklärt diese zumindest teilweise. Die Lymphopenie ist ein Ausdruck des T-Helferzell-Defizits im peripheren Blut bei relativem Überwiegen der T-Suppressorzellen. Bei Normalpersonen wird eine CD4/CD8 Ratio von 1,8 im peripheren Blut beobachtet, bei Sarkoidosen unterschiedlicher Aktivität ist dieses Verhältnis vermindert.

Im Gegensatz zu diesen Befunden steht die Tatsache, daß eine erhöhte Lymphozytenzahl in der BAL bei aktiver Sarkoidose gefunden wird. Hier kann die Bestimmung der Lymphozyten-Subpopulationen mit erhöhten T-Helfer-Zellen eine krankheitsbedingte Kompartimentierung der Lymphozyten aufdecken.

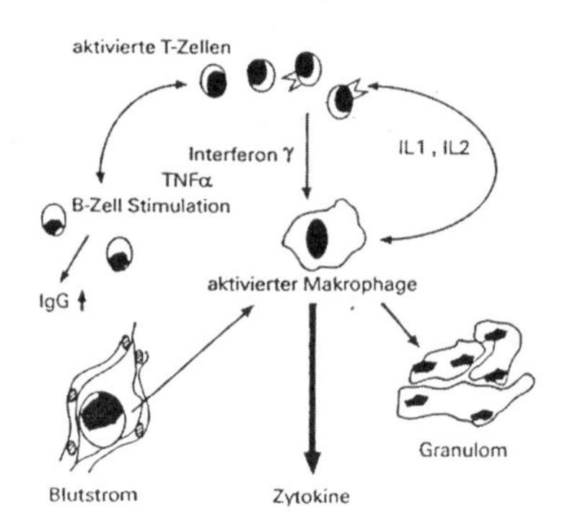


Abb. 1: Schematische Darstellung der Pathogenese

Der *Kveimtest* hat seine ursprüngliche Bedeutung verloren. Er wird für klinische Fragestellungen nicht mehr angewendet.

### 5.2 Humorale Immunität

Neben IgG können auch andere Eiweißfraktionen, besonders IgA und IgM, vermehrt sein. Die IgE-Spiegel sind normal bis leicht erhöht. Die Erhöhung des Serum- Komplements ($C_3$ bis $C_5$) ist abhängig von der Krankheitsaktivität. Zirkulierende Immunkomplexe kann man in ca. 50% der Patienten-Seren, besonders aber beim Löfgren-Sydrom, nachweisen.

## 6. Pathologische Anatomie

Das pathologisch-anatomische Substrat der Sarkoidose ist eine generalisierte Entzündung mit Ausbildung epitheloidzelliger Granulome. Die Einzelgranulome bestehen aus radiär angeordneten Epitheloidzellen, die von einem Lymphozytensaum umgeben sind und in unterschiedlichem Maße Riesenzellen enthalten. Im Krankheitsverlauf können in den betroffenen Organen zahlreiche, anfangs diffus verteilte, später konfluierende Granulombezirke entstehen, die im Extremfall grobknotig und tumorös aussehen. Die bereits lichtmikroskopisch erkennbare Isomorphie ist für die Sarkoidose typisch. Es fehlt die für die Tuberkulose typische zentrale Nekrose der Granulome. Histologisch unterscheidet man mehrere Ausprägungsarten der Granulome. Mehrkernige Riesenzellen können Einschlußkörperchen aufweisen (Schaumann-Körper, Asteroid-Körper u.a.). Sie sind jedoch nicht pathognomonisch für die Sarkoidose und finden sich auch bei anderen Granulomatosen.

Elektronenoptisch erkennt man im Zentrum des Granuloms Epitheloid- und Riesenzellen sowie Histiozyten, selten Lymphozyten. In den Epitheloidzellen fallen dichtstehende Mitochondrien in großer Zahl auf, daneben endoplasmatisches Retikulum und Golgi-Komplexe sowie Vakuolen als Ausdruck der sekretorischen Aktivität.

## 7. Diagnostik der Sarkoidose

### 7.1 Klinik der akuten Sarkoidose

Die akute Sarkoidose geht mit schweren allgemeinen Krankheitserscheinungen und Symptomen wie hohem Fieber, Arthritis (meist Beteiligung der oberen Sprunggelenke) und Erythema nodosum (hellrote, später bläulich-gelbliche, erhabene druckschmerzhafte Knoten, meist an den Streckseiten der Unterschenkel) einher. Die Röntgenaufnahme der Thoraxorgane zeigt eine bihiläre Adenopathie, selten auch intrapulmonale Herdchen. Ein rheumatisches Fieber ist stets abzugrenzen. Die akute Sarkoidose hat eine hohe spontane Remissionsrate (ca. 80%). Die Krankheitsdauer beträgt ungefähr 4-6 Wochen. In dieser Zeit besteht eine deutliche körperliche Beeinträchtigung, anfangs oft Bettlägerigkeit. Der pathologische Röntgenbefund bleibt häufig noch über Monate bestehen.

### 7.2 Klinik der chronischen Lungensarkoidose

Die chronische Sarkoidose wird oft als Zufallsbefund anläßlich einer Thorax-

Röntgenaufnahme diagnostiziert und verläuft in 70-80% asymptomatisch. Die röntgenologischen Bilder sind vielfältig und die ausgeprägten Veränderungen stehen oft im Mißverhältnis zum Wohlbefinden der Patienten. Die Leistungsfähigkeit ist - abgesehen von seltenen Verlaufsformen mit progredienter Lungenfibrose - nicht eingeschränkt. Die spontane Remissionsrate ist mit ca. 60% deutlich geringer als bei der akuten Form. Die Dauer der Erkrankung, der Verlauf und die Prognose sind zum Zeitpunkt der Diagnose deshalb schwer einzuschätzen.

### 7.3 Anamnese

Die Patienten sind körperlich nur selten eingeschränkt. Bei subtil erhobener Anamnese werden jedoch in bis zu 50% Unwohlsein, Leistungsschwäche, Reizhusten (gelegentlich Hämoptysen) und Belastungsluftnot evtl. mit retrosternalem Druckgefühl angegeben.

### 7.4 Röntgen-Thorax

Sind Röntgenaufnahmen aus früheren Jahren vorhanden, kann gelegentlich ein lückenloser stadiengerechter Ablauf im Röntgen-Thorax-Bild nachvollzogen werden. Gibt es keine Voraufnahmen, wird zur Zeit die histologische Bestätigung der Verdachtsdiagnose gefordert (einzige Ausnahme: Löfgren-Syndrom).

### 7.5 Histologische Bestätigung

Der histologische Nachweis der Sarkoidose gelingt in ca. 85% mit transbronchialer Lungenbiopsie, perbronchialen Lymphknotenpunktionen der hilären und mediastinalen Lymphknoten sowie mit Bronchialschleimhaut-Biopsien. Diese Methoden sind für den Patienten nur wenig belästigend und mit einer geringen Komplikationsrate behaftet. Darüber hinaus kann in gleicher Sitzung eine BAL durchgeführt werden und damit zur momentanen Krankheitsaktivität Stellung genommen werden. Der Nachweis einer T-Helfer-Lymphozytose stützt die Diagnose. Nur in problematischen Fällen (z.B. malignes Lymphom?) wird man gegenwärtig noch eine Mediastinoskopie zur Diagnosebestätigung durchführen.

Bei Verdacht auf *extrapulmonale Manifestationen* werden Biopsien aus den betreffenden Herdbefunden angestrebt.

Die *Berylliose* kann die Sarkoidose, besonders in der Typ II-Phase, in allen Belangen nachahmen. Der Lymphozytenstimulationstest mit Berylliumsalz muß bei entsprechender Exposition die letzte Entscheidung treffen.

## 8. Röntgentypen der Lungensarkoidose

Die pulmonale Manifestation der Sarkoidose geht mit verschiedenen Mustern im Röntgenbild einher, deren Charakteristika zu einer Stadien- oder Typeneinteilung geführt haben. Man

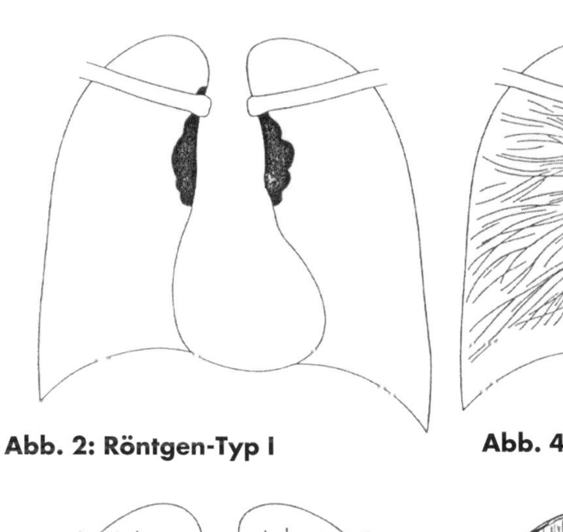

**Abb. 2: Röntgen-Typ I**

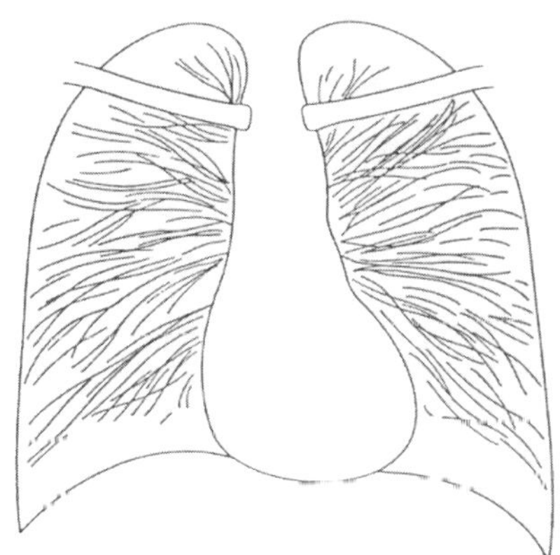

**Abb. 4: Röntgen-Typ III**

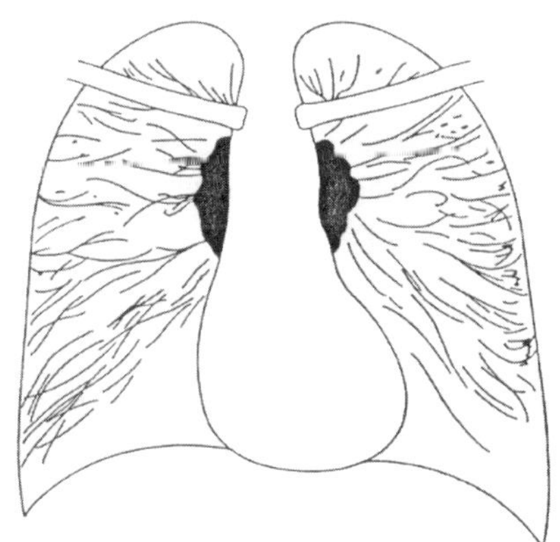

**Abb. 3: Röntgen-Typ II**

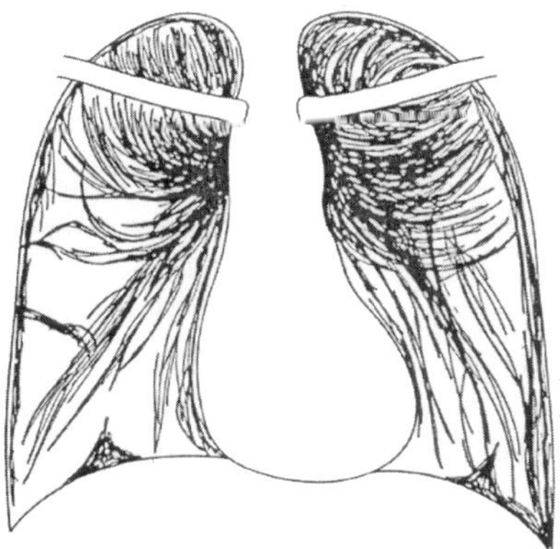

**Abb. 5: Röntgen-Typ IV**

sollte besser von Röntgen-Typen sprechen, da Sarkoidose-Granulome bereits bei unauffälligem Röntgenbild (Typ 0) sowie beim sogenannten Stadium I in der Lunge gefunden werden. Befunde der BAL zeigen, daß Röntgentypen und zelluläre Veränderungen nicht korrelieren. Auch sind die verschiedenen Röntgentypen nicht im Sinne klinisch zunehmender Schweregrade zu verstehen, sondern sie charakterisieren lediglich den radiologischen Befund (Abb. 2-5).

**Typ 0:** In ca. 5% aller Fälle findet sich ein normaler Röntgenbefund der Thor-

**Tab. I: Differentialdiagnose der Röntgentypen der Sarkoidose**

| Typ I | Typ II | Typ III | Typ IV |
|---|---|---|---|
| Berylliose | Berylliose | Berylliose | Berylliose |
| Tuberkulose | Tuberkulose | Tuberkulose | Tuberkulose |
| Silikose | Silikose | Silikose | Lungenfibrose |
| Brucellose | Brucellose | Alveolitis | -- |
| Coccidiomykose | Coccidiomykose | HistiozytosisX | - |
| Bronchialkarzinom | Berylliose | Lungenfibrose | - |
| Lymphome | Lymphangiosis carc. | Lymphangiosis carc. | - |
| Bronchogene Zyste | AIDS | Kollagenosen | - |

axorgane. Der Typ 0 kann dem Beginn, aber auch der Ausheilung einer Sarkoidose entsprechen. Ferner findet man ihn auch bei den sogenannten primär extrapulmonalen Sarkoidosen.

**Typ I:** Das auffälligste Röntgenzeichen der Sarkoidose ist die bihiläre Adenopathie, bedingt durch die Vergrößerung der hilären-, mediastinalen- und tracheobronchialen Lymphknoten. In Ländern mit häufigen Röntgenuntersuchungen der Thoraxorgane werden über 50% der Lungensarkoidosen mit dieser Röntgenmorphologie entdeckt. Eine einseitige und dann meist linksseitige Hilusvergrößerung ist extrem selten. In diesen Fällen ist eine genaue histologische Klärung obligat.

Verkalkung der hilären Lymphknoten werden bei diesem Typ in 5% beobachtet, meist spät im Ablauf der Erkrankung.

**Typ II:** Zu den beschriebenen Veränderungen des Typ I treten Herde in beiden Lungen hinzu, wobei der Lungenmantel bevorzugt betroffen ist. Die Lungenzeichnung kann dabei retikulär bis grobknotig sein, Einzelfälle zeigen tumorartige Veränderungen. In 70% der Fälle kommt es zu einer Rückbildung der Veränderungen.

**Typ III:** Mit parenchymalen Infiltrationen ohne hiläre Lymphknotenvergrößerung werden etwa 15% der Sarkoidosen entdeckt. Röntgenographisch ist meist eine feine netzförmige Zeichnung mit kleinen im Durchmesser 3-5 mm betragenden Knötchen sichtbar. In der Regel werden Lungenspitzen und Lungenbasis ausgespart. Nicht selten finden sich segmentale Infiltrate mit wolkigen Rändern.

**Typ IV:** Bis zu 10% der Sarkoidosen gelangen in das Fibrosestadium mit konsekutiver Ausbildung von Emphysemblasen und oft sichtbarer hilärer Retraktion ("Narbenboeck").

Ca. 10-15% aller Röntgenbefunde lassen sich in die genannten Typen nicht sicher einordnen. Hierzu gehören periphere Rundherde, Einschmelzungen, pneumonische Formen und symmetrische Mediastinalverbreiterungen. Die Computer-Tomographie des Thorax ist gerade bei diesen "atypischen" Befunden sensitiver als die Thorax- Röntgenaufnahme (s.Tab. I).

## 9. Aktivitätsparamenter bei Sarkoidose

### 9.1 T-Helferzell-dominante Lymphozytose in der BAL

Von einer Lymphozytose in der BAL spricht man bei einer Gesamt-Lymphozytenzahl ab 8%. Eine sogenannte "high intensity alveolitis" liegt vor bei Gesamt-Lymphozytenzahlen von mehr als 28%, darunter spricht man von einer "low intensity alveolitis". Eine CD4/CD8 Ratio oberhalb von 3,5 soll beweisend für eine Sarkoidose sein. Die Untersuchungen des Überstandes der BAL dienen der Charakterisierung von Lipidmediatoren, Lymphokinen u.a.; Ihr Stellenwert für die Diagnostik und Evaluierung der Krankheitsaktivität zum jetzigen Zeitpunkt ist noch unklar. Für klinische Fragestellungen ist die Untersuchung des BAL-Überstandes nicht notwendig.

### 9.2 Angiotensin converting enzyme (ACE), Lysozym (LZM), Prokollagen-III-Peptid (P-III-P)

Das ACE wird von den monozytoiden Phagozyten gebildet, die an der Granulomentstehung beteiligt sind. Eine Erhöhung ist lediglich Ausdruck der Granulomdichte. Die funktionelle Bedeutung des ACE ist noch ungeklärt. Differentialdiagnostisch müssen die Tuberkulose und die exogen-allergische Alveolitis ausgeschlossen werden, die ebenfalls mit erhöhten Werten einhergehen können.

ACE eignet sich für Verlaufsuntersuchungen der chronischen Sarkoidose. Ein Abfall des Enzyms bei unbehandelter Sarkoidose ist immer mit einer Remission verbunden. Interessanterweise sind die ACE-Werte im Serum beim Löfgren-Syndrom oft normal und zeigen erst bei Nachlassen der klinischen Symptomatik einen Anstieg. Unter einer Kortison-Therapie kommt es zur raschen Senkung des ACE-Spiegels.

Lysozym kennzeichnet, wie das ACE, bei starker Erhöhung einen ausgedehnten intrapulmonalen Befall. Normalisierte Werte signalisieren eine Regredienz der Erkrankung, aber auch eine zunehmende Fibrosierung ohne wesentliche weiterbestehende Aktivität des granulomatösen Prozesses. Die Bestimmung des Prokollagen-III-Peptid im Serum und der BAL wird gegenwärtig zur prognostischen Einschätzung einer Fibrosierungstendenz favorisiert.

## 9.3 Gallium-Szintigraphie

Gallium-67 wird in aktivierten Makrophagen der Leber, der Milz, der Rippen- und Beckenknochen gespeichert. Erhöhte Galliumaufnahme in den hilären und mediastinalen Lymphknoten der Lunge und besonders auch in den Speichel- und Tränendrüsen weist auf eine aktive Sarkoidose hin. Die Gallium-Szintigraphie eignet sich nicht für die Routinediagnostik. Verlaufsuntersuchungen verbieten sich auf Grund der Strahlenbelastung.

## 9.4 Labor-Untersuchungen

Anämien, Leukopenien und Thrombopenien werden in ca. 5% der Fälle beobachtet. Ein plausibler Grund für ihr Auftreten wurde bisher nicht gefunden. In der Mehrzahl der Beobachtungen wird über eine gleichzeitige Milzvergrößerung berichtet. Es gibt auch hier spontane Remissionen. Übergänge von Sarkoidosen in akute Leukämien sind beschrieben worden.

## 9.5 Hyperkalzämie, Hyperkalzurie

Die Häufigkeitsangaben über Kalziumstoffwechselstörungen schwanken zwischen 30 und 60%. Für Mitteleuropa erscheinen Angaben von 5-10% realistisch. Hyperkalzämie und Hyperkalzurie sind nicht an das Vorkommen einer Nieren- oder Knochenbeteiligung gebunden. Positive Befunde sollten aber Anlaß sein, bei unklaren Krankheitsbildern an eine Sarkoidose zu denken, oder bei gesicherter Sarkoidose nach einer Knochen- oder einer Nieren-Manifestation zu suchen.

# 10. Sarkoidoselokalisationen

## 10.1 Lymphknoten

Die intrathorakalen Lymphknoten sind immer befallen. Hals- und Inguinal- Lymphknoten sind häufiger befallen als axilläre- und kubitale Lymphknoten. Nur generalisierte Lymphknoten-Manifestationen wie auch größere Lymphome sollten behandelt werden. Die Prognose ist gut, chronische Verläufe mit wechselnden Lymphknoten-Größen sind nicht selten. Die Differentialdiagnose vergrößerter Hals-Lymphknoten umfaßt in erster Linie die Tuberkulose und maligne Lymphome.

## 10.2 Atemwege

Die Beteiligung der oberen Atemwege (Nase, Pharynx, Larynx, Nasennebenhöhlen) wird mit ca. 5% angegeben, wobei die Nasenschleimhaut dominiert. Die Symptomatik der Sarkoidose der oberen Atemwege ist von der Lokalisation der Granulome abhängig und geht von allgemeiner, ausgeprägter Trockenheit der Schleimhäute ("sicca"-Symptomatik beim sogenannten Heerfordt-Syndrom) bis hin zu Dys- und Aphonie. Eine histologische Klärung ist dann unbedingt notwendig, da eine Abgrenzung von anderen granulomatösen Entzündungen nicht möglich ist. Im Fall des histologischen Nachweises einer Sarkoidose aus einer dieser Lokalisationen muß unbedingt nach weiteren Manifestationen gesucht werden.

In ca. 40-60% aller Lungensarkoidosen wird eine Bronchialschleimhaut-Sarkoidose gefunden. Die Diagnose wird durch Schleimhautbiopsien gestellt. Endoskopisch hinweisend ist eine gerötete Schleimhaut mit ausgeprägter Fülle und Schlängelung der Gefäße. Die Therapie wird in der Regel durch die gleichzeitig bestehende Lungen-Sarkoidose bestimmt.

### 10.3 Pleura

Die Pleura ist relativ häufig betroffen und stellt gelegentlich die erste Manifestation der Erkrankung dar. Ein diagnostischer Zugang ist somit auch mit der Thorakoskopie möglich. Im Falle einer Pleurabeteiligung finden sich die Sarkoidose-Granulome sowohl auf der parietalen als auch auf der viszeralen Pleura. In ca. 5% entwickelt sich ein lymphozytärer Pleuraerguß, der in der Regel einseitig ist.

## 11. Lungenfunktion

Die Lungenfunktion ist ein wichtiger Parameter zur Therapieplanung. Es besteht allerdings oft eine erhebliche Diskrepanz zwischen ausgeprägten Röntgenbefunden und einer nur diskret eingeschränkten Funktion. Die wichtigsten Kenngrößen zur Beurteilung der Lungenfunktion im Verlauf der Sarkoidose sind die Vitalkapazität, die Diffusionskapazität, die Compliance und der Atemwegswiderstand. Die Diffusionskapazität ist der wichtigste Parameter der Lungenfunktion; eine deutliche Einschränkung ist eine Indikation zur Therapie. Bereits bei den Röntgentypen 0 und I können Inhomogenitäten des Gasaustausches, gelegentlich auch Compliancestörungen beobachtet werden. Bei den Typen II und III ist die Lungenfunktion in 20-30% der Fälle diskret beeinträchtigt durch Erniedrigung der Vitalkapazität und der Lungendehnbarkeit; ein Abfall des Sauerstoff-Partialdrucks unter Belastung zeigt oft erst den tatsächlichen Grad der funktionellen Einschränkung an. Obstruktive Ventilationsstörungen leichteren Ausmaßes werden bei den Röntgen-Typen I bis III in ca. 30% gefunden. Darüber hinaus wird in ca. 25% eine bronchiale Hyperreaktivität nachgewiesen. Selten (5 bis 7 %) kommt es zur Fibrose mit Atelektasen- und Bullae-Bildungen. Diese wiederum können ausgeprägte obstruktive Ventilationsstörungen nach sich ziehen.

## 12. Prognose der Lungensarkoidose

Die Sarkoidose verläuft in der Regel gutartig. Die Rate spontaner Besserungen ist hoch. Sie wird allgemein beim Löfgren-Syndrom mit 70-80% angegeben, wobei es geographische und ethnische Unterschiede gibt. Die Prognose der Sarkoidose ist umso günstiger, je akuter sie beginnt. Für die individuelle

**Tab. II: Therapie-Indikationen**

rascher röntgenologischer Progress
progrediente Lungenfunktionseinschränkung
Hirn-, Herz-, Augen-, Speicheldrüsen- und Nierenbefall
chronische Hautmanifestationen
Hyperkalzämie, Hyperkalzurie
Multiorganbefall

Prognose sind die oft nur schwer einschätzbare Dauer der Erkrankung und das Alter der Patienten von maßgeblicher Bedeutung. Biochemische und immunologische Parameter haben bezüglich prognostischer Einschätzungen nur eine geringe Bedeutung. Eine absolute periphere Lymphopenie sowie konstant erhöhte ACE-Werte sprechen für einen ungünstigen Verlauf. Die Erhöhung mehrerer Immunglobuline im Serum sind für einen Multiorganbefall typisch.
Bei der Gruppe der Patienten mit schlechter Prognose (unter 10%) kommt es entweder zu einem fulminanten Krankheitsverlauf oder zu einer rasch progredienten Lungenfibrose, die oft durch weitere Komplikationen gekennzeichnet ist. Lungentransplantationen wurden bei diesen Verläufen bereits durchgeführt.

## 13. Therapie der Sarkoidose

Angesichts der hohen spontanen Remissionsrate besteht generelle Übereinstimmung, zunächst 6 Monate bis zu einem Jahr den natürlichen Verlauf abzuwarten, abgesehen von zwingenden Behandlungsindikationen.

### 13.1 Therapie der akuten Sarkoidose

Indikationen zur Therapie sind: Iridozyclitis, Fieber und ausgeprägte Arthritis. Bei der akuten Sarkoidose führen nicht-steroidale Antiphlogistika in den meisten Fällen zur Beschwerdefreiheit. Andernfalls (in ca. 5-10%) müssen kurzfristig Glukokortikosteroide gegeben werden, allerdings soll bei diesen Patienten die Rezidivhäufigkeit größer sein.

### 13.2 Therapie der chronischen Sarkoidose

Die Indikationen zur Therapie sind in Tabelle II zusammengestellt. Mittel der Wahl sind die systemischen Glukokortikosteroide. Zur Steroideinsparung werden gelegentlich Immunsuppressiva (Azathioprin, Cyclophosphamid, Methotrexat, Cyclosporin A) eingesetzt. Die Wirksamkeit inhalativer Glukokortikoide ist derzeit Gegenstand der Diskussion und von Therapiestudien. In der Regel wird die Behandlung mit Kortison mit einer Stoßtherapie von 40-50 mg Prednisolonäquivalent über 3 bis 4 Wochen begonnen und anschließend nach Dosisreduktion mit 10 bis 15 mg für 4 bis 6 Monate fortgeführt, üblicherweise bis zur Rückbildung der radiologischen Veränderungen und Normalisierung der Aktivitätszeichen. Die Mindestbehandlungsdauer ist ein halbes Jahr. Nicht selten aber wird die Therapie bei Typ III und IV über Jahre fortgesetzt, um einen Progress der Sarkoidose zu verhindern. Dazu genügen im allgemeinen sehr niedrige Cortisondosen von 5-10 mg Prednisonäquivalent. Entscheidend für den Therapieerfolg sind die klinische und funktionelle Besserung sowie die Rezidivfreiheit. Eine alternierende Gabe des Kortisons verschlechtert die Behandlungsergebnisse nicht und sollte stets bei längerfristiger Therapie angewendet werden. Tritt ein Rezidiv auf, so ähnelt es in Form und Ausprägung dem Erstbefund.

Eine zusätzliche antituberkulotische Therapie bei Sarkoidose ist nicht angezeigt. Einzige Ausnahme kann eine INH-Prävention bei Patienten mit sehr stark positivem Tuberkulintest oder inaktiver Tuberkulose unter einer notwendigen Glukokortikoid-Therapie sein.

Zur Therapiekontrolle der Lungensarkoidose reichen im Regelfall das Thorax- Röntgenbild und die Lungenfunktion aus. Bei längerer Therapiedauer kann der Grad der Alveolitis zur Dosisanpassung herangezogen werden. Die speziellen Organsarkoidosen bedürfen besonderer fachärztlicher Überwachung und sollten nie schematisch behandelt werden.

Sämtliche anderen publizierten oder nicht publizierten Therapiemodalitäten sind in ihrer Wirksamkeit unbewiesen, bestenfalls nebenwirkungsarm, gelegentlich schädlich.

## 14. Extrapulmonale Organmanifestationen

Angaben zur Häufigkeit der Organmanifestationen haben nur orientierenden Charakter, da sie abhängig sind von den speziellen Interessen der Untersucher und dem Umfang ihrer Untersuchungen (s.Tab. III). Prinzipiell ist jede Organmanifestation möglich (I). Dauer und Dosierung der Therapie richten sich nicht nach dem Lungenbefall, da trotz Regredienz des Lungenbefundes extrapulmonale Herde weiter bestehen können. Die extrapulmonalen Sarkoidosen prägen in ganz unterschiedlichem Maße die Symptomatik und Prognose der Erkrankung und können durch Gefährdung wichtiger und vitaler Organfunktionen die Indikation zur Behandlung bestimmen. Dies gilt vor allem für die *Herzsarkoidose* mit dem Leitsymptom der Herzrhythmusstörung, und für die *Hirnsarkoidose* mit Kopfschmerz, Herdsymptomen und Hirnnervenausfällen; die Trias aus Facialisparese, Parotisschwellung und Uveitis anterior wird auch als Heerfordt-Syndrom geführt. Bei der Diagnostik der Neuro-sarkoidose kommt der Kernspintomographie eine hohe Bedeutung zu. Bei Therapieresistenz gegenüber Kortison ist ein Versuch mit Cyclophosphamid angezeigt. Die Prognose ist meist ungünstig.

**Tab. III: Die häufigsten Organmanifestationen bei Sarkoidose**

| | |
|---|---|
| Lymphknoten, Lunge | 100% |
| Trachea, Bronchien | 50% |
| Milz | 70% |
| Leber | 70% |
| Augen | 60% |
| Speicheldrüsen | 30% |
| Herz und Gefäße | 20% |
| Haut | 20% |
| Muskulatur | 20% |
| Urogenitalsystem | 20% |
| Skelettsystem | 20% |
| Nervensystem | 15% |

Die *Augensarkoidose* ist eine häufige Frühmanifestation. Trotz vieler gutartiger Verläufe bei der Uveitis anterior, meist nur mit topischer Steroidapplikation ist die Prognose bei der Uveitis posterior trotz systemischer Cortisontherapie eher ernst, Rezidive sind nicht selten.
Ein *Leber- und Milzbefalll* wird häufig diagnostiziert, ohne daß hierdurch eine Indikation zur Therapie gegeben wäre (DD: biliäre Zirrhose, die ebenfalls mit epitheloidzelligen Granulomen einhergehen kann).

Die *Skelett- und die Hautsarkoidose* sind ausgesprochene Spätmanifestationen und implizieren einen chronischen Verlauf. Vor allem an den Fingern finden sich die typischen perigranulomatösen Osteolysen. Die Haut-Granulome weisen eine große Vielgestaltigkeit auf, da oft unterschiedliche Krankheitsphasen erfaßt werden. Bei der Rückbildung der Granulome entstehen Narben, aus denen sich keine neuen Granulome entwickeln; *Narben-Sarkoidosen* sind in der Regel kleinknotig und entwickeln sich im Bereich alter Narben. Die Hautsarkoidose spricht recht gut auf Resochin an.

## 15. Besondere Aspekte

### 15.1 Sarkoidose und Schwangerschaft

Allgemein akzeptiert ist die Ansicht,

daß eine Schwangerschaft auf den Sarkoidose-Verlauf einen günstigen Einfluß ausübt, obwohl in einzelnen Fällen auch gegenteilige Verläufe beobachtet wurden. Bei Aborten kann es rasch zu einem Krankheitsprogreß kommen. Die Sarkoidose ihrerseits hat keinen negativen Einfluß auf den Schwangerschaftsverlauf und die Entwicklung der Frucht. Aus dieser Sicht besteht keine Indikation zum Schwangerschaftsabbruch bei Sarkoidose. Die Rezidivrate nach Entbindung ist in den ersten Monaten erhöht.

### 15.2 Sarkoidose und Kollagenosen

Zur Syntropie von Sarkoidosen und Kollagenkrankheiten fehlen systematische Untersuchungen. Gelegentlich wird über das gleichzeitige Vorkommen von Sarkoidose und einem Sjögren-Syndrom berichtet. Die Kombination von Thyreoditis, Morbus Addison, Sjögren-Syndrom und Sarkoidose wird als TASS-Syndrom bezeichnet.

### 15.3 Sarkoidose und Acquired Immune Deficiency Syndrome (AIDS)

Das gleichzeitige Auftreten einer Sarkoidose und einer Pneumocystis carinii Infektion bei AIDS führt aufgrund der unspezifischen Prodromi zu diagnostischen Schwierigkeiten. Die Röntgenmorphologie bei beiden Erkrankungen ist ähnlich und auch das gehäufte Auftreten maligner Lymphome erschwert die diagnostische Zuordnung. Die Differentialdiagnose und die Verlaufsuntersuchung erfolgt mit bronchologischen und Labor-Methoden.

*Plamacytome* werden im Verlauf einer Sarkoidose überzufällig häufig beobachtet.

### 15.4 Begutachtung bei Sarkoidose

Berufs- und Erwerbsfähigkeit bei Lungensarkoidose werden durch das Maß der Lungenfunktionseinschränkung bestimmt. Wesentliche Funktionsstörungen betreffen fortgeschrittene Krankheitsstadien, wobei Erwerbsunfähigkeit fast ausnahmslos im Fibrosestadium mit globaler Ateminsuffizienz und Cor pulmonale besteht. Bei extrapulmonaler Manifestation wird der Grad der Erwerbsunfähigkeit vom Funktionsverlust der entsprechenden Organe abhängig gemacht und fachärztlich festgelegt.

Es gibt keine Belastungen oder Erkrankungen, die mit der Sarkoidose-Entstehung bzw. ihrem Verlauf in irgendeinem ursächlichen Zusammenhang gebracht werden können. Ein kausaler Zusammenhang von Sarkoidose und Tuberkulose wird ebenfalls abgelehnt. Doppelerkrankungen sind selten.

**Literatur**


1 Böttger, D.: Sarkoidose. Johann Ambrosius Barth, Leipzig 1982
2 Godwin, J.D., R.M. Holt: Imaging of interstitial lung disease. Sem. Resp. Crit. Care Med. 15 (1994) 10-36
3 James, D.G., B. Timmis, S. Barter et al.: Radiology of sarcoidosis. Sarcoidosis 6 (1989) 7-14
4 Jorizzo, J.L., J.A. Kaufmann, J.N.Thompson et al.: Sarcoidosis of the upper respiratory tract in patients with nasal rim lesions. A pilot study. J.Am.Acad.Dermatol. 22 (1990) 439-443
5 Kirsten, D., H. Schaedel, H.Schmidt et al.: Herzbefall bei Sarkoidose, Med.Klin. 80 (1985) 426-429
6 Klech, H., W. Pohl: Technical recommandations and guidelines for bronchoalveolar lavage (BAL). Report of the European Society of Pneumology Task Group on BAL. Europ. Resp. J. 2 (1989) 561 - 585
7 Köhn, H., H.Klech, A. Mostbeck et al.: 67-Ga-scanning for assessment of disease activity and therapy decisions in pulmonary sarcoidosis in comparison to chest radiography J. Nucl. Med. 7 (1982) 413
8 Liebermann, H., A. Nossal, L.A.Sclessner: Serum angiotensin converting enzyme for diagnosis and therapeutic evalution of sarcoidosis. Am. Rev. Respir. Dis. 120 (1979) 329-339
9 Lyons, D.J., L. Gao, E.B. Mitchell et al.: Defective cell mediated immunity in sarcoidosis. Effect of interleukin-2. Thorax 12 (1988) 992-997
10 Müller-Quernheim, J., M. Krönke, J. Strausz et al.: Interleukin-2 receptor gene expression by bronchoalveolar lavage lymphocytes in pulmonary sarcoidosis. Am. Rev. Respir. Dis. 140 (1989) 82-88
11 Nowak, D., G. Kanzow, A. Meyer et al.: Empfindlichkeit der Atemwege bei Patienten mit Sarkoidose. Atemw.-Lungenkrkh. 15 (1989) 11-12
12 Reynolds, H.Y.: Pulmonary sarcoidosis: Do cellular and immunological lung parameters exist that would separate subgroups of patients for prognosis? Sarcoidosis 6 (1989) 1-4
13 Remée, de R.A.: The roentgenographic staging of sarcoidosis. Chest 83 (1983) 128-133
14 Sharma, Om.P.: Functional impairment in sarcoidosis. Sarcoidosis 5 (1988) 11-12
15 Turner-Warwick, M., W.McAllister, R. Lawrence et al.: Corticosteroid treatment in pulmonary sarcoidosis. Do serial lavage lymphocyte counts, serum angiotensin converting enzyme measurements and gallium-67 scans help management? Thorax 41 (1986) 903-913
16 Ward, K., C. O'Connor, C.Odlum et al.: Prognostic value of broncho-

alveolar lavage in sarcoidosis: the critical influence of disease presentation. Thorax 44 (1989) 6-12

17 Wurm, K. (Hrsg.): Sarkoidose. Georg Thieme Verlag, Stuttgart-New York 1983

# Sarkoidose Pathologisch-anatomische Befunde

**Prof. Dr. med. K.-M. Müller, Bochum**

**Diese historische und pathologische Übersicht wurde speziell für dieses Buch konzipiert.
Unser Dank gilt dem Autor.**

Das heute allgemein unter dem Krankheitsbegriff der **Sarkoidose** beschriebene Krankheitsbild ist seit der Jahrhundertwende bekannt. Die Erstbeschreibungen behandeln aber nicht pathologische Befunde an Lymphknoten und Lungen, sondern gehen zurück auf Beschreibungen von Dermatologen. Gebräuchlich sind auch die Bezeichnungen Boeck'sche Krankheit oder Besnier-Boeck-Schaumann-Krankheit [5, 6, 29]. Dabei gehen die Namen der Autoren ein, die charakteristische Einzelbefunde beschrieben haben, die retrospektiv als Sarkoidose zu werten sind.

## Geschichtlicher Rückblick

Die Erstbeschreibung wird dem englischen Chirurgen Sir Jonathan Hutchinson (London 1828 - 1913) zugeschrieben [16]. Hutchinson hat 1898 Befunde bei einer Frau beschrieben, die wohl einer Sarkoidose entsprachen. Nach dem Namen der Patientin nannte er die Erkrankung seinerzeit "Mortimer's Maladie" [17].
Ernest Besnier beschrieb 1889 als Hautarzt in Paris bei Patienten rundliche, teigige, blaß-bläuliche Hautveränderungen im Gesicht, die Ähnlichkeit mit Frostbeulen hatten (deshalb die Bezeichnung: Lupus pernio de la face) [5]. Später erkannte man, daß diese

Befunde einer Mitbeteiligung der Haut des Gesichtes bei der Sarkoidose entsprachen.
Der Dermatologe Cesar B. Boeck aus Oslo teilte im Januar 1900 im Archiv für Dermatologie weitere Beobachtungen über das "multiple benigne Sarkoid der Haut" mit [7]. Auf diese Arbeit geht wohl die heutige Krankheitsbezeichnung der Sarkoidose zurück.
Der Dermatologe Jörgens Schaumann aus Stockholm wies 1916 auf die Ähnlichkeit der pathologisch-anatomisch faßbaren Befunde mit der Tuberkulose hin. Er erkannte die Sarkoidose als Allgemeinerkrankung [29].
Als sogenannte Schaumann-Körperchen sind gelegentlich histologisch nachweisbare, konzentrisch geschichtete Kalkschollen in Riesenzellen vom Langhans-Typ (Langhans = Pathologe in Bern 1839 - 1915) in das Schrifttum eingegangen (s. pathologisch-anatomischer Teil) [Abb. 9D].
Der Thüringer Chirurg Otto Theodor Jüngling beschrieb 1920 eine heute nach ihm benannte Knochenerkrankung mit multiplen Cysten, die sich später als Mitbeteiligung des Knochensystems im Rahmen einer Sarkoidose erwiesen (Jüngling-Krankheit = Ostitis multiplex cystoides) [18]. Die Beteiligung der Knochen, besonders von Fingern und Zehen, war schon 1904 von Kreibig erkannt worden.
Von Swen Löfgren (Stockholm) (1946) stammt die Beschreibung einer akuten Verlaufsform der Sarkoidose mit Beteiligung der Gelenke besonders im Bereich beider oberer Sprunggelenke, bevorzugt bei Frauen im 3. Lebensjahrzehnt (sogenanntes Löfgren-Syndrom) [20, 21, 22].
Der Augenarzt Christian Heerfordt beschrieb 1909 in Kopenhagen chronisch-entzündliche Veränderungen der Tränendrüsen, Ohrspeicheldrüsen, der Regenbogenhaut des Auges und gelegentliche Ausfälle einzelner Hirnnerven für Gesichts- und Augenmuskulatur [14]. Heute wird das Heerfordt-Syndrom als Mitbeteiligung dieser Organe im Rahmen einer generalisierten Sarkoidose eingeordnet.
Zusammenfassend wurde das heute unter dem Oberbegriff der Sarkoidose zusammengefaßte Krankheitsbild zunächst von einzelnen Fachgebieten nach wiederkehrenden typischen Organmanifestationen beschrieben. Erst relativ spät erkannte man, daß es sich um eine grundsätzlich generalisierte Erkrankung mit allerdings sehr unterschiedlichen Organmanifestationen und daraus resultierenden klinischen Beschwerdebildern handelt. Bemerkenswert sind die Erstmitteilungen besonders aus den skandinavischen Ländern, wo auch heute noch die Häufigkeit der Erkrankungsfälle mit 26 pro 100.000 Einwohnern angegeben wird.

**Epidemiologische Daten**

Die Prävalenz - also die Häufigkeit einer Erkrankung in einer Population - wird für die alten Bundesländer mit ca. 10 Sarkoidosefällen pro 100.000 Einwohnern angegeben (Behrend 1969) [1, 2, 3]. Wir müssen aber davon ausgehen, daß doch relativ viele Fälle bei fehlenden klinischen Symptomen und auch schwieriger Diagnose unerkannt bleiben. Nach Schätzungen soll das Verhältnis der diagnostizierten zu unerkannten Sarkoidosen bei 1 : 5 liegen.

## Ätiologische Gesichtspunkte

Die genaue Ursache der Sarkoidose ist weiterhin unklar. Die Beobachtung einer fast regelmäßigen Beteiligung der Lymphknoten und der Lungen hat immer wieder zur Hypothese geführt, daß es sich bei der Sarkoidose um eine Sonderform der Tuberkulose handelt (Giese 1960/1974) [12, 13]. Der Beweis für die Hypothese konnte aber bisher auch bei Einsatz neuer molekularbiologischer Untersuchungsverfahren nicht erbracht werden. Bis heute kann man bezüglich der genauen Krankheitsursache unter Berücksichtigung charakteristischer wiederkehrender Befunde entweder auf eine selbständige Krankheit mit noch unbekannten Erregern oder eine besondere immunologische Reaktionsweise auf verschiedene, möglicherweise in Kombination vorliegende exogene Einwirkungen von Infektionserregern und/oder anderen Fremdstoffen schließen (Literatur s. Ferlinz 1974 / Müller-Quernheim 1995) [11, 27].

Diagnostik:
Durch den Ausbau röntgenologischer und endoskopischer Untersuchungsverfahren ist in den letzten 30 Jahren die ganz überwiegende Beteiligung der Lymphknoten bevorzugt im Brustkorbbereich (mediastinale Lymphknoten) und der Lungen erkannt worden. Die röntgenologisch faßbaren Lungenveränderungen bilden die Basis der von Wurm 1960 angegebenen klinischen Stadieneinteilung [34 - 37].

Stadium 1: In der Regel beidseitige polyzyklische Verbreiterungen der Lymphknoten im Lungenwurzelbereich und seitlich der Luftröhre.

Stadium 2: Beteiligung der Lungen mit wechselnd ausgeprägter, teils netzförmiger, teils feinstreifiger Strukturvermehrung bei Bevorzugung der Mittelfelder und verstärkter Verdichtung im Lungenwurzelbereich.

Stadium 3: Übergang in eine Lungenfibrose mit unterschiedlichen Bildern und bevorzugt narbigen Veränderungen der Lungenwurzelregionen. Hierdurch Verziehungen und Kompressionen von Bronchien und Gefäßen, teilweise auch Folge der narbigen Induration und Schrumpfung der befallenen Lungenwurzellymphknoten (Abb. 1/2/3).

**Pathologisch-anatomische Diagnostik**

Für die Sicherung der Diagnose ist der pathologisch-anatomische Untersuchungsbefund von entscheidender Bedeutung. Für die mikroskopische Untersuchung sind Gewebsproben notwendig. Während früher die Erkrankung häufiger aus Gewebsproben von Lymphknoten oder der Haut diagnostiziert wurde, erfolgt heute die Diagnostik ganz überwiegend in Gewebsproben aus Bronchialsystem und Lungen.
Durch die in den letzten Jahren wesentlich verbesserten Untersuchungsverfahren können heute die Probenentnahmen mit flexiblen Sonden (Bronchoskop) unter Sicht auch ambulant erfolgen. Die Diagnose kann aus 1 - 2 mm im Durchmesser großen Gewebsproben (Biopsien) aus dem Bronchialsystem oder über transbronchiale Biopsien gestellt werden (Abb. 4/5).
In seltenen Fällen sind Probenentnahmen der Lungen und des Lungenfelles (Pleura) von außen über heute nur noch umschriebenen Inzisionen im Bereich der Weichteile zwischen den Rippen notwendig. Die Untersuchungen und Probenentnahmen verlaufen heute ohne nennenswerte Beeinträchtigung des Allgemeinbefindens oder Komplikationen. Das Verfahren zur Inspektion des Bronchialsystems mit Probenentnahme (Bronchoskopie) wird täglich weltweit in großem Umfang, besonders auch bei der Diagnose von Lungenkrebserkrankungen angewandt. Im Bochumer Institut für Pathologie an den Kliniken Bergmannsheil werden jährlich 3.000 mit diesem Verfahren gewonnene Gewebsproben untersucht (Abb. 11).

Pathologisch-anatomische Aufarbeitung des Untersuchungsgutes:
Die 2 - 3 mm im Durchmesser großen, mit dem Bronchoskop gewonnenen oder bis 2 cm im Durchmesser großen, durch die Brustwand gewonnenen Gewebsproben werden zunächst in Formalin gehärtet. Anschließend werden sie in eine wachsartige Substanz (Paraffin) eingebettet und in viertausendstel Millimeter dicke, durchsichtige membranartige Präparate geschnitten. Die auf Glasscheiben (Objektträger) aufgebrachten Gewebeschnitte werden mit verschiedenen Farbstoffen gefärbt und anschließend im Mikroskop untersucht (Abb. 5/6/7).

Pathologisch-anatomische Befunde:
Das charakteristische und für die Diagnose entscheidende morphologische Substrat wird von 0,2 - 1 mm im Durchmesser großen, makroskopisch oder mit dem Endoskop eben sichtbaren grauen Knötchen (Granulomen) gebildet. Diese Knötchen können als isolierte, multiple benachbarte oder zur Konfluenz neigende Herde, bevorzugt in Lymphknoten und im Lungengewebe, aber auch in anderen inneren Organen und der Haut entwickelt sein.
Mikroskopisch zeigen Sarkoidose-Gra-

nulome ein sehr charakteristisches Bild. Sie bestehen aus locker aneinander gelagerten sogenannten Epitheloidzellen (Epithel-ähnlichen Zellen), Riesenzellen vom Langhans'schen Zelltyp und meist nur geringfügigen lymphozytären Zellansammlungen am Rande (Abb. 8/9).
Epitheloidzellen sind immunologisch besonders geprägte Zellformen aus der Gruppe der Makrophagen (aus dem Blut stammende und mit besonderen Funktionen ausgestattete Zellen). Die Epitheloidzellen haben einen breiten Cytoplasmaanteil und einen meist zentral liegenden Zellkern mit bohnenförmiger Struktur. An den Oberflächen finden sich unterschiedlich lange, teils tentakelförmige Zytoplasmaausläufer. Diese Zellen gehören zum Monozyten-Makrophagensystem und sind die wichtigsten Zellen der unspezifischen Infektabwehr. Bei allen Menschen sind Makrophagen und Makrophagenabkömmlinge in allen Geweben in allerdings nur geringer Anzahl vorhanden. Hier entfalten sie ihre Funktion als Abwehrzellen von Krankheitserregern. In der Lunge spielen Makrophagen bei der Aufnahme und Ausschleusung eingedrungener Fremdsubstanzen wie z.B. Staubpartikeln eine besondere Rolle.
Die Anreicherung von Epitheloidzellen im Bereich der Sarkoidose-Granulome weist auf den komplexen immunologischen Prozeß der Grunderkrankung hin [13/19/23/24/26/28/31/32].
Mehrkernige Riesenzellen entstehen entweder durch Verschmelzung von benachbarten Zellen ohne gleichzeitige Fusion der Zellkerne oder bei einer mehrfachen Teilung der Zellkerne ohne anschließende Zellteilung. Es gibt Riesenzellen mit ungeordneten und geordneten Kernen. Die Langhans'schen Riesenzellen entstehen durch die Verschmelzung von Epitheloidzellen (Abb. 9/10). Sie können eine Größe bis 300 µm Durchmesser erlangen. Die Kerne sind hufeisen- oder ringförmig der Innenwand der Zellmembran angelagert. Ein bei der Sarkoidose nicht seltenes zusätzliches Phänomen sind sternförmige "Asteroid-Körperchen". Bei diesen lichtmikroskopisch faßbaren Veränderungen handelt es sich um Zellschutt, der in bestimmten Strukturen der Zelle abgelagert wird. Die Langhans'schen Riesenzellen produzieren Enzyme. Konzentrisch geschichtete Kalkschollen in den Riesenzellen werden nach dem Erstbeschreiber als Schaumann-Körperchen bezeichnet (Abb. 9D/10C).
Im Rahmen der chronisch verlaufenden Erkrankung ändert sich das mikroskopische Bild der epitheloidzellreichen Granulome. Offensichtlich als Folge von Stoffwechselprodukten der Epitheloidzellen, der Riesenzellen und besonders geprägter Lymphozyten (T-Lymphozyten, siehe unten) kommt es zu einer zunehmenden Faserentwicklung im Bereich der Granulome (Fibrosierung). Im Endstadium des auch spontan - also ohne Therapie - verlaufenden Prozesses resultieren kleinste Narben. Dann kommt diesem spontan geheilten ehe-

maligen Sarkoidose-Granulom als isoliertem kleinem narbigem Herd keine wesentliche Bedeutung mehr zu (Abb. 8).
Knötchenförmige Herde können aber auch in Gruppen - im Extremfall mit mehr als 100 Zellen angeordnet sein. Die Granulome neigen zur Konfluenz. Im Rahmen der nachfolgenden Fibrosierung ist dann die Entwicklung ausgedehnterer Vernarbungsprozesse möglich (Abb. 2/6/7). Der Einschluß von Bronchien und Blutgefäßen der Lunge im Bereich konfluierender und zur Vernarbung neigender Granulome führt dann zu klinisch faßbaren Ausfallserscheinungen. Eine Beteiligung der Lungenregionen im Lungenwurzelbereich ist dann möglich, wenn es zu ausgedehnteren Vernarbungen der im Regelfall am Krankheitsprozeß beteiligten Lungenwurzellymphknoten kommt. Größere Bronchien und Gefäße können komprimiert, verdrängt oder abgeknickt werden (Abb. 2/3).
Im Lungengewebe entwickeln sich die Granulome bevorzugt im Interstitium und in der Schleimhaut der Bronchien. Im Durchmesser 1 mm große Herde sind endoskopisch gerade sichtbar und können gezielt für die mikroskopische Untersuchung entnommen werden. Weitere bevorzugte Lokalisationen sind das Bindegewebe um die Blutgefäße (perivasculäre Areale) und das Lungenfell (Pleura) mit angrenzenden Lungenregionen (Abb. 9). Anordnung, Anzahl und regionale Verteilung der Sarkoidose-Granulome können bei demselben Patienten sehr variabel entwickelt sein (Abb. 6). Auch die verschiedenen Stadien der Granulomentwicklung vom zellreichen epitheloidzelligen Knötchen über verschiedene Fibrosierungsstadien bis zur Vernarbung können bei demselben Patienten gleichzeitig vorhanden sein.
Die Entwicklung der in der Regel herdförmigen Granulome in der Lunge kann von einer meist nur milden entzündlichen Begleitreaktion der Wandungen der Luftbläschen (Alveolen), einer sogenannten Alveolitis begleitet sein. Eine Vermehrung von Entzündungszellen im Alveolarraum kann man durch die Untersuchung von Zellen aus der Lungenspülflüssigkeit (Lavage) ermitteln. Das Verfahren dient zur Verlaufskontrolle und Aktivitätsbestimmung des Krankheitsprozesses.
Aus den morphologischen Befunden mit der Entwicklung zahlreicher Granulome in der Bronchialschleimhaut lassen sich die klinischen Zeichen wie z.B. einer chronischen Bronchitis ableiten. Symptome von Kurzatmigkeit und allgemeiner Leistungsminderung treten aber erst in fortgeschrittenen Stadien einer Lungenfibrose (Stadium III der Erkrankung) auf.
Bemerkenswert sind die Untersuchungsergebnisse von Viskum und Vestbo aus Kopenhagen zur Prognose der Erkrankung. Die Autoren konnten statistisch zeigen, daß bei gesicherten Sarkoidosen mit Befall der Lungen und Brustkorb-

lymphknoten ohne Beteiligung anderer Organsysteme die Lebenserwartung langfristig derjenigen der Durchschnittsbevölkerung entspricht (Viskum und Vestbo 1995) [33].
Relativ selten wird heute die Erstdiagnose einer Sarkoidose in Punktionspräparaten (Biopsien) aus Leber oder Lymphknoten gestellt. Granulomatöse Veränderungen bei Beteiligung von Herz und Zentralnervensystem werden grundsätzlich auch im Rahmen von Autopsien verifiziert. Sie können aber heute bei ausgedehnteren granulomatösen Konfluenzherden und Vernarbungsprozessen gelegentlich mit klinischen Untersuchungsverfahren auch bereits zu Lebzeiten erfaßt werden.

## Gesichtspunkte der Immun-Pathologie

Bei der Pathogenese der Sarkoidose spielen offenbar die T-Lymphozyten (T = Thymus = Brustdrüse) eine besondere Rolle. Reife T-Lymphozyten lassen sich nach ihren Membran-Antigenen in 2 Zellinien unterscheiden.

1. Die CD4-positiven T-Helfer-Lymphozyten und
2. Die CD8-positiven cytotoxischen T-Lymphozyten.

Die Blutlymphozyten bestehen zu ca. 70-80 % aus T-Lymphozyten mit einem Verhältnis von CD4 : CD8-Lymphozyten von etwa 2 : 1. Bei der aktiven Sarkoidose findet man unter den Zellen der Lungenspülflüssigkeit (Lavage) eine absolute und relative Vermehrung der T-Lymphozyten. Bei einer weitergehenden Differenzierung der Lymphozyten findet man eine pathologische Erhöhung der CD4-T-Helferzellen zu den CD8-T-Lymphozyten-Supressorzellen oder cytotoxischen Zellen (CD steht für Cluster of differentiation).
CD4-positive Zellen werden offenbar im Rahmen der Sarkoidose-Erkrankung stimuliert und setzen Botenstoffe für Signalübertragungen komplexer Immunregulationen frei. Interleukin 2 wird bei der Sarkoidose von T-Helferzellen offenbar vermehrt produziert und aktiviert andere Zellen für den komplexen Ablauf der beim Oberbegriff der immunologischen Entzündungsreaktion ablaufenden Mechanismen bei der Sarkoidose. Zur kausalen Pathogenese wird heute vermutet, daß die T-Zellen von einem bisher unbekannten Sarkoidose-spezifischen Agens aktiviert werden.
Die Aktivität der T-Zellen läßt sich heute auch über die Serum-Blutspiegel des löslichen Interleukin 2-Rezeptors bestimmen.
Auch die Gesamtzahl der in den Alveolen vorhandenen Makrophagen ist bei aktiven Phasen der Sarkoidose vermehrt. Die Aktivierung von T-Lymphozyten und Makrophagen ist nach heutiger Auffassung die Voraussetzung für die Entwicklung von Granulomen.
Epitheloidzellen in Granulomen haben die Fähigkeit zur Produktion eines Enzyms, des Angiotensin umwandelnden

Enzyms (ACE). Dieses sog. Konversionsenzym überführt normalerweise die Substanz Angiotensin I in das gefäßverengende Angiotensin II.
Diagnostik und Therapie der Sarkoidose basieren wesentlich auf klinischen, radiologischen, pathologisch-anatomischen und blutchemischen Untersuchungsbefunden. Von molekularbiologischen zusätzlichen heute möglichen Untersuchungsverfahren erhofft man sich Aufschluß über das primäre für das Krankheitsbild verantwortliche Agens.

## Prognostische Gesichtspunkte

Die Erkrankung ist durch einen hohen Anteil von Spontanheilungen ausgezeichnet. Liegt nur eine röntgenologisch faßbare beidseitige Vergrößerung der Lungenwurzellymphknoten vor, ist bei 50 % der Erkrankten nach 15 Monaten und bei über 80 % nach 5 Jahren ein wieder weitgehend normaler Röntgenbefund der Brustkorborgane zu erwarten. Nur 10 % dieser Patienten entwickeln den radiologischen Typ II mit Befall des Lungengewebes, 3 % den Typ III mit stärkergradiger Lungenbeteiligung und nur in 1 % ist ein Übergang in eine Lungenfibrose zu erwarten [9/10].
Auch beim Typ III mit nachgewiesener Beteiligung der Lungenwurzellymphknoten und des Lungengewebes ist in fast 40 % eine Rückbildung bei einem allerdings mehrjährigen Krankheitsverlauf möglich.

## Differentialdiagnose der Sarkoidose

Bei Information des Pathologen über das klinische Krankheitsbild ist die Diagnose einer Sarkoidose unter Berücksichtigung der lichtmikroskopischen Befunde einer epitheloidzelligen Granulomatose eindeutig zu stellen (Abb. 11).
Es gibt aber pathologisch-anatomische Befunde, die zu einem den Sarkoidose-Granulomen sehr ähnlichen pathologisch-anatomischen Bild führen können, obwohl das Krankheitsbild einer Sarkoidose nicht besteht.

Tuberkulose
Die entscheidende Differentialdiagnose ist die Abgrenzung zu einer aktiven granulomatösen Tuberkulose - heute besonders bei ausländischen Patienten und Erkrankten mit der erworbenen Immunschwäche (AIDS) nicht selten.
Die Tuberkulose-Granulome sind ebenfalls vorwiegend aus Epitheloidzellen und Langhans'schen Riesenzellen als Zeichen einer Abwehrreaktion auf Tuberkelbakterien aufgebaut. Im Unterschied zu Sarkoidose-Granulomen findet man im Zentrum der Granulome eine weitgehend Zell- und Zellkern-freie käsige Nekrose. Der äußere Wall aus Lymphozyten ist meist kräftiger entwickelt als bei Sarkoidose-Granulomen (Abb. 9 E/F). In den Granulomen lassen sich heute auch mit molekularbiologischen Verfahren Tuberkelbakterien bzw. spezifische Gene der Bakterien nachweisen.

## Sarkoidose-ähnliche Granulome

Exogen-allergische Alveolitis
Schwierigkeiten kann im Einzelfall für den Pathologen die Abgrenzung Sarkoidose-ähnlicher Granulome bei einer sog. exogen-allergischen Alveolitis zum Krankheitsbild der Sarkoidose sein. Bei der durch exogene Noxen ausgelösten Lungenentzündung vom Typ z.B. der sog. Farmerlunge kommt es zur Entwicklung eines granulomatösen Sarkoidose-ähnlichen Bildes als Folge der Abwehrreaktion der Lunge auf inhalierte Pilzsporen (thermophile Aktinomyceten/Aspergillusarten und andere Pilze). Diese Erkrankung wird nach entsprechender Exposition besonders bei Beschäftigten in der Landwirtschaft und bei Gärtnern gefunden. Auch bei der sog. Vogelzüchter-Lunge (Vogelzucht / Vogelhändler / Tierärzte / Zoowärter etc.) gibt es im Lungengewebe Sarkoidose-ähnliche Bilder.
Diese Beispiele sollen darauf hinweisen, daß der Pathologe im Einzelfall bei der abschließenden Einordnung der Befunde auf die Angaben des behandelnden Arztes und des Patienten zu Beruf oder auch besonderen außerberuflichen Expositionen angewiesen ist. Bei einer beruflichen Exposition gegenüber Schadstoffen als mögliche Ursachen für die Entwicklung einer exogen bedingten allergisch-granulomatösen Lungenentzündung ergeben sich nicht selten - wie bei der Silikose - Fragen zur Einordnung der Befunde im Sinne einer Berufskrankheit nach der Berufskrankheitenverordnung. Bei derartigen Krankheitsbildern ist die Meldung des begründeten Verdachtes einer Berufskrankheit durch den behandelnden Arzt oder den Arbeitgeber gesetzlich vorgeschrieben.

Sarkoid-ähnliche Granulome bei Tumoren
Pathologisch-anatomische Befunde mit Sarkoidose-ähnlichen epitheloidzelligen Granulomen werden heute relativ häufig im Abflußgebiet bösartiger Lungentumoren der Lungenwurzellregion und der Lymphknoten im Brustkorbbereich - also den auch bei der Sarkoidose am häufigsten beteiligten Lymphknotenstationen - gefunden. Die Ursachen für diese Veränderungen sind ähnlich wie bei der Sarkoidose bis heute nicht bekannt. Die Bilder zeigen aber, daß eine epitheloidzellige Granulomatose in Lymphknoten auch als Reaktion auf besondere Stimuli bei einem Tumorleiden entstehen können [26].

Fremdkörpergranulome
Eine körnchenartige, granulomatöse Reaktion entsteht bevorzugt in Lungen-, Lungenfell- und Lungenwurzellymphknoten als Reaktion auf eingelagerte Fremdsubstanzen. Ein typisches Beispiel sind Granulome als Reaktion auf inhalierte und eingelagerte Quarzkristalle nach erhöhter Staubexposition wie z.B. bei Arbeitern im Bergbau, Steinmetzen oder Sandstrählern (Abb.

12). Die Granulome sind durch eine starke, oft konzentrisch geschichtete Faserentwicklung charakterisiert (sog. hyalinschwielige Granulome). In Makrophagen bevorzugt am Rande der Granulome gespeicherte kristaline Quarzkristalle sind wegen ihrer Doppelbrechung im Lichtmikroskop bei polarisationsoptischer Untersuchung zu erkennen [25].
Bei Einsatz elektronenmikroskopischer Untersuchungsverfahren können in Granulomen gespeicherte Fremdsubstanzen bezüglich ihres Mineralgehaltes noch genauer analysiert werden (Methode der energiedispersiven Röntgenmikroanalyse).
Beim Einsatz dieser Untersuchungsverfahren lassen sich in der Regel Granulome als Reaktion auf exogene Schadstoffe zuverlässig von Granulomen im Rahmen des Krankheitsbildes einer Sarkoidose unterscheiden.
Fremdkörperriesenzellen zeigen im Unterschied zu Langhans'schen Riesenzellen eine im Zelleib unregelmäßige Verteilung mehrerer Zellkerne. Als Fremdkörper können z.B. Quarzpartikel wie bei der Silikose, Asbestfasern nach Asbeststaubexposition und aufgenommene Bruchstücke von Kunstoffasern aus Nahtmaterial nach Operationen charakterisiert werden.

Berylliose

Schwierig kann die Abgrenzung von Sarkoidose-Granulomen gegenüber knötchenförmigen Reaktionen nach einer Berylliumexposition sein. Beryllium wird bei der Verarbeitung feuerfester Geräte, bei der Leuchtstoffherstellung in der Metallverarbeitung, in der Computer-, Luft- und Raumfahrtindustrie verwandt.

Granulomatöse Beteiligung der Lunge bei anderen Grunderkrankungen:

Schließlich hat sich in den letzten Jahren herausgestellt, daß eine Begleitreaktion der Lunge mit Sarkoidose-ähnlichen Befunden bei mehreren anderen Grunderkrankungen (z.B. Crohn'sche Krankheit, rheumatische Grunderkrankungen etc.) gelegentlich zu finden sind [26].

Zusammenfassend ergibt sich, daß im Einzelfall bei einem mehr oder weniger charakteristischen klinischen Untersuchungsbefund mit röntgenologisch faßbaren Veränderungen im Bereich der mediastinalen Lymphknoten und zusätzlichen, oft nur diskreten Lungenveränderungen die pathologisch-anatomische Diagnosesicherung der Sarkoidose zuverlässig gelingt. Voraussetzung aber ist, daß repräsentatives Untersuchungsgut zur Verfügung steht. Bei gezielter Entnahme von Gewebsproben aus dem Bronchialsystem und dem Lungengewebe mit dem Bronchoskop gelingt in der ganz überwiegenden Mehrzahl der Fälle die Sicherung der Diagnose (Abb. 11). Nur selten ist eine Ergänzungsuntersuchung mit Probenentnahmen aus den peripheren Lungenab-

schnitten und dem Lungenfell durch die Brustwand notwendig.
Bei der abschließenden kritischen Stellungnahme zu den "Momentaufnahmen" pathologisch-anatomischer Befunde granulomatöser Veränderungen in Bronchialschleimhaut und Lungengewebe sind aber im Einzelfall **die Kenntnis des klinischen Krankheitsbildes, Angaben zur beruflichen Vorgeschichte sowie Daten über besondere Expositionsdaten aus dem persönlichen Freiheitsbereich** unerläßlich. Nur so kann der Pathologe als Konsiliararzt seine Aufgabe zur Diagnosesicherung erfüllen und einen Beitrag zur Planung der notwendigen Therapie und damit zum Schicksal des Patienten leisten.

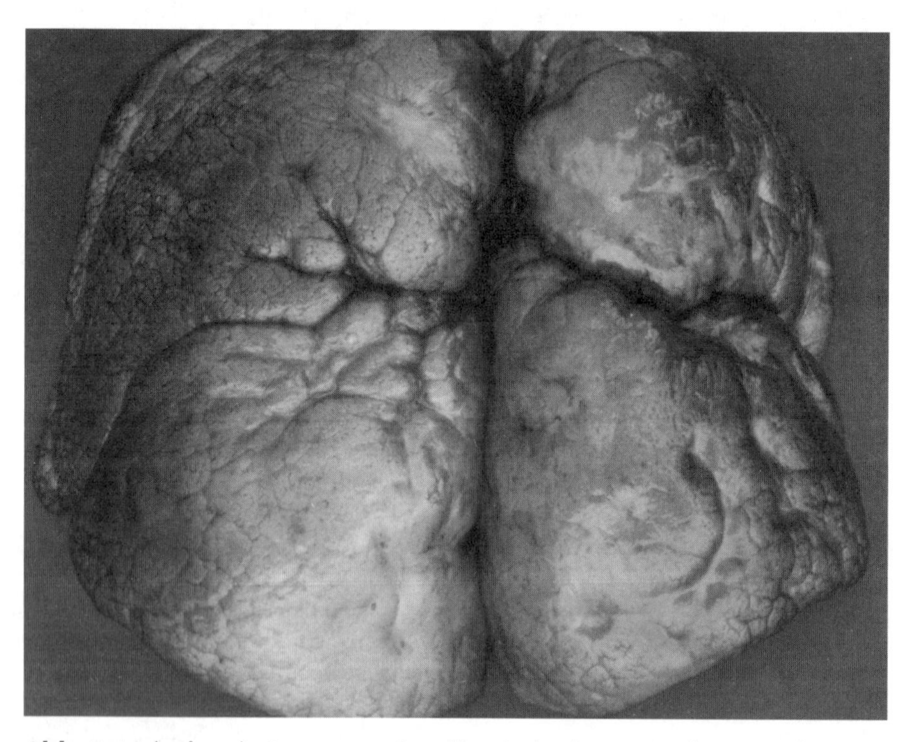

**Abb. 1:** Makrofoto der Lungen von dorsal bei Sarkoidose im Stadium III nach Wurm. Tiefe keilförmige Einziehungen der Lungenoberflächen als Folge der narbigen Schrumpfung von ausgedehnteren Konfluenzgranulomen in den Mittelgeschoßregionen beider Lungen.

**Abb. 2A:** Makrofoto der Lungenschnittfläche bei Sarkoidose im Stadium I - II nach Wurm. Multiple bis max. 1 cm im Durchmesser große, graue Sarkoidoseherde (G) und vergrößerte, indurierte Lungenwurzellymphknoten (L).

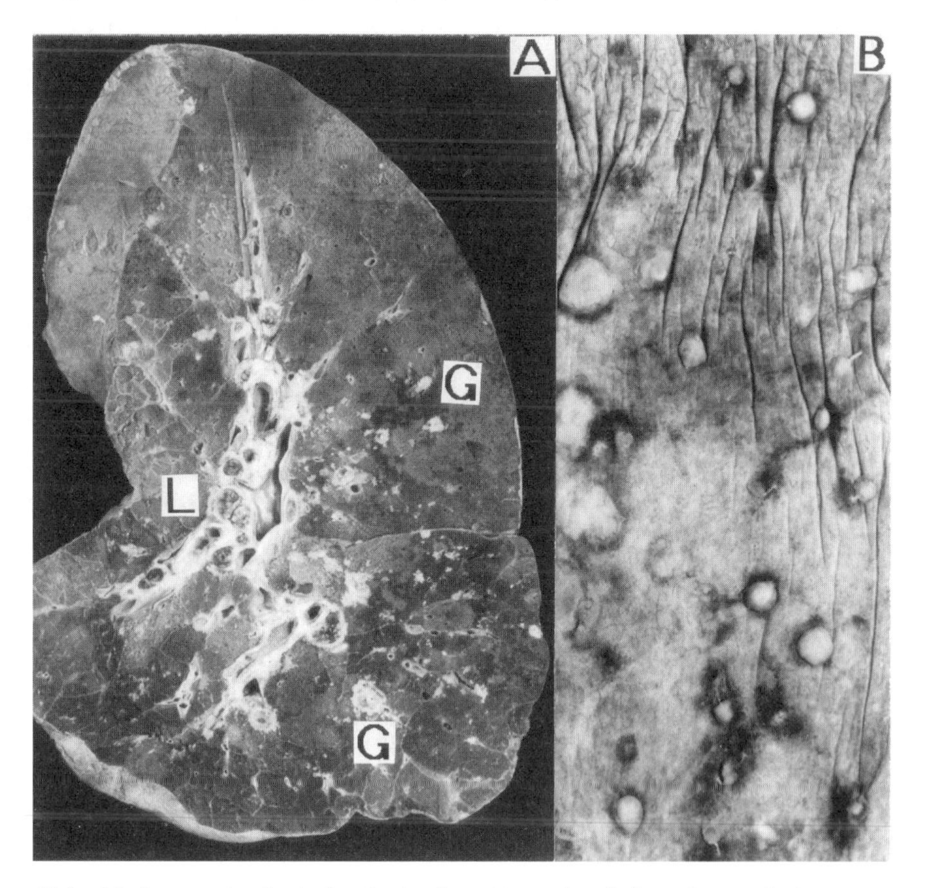


**Abb. 2B:** Lungenoberfläche bei Sarkoidose. Unterschiedlich große, rundliche, graue, knötchenförmige Herde bei wechselnden Entwicklungsphasen von Konfluenzgranulomen im Lungenfell.

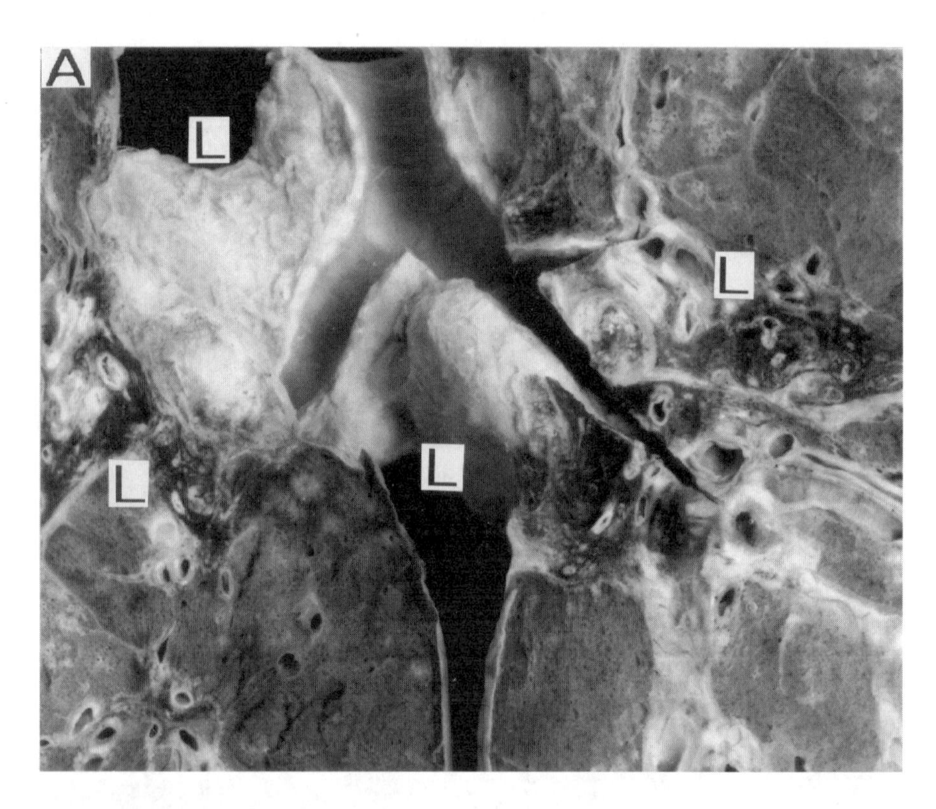


**Abb. 3A:** Makrofoto der Schnittfläche von eröffneter Luftröhre, großen Bronchien und Lungenwurzelregion beider Lungen. Massiv vergrößerte, vernarbte, indurierte, grauschwarze parabronchiale Lymphknoten (L) mit Verkalkungen. Kompression und Verziehung von Gefäßen und Bronchien in der Nachbarschaft der Lungenwurzelregion.

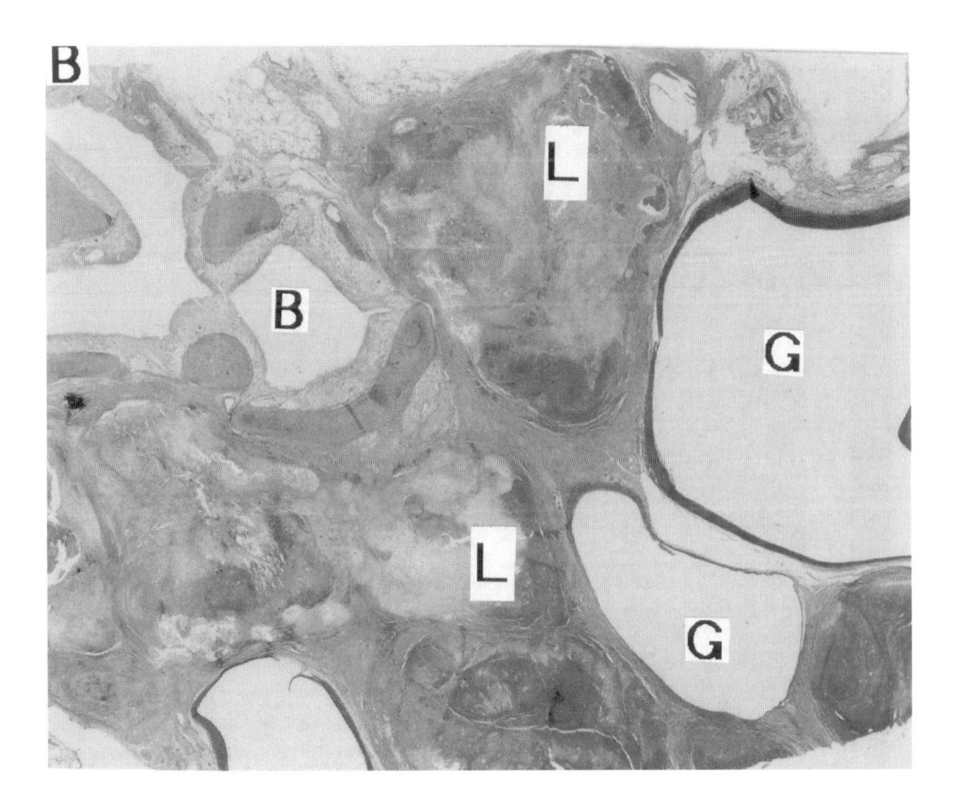


**Abb. 3B:** Mikroskopisches Übersichtsbild der Lungenwurzelregion mit Anschnitten von Bronchien (B) und Gefäßen (G). Massive Vernarbung der stark vergrößerten Lymphknoten (L) bei Sarkoidose im Stadium III. Motilitätsstörungen von Bronchien und Gefäßen durch narbige Fixierung. (Vergrößerung 3 x)

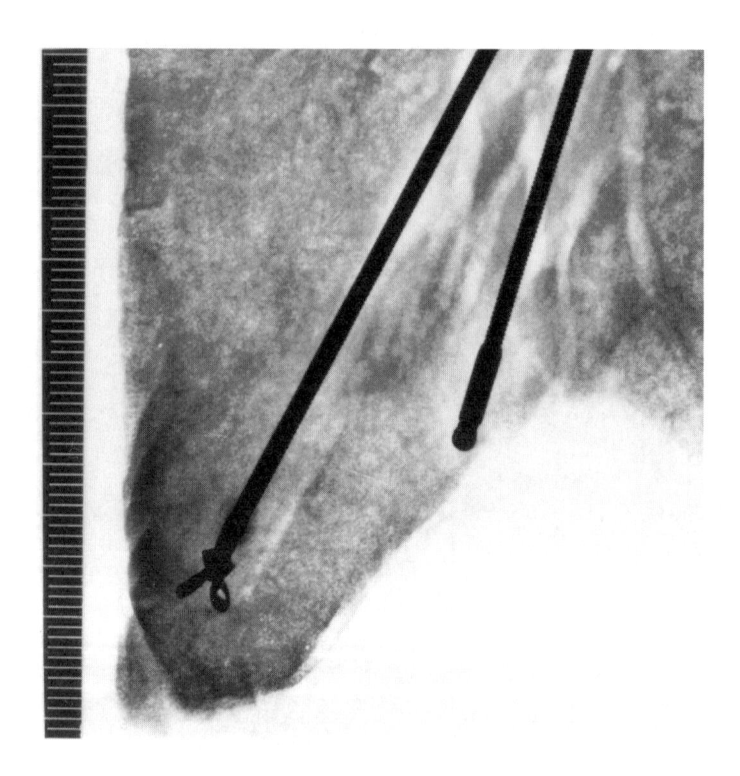

**Abb. 4:** Ausschnitt des Röntgenbildes einer isolierten Lunge mit über das Bronchialsystem eingeführten zwei Bronchoskopiezangen. Geöffnete Zange links, geschlossene Zange rechts.

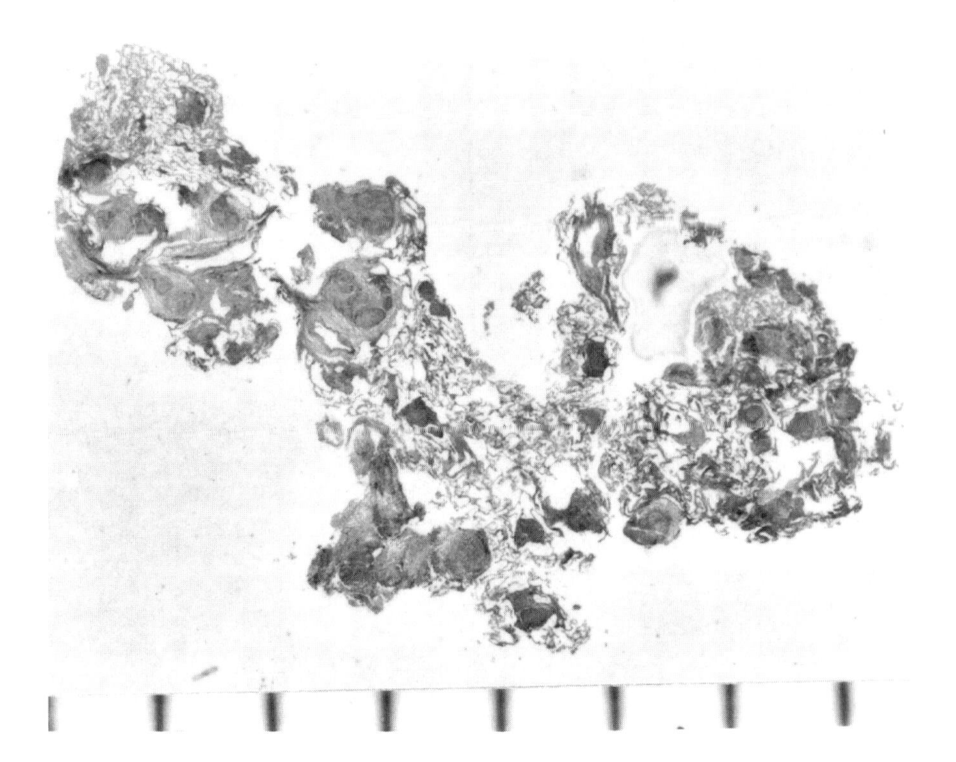

**Abb. 5:** Mikroskopisches Übersichtsbild von 1 bis 2 mm in Durchmesser großen transbronchial aus dem Lungengewebe gewonnenen Gewebsproben bei Sarkoidose. 46 unterschiedlich große, teils zur Konfluenz neigende Granulome in einer mikroskopischen Schnittebene von 4/1000 mm.

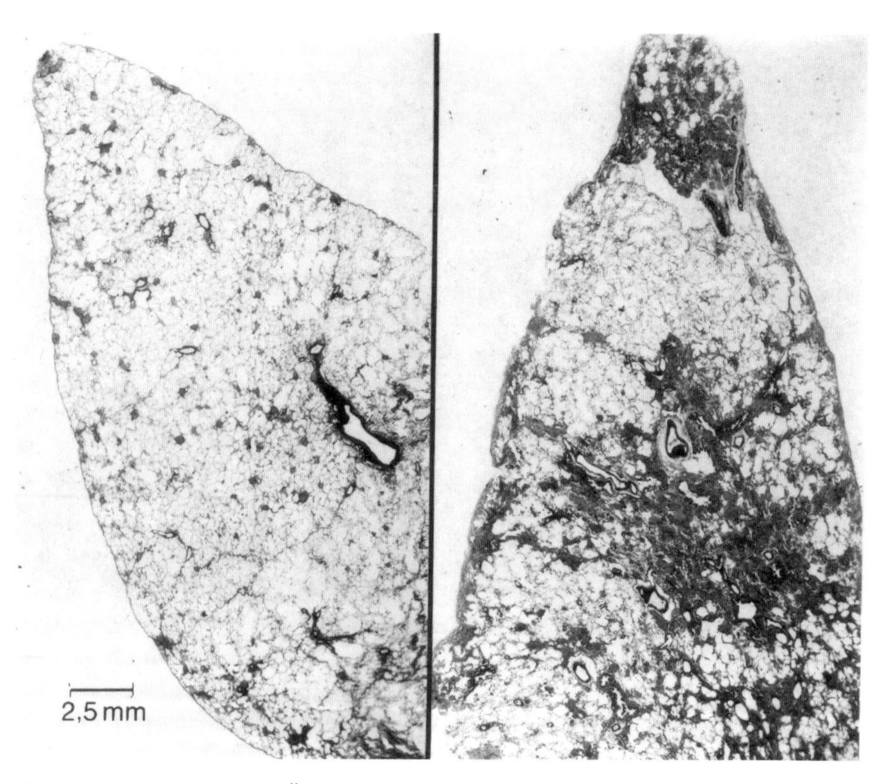


**Abb. 6:** Mikroskopisches Übersichtsbild von zwei offenen Lungenbiopsien bei pulmonaler Sarkoidose.
links: 260 nur mikroskopisch faßbare, 0,2 - 0,5 mm im Durchmesser große Granulome in einem Exzisat vom Oberlappen.
rechts: bis mehr als 1 cm im Durchmesser große, unregelmäßig verteilte Vernarbungsherde aus zahlreichen konfluierenden Granulomen neben kleinherdigen granulomatösen Bezirken.
Proben aus Oberlappen und Unterlappen derselben Patientin (58 Jahre alte Frau)

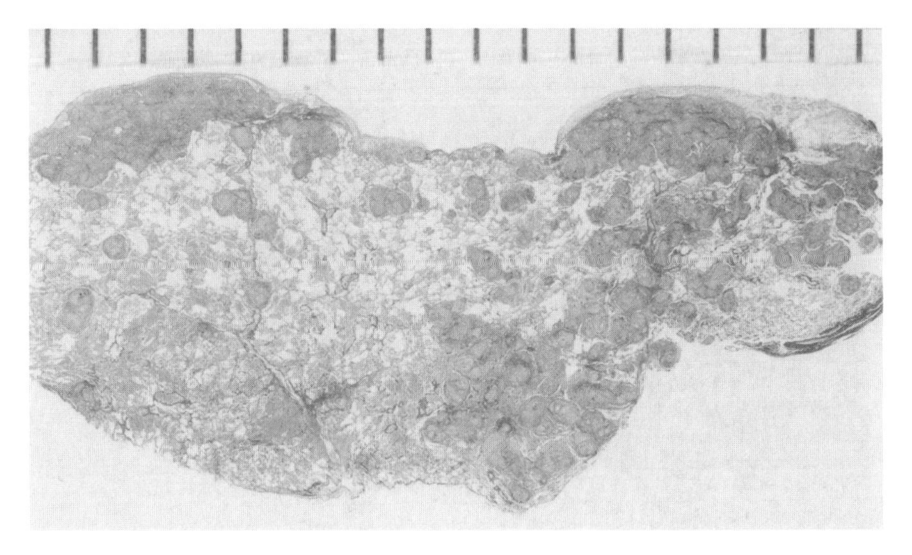

**Abb. 7:** Präparat einer offenen Lungenbiopsie von 2 cm Durchmesser. 370 teils einzeln liegende, teils konfluierende, Lungenfell-nahe und an das interstitielle Bindegewebe adaptierte Granulome. Durchmesser eines Granuloms 0,5 mm. (36 Jahre alte Frau)

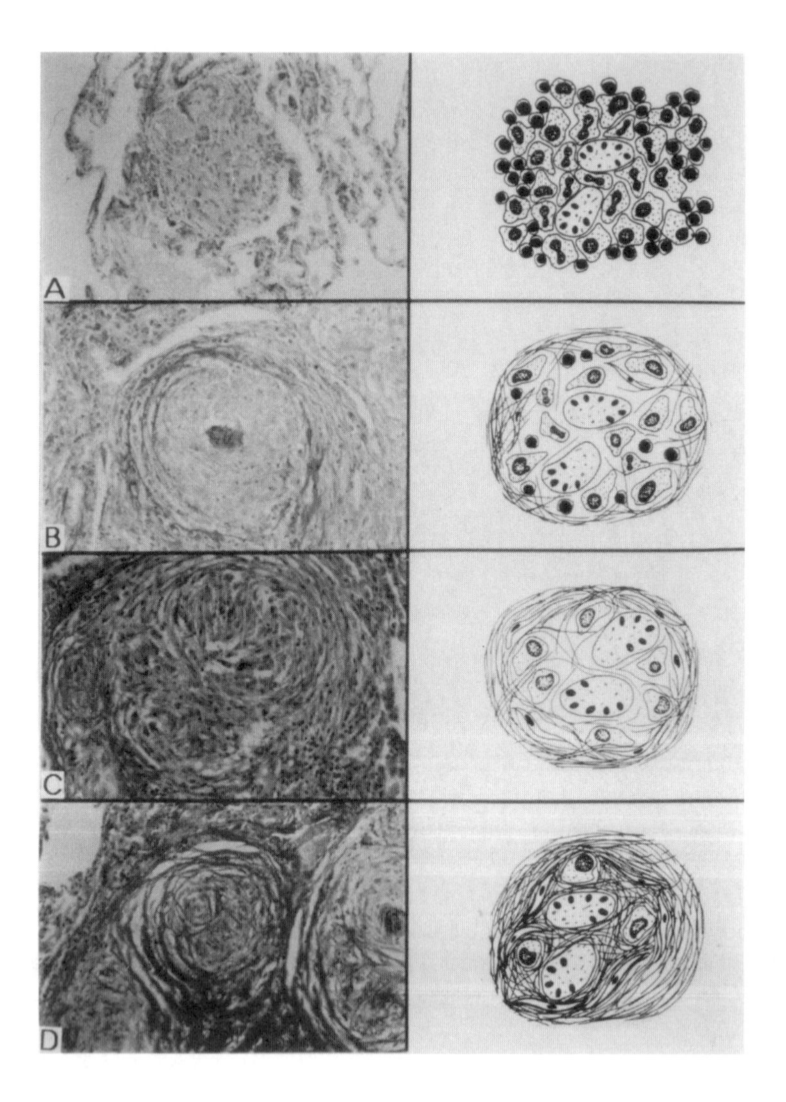


**Abb. 8:** Mikrofotogramme und Schemata verschiedener Entwicklungsphasen von Sarkoidose-Granulomen.

**A:** florides zellreiches Granulom

**B:** beginnende zwiebelschalenartige periphere Fibrosierung

**C + D:** fortschreitende Fibrosierung bis zur kleinherdigen Vernarbung.

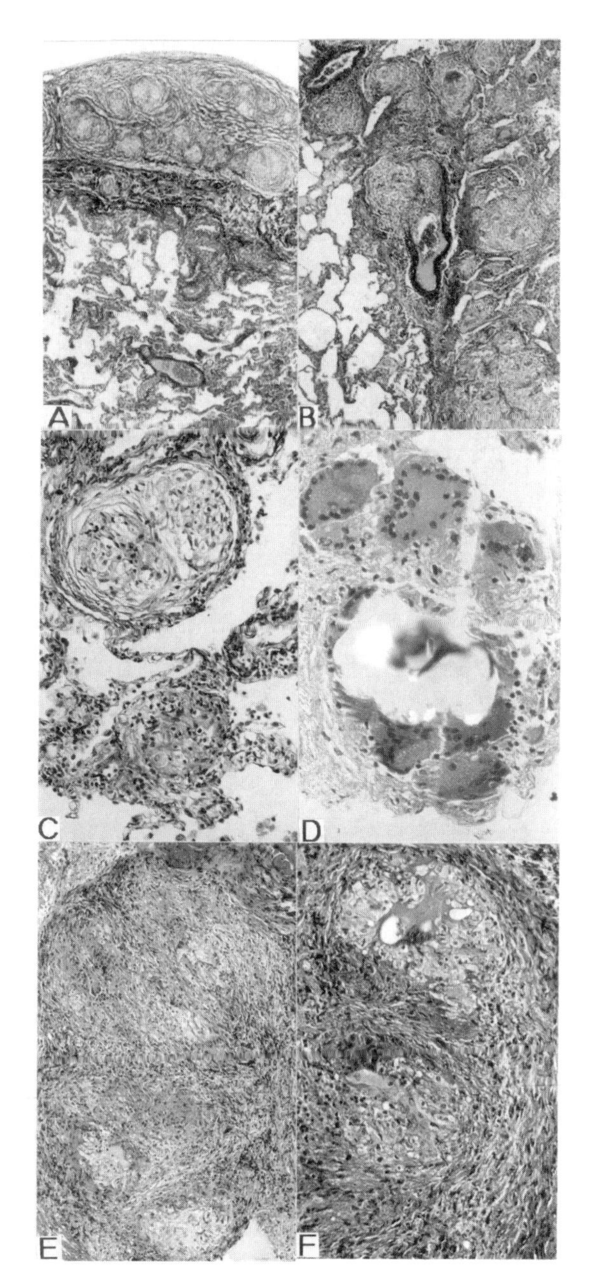


**Abb. 9:** Mikrofotogramme charakteristischer Befunde bei Sarkoidose (A - D) und bei florider Tuberkulose (E + F)

**A:** multiple zur Konfluenz neigende Sarkoidose-Granulome im verdickten Lungenfell

**B:** multiple Granulome mit Wanddestruktion eines Lungengefäßes im Lungengewebe

**C:** Ausschnittvergrößerung von Granulomen im alveolären Lungengewebe

**D:** Langhans'sche Riesenzellen aus einem Granulom mit Resten doppelbrechender kristalliner Strukturen (sog. Schaumann Körperchen)

**E + F:** konfluierende Granulome mit Riesenzellen und kleinherdigen Nekrosen bei einer floriden Tuberkulose aus dem Bereich des Brustfelles.

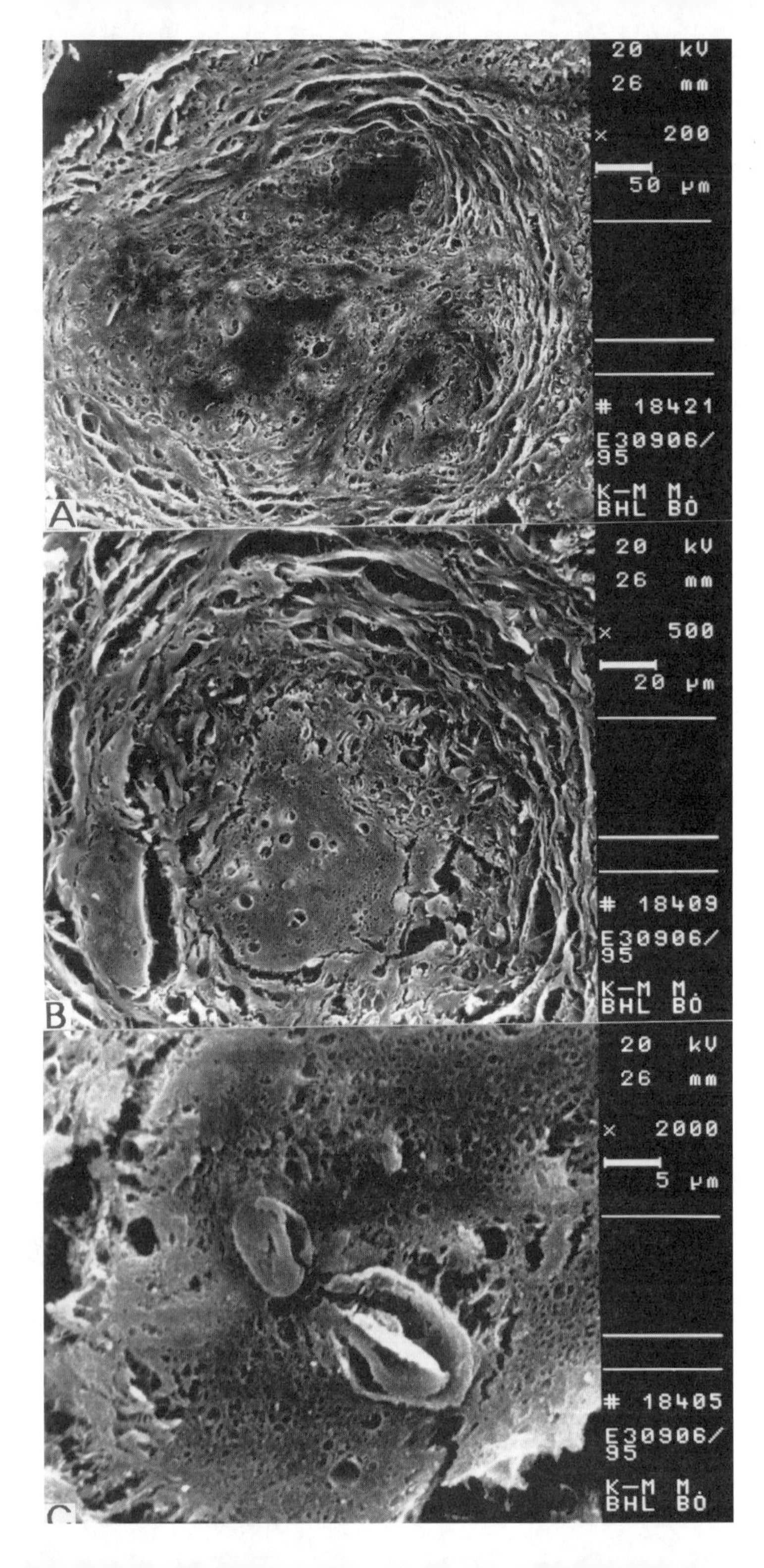
A
20 kV
26 mm
× 200
50 μm
# 18421
E30906/95
K-M M.
BHL BO
B
20 kV
26 mm
× 500
20 μm
# 18409
E30906/95
K-M M.
BHL BO
C
20 kV
26 mm
× 2000
5 μm
# 18405
E30906/95
K-M M.
BHL BO

**Abb. 10:** Rasterelektronenmikroskopische Oberflächenbilder von Horizontalschnitten durch Granulome bei Sarkoidose.

**A:** Übersicht eines Granuloms mit zwiebelschalenartiger mehrschichtiger Fibrose im Randbereich

**B:** Ausschnittvergrößerung mit einer mehrkernigen Riesenzelle

**C:** Anschnitt einer Riesenzelle mit Einschluß eines Schaumann-Körperchens. (Transbronchial gewonnenes Präparat von einem 49 Jahre alten Mann)

# M. Boeck/Sarkoidose 1994/1995

n=232

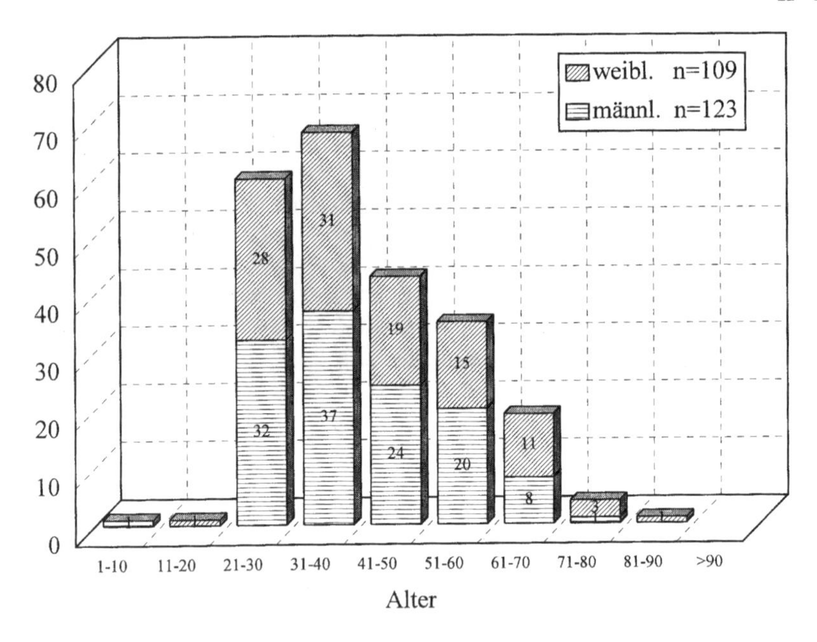


**Abb. 11:** Alters- und Geschlechtsverteilung von 232 Patienten, bei denen pathologisch-anatomisch durch Biopsien eine Sarkoidose als Ursache einer "unklaren Lungenerkrankung" gesichert wurde. Untersuchungsgut von 2 Jahren im Institut für Pathologie der Kliniken Bergmannsheil in Bochum.

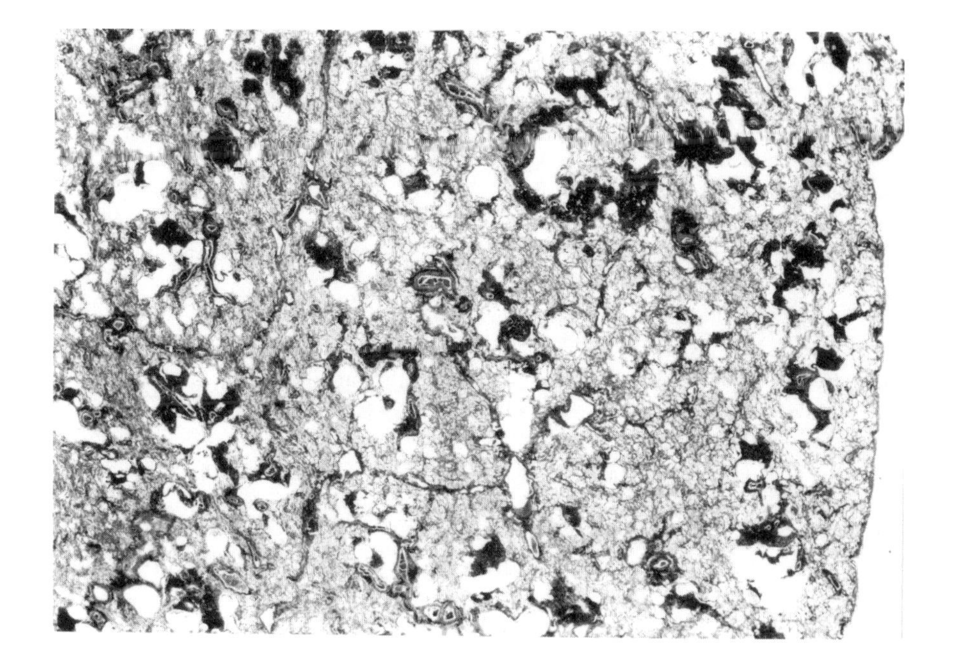

**Abb. 12:** Mikroskopisches Übersichtsbild der Lunge eines ehemaligen Bergmannes. Mehr als 100 perivasale und parabronchioläre schwarze Mischstaubgranulome in einem 4 cm im Durchmesser großen Lungenareal. Nur diskrete Fibrosierung aber deutliche Texturstörung um die Granulome (perifokales Lungenemphysem). 77 Jahre alter Mann bei Zustand nach 30 Jahre dauernder unter Tage-Tätigkeit (3,5 x).

## Literatur

[1] Behrend H. (1969)
Die Klinik und Diagnostik der Sarkoidose
Internist 10:293

[2] Behrend H. (1972)
Zur Epidemiologie der Sarkoidose
In: Jensen E. (Hrsg.). Sarkoidose. Schünemann Universitätsverlag, Bremen. 15

[3] Behrend H. (1983)
Die Gelenk-, Knochen- und Muskelmanifestation der Sarkoidose
In: Handbuch der Inneren Medizin, Band VI/2B. Springer, Berlin.

[4] Behrend H. (1984)
Sarkoidose (Morbus Besnier-Boeck-Schaumann)
In: Bock H. E. et al. (Hrsg.). Klinik der Gegenwart. Urban & Schwarzenberg, München. E310

[5] Besnier E. (1889)
Lupus pernio de la face
Ann. Dermatol. Syphiligr. (Paris) 10:333

[6] Boeck C. (1899)
Multiple benign sarcoid of the skin
J cutan. genito. urin. Dis. 17:543

[7] Boeck C. (1900)
Weitere Beobachtungen über das "multiple benigne Sarkoid der Haut"
Festschrift Kaposi F. Arch. Dermatol. Syph. (Wien, Leipzig) Ergänzungsband 153

[8] Cain H., Kraus B. (1980)
Mehrkernige Riesenzellen in Granulomen. Neuordnung der Binnenstruktur nach Konfluenz von Zellen des Makrophagensystems.
Virchows Arch. (A) 385:309

[9] DeReeme R. A. (1983)
Klinik, Diagnostik und Therapie bei Sarkoidose der Atmungsorgane. Prax Klin Pneumol 37:519-522

[10] DeReeme R. A. (1983)
The roentgenographic staging of sarcoidosis
Chest 83:128-133

[11] Ferlinz R. (1974)
Sarkoidose
In: Ferlinz R. (Hrsg.). Lungen- und Bronchialerkrankungen. Thieme, Stuttgart. 395-407

[12] Giese W. (1960)
Die BOECK'sche Krankheit
In: Kaufmann E. (Hrsg.). Lehrbuch der speziellen pathologischen Anatomie, Band II.3. W. de Gruyter, Berlin. 1836-1843

[13] Giese W. (1974)
Sarkoidose (Morbus Boeck)
In: Doerr W. (Hrsg.). Organ-

pathologie, Band 1. Thieme, Stuttgart. 3/81-3/83

[14] Heerfordt C. F. (1909)
Über ein "Febris uveo-parotidea subchronica" an der Glandula parotis und der Uvea des Auges lokalisiert und häufig mit Paresen zerebrospinaler Nerven kompliziert
Arch. Klein. Exp. Ophtal. 70:254

[15] Hoppe R. (1965)
Sarkoidose
Schattauer, Stuttgart.

[16] Hutchinson J. (1877)
Case of livid papillary psoriasis
In: Illustrations of Clinical Survey, Vol. 1. J & A Churchill Ltd., London. 42

[17] Hutchinson J. (1898)
Case of Mortimers malady
Arch. Surg. 9:307

[18] Jüngling O. (1920)
Ostitis tuberculosa multplex cystica (eine eigenartige Form der Knochentuberkulose)
Fortschritte auf dem Gebiete der Röntgenstrahlen, 27:375-383

[19] Kalkhoff K.W. (1970)
Defintion und Ätiologie der Sarkoidose
Dtsch. Med. Wschr. 95:505

[20] Löfgren S. H.(1946)
Erythema nodosum. Studies on etiology and pathogenesis in 185 adult cases
Acta Med. Scand. Suppl. 174:1-197

[21] Löfgren S. H.(1955)
Das bilaterale Hilusdrüsensyndrom (BHL) als Anfangsstadium der Sarkoidose. Klinische und pathogenetische Bemerkungen
Beitr. Klinik Tuberk. 114:75-86

[22] Löfgren S. H.(1961)
The concept of sarcoidosis
Am. Rev. Resp. Dis. 84 II:17-19

[23] Mohr H.-J. (1965)
Pathologie der Sarkoidose (Morbus Boeck)
In: Hoppe R. (Hrsg.). Sarkoidose. Schattauer, Stuttgart. 1-21

[24] Morgenroth K., Fasske E. (1974)
Examination of mediastinal lymph node sarcoidosis by electron microscope
Beitr. Path. 153:51-64

[25] Müller K.-M., Grewe P. (1992)
Pathologie der Pneumokoniosen
Atemw.Lungenkrkh. 18:428-436

[26] Müller-Hermelink H., Kaiserling E. (1980)
Epitheloidzellreaktionen im lymphatischen Gewebe

Verh. Dtsch. Ges. Pathol. 64:77-102

[27] Müller-Quernheim J. (1995)
Prognose der Sarkoidose
Versicherungsmed. 47:216-221

[28] Müller-Quernheim J., Ferlinz R. (1988)
Sarkoidose eine Immundysregulation?
Dt. Ärztebl. 85:C1179-C1027

[29] Schaumann J. (1916-17)
Etudes sur le lupus pernio et ses reports avec les sarcoides et al tuberculose
Ann. Dermatol. Venerol. (Paris) 5:357

[30] Schermuly W. (1986)
Sarkoidose: Röntgenologische und szintigraphische Aktivitätsbeurteilung
Dt. Ärztebl. 83:2164-2168

[31] Schermuly W., Behrend H. (1978)
Sarkoidose
In: Diethelm et al. (Hrsg.). Handbuch der medizinischen Radiologie, Band IX/5a. Springer Berlin.

[32] Uehlinger E. A. (1955)
Die pathologische Anatomie des Morbus BOECK
Beitr. Klinik Tuberk. 114:17-45

[33] Viskum K., Vestbo J. (1995)
Sarkoidosis
Versicherungsmed. 47:221-223

[34] Wurm K. (1960)
Die Bedeutung der Stadieneinteilung der Sarkoidose
Dtsch. Med. Wochenschr. 85:1541-1546

[35] Wurm K. (1983)
Sarkoidose
Thieme, Stuttgart

[36] Wurm K., Reindell H., Doll E. (1965)
Klinik und Ätiologie der Sarcoidose (Morbus Boeck)
In: Hoppe R. (Hrsg.). Sarkoidose. Schattauer, Stuttgart. 23-63

[37] Wurm K., Reindell H., Heilmeyer L. (1958)
Der Lungen-Boeck im Röntgenbild
Thieme, Stuttgart

# Funktion und Funktionsstörung des Immunsystems

**Dr. Ellen Rentz, Dreieich**

Bereits im Altertum war bekannt, daß eine einmal überstandene Infektionskrankheit einen lebenslangen Schutz gegenüber bestimmten Krankheitserregern bieten kann. Diesen Schutz vor bakteriellen Infektionen bezeichnet man als Immunität,- abgeleitet von dem lateinischen Wort "immunis" (frei sein von etwas). Auch der heute verwendete Begriff Immunsystem stammt daher.

## Was ist das Immunsystem?

Das sind Molküle, Zellen, Organe, die miteinander in Kontakt treten und Informationen austauschen. Dieser Informationsaustausch dient der Abwehr von Infektionen, der Kontrolle von Organfunktionen und auch der Zerstörung von infizierten oder nicht mehr funktionstüchtigen Zellen.

**DAS IMMUNSYSTEM**

Was ist das?

Moleküle, Zellen, Organe, die miteinander Kontakt aufnehmen und Informationen austauschen.

Aufgaben

- Abwehr von Infektionen
- Kontrolle von Organfunktionen
- Zerstörung von infizierten oder nicht funktionstüchtigen Zellen.

## Wie läuft das ab?

Jede Zelle in unserem Körper hat an ihrer Oberfläche Strukturen, sogenannte Rezeptoren, die Substanzen oder andere Zellen erkennen können. Da die dem Körper zur Verfügung stehende Zellzahl begrenzt ist, muß jede Zelle mehrere verschiedene Strukturen erkennen können. Das bedeutet, sie benötigt viele verschiedene Rezeptoren, manchmal einige hundert. Bindet nun eine Zelle eine Substanz oder nimmt Kontakt zu einer anderen Zelle auf, so verändert sich die Zelloberfläche und damit auch das Verhalten der Zelle gegenüber seiner Umgebung.

## Welche Zellen spielen für uns nun eine Rolle?

Am wichtigsten sind die T-Zellen, die B-Zellen und die Makrophagen. Sie alle stammen aus dem Knochenmark, wo

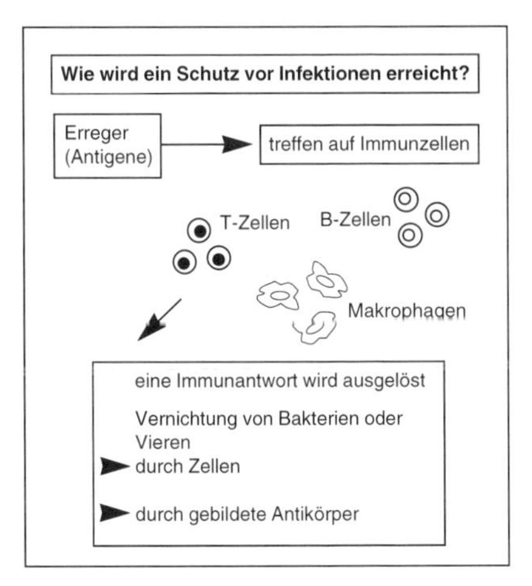


sie heranwachsen und dann in verschiedene andere Organe auswandern, zum Beispiel in die Lymphknoten oder in den Thymus. Dort erreichen sie einen höheren Reifungsgrad, um später als ausgewachsene, voll funktionstüchtige Zellen in das Blutgefäßsystem oder in Organe auszuwandern. Im Falle einer Infektion treffen nun verschiedene Erreger, die man auch als Antigene bezeichnet, auf diese Immunzellen. Sie heften sich an die Oberfläche der ausgereiften T-Zellen, B-Zellen und Makrophagen und lösen dort eine Immunantwort aus.

## Was ist eine Immunantwort?

Das ist die Reaktion auf diese Erreger und sie besteht darin, daß Bakterien oder Viren vernichtet werden. Das kann einmal durch Zellen selbst erfolgen oder dadurch, daß bestimmte Zellen Antikörper bilden. Die Vernichtung von Erregern durch Zellen selbst ist zum Teil angeboren. Es ist eine einfache Abwehr, die sofort aktiv ist. Eine andere Möglichkeit ist, das bestimmte Zelltypen in die Lage versetzt werden, Erreger aufzunehmen und sie abzubauen. Das kann man sich so vorstellen, daß im Falle eines Kontakts mit einem Erreger (Bakterium/Virus) Enzyme ausgeschüttet werden, die ihn auflösen können. Die Reste werden von anderen Zellen weggeräumt. Das allein würde natürlich nicht ausreichen, um uns wirklich zu schützen und so gibt es noch weitere Abwehrmechanismen, die unser Immunsystem im Laufe des Lebens erlernt und zunehmend verfeinert. Zu ihnen gehört unter anderem die Produktion von Antikörpern.

## Wie werden Antikörper gebildet?

Fremdsubstanzen, Viren oder Bakterien binden an mehrere Zellen gleichzeitig; sie finden dort die Oberflächenstrukturen (Rezeptoren), von denen sie aufgenommen werden. Die Zelle erhält dann ein bestimmtes Signal, und die Zellmembran wird sich verändern. In der Zelle selbst wird eine Kaskade von verschiedenen Reaktionen ausgelöst. Es werden zu Beispiel Substanzen ausgeschüttet, die ihrerseits wieder die Aktivität anderer Zellen beeinflussen. Über diese Substanzen tritt zum Beispiel die T-Zelle in Kontakt mit den Makrophagen und den B-Zellen. Die zweite Möglichkeit ist, das die Zelle gleichzeitig neue Strukturen ausbildet, die an ihrer Oberfläche erscheinen und diese Strukturen, die wie "Ärmelchen" wirken, können mit anderen Zellen in Verbindung treten und Informationen austauschen. Der Informationsaustausch dient dazu, der B-Zelle, unserem Produktionsort für die Antikörper, zu sagen, daß sie Antikörper produzieren soll. Jeder B-Zelle kann aber nur eine begrenzte Menge Antikörper produzieren. Im Falle einer Infektion würde sie nicht reichen. Deshalb teilt sich die B-Zellen nach dem sie die "Aufforderung" zur Antikörperproduktion erhalten hat. Bei dieser Teilung entstehen viele gleichartige Zellen. Sie tragen alle die gleiche Information, daß heißt sie werden später alle den gleichen Antikörper herstellen. Einige der B-Zellen bleiben aber kurz vor "Produktionsbeginn" stehen. Sie können in dieser Phase längere Zeit verharren. Sie haben aber gelernt, einen bestimmten Antikörper zu produzieren. Man bezeichnt diese Zellen als "Gedächtniszellen". Wir benötigen sie, damit bei einer zweiten Infektion schneller Antikörper gebildet sind, die dann Erreger binden und vernichten.

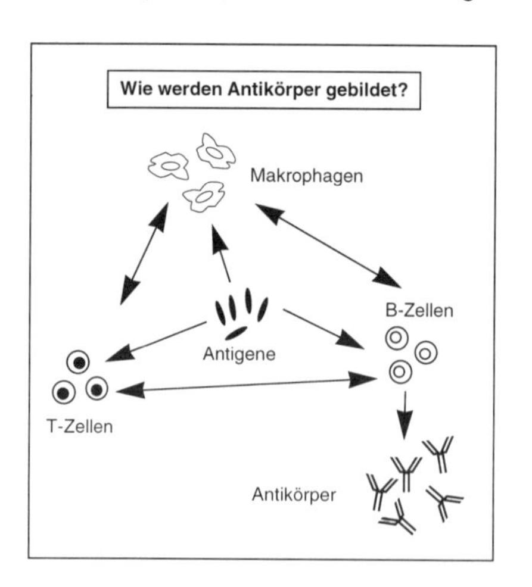


## Welche Rolle spielen die Antikörper in unserem Organismus?

Das wichtigste ist, daß sie Bakterien oder Viren binden und neutralisieren.

Damit können diese uns nicht mehr gefährlich werden. Die Antikörper, auch Immunglobuline genannt, unterstützen auch die Zellvermehrung und die Zellreifung. Das ist wichtig, damit wir in un-

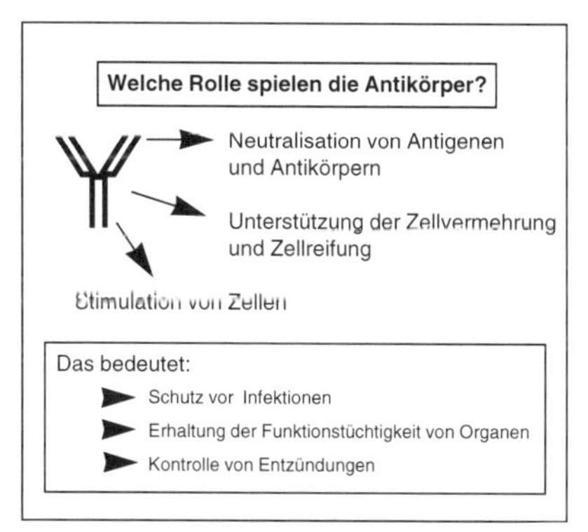


seren Organen immer genügend immunologisch aktive Zellen haben und jederzeit in der Lage sind, auf verschiedene Einflüsse zu reagieren. Sie kontrollieren Entzündungen und gleichen teilweise Überreaktionen oder Unterfunktionen aus. Wichtig ist in jedem Fall, daß es ein Gleichgewicht zwischen ruhenden, sich in der Entwicklung befindlichen und reifen Zellen gibt. Nur dann kann uns das Immunsystem effektiv vor einer schweren Infektion schützen. Eigentlich scheint ja unser Immunsystem perfekt zu funktionieren. Es kommt aber trotzdem zu schweren Infektionskrankheiten, Entzündungen oder Organstörungen. Hierfür gibt es viele Ursachen: zum Beispiel Reizüberflutung, genetische Defekte oder Stoffwechselstörungen. Auch wenn eine Krankheit einmal überstanden ist, können Defekte zurückbleiben, die zunächst nicht auffallen. Bei späteren Erkrankungen oder Infekten stören sie dann den Heilungsprozeß.

## Was sind die typischen Störungen des Immunsystems?

Das sind Immunmangelerkrankungen, die Allergien, die Autoimmunerkrankungen und die kombinierten Immundefekte. Bei den Immunmangelerkrankungen werden nicht alle für eine wirksame Immunabwehr nötigen Antikörper produziert. Die Ursachen liegen meist bei den Zellen selbst, die nicht den nötigen Reifegrad erlangt haben und nicht funktionieren. Zum Beispiel unsere B-

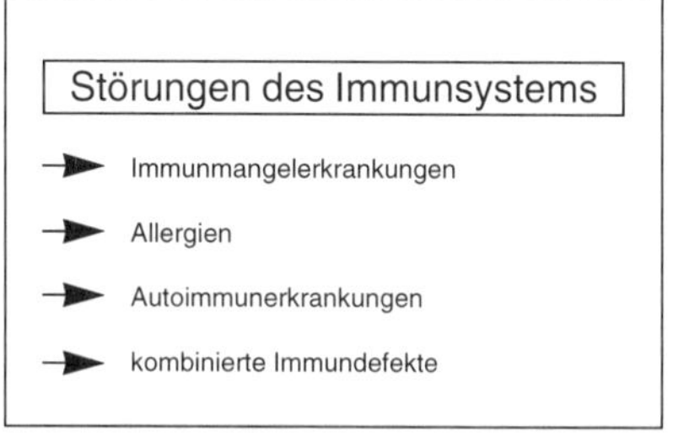


Zelle, die nicht in der Lage ist, Antikörper zu produzieren. Es erfolgt damit keine Reaktion auf ein Bakterium oder ein Virus und der Patient ist abhängig von zusätzlich zugeführten Antikörpern (Immunglobulintherapie). Allergien und Autoimmunerkrankungen sind Überempfindlichkeitsreaktionen. Die Toleranz gegenüber fremden und körpereigenen Substanzen wird aufgehoben, das heißt unsere Immunzellen sind geradezu begeistert davon, auf irgendwelche Einflüsse zu reagieren. Sie schütten jede Menge Faktoren aus, die andere Zellen wieder reizen. Es kommt verstärkt zu Entzündungen. Die Therapie besteht dann natürlich in der Zurückdrängung von Immunreaktionen mit Hilfe von Kortikoiden (Prednison, Cortison u. a.) oder anderen Immunsuppressiva ( z. B. Imurek). Bei den kombinierten Immundefekten findet man einerseits Antikörpermangel und andererseits Überreaktionen. Das Zusammenspiel der verschiedenen Zellen des Immunsystems ist gestört. Es kommt zur Verschiebung des immunologischen Gleichgewichts. Die Zahl der kombinierten Immundefekte hat in den letzten Jahren deutlich zugenommen. Die Therapie ist teilweise problematisch. Je nach Krankheitsverlauf sind das Immunsystem stimulierende oder hemmende Medikamente einzusetzen. Die Infektionsprophylaxe nimmt auch hier einen wichtigen Platz ein.

### Die Autoimmunerkrankungen

Unser Körper baut ständig alternde und nicht mehr funktionstüchtige Zellen ab. Die Abbauprodukte werden dann ausgeschieden. Normalerweise toleriert unser Immunsystem diese körpereigenen Bestandteile, daß heißt es werden keine Abwehrmechanismen aktiviert. Einige der Abbauprodukte oder Zellbestandteile ähneln aber in ihrer Struktur und ihrer Zusammensetzung fremden Stoffen. Das heißt, der Organismus merkt nicht, daß er eigentlich einen körpereigenen Bestandteil vor sich hat und löst eine Immunantwort aus. Diese Immunantwort gegen körpereigene Substanzen nennt man "Autoimmunreaktion" (lat.: "auto"= selbst, körpereigen). Solche Irrtümer begeht unser Körper relativ oft. Bei einem gesunden Menschen ist das unproblematisch, da nicht nur die Aktivierung von Zellen und die Antikörperproduktion in Gang gesetzt werden, sondern auch Kontrollmechanismen dafür sorgen, daß diese Immunreaktion nach kurzer Zeit wieder beendet wird und kein Schaden für den Körper entsteht. Ist das Immunsystem aber nach einer Infektion, einer Organstörung, eines genetischen Defektes oder aufgrund einer Mangelerkran-

**AUTOIMMUNERKRANKUNGEN**

- ➜ Es werden Antikörper gegen körpereigene Bestandteile gebildet.
- ➜ Die Antikörper binden an verschiedenen Zellen, stören deren Funktion und lösen Entzündungen aus.
- ➜ Das immunologische Gleichgewicht wird gestört.
- ➜ Der Körper ist oftmals nicht mehr in der Lage, diese Störungen selbst zu beheben.

kung geschwächt, kann es schon sein, daß zwar Aktivierungsmechanismen in Gang kommen, aber keine Kontrolle erfolgt, daß heißt keine Gegenmaßnahme ergriffen wird.

**Was bedeutet das für den Organismus?**

Die körpereigenen Bestandteile binden an unsere Blutzellen und aktivieren sie. Wie bei jeder Infektion werden dann von der B-Zelle die Antikörper hergestellt. Aber das Problem ist, daß sie sich diesmal gegen eigenes Körpergewebe richten. Sie gelangen mit dem Blut in die verschiedenen Organe und dort besetzen sie Zellen und verhindern, daß zum Beispiel Hormone, Wachstumsfaktoren und andere für die Zellfunktion wichtige Stoffe an ihren Bestimmungsort gelangen können. Die Zelle selbst wird in vielen Fällen zerstört. Die Funktionstüchtigkeit von Geweben wird herabgesetzt und es kann sogar zum Organversagen kommen. Das Problem ist, daß oftmals der Körper nicht mehr in der Lage ist, die Störungen selbst zu beheben. Die Therapie muß dann darin bestehen, die Produktion von Autoantikörpern zurückzudrängen. Hier werden Immunsuppressiva eingesetzt. Auch das Auswaschen von bestimmten Antikörpern ist eine gute Möglichkeit, hier Abhilfe zu schaffen. Zu diesen Auswaschprozessen gehören die Plasmapherese und die Immunadsorption. Beides sind heute gängige Therapiemethoden. Eine weitere Möglichkeit ist die Infusion von Immunglobulinen. Die Immunglobuline sind in der Lage, bestimmte Überreaktionen von Zellen zurückzudrängen und sie dazu zu bringen, daß sie normal reagieren. Leider hält der Effekt immer nur kurze Zeit an (maximal 4 Wochen). Aber durch Kombination der verschiedenen Therapien ist es heute möglich, daß die Patienten über lange Zeit beschwerdefrei gehalten werden können.

**Das Immunsystem im Alter**

Ebenso wie andere Körperfuntionen ist auch das Immunsystem einem Alterungsprozeß unterworfen. Die Möglichkeiten zur Zellvermehrung und zur Reifung bis zur Funktionstüchtigkeit lassen mit zunehmendem Alter nach. Heilungsprozesse dauern länger, in Gefäßen und Organen nehmen Ablagerungen zu. Die abgestorbenen Gewebezellen werden teilweise nicht mehr ersetzt. Das ist zum Beispiel beim Nervengewebe der Fall. Es ist auch möglich, das entartete Zellen nun wie im Fall der Krebsentstehung unkontrolliert wachsen. Das Infektionsrisiko erhöht sich und Infektionen verlaufen schwerer.

**Was kann man dagegen tun?**

Eine Chance, den Alterungsprozeß zu verhindern gibt es nicht. Körperliche und geistige Beweglichkeit, Vermeidung von Dauerstress und gesunde Ernährung können aber dazu beitragen, diesen Prozeß zu verlangsamen. Unser Immunsystem ist ein komplexes Netzwerk, in dem ganz individuelle Mechanismen mit Veränderung der Umwelt in eine Wechselwirkung treten. Man weiß heute, daß auch Lebensumstände die Gesundheit wesentlich beeinflussen. Innere Ausgeglichenheit und Freude stärken das Immunsystem, Stress und Trauer können es schwächen. Jede Form von Aktivität, körperlich und geistig, setzt ganz bestimmte Mechanismen in Gang, die den Informationsaustausch zwischen Zellen und Gewebe bis hin zur Funktion von Organen beeinflussen können. Es wird ein immunologisches Gleichgewicht zwischen Aktivierungs- und Kontrollmechanismen und zwischen aktiven und ruhenden Zellen angestrebt. Psychische oder körperliche Überbeanspruchung, zum Beispiel Dauerstress, können zu Überreaktionen in eine Richtung führen und stören dann dieses Gleichgewicht und eine bereits vorhandene chronische Erkrankung kann einen Schub erhalten oder die Anfälligkeit für Infektionen erhöht sich.

# Klinische Immunologie und ihre therapeutische Bedeutung

**Dr. med. Peter Entzian, Borstel**

**Vortrag auf dem Immunologischen Sarkoidose Symposium REHA 1995, Düsseldorf**

Die Lunge von Sarkoidosepatienten weist im wesentlichen drei Reaktionsformen auf: Alveolitis - Granulom - Fibrose. Zu jeder der drei Veränderungen möchte ich einige wichtige Untersuchungsbefunde vorstellen. Dazu muß man sich mit Zytokinen (das sind körpereigene Botenstoffe, die zur Informationsvermittlung zwischen den Zellen beitragen) beschäftigen.

## 1) Alveolitis

Alveolitis bedeutet: Zellansammlung in den Alveolen. Bei der Sarkoidose sind es im wesentlichen T-Lymphozyten, die in den Alveolen vermehrt zu finden sind, speziell T- Helfer-Lymphozyten des Subtyps 1 (Th1- Lymphozyten). Davon abzugrenzen sind Th2-Lymphozyten, die bei der Sarkoidose eine untergeordnete Rolle spielen.
Die wichtigsten Syntheseprodukte der Th1-Lymphozyten sind Interleukin 2 (IL-2) und ß-Interferon (ß-IFN); vorstellen möchte ich hier das IL-2. IL-2 ist ein Zytokin, welches Lymphozyten wesentlich beeinflußt. U.a. aktiviert IL-2 die Lymphozyten, steigert die Chemoattraktion (das ist das "Anlocken" von Zellen durch Botenstoffe) und fördert die Zellteilung. Eine Besonderheit in der "Zytokinologie" kann am Beispiel des IL-2 gut verdeutlicht werden: IL-2 wird von Lym-

phozyten gebildet und beeinflußt gleichzeitig das Zellverhalten von Lymphozyten, d.h. die Lymphozyten beeinflussen gewissermaßen sich selbst (autokriner Regulationsmechanismus).
Verschiedene Untersucher haben gezeigt, daß bei aktiver Sarkoidose in der broncho-alveolären Lavage (BAL) vermehrt Interleukin-2 nachzuweisen ist; bei inaktiver Sarkoidose hingegen findet man signifikant weniger IL-2. Interessant ist, daß im Gegensatz zu den BAL-Lymphozyten die Lymphozyten des peripheren Blutes weder bei Patienten mit aktiver noch mit inaktiver Erkrankung vermehrt IL-2 freisetzen. Man spricht hier von Kompartimentalisierung, d.h., daß im Kompartiment "Lunge" vermehrt aktivierte T-Lymphozyten auftreten, während sie im Kompartiment Blut nicht aktiviert sind.
Interleukin-2 wirkt auf die Zellen über einen membranständigen Rezeptor, den IL-2 Rezeptor (IL-2R); daneben wurde eine lösliche, d.h. von den Zellen freigesetzte IL-2 Rezeptorstruktur (sIL-2R) gefunden, die man im Blut nachweisen kann und die zur Aktivitätsbestimmung der Erkrankung (Aktivierungsgrad der T-Lymphozyten) beitragen kann.

## 2) Granulom

Ein Schlüsselzytokin für die Granulombildung ist sicherlich der Tumornekrosefaktor ß (TNF-ß). 1989 hat Kindler folgendes Experiment publiziert: er hat Mäusen BCG injiziert (BCG ist ein abgeschwächter Tuberkuloseerreger), und nach einigen Wochen haben diese Mäuse Granulome in der Leber entwickelt. In diesen Granulomen wurde TNF-ß nachgewiesen. In weiteren Experimenten wurden Mäuse gleichzeitig zur BCG-Injektion mit einem neutralisierenden Antikörper gegen TNF-ß behandelt. Diese Tiere waren nicht in der Lage, Granulome zu bilden mit der Konsequenz einer diffusen Aussaat des Krankheitserregers in den Tieren. Dies spiegelt eine verminderte Abwehrfunktion der anti-TNF-ß-behandelten Tiere wider.
Wichtige Aufgaben des TNF und des Granuloms sind also die Abwehr von intrazellulären Krankheitserregern. Diese Erkenntnis ist der Hintergrund für die andauernden Bemühungen zur Erforschung des Granuloms bei der Sarkoidose. Wenn das Granulom nämlich Abwehrfunktion (z.B. durch Abkapseln von Krankheitserregern) hat, müßte in ihm der Krankheitserreger und somit die Ursache der Sarkoidose zu finden sein. Leider ist diese Hoffnung bisher vergebens gewesen; es konnte ein Krankheitserreger bisher im Granulom der Sarkoidose nicht identifiziert werden.
TNF ist aber nicht nur für die Granulomentwicklung bedeutsam; dieses von Monozyten/Makrophagen gebildete Zytokin (sog. Monokin) hat am Krankheitsprogreß wesentlichen Anteil und kann zur Einschätzung der Prognose

beitragen: Alveolarmakrophagen von Patienten mit fortschreitender Erkrankung setzen mehr TNF-ß frei als die von gesunden Probanden oder Patienten mit inaktiver Sarkoidose (Daten von PD Dr. Müller-Quernheim, Borstel).

Ein weiterer interessanter Aspekt ist die Tatsache, daß TNF-ß identisch mit dem seit vielen Jahren bekannten "Kachektin" (= Kachexie, Abmagerung induzierende Substanz) ist. Kachektin (= TNF-ß) ist die Substanz, die z.B. bei Tuberkulosekranken Fieber und Gewichtsverlust bewirkt; daß dies bei Sarkoidosekranken zumeist nicht der Fall ist, liegt an der oben schon genannten "Kompartimentalisierung", die nicht nur für die meisten Lymphokine (von Lymphozyten abstammende Botenstoffe, z.B. IL-2), sondern auch für Monokine wie TNF-ß gefunden wurde, und an der Tatsache, daß gleichzeitig TNF-ß - hemmende Substanzen freigesetzt werden (z.B. löslicher TNF-Rezeptor).

Man erkennt, wie komplex die Regulation und Wirkweise eines einzelnen Zytokins ist, und es wird vorstellbar, welche Anstrengungen unternommen werden müssen, um die Interaktion des ganzen Zytokinnetzwerks mit seinen vielfältigen Einzelkomponenten zu verstehen.

### 3) Fibrose

Schematisch gesehen führt folgender Ablauf zur Vernarbung/Fibrose bei der Sarkoidose: Ein bisher unbekannter, möglicherweise bei Auftreten der Erkrankung schon gar nicht mehr vorhandener Krankheitsauslöser führt zu einer rezidivierenden/chronischen Alveolitis, in deren Rahmen es zu einer Zerstörung der alveolo-kapillären Einheit kommt. D.h., die regelhafte Anordnung der einzelnen anatomischen Strukturen (z.B. Typ I Pneumozyten, Typ II Pneumozyten, Basalmembran, Kapillare, interstitielle Zellen etc.) wird gestört. Mit Schädigung der Basalmembran verliert der befallene Lungenabschnitt die Möglichkeit der exakten Reparatur der anatomischen Strukturen, es kommt zu einer Defektheilung, Vernarbung und Fibrose.

Auch an diesen in Fibrose einmündenden Reparaturbemühungen der Lunge sind eine Vielzahl von Mediatoren beteiligt, von denen ich wegen der sonst unüberschaubaren Komplexität wiederum nur einen einzigen vorstellen möchte. Es handelt sich hierbei um den transformierenden Wachstumsfaktor ß (TGF-ß). Dieses Zytokin wird von nahezu allen Zellarten des Körpers gebildet und übt fast noch komplexere Effekte auf den Organismus aus als das zuvor beschriebene TNF-ß: nicht nur daß es drei Isoformen des TGF-ß (benannt TGF-ß1,2,3) gibt, deren Unterschiede wir erst beginnen zu verstehen, nein, es hat auf unterschiedliche Zellpopulationen auch diametral unterschiedliche Effekte. Die Bedeutung für die Fibrogenese ist mittlerweile unbestritten, TGF-ß fördert die Aktivität matrixproduzieren-

der Zellen (d.h. deren Zellteilungsrate und deren Produktion von Eiweißen, z.B. von Kollagen). Andererseits hemmt TGF-ß z.B. die Lymphozytenproliferation und deren Eiweißsynthese.
Das zuvor genannte Kollagen ist ein strukturgebendes Eiweiß für das Bindegewebe. Es ist räumlich sehr hoch in einem Netzwerk organisiert und bewirkt viele der physikalischen Eigenschaften von Geweben, so z.B. die Steifheit, die Reißfestigkeit etc.. Bei Fibrosen ist ein besonders steifes Kollagen (Typ I Kollagen) vermehrt zu finden. Kommt es erst einmal zur Ablagerung dieses Kollagens, so sind die Therapiemöglichkeiten ungünstig. Denn die Halbwertszeit dieses Kollagens ist mit mehreren Monaten sehr lang, so daß also eine sehr lange Therapiedauer vonnöten ist, um Verbesserungen herbeizuführen. In diesem Lichte müssen die therapeutischen Bemühungen gesehen werden, und es muß das Ziel sein, der Fibrose vorzubeugen.

## Therapie

Vorgenannte, teils verwirrende Einzelbefunde haben das Verständnis zur Pathogenese der Sarkoidose wesentlich verbessert; neben der definitiven Aufklärung der Krankheitsursache muß es im nächsten Schritt darum gehen, die Behandlung differenzierter zu gestalten und neue Behandlungsmöglichkeiten zu entwickeln.
Regelhaft wird die Sarkoidose - wenn eine Therapieindikation besteht - mit Kortikosteroiden behandelt. Steroide können die Krankheitsstadien der Alveolitis und des Granuloms günstig beeinflussen, denn sie hemmen die Entstehung der meisten proinflammatorischen Zytokine (das sind Zytokine, die Entzündungsprozesse verstärken wie TNF und IL-2). Zur Wirkung der Steroide im Stadium der Fibrose werde ich in einigen Augenblicken genauer Stellung nehmen.
Wegen der Ihnen allen bekannten Nebenwirkungen der Kortikosteroide hat man nach besser verträglichen Alternativen gesucht. Vielversprechend war nach theoretischen Überlegungen Cyclosporin A. Diese Substanz ist Ihnen möglicherweise aus der Transplantationsmedizin bekannt; sie hat den Durchbruch insofern bewirkt, als erstmalig effektiv die Abstoßungsreaktion des Körpers auf das transplantierte Fremdorgan gehemmt wurde und so die Transplantatüberlebenszeiten wesentlich verbessert wurden. Man hatte herausgefunden, daß Cyclosporin auf T-Lymphozyten wirkt und die Interleukin-2 Produktion hemmt. Sie erinnern sich, IL-2 ist das vorhin beschriebene Lymphokin mit der besonderen Bedeutung bei der Sarkoidose. In vitro, d.h. im Reagenzglas, war Cyclosporin A tatsächlich in der Lage, bei Zellen von Sarkoidosepatienten die Lymphozytenproliferation und die IL-2 Synthese zu hemmen. Anders aber in vivo, d.h. im Behandlungsversuch beim Menschen: hier war die

IL-2 Synthese in einem 6-monatigen Behandlungsversuch nicht hemmbar, und entsprechend waren auch die Lungenfunktionstests innerhalb dieser Behandlungsperiode nicht gebessert. Cyclosporin A hat bei Sarkoidose also keinen günstigen Effekt.
Eine besondere Herausforderung stellt die Behandlung der Fibrose dar. In erster Linie kommen auch hier Kortisonpräparate zum Einsatz; sie sind aber in einem enttäuschend niedrigen Prozentsatz bei der Fibrose (im Gegensatz zur Alveolitis und zum Granulom!) wirksam. Andere Substanzen, insbesondere Zytostatika wie Azathioprin oder Cyclophosphamid wurden eingesetzt. Diese wirken teilweise zwar bei Patienten, bei denen Steroide versagen; sie haben aber genauso wie die Kortikosteroide erhebliche Nebenwirkungen, so daß sie keine ideale Alternative darstellen.
Eine weitere ernstzunehmende Therapiealternative ist z.Zt. nicht etabliert. Dennoch ist das Bild nicht ganz so düster, wie ich es eben beschrieben habe, denn ich kann Ihnen erfreulicherweise eine Perspektive für die Zukunft schildern:
Seit Jahren beschäftigen wir uns in Borstel mit dem Medikament Pentoxifyllin. Dieses Medikament ist Ihnen möglicherweise schon bekannt, denn es ist seit Jahren auf dem deutschen Markt zugelassen und wird zur Behandlung der arteriellen Verschlußkrankheiten (z.B. Durchblutungsstörungen in den Beinen, "Schaufensterkrankheit") eingesetzt. Es handelt sich um eine ausgezeichnet verträgliche Substanz praktisch ohne gravierende Nebenwirkungen.
Es ist seit einigen Jahren bekannt, daß Pentoxifyllin die TNF-ß - Entstehung und - Wirkung zu hemmen vermag. Weiterhin kann es die Bildung von Sauerstoffradikalen und die Funktion der Th1-Lymphozyten (und damit die Synthese von IL-2 und ß IFN) hemmen, also wichtige Vermittler für die Alveolitis- und Granulomentstehung. Erfreulicherweise kann Pentoxifyllin - anders als Kortikosteroide - auch die Fibroblastenproliferation und die Kollagensynthese der Fibroblasten hemmen, d.h. also den Zelltyp, der hauptsächlich für die Fibrose verantwortlich ist, so daß nach theoretischen Erwägungen und den Vorversuchen in der Zellkultur Pentoxifyllin zu einer Therapiealternative werden könnte.

Zur Zeit wird in Borstel federführend von Herrn Dr. Zabel eine klinische Studie zu diesem Thema durchgeführt, über die wir Ihnen hoffentlich in einem halben Jahr berichten können. Beobachtungen in einzelnen Behandlungsversuchen haben aber bei Patienten, die unter einer systemischen Kortisonbehandlung ein Fortschreiten der Erkrankung erlitten, in Kombination mit Pentoxifyllin eine deutliche Verbesserung der Erkrankung gezeigt. Kortison konnte eingespart werden, und andauernde Rückfallsfreiheit (bisher drei Jahre) konnte erreicht werden.

Sie erkennen, daß die klinische Immunologie nicht nur eine "akademische Wolkenschieberei" mit irgendwelchen fremdklingenden Substanzen ist, sondern wesentlich zum Verständnis der Erkrankung Sarkoidose beigetragen hat. Sie ermöglicht die Entwicklung neuer Therapiestrategien, von denen ich Ihnen eine vorgestellt habe.

Bis diese aber klinisch evaluiert ist, d.h. insbesondere, bis die Studie zur Wertigkeit des Pentoxifyllin bei Sarkoidose abgeschlossen ist, muß dieses Behandlungsverfahren, so effektiv und so gut verträglich es auch sein mag, als experimentelle Therapie bezeichnet werden und sollte nicht außerhalb kontrollierter Studien durchgeführt werden.

# Die Bedeutung der $\gamma/\delta$ -T-Zellen in der Pathogenese der Sarkoidose

**Dr. med. Rudolf Gruber, München**

**Vortrag auf dem Immunologischen Sarkoidose Symposium REHA 1995, Düsseldorf**

Die Sarkoidose ist eine systemische granulomatöse Erkrankung. Granulome können in allen Organen mit entsprechender Symptomatik auftreten. Hauptmanifestationsorte sind die Lunge und die parahilären Lymphknoten. Das Immunsystem spielt in der Pathogenese der Sarkoidose eine entscheidende Rolle. In den betroffenen Organen werden wahrscheinlich Makrophagen und Lymphozyten, insbesondere T-Zellen durch ein noch unbekanntes Agens stimuliert. Die so aktivierten Immunzellen lösen durch Proliferation, Zytokinfreisetzung und Zellyse eine Kaskade von Entzündungsreaktionen aus. Diese führen letztendlich zu einer Zerstörung des Gewebes und zur Fibrose, d.h. Vernarbung und damit zum Funktionsverlust des betroffenen Organs. Zellen aus den Lungenbläschen lassen sich relativ einfach mit Hilfe der Lungenspülung, auch Alveolarlavage genannt, gewinnen. So ist es möglich, bei einem Befall der Lunge die Immunzellen vom Ort des Geschehens für Versuche im Reagenzglas zu bekommen. Damit erhält man ein wesentlich besseres Bild von den pathologischen Abläufen, da bei der Sarkoidose ein deutlicher Unterschied zwischen den Lymphozyten im Blut und denen in den entzündeten Organen besteht. So konnte gezeigt werden, daß in der Lungenspülflüssigkeit v.a. T-Lymphozyten vermehrt zu finden sind. Es überwiegen sehr stark die CD4 positiven Zellen, die auch als Helferzellen bezeichnet werden. Diese sind stark aktiviert, d.h. sie tragen auf ihrer Oberfläche Aktivierungsmarker wie den Interleukin-2 Rezeptor, den Transferrinrezeptor und HLA-DR Moleküle und sezernieren immunologische Botenstoffe wie Interleukin-2. Im Gegensatz zur Lunge sind diese Zellen im Blut eher vermindert und inaktiv.

Die Ähnlichkeiten der Sarkoidose mit der Tuberkulose in den histologischen Befunden, d.h. in der Bildung von Granulomen, und der Nachweis von mykobakterieller DNA bei Patienten mit Sarkoidose sind Ausgangspunkt für die These, daß eine mykobakterielle Infektion eine Rolle bei der Entstehung der Sarkoidose spielt. Interessanterweise reagieren v.a. T-Zellen die eine seltene Form des T-Zell-Rezeptors, den γ/δ -T-Zell-Rezeptor, tragen mit mykobakteriellen Proteinen (Abb.1).

γ/δ -T-Zellen repräsentieren eine separate T-Zell Linie, die im Laufe der Evolution wenig Veränderungen unterworfen war und wahrscheinlich eine wichtige Rolle in der sehr frühen Phase der Immunantwort spielt. Ähnlich wie α/β-T-Zellen proliferieren γ/δ -T-Zellen nach Stimulation mit anti-CD3, anti-T-Zell-Rezeptor Antikörpern und mit bestimmten Antigenen. Beim Menschen gibt es einige Erkrankungen bei denen erhöhte Zahlen von γ/δ -T-Zellen gefunden wurden, z.B. bei angeborenen Immunmangelerkrankungen, Autoimmunerkrankungen oder Infektionserkrankungen.

In einigen neueren Forschungsarbeiten wurde berichtet, daß diese γ/δ -T-Zellen in der Lunge und im Blut bei einem Teil der Sarkoidosepatienten stark erhöht sind. Dies wurde als weiterer Hinweis gewertet, daß Mykobakterien bei der Sarkoidose eine Rolle bei der Induktion der Immunantwort spielen. Dagegen konnten andere Wissenschaftler weder im Blut noch in den betroffenen Organen einschließlich der Lunge erhöhte Werte für γ/δ-T-Zellen finden.

Wir untersuchten verschiedene Lymphozytenpopulationen einschließlich der γ/δ -T-Zellen bei 48 Patienten, die aus medizinischer Indikation einer Lungenspülung unterzogen wurden. Davon wurde bei 19 Patienten eine Sarkoidose diagnostiziert, bei 11 Patienten eine idiopathische Lungenfibrose und verschiedene Erkrankungen der Lunge bei den restlichen 17 Patienten. Es wurden sowohl die Zellen, die bei der Lungenspülung gewonnen werden konnten, als auch Blutzellen analysiert. Es bestätigte sich das starke Verteilungsungleichgewicht der Helfer-T-Zellen (CD4 positiv) bei den Patienten mit Sarkoidose. Während diese Zellen im Blut vermindert waren, waren sie in der Lunge stark vermehrt. Dagegen waren die T-Suppressor-Zellen (CD8 positiv) und die Natürlichen Killer Zellen bei Patienten mit Sarkoidose im Blut vermehrt anzutreffen, während sie in der Lunge etwas vermindert waren. Bei den $\gamma/\delta$ -T-Zellen konnten wir hingegen keine Erhöhung feststellen. Weder im Blut, noch in der Lunge hatten die Patienten mit Sarkoidose erhöhte Werte (Abb.2). Lediglich bei zwei Patienten war der Anteil der $\gamma/\delta$ -T-Zellen im Blut prozentual erhöht, jedoch waren die absoluten Zellzahlen aufgrund der allgemein verminderten Lymphozytenzahl nicht erhöht. Interessanterweise fanden sich bei einigen Patienten in den Kontrollgruppen deutlich erhöhte $\gamma/\delta$ -T-Zellen. Dieses Ergebnis muß noch weiter abgeklärt werden.

Betrachten wir die unterschiedlichen Ergebnisse von verschiedenen Arbeitsgruppen und unsere eigenen Resultate, so kommen wir zu dem Schluß, daß die $\gamma/\delta$ -T-Zellen eher zufällig bei einem Teil der Sarkoidosepatienten erhöht sind. Dies geschieht wahrscheinlich im Zusammenhang mit dem allgemeinen Ungleichgewicht des Immunsystems und ist kein pathologischer Prozeß der ursächlich mit der Entstehung der Sarkoidose zu tun hat.

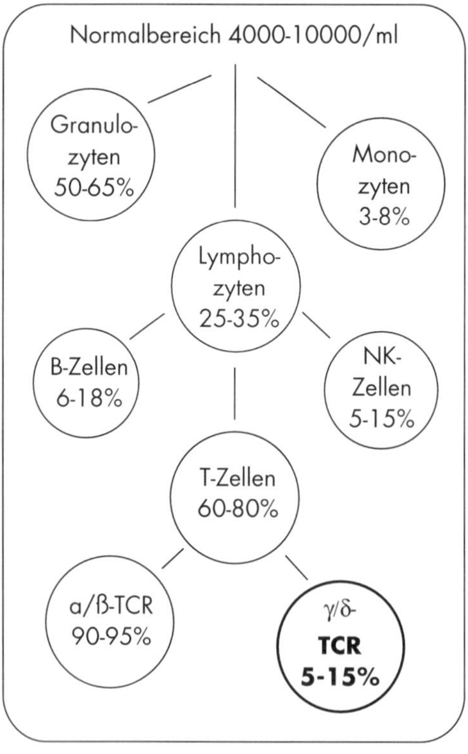

Normalbereich 4000-10000/ml

Granulozyten 50-65%

Monozyten 3-8%

Lymphozyten 25-35%

B-Zellen 6-18%

NK-Zellen 5-15%

T-Zellen 60-80%

$\alpha/\beta$-TCR 90-95%

**$\gamma/\delta$-TCR 5-15%**

**Abb.1: Verteilung der Leukozyten im Blut**

Die Leukozyten im Blut lassen sich nach funktionellen und morphologischen Aspekten in verschiedene Untergruppen einteilen. Die Hauptgruppen bilden die Granulozyten, die Lymphozyten und die Monozyten. Die Lymphozyten lassen sich wiederum in T-, B- und NK-Zellen unterteilen. Von den T-Zellen tragen nur ca. 5-15% den $\gamma/\delta$-T-Zell-Rezeptor, während über 90% den $\alpha/\beta$-T-Zell-Rezeptor tragen. Bei einigen Patienten mit Sarkoidose wurde ein erhöhter Anteil an $\gamma/\delta$-T-Zellen gefunden. Die Bedeutung der $\gamma/\delta$-T-Zellen für die Entstehung der Sarkoidose ist aber weiterhin wenig geklärt und möglicherweise nur ein Begleitphänomen im Rahmen des Ungleichgewichts des Immunsystems.

**Abb.2: Darstellung der Ergebnisse bei der Bestimmung der Lymphozytensubpopulationen im Blut und in der Lunge von Sarkoidosepatienten und Kontrollpatienten**

**Lymphozytenpopulationen im Blut**
Die Bestimmung der Lymphozytenpopulationen im Blut von Patienten mit Sarkoidose im Vergleich zu Patienten mit idiopatischer Lungenfibrose, verschiedenen anderen Erkrankungen der Lunge, z.B. chronische Bronchitis oder Bronchialkarzinom, zeigt deutliche Unterschiede bei den gesamten T-Zellen (CD 3 positive Zellen) und den T-Helferzellen (CD 4 positiv), die im Vergleich zu gesunden Spendern erniedrigt sind und den T-Suppressorzellen (CD8 positiv), die bei allen Patientengruppen erhöht sind. Bei den γ/δ-T-Zellen haben sich keine signifikanten Unterschiede ergeben.

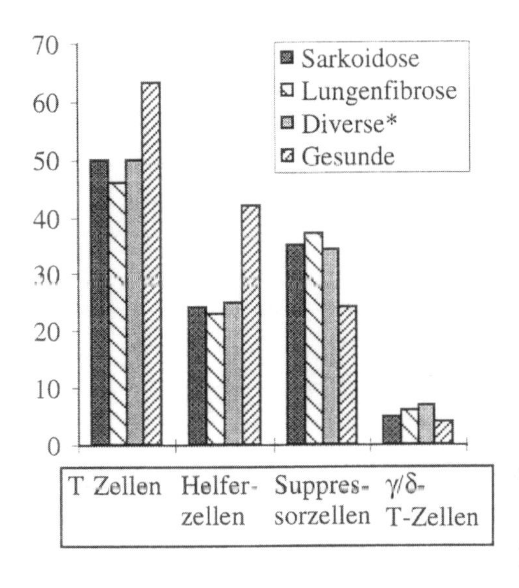


**Lymphozytenpopulationen in der Lunge**
Die Bestimmung der Lymphozytenpopulationen in der Lunge von Patienten mit Sarkoidose im Vergleich zu Patienten mit idiopatischer Lungenfibrose, verschiedenen anderen Erkrankungen der Lunge, z.B. chronische Bronchitis oder Bronchialkarzinom, zeigt v.a. deutliche Unterschiede bei den T-Helferzellen (CD 4 positiv), die bei der Sarkoidose stark vermehrt sind, während die T-Suppressorzellen (CD8 positiv) vermindert sind. Auch in der Lunge finden sich bei den γ/δ-T-Zellen keine signifikanten Unterschiede zwischen den untersuchten Patientengruppen.

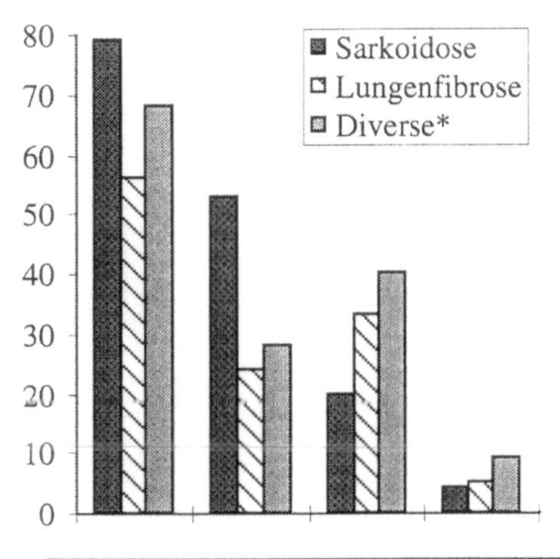

# Intrathorakale Sarkoidose

**Priv.-Doz. Dr. Ulrich Costabel, Essen**

**Vortrag auf dem MEDICA-Symposium 1993, Düsseldorf**

1877 wurde die Sarkoidose erstmals von dem Londoner Dermatologen Hutchinson beschrieben. Erst in den 30er und 40er Jahren dieses Jahrhunderts, als systematsich geröntgt wurde, fiel auf, daß die Lunge sehr häufig befallen ist. Heute weiß man, daß bei Sarkoidose in 85% - 90% der Fälle die Lunge und in beinahe 100% die mediastinalen Lymphknoten befallen sind. Daher erklärt sich auch die Vorrangstellung der Pneumologen in der Sarkoidose-Diagnostik und -Therapie.

**Klinik:**

Man kann zwei Manifestationen unterscheiden: Die akute Sarkoidose mit dem Löfgren-Syndrom ( Trias aus bihilären Lymphomen im Röntgenbild, Polyarthritis, bevorzugt in den Sprunggelenken, und Erythema nodosum) häufig einhergehend mit Fieber und anderen Allgemeinsymptomen. In bis zu 90% kommt es zu einer Spontanausheilung innerhalb des ersten Jahres, deswegen wird primär keine Cortison-Therapie, sondern eine Behandlung mit nicht-steroidalen Antiphlogistika unternommen.
Die subakute und chronische Verlaufsform hat bei knapp der Hälfte der Patienten einen beschwerdefreien Beginn. Das kann heimtükisch sein, da man den Beginn der Krankheit nicht erfassen kann. Husten, Atemnot, also typische thorakale Beschwerden, treten bei einem Drittel der Patienten auf. Bei 10%

der Fälle sind Allgemeinsymptome vorherrschend, wie Müdigkeit, Appetitlosigkeit. In 15% der Fälle werden andere Organmanifestationen festgestellt. Diese Patienten suchen zunächst andere Fachärzte auf, wie Augenärzte, Hautärzte, Neurologen, Rheumatologen und Hämatologen.

**Tab. 1: Röntgentypen der Sarkoidose**

| | |
|---|---|
| **Typ I** | bihilare Lymphome mit oder ohne mediastinale Lymphknotenvergrößerungen. Kein radiologisch sichtbarer Lungenparenchymbefall |
| **Typ II** | bihiläre Lymphome mit Lungeninfiltraten |
| **Typ III** | Lungeninfiltrate ohne bihiläre Lymphome |

**Röntgenbild:**
Für die Lunge entscheidend ist die Röntgenklassifikation, die von Prof. Wurm aufgestellt worden ist und die Stadien (besser: Typen) I - III enthält. International wird eine etwas andere Einteilung gewählt mit zusätzlichem Stadium IV, welches die Fibrose abgrenzt (Tab. 1). Zum Zeitpunkt der Diagnose hat etwa die Hälfte der Patienten das Stadium I, während 25% das Stadium II und 15% das Stadium III aufweisen. Die Prognose ist eindeutig mit den Röntgenstadien korreliert:

| | |
|---|---|
| Stad. I | heilt in 80-90% der Fälle aus, |
| Stad. II | in 50 - 80% und |
| Stad. III | noch in 20 - 30% der Fälle. |

Alle modernen Tests z. B. ACE, lösliche Interleukin-2-Rezeptoren und verschiedene Zytokine im Serum oder in der Lavageflüssigkeit sind nicht in der Lage, den Verlauf besser zu prognostizieren.

**Labor:**
Das neuerdings im Blut gemessene ACE wird in den Makrophagen und Granulomen gebildet. Diese Substanz reflektiert die Granulomaktivität im ganzen Organismus, also nicht nur in der Lunge, und korreliert deswegen nicht unbedingt mit Befunden in der Lunge. Es hat keine prognostische Bedeutung. Ein hoher ACE-Wert zum Zeitpunkt der Diagnose sagt nichts darüber aus, ob die Erkrankung progredient ist oder nicht, sondern nur, ob zum Zeitpunkt der ACE-Bestimmung noch Granulomaktivität da ist. Aber die Granulome können über Monate und Jahre hinweg persistieren, ohne größer zu werden oder in die Fibrose überzugehen. 60 - 80% der Patienten wiesen bei der Diagnosestellung erhöhte ACE-Spiegel im Blut auf. Da das ACE unter Cortison abfällt, kann damit der Verlauf ganz gut überwacht werden.
Der Kveim-Test (ein sarkoidosespezifischer Hauttest) wird nicht mehr durchgeführt, weil das Kveim-Antigen in Deutschland nicht mehr zur Verfügung steht.

**Lungenfunktion:**
Die Lungenfunktion (Spirometrie, arterieller $PO_2$ in Ruhe und unter Belastung, Diffusionskapazitätsbestimmung) sollte initial immer gemessen werden, auch wenn der Patient beschwerdefrei ist, weil man bei späteren Kontrollen, wenn es Komplikationen geben sollte, dann weiß, wie der Ausgangswert war. Oft ist erst im Stadium III die Diffusionskapazität deutlich eingeschränkt.

**Bronchoskopie, Biopsie und Lavage:**
Als nächster Schritt in der Diagnostik ist nach Röntgen, Labor und Lungenfunktion die Bronchoskopie indiziert. Die flexible Bronchoskopie in Lokalanästesie ist eine wenig invasive Methode, bei der transbronchiale Gewebeentnahmen vorgenommen werden können. Auch Schleimhautbiopsien und die bronchoalveoläre Lavage können zur Diagnose beitragen. Mit diesen Methoden kann die Diagnose in 80 bis 90% gesichert werden.
Bei der transbronchialen Biopsie wird Lungengewebe entnommen, die Trefferquote, die Sarkoidose nachzuweisen, liegt bei 80%. Bei der Lavage erreicht man die Alveolen, in denen sich eine lymphozytäre Entzündung nachweisen läßt. Im Vordergrund stehen aktivierte T-Lymphozyten, aber auch aktivierte Makrophagen, die Vorläuferzellen der Granulome. Die Lymphozyten zeichnen sich dadurch aus, daß die CD4-Antigen exprimieren, also Helferzellen sind, die in den Alveolen bei Sarkoidose-Patienten sehr viel höher sind als bei anderen Erkrankungen und auch gegenüber dem Blut stark erhöht sind. Erhöhte Helferzellen in der Lunge finden sich selten auch bei anderen Krankheiten. Dasselbe trifft auch für den Nachweis von Epitheloidzellgranulomen in der Biopsie zu.
Zur Diagnosesicherung kommen daher zahlreiche Verfahren zum Einsatz. Keine diagnostische Methode erlaubt für sich allein die Diagnose der Sarkoidose. Die Diagnose setzt sich vielmehr aus verschiedenen Befunden zusammen, die zueinander passen müssen wie die Teile eines Puzzle oder die Steine eines Mosaiks. Normalerweise werden Biopsie und Lavage in einer Sitzung durchgeführt, wobei eine alleinige Erhöhung des CD4/CD8-Quotienten in der Lavage zur Diagnosebestätigung ausreicht (auch ohne Granulomnachweis in der Biopsie), wenn das klinische Bild zur Sarkoidose paßt. Wenn ein Patient z.B. einseitige Hiluslymphome oder eine obere Einflußstauung hat, muß selbstverständlich ein malignes Lymphom (Morbus Hodgkin) in Betracht gezogen und deshalb eine Mediastinoskopie angestrebt werden. Im Rahmen der Erstdiagnostik der intrathorakalen Sarkoidose darf auf ein augenärztliches Konsil und eine EKG-Untersuchung nicht verzichtet werden.

**Aktivität und Behandlung:**
Wann ist die Sardoidose aktiv? Sie ist sicher aktiv, wenn die Alveolitis aus T-

Helferlymphozyten noch vorhanden ist, wenn also der CD4/CD8-Quotient in der Lavage erhöht ist. Ebenso, wenn die Granulombildung persistiert, was mit einem hohen ACE oder einem positiven Galliumszintigramm in der Lunge korreliert. Es gibt aber auch die bekannten klinischen Aktivitätskriterien. Jeder Patient mit akuter Sarkoidose, mit Löfgren-Syndrom, mit Fieber und Gelenkbeschwerden ist als aktiv anzusehen. Man darf jedoch den Aktivitätsbegriff nicht fehlinterpretieren. Aktivität heißt nicht unbedingt, daß die Prognose schlecht ist, und Aktivität ist auch nicht gleichbedeutend mit der Notwendigkeit zur Cortison-Therapie.

**Welche Patienten sollen behandelt werden?**

Entscheidend ist es, die irreversible Fibrose mit Funktionsverlust zu verhindern. In der Behandlung gibt es zwei Schulen. Sie eine sagt "wait and see", nur dann behandeln, wenn Symptome da sind oder sich die Lungenfunktion verschlechtert, die andere Gruppe sagt, auch asymptomatische Patienten müssen behandelt werden, die sich völlig gesund fühlen, wenn die radiologischen Veränderungen sich nicht innerhalb von 12 Monaten zurückbilden. Die Mehrzahl der deutschen Pneumologen tendiert eher zur ersten Schule. Meiner Auffassung nach sollte in allen drei Stadien nur behandelt werden, wenn anhaltende Symptome bestehen und/oder die Lungenfunktion eingeschränkt ist. Bei Progredienz des radiologischen Befundes ohne Verschlechterung der Lungenfunktion kann zunächst noch zugewartet werden.

Wenn die Entscheidung zur Therapie gefallen ist, sollte im allgemeinen mit 40 mg Prednison angefangen werden. Es wird eine langsame Dosisreduktion vorgenommen, eine Therapiedauer von 12 Monaten ist im allgemeinen üblich. Dann wird ein Auslaßversuch gemacht. Einigkeit über diese Behandlungsmethode herrscht aber noch nicht, da kontrollierte Langzeitstudien fehlen. Die Therapiekontrollen stützen sich auf Röntgenbildkontrollen und Lungenfunktionsprüfungen, wobei letztere öfter wiederholt werden können als die Röntgenuntersuchung. Zusätzlich können die ACE-Spiegel im Blut im Verlauf bestimmt werden.

Die erste Kontrolle wird nach 4 Wochen erfolgen, später können die Abstände auf 3 Monate verlängert werden. Falls die Sarkoidose inaktiv geworden ist, d.h. 3 Monate nach Therapieende keine neuen Beschwerden aufgetreten sind, das Röntgenthoraxbild nicht progredient ist und die Lungenfunktion sich ebenfalls nicht verschlechtert hat, können die weiteren Untersuchungsintervalle auf 6-monatige, später jährliche Abstände verlängert werden. Nach 3-jähriger inaktiver Krankheitsphase können routinemäßige Kontrolluntersuchungen unterbleiben, da dann mit einem Rezidiv nur noch extrem selten zu rechnen ist. Falls nach einem

Therapieauslaßversuch lediglich das Serum-ACE ansteigen sollte, ist dies allein noch kein Grund zur Wiederaufnahme der Cortison-Therapie, ebenso ist eine pathologische Lavage-Zytologie allein kein Grund zur Behandlung.
Therapiealternativen sind Azathioprin, Methotrexat, Chlorambucil oder Chloroquin. Lungentransplantationen wurden in Einzelfällen durchgeführt, da die Sarkoidose aber eine systemische Erkrankung ist, trat auch in den transplantierten Organen die Sarkoidose wieder auf.

**Aus der Diskussion:**

**Frage:**
Wieviele Sarkoidose-Patienten sind lungentranplantiert?
**Antwort:**
5-6 Patienten. Also sehr wenige.

**Frage:**
Wie hoch ist die Wahrscheinlichkeit zur Fibroseentwicklung bei pulmonalen Sarkoidosen?
**Antwort:**
In Europa ca. 10% der Gesamtzahl der Patienten. Das ist anders in der schwarzen Bevölkerung von Nordamerika. Dort verläuft die Sarkoidose auf einem anderen genetischen Hintergrund sehr viel agressiver ab. Es gibt dort sehr aktive Formen, die mit anderen Medikamenten als mit Cortison behandelt werden müssen.

**Frage:**
Welche Risiken birgt eine Lungenfibrose?
**Antwort:**
Selbst wenn eine Sarkoidose schon fibrotische Veränderungen im Röntgenbild zeigt, ist die Langzeitprognose bei weitem nicht so schlecht wie bei idiopathischer Lungenfibrose. Bei Sarkoidose-Patienten mit Fibrose entwickelt sich im langsamen Prozeß vielleicht ein Cor pulmonale. Eine weitere Komplikation soll noch erwähnt werden, obwohl sie sehr selten ist. Das sind zystische Veränderungen in beiden Oberlappen mit Aspergillombildung, was zu einer tödlichen Aspergillomblutung führen kann.

**Frage:**
Kann bei einem Patienten Sarkoidose und Tuberkulose vorkommen?
**Antwort:**
Sarkoidose und Tuberkulose können beim gleichen Patienten vorkommen.

**Literatur**


1. Costabel U, Loddenkemper R (1992) Erkrankungen der Lunge mit Immunpathogenese. In: Sönnichsen N, Apostoloff E (Hrsg) Autoimmunkrankheiten. Gustav Fischer, Jena

2. Costabel U (1994) Biochemistry. In: James DG (ed)Sarcoidosis. Marcel Dekker, New York

3. Müller-Quernheim J, Ferlinz F (1988) Sarkoidose: eine Immundysregulation. Dtsch Ärztebl 85:1179-1183

4. Scott J, Higenbottom T (1990) Transplantation of the lungs and heart in patients with severe pulmonary complications from sarcoidosis. Sarcoidosis 7:9-11

5. Sharma OP (1993) Pulmonary sarcoidosis and corticosteroids. Am Rev Respir Dis 147:1598-1600

6. Wurm K (Hrsg) (1983) Sarkoidose. Thieme, Stuttgart

# Lungensarkoidose

**Prof. Dr. Robert Loddenkemper, Berlin**

**Vortrag auf dem MEDICA-Symposium 1993, Düsseldorf**

Zunächst die Definition der Sardoidose von 1981: "Sarkoidose ist eine multisystemische granulomatöse Krankheit, unbekannter Ätiologie, charakterisiert durch verstärkte zelluläre Immunvorgänge an den Orten der Beteiligung".
Gibt es hier neue Aspekte?
Bei vielen Patienten, die keine Beschwerden haben, sieht man sie nur auf dem Röntgenbild, weswegen der Eisberg als bezeichnendes Symbol für die Krankheit vorgeschlagen wurde. Die Spitze des Eisberges ist dann das Röntgenbild. Die meisten Organe sind oft unter der Wasseroberfläche verdeckt.
Wie viele Organe sind betroffen?
Die Frage wird unterschiedlich beantwortet.
Zur Diagnose sind erforderlich: Der histologische Nachweis nicht verkäsender Epitheloidzell - Granulome und / oder eine positive Kveimreaktion, übereinstimmende klinische Symptome, hinreichender Ausschluß von Erkrankungen, die bekannterweise granulomatöse Erkrankungen hervorrufen. Weiterhin kann die Diagnose untermauert werden durch immunologische und biochemische Parameter wie erhöhtes Angiotensin, Hypercalcämie, Hypercalcurie, zirkulierende Immunkomplexe, positiver Kveim-Siltzbach-Test, zusätzlich durch Gallium-Szintigrafie und ophtalmologische Befunde.
Die Frage, die sich immer bei dem einzelnen Patienten stellt: Wann muß behandelt werden?

Es gibt klare Indikationen, besonders bei den extrapulmonalen Manifestationen, z.B. am Auge, beim Herzen, beim Nervensystem und bei der Haut.
Strittige Punkte bei der Therapie der intrathorakalen Sarkoidose gelten auch für andere Formen der Sarkoidose.
Frage: Wann ist die Indikation zur Behandlung gegeben und wie sollte die Behandlung durchgeführt werden?
Wie ist die optimale Dosierung der Kortikosteroide, die sicher im Vordergrund der Therapie stehen?
Wie lange soll behandelt werden?
Was muß kontrolliert werden um einzuschätzen, ob richtig behandelt wird?
Und letzlich die Frage, wie kann der Gesamtverlauf beeinflußt werden mit der Behandlung?
Die Beantwortung dieser Fragen wird vielleicht durch die Referenten erleichtert.
Gibt es neue Aspekte?

Wahrscheinlich löst ein Stimulus (Antigen?) die Krankheit aus; es kommt zu einer Entzündung innerhalb der Alveolen (Alveolitis). Das wiederum kann zu einer Zerstörung des Lungengewebes mit nachfolgender Fibrose über eine Granulombildung führen.
Es stellt sich die Frage: Kann man das verhindern, und wenn ja, wie? Außerdem stellt sich die Frage, wer neigt zur Fibrosebildung und wo kann man therapeutisch ansetzen und womit ?
Eine Antwort ist dafür noch nicht gefunden, aber eine neue Studie gibt vielleicht einige Hinweise.

Es wird zur Einstufung der Krankheit immer noch die alte Stadieneinteilung der Röntgenbilder (nach Wurm) verwendet, und es gilt immer noch, je weiter fortgeschritten die röntgenologischen Veränderungen sind, desto schlechter sind die Prognosen. Die Chancen für eine spontane Rückbildung ohne Gabe von Medikamenten (Cortison) sind besonders groß bei der akuten Sarkoidose (Löfgren-Syndrom): bis 90 %. Im Stad. I, in dem nur die Lymphknoten beteiligt sind, kommt es bei etwa 75 % zu Spontanremissionen, im Stad. II bei 50 % und im Stad. III bei 25 % der Fälle. Strittige Punkte in der Therapie sind zum einen die Indikation zur Behandlung, zum anderen, wie soll behandelt werden und schließlich drittens, wenn man sich für Cortison entscheidet, welches ist die beste Dosierung. Die nächste Frage ist, wie lange sollte die Behandlung dauern? Welches sind die Parameter, ob die Krankheit noch aktiv ist oder nicht, und können wir den Gesamtverlauf überhaupt beeinflussen?
Es wird eine Studie aus der ehemaligen DDR vorgestellt von EULE und Mitarbeitern, die ein großes Patientenkollektiv untersucht haben, drei Gruppen verglichen haben und dabei die röntgenologischen Veränderungen kontrolliert haben. Die erste Gruppe hat keine Therapie bekommen, die zweite Gruppe hat 1/2 Jahr Cortison bekommen und die dritte Gruppe hat 1 Jahr Cortison bekommen. Nach 3 Jahren waren alle im

gleichen röntgenologischen Stadium, wobei der Verlauf zum Besseren bei den nicht-therapierten Patienten langsamer verlief. Jedoch wurden die Gruppen nicht nach Indikation eingeteilt, sondern willkürlich. Die Cortison-Dosierung war relativ niedrig, und es wurde nicht eingegriffen, wenn sich eine Verschlechterung einstellte. Es blieben aber viele Fragen offen.

1979 hat sich dann die W.A.T.L. (Wissenschaftliche Arbeitsgemeinschaft zur Therapie von Lungenkrankheiten) überlegt, was könnte man in der Behandlung der Sarkoidose verbessern. Man ist multizentrisch vorgegangen, mehrere Lungenkliniken, mehrere Praxen und auch eine Klinik aus der Schweiz arbeiteten zusammen.

Im folgenden möchte ich einen Überblick über vorläufige Ergebnisse dieser Studie geben.

Alle über 700 dokumentierten Fälle waren intrathorakale Sarkoidosen Stadium I -III, alle nicht vorbehandelt. Es wurde eine Aufteilung vorgenommen, und zwar danach, ob nur eine Beobachtung stattfand (über 60 %) oder ob behandelt wurde. Es wurden zwei Behandlungsschemata unterschieden, 1. die sogenannte Standard- oder Stoßtherapie über 6 Monate und 2. eine Langzeittherapie über 2 Jahre.

Die Gruppen wurden später verglichen um die Frage zu klären, womit man mehr erreicht hatte.

Wenn bei Patienten der Gruppe unter Beobachtung eine Verschlechterung eintrat, wurden sie einer der beiden anderen Gruppen zugeteilt. Die Patienten waren je zur Hälfte Männer und Frauen, im Gegensatz zum normalen Patientengut, wo die Frauen überwiegen. Das Durchschnittsalter betrug 36 Jahre. Dabei stellt sich heraus, daß viel mehr Frauen auch im höheren Alter von Sarkoidose befallen werden können.

Es sind einige Kriterien während der Studie überprüft worden: Atemnot, Husten, Lungenfunktion, Röntgenaufnahme des Thorax und ACE im Serum.

Die Verteilung des Patientengutes sah wie folgt aus:

| | |
|---|---|
| 0 % | Stadium 0 |
| 35 % | Stadium I |
| 51 % | Stadium II |
| 14 % | Stadium III |

Die Patienten hatten weniger Symptome im Stadium I, dagegen häufiger vorwiegend chronisch respiratorische Symptome in den Stadien II und III. Allgemeine Symptome sind häufiger im Stadium III, und extrapulmonale Symptome korrelieren mehr mit den akuten des Löfgren-Syndroms (15 %).

Die nächste Frage bezog sich auf die Dauer der Symptome in den einzelnen Röntgenstadien,

a) weniger als 3 Monate bis zur Diagnosestellung waren meist Stadium I und II,

b) je länger die Symptome dauerten, desto mehr überwogen die Fälle im Stadium III.

Es ist bei den Patienten auch nach anderen Symptomen gefragt worden, da gab es gastrointestinale Symptome, Lymphknotenschwellung, kardiale, neurologische Beschwerden des Bewegungsapparates, respiratorische Symptome, Haut- und Schleimhautbeteiligung, Speicheldrüse-, Augen- und Leberbeteiligung.
Die Lungenfunktion war normal bei 75% der Patienten. Eine Restriktion fand sich bei 19 %, eine Obstruktion bei 4 % und gemischt obstruktiv und restriktiv waren 2 % der Patienten.
Im Stadium I war die Lungenfunktion fast aller Patienten (85 %) normal. Etwa 10 % waren restriktiv.
Im Stadium II waren normale Lungenfunktionen in 75 % auch noch deutlich vorherrschend, im Stadium III hatten nur noch 60 % der Patienten eine normale Lungenfunktion.
In allen Stadien hatten die Patienten in erster Linie eine Restriktion (etwa bei 20 % der Fälle). Die Tuberkulinreaktion war bei den meisten Patienten negativ. Die ACE-Werte waren bei 64 % der Patienten erhöht, wobei die Stadienverläufe eine Rolle spielten. Das Lysozym wurde damals noch bestimmt, brachte aber keine besonderen Aussagen und wird deshalb heute meist nicht mehr verwendet.
Nun zur Frage der Therapie:
42 % der Patienten erhielten von Anfang an Cortison, wobei darauf hingewiesen wird, daß das Patientengut etwas vorselektiert war.

Bei akuten Fällen wurde kein Cortison gegeben, sondern antientzündliche Mittel. Im Stadium I wurde ganz selten eine Therapie durchgeführt (9 %), immer nur dann, wenn ein Funktionsverlust vorlag oder wenn der Röntgenbefund sich verschlechterte.
Im Stadium II wurde nur bei Funktionsverlust oder stärkeren Beschwerden, besonders bei Atemnot oder bei verschlechtertem Röntgenbild behandelt (43 %).
Im Stadium III wurde generell eine Therapie durchgeführt.
Es wird darauf hingewiesen, daß die Langzeittherapie nicht mehr Abbrüche wegen Nebenwirkungen hatte als die Kurzzeittherapie, in beiden Gruppen etwa in 7 %.
Es gab für beide Therapieformen etwa gleich viele Fälle. Es wurde jeweils Prednisolon gegeben, und zwar im einzelnen:

| | |
|---|---|
| im 1. Monat | 40 mg, |
| im 2. Monat | 30 mg, |
| im 3. Monat | 20 mg, |
| im 4. Monat | 15 mg |
| und dann | 10 mg. |

Bei den Langzeitpatienten wurde dann beobachtet, ob 7,5 mg oder 12,5 mg gegeben werden mußten. Wegen Verschlechterungen, die eintraten, mußten 20 % der Kurzzeitpatienten erneut oder mit einer höheren Dosis behandelt weden, dagegen nur 10 % der Langzeitfälle.

Es wird noch auf eine Studie von Böttger aus den 70er Jahren hingewiesen, der bei Auswertung aller seiner Fälle 60 % Spontanrückbildungen nachweist, von den restlichen 40 % brauchten eine Kurzzeitbehandlung etwa 80 %, und die restlichen 20 % (oder 8 % der Gesamtfälle) benötigen eine Langzeitbehandlung wegen der Rezidive bzw. der Verschlechterungen.

Im Grunde sind diese Zahlen durch die vorgestellte Studie bestätigt worden, was zur Konsequenz hat, daß nicht primär eine Langzeittherapie durchgeführt werden sollte.

Es sollte vielmehr bei den entsprechenden Indikationen zunächst der Versuch mit einer sechsmonatigen Behandlung gemacht werden. Wenn die Krankheit dann zur Ruhe gekommen ist, sollten die Patienten nur noch beobachtet werden. Nur dort ist eine Langzeitbehandlung einzuleiten, wo die Krankheit aktiv bleibt mit eingeschränkter Lungenfunktion oder sonstiger Verschlechterungstendenz oder wo ein erneutes Aufflackern (Rezidiv) zu beobachten ist.

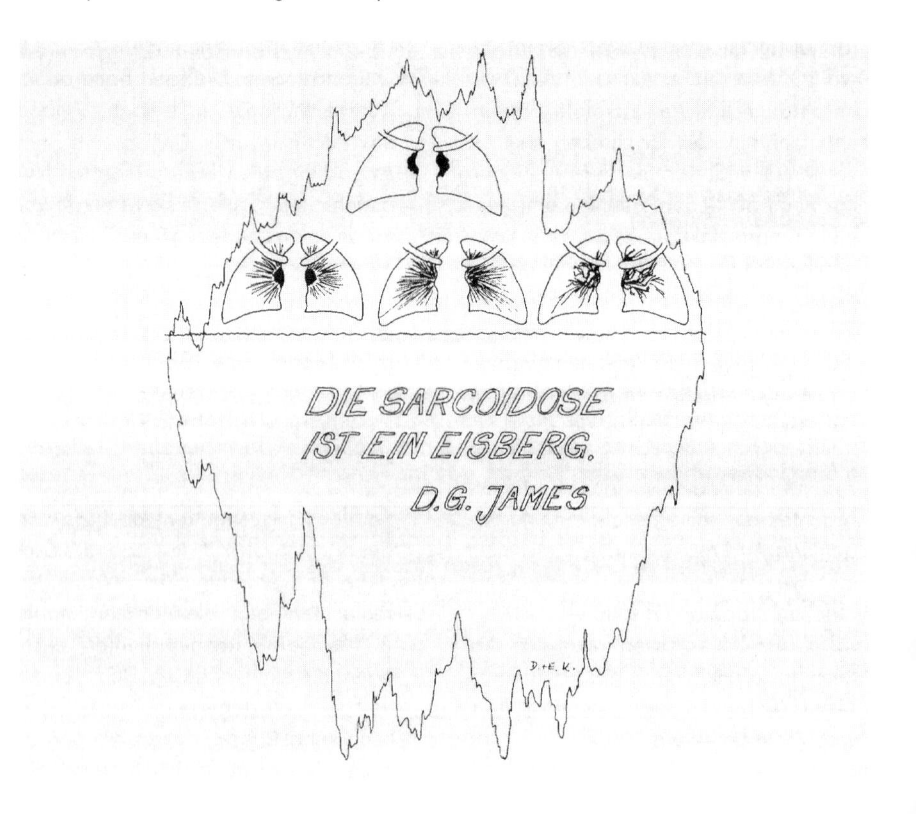

# Aktuelle Diagnostik und Therapie Diagnostik der Sarkoidose

**N. Schönfeld, T. Schaberg,
H. Lode und R. Loddenkemper,
Berlin**

**Redaktion:
D. Kabelitz, Langen,
B.Kremer, Kiel,
H. Lode, Berlin,
T. Meinertz, Hamburg,
T. Sauerbruch, Bonn
W. Sterry, Berlin**

**Dtsch. med. Wschr. 120 (1995), 687 - 689
Georg Thieme Verlag Stuttgart-New York**

**Mit freundlicher Genehmigung des Georg Thieme Verlags, Stuttgart.**

Die Sarkoidose ist eine granulomatöse Systemerkrankung unbekannter Ätiologie. Am häufigsten betroffen ist die Lunge, allerdings kann auch jedes andere Organ in die Erkrankung einbezogen sein. Zu unterscheiden ist eine akute (Löfgren-Syndrom) von der häufigeren primär-chronischen Verlaufsform. Die Prävalenz der Erkrankung in der ehemaligen Bundesrepublik Deutschland liegt mit über 40 pro 100.000 Einwohnern im weltweiten Vergleich hoch (6). Pathogenetisch wird angenommen, daß die Erkrankung, durch einen oder mehrere unbekannte Stimuli ausgelöst, mit einer Alveolitis beginnt, bevor sich im weiteren Verlauf eine granulomatöse Entzündung in den betroffenen Organen entwickelt. Die lymphozytäre Alveolitis ist meistens durch ein Überwiegen der T-Helfer-Lymphozyten gekennzeichnet; ein hoher Anteil der Zellen weist Aktivierungsmerkmale auf. Zusammen mit den ebenfalls vermehrt auftretenden aktivierten Alveolarmakrophagen werden eine Reihe von Mediatoren (zum Beispiel Interleukin 1, Interleukin 2, γ-Interferon) ausgeschüttet, die schließlich die Entwicklung einer Fibrose mitbedingen können (11).

Die Diagnostik der Sarkoidose verfolgt im wesentlichen drei Ziele: Erstens soll der Nachweis epitheloidzelliger, nichtverkäsender Granulome in Zusammenhang mit dem typischen klinischen Bild die Diagnose sichern; zweitens sind die Ausdehnung der Erkrankung und eventuell daraus resultierende Funktionseinschränkungen zu erfassen; drittens kann versucht werden, die Aktivität der Erkrankung, das heißt das Ausmaß der granulomatösen Entzündung zu bestimmen. Es sei hier allerdings vorweggenommen, daß keine zu einem bestimmten Zeitpunkt angewandte Methode zur Aktivitätseinschätzung einen befriedigenden Rückschluß auf den weiteren Verlauf der Erkrankung zuläßt (10).

## Untersuchungsmethoden

### Klinische Untersuchung

Die Symptome Husten, Auswurf oder Belastungsdyspnoe sind ganz unspezifisch, wichtig für die Verlaufseinschätzung ist aber deren Dauer. Akute Befunde wie Fieber, Gelenkbeschwerden und Erythema nodosum (Löfgren-Syndrom) sind mit einer guten Prognose assoziiert, während die echte Hautbeteiligung eher einen primärchronischen Verlauf andeutet. Auf Augensymptome und Herzrhythmusstörungen ist besonders zu achten, da sich hieraus häufig eine Therapieindikation ergibt. Die Tuberkulinreaktion ist meistens negativ.

### Bildgebene Verfahren

Die konventionelle Thorax-Röntgenaufnahme bildet die Grundlage für eine weltweit benutzte Stadieneinteilung, die auf der häufig beobachteten zeitlichen Folge der Beteiligung der hilären und mediastinalen Lymphknoten und des Lungenparenchyms beruht (Tab. 1) (2). Die Stadieneinteilung erfolgt ohne Bezug auf histopathologische oder funktionelle Befunde und besitzt eine gewisse prognostische Aussagekraft: Im Stadium I kann - insbesondere bei Vorhandensein von Akutsymptomen- bei etwa 90% der Patienten mit einem spontanen Rückgang gerechnet werden, im Stadium II immerhin noch bei zwei Dritteln, im Stadium III jedoch nur noch bei 20 - 25% der Erkrankten. Das Erscheinungsbild des Parenchymbefalls ist sehr variabel. Typisch ist zwar ein retikulonoduläres Muster mit Betonung der Oberfelder, jedoch werden auch diffuse alveoläre Verschattungen, fibrotische Veränderungen und sogar tumorartige Rundherde mit und ohne Einschmelzungen beobachtet (16). Pleuraergüsse oder Lymphknotenverkalkungen stellen Ausnahmefälle dar.

Mit der hochauflösenden Computertomographie (HRCT; High Resolution Computed Tomography) lassen sich im Stadium II bronchovaskulär und subpleural gelegene retikulonoduläre interstitielle Veränderungen sowie Granulome und Verdickungen der interlobären und interlobulären Septen darstellen (13). Im Stadium III dominieren hingegen streifige, retikuläre Veränderungen als Ausdruck einer Fibrosierung. Die Befunde der HRCT sind zwar relativ typisch, aber nicht pathognomonisch und ersetzen somit keinesfalls bioptische

Verfahren, so daß keine routinemäßige klinische Indikation zu der aufwendigen Untersuchung besteht. Auch der Verlauf läßt sich fast immer durch eine qualitativ hochwertige konventionelle Thoraxaufnahme sicher beurteilen (12). Eine Indikation kann aber die Beurteilung von Bullae oder der Verdacht auf ein Aspergillom im fibrotischen Stadium sein.

**Tab. 1**
International benutzte Stadieneinteilung der pulmonalen Sarkoidose nach dem Thorax-Röntgenbild (nach 2); andere Klassifikationen führen noch ein Stadium 0 (keine intrathorakale Manifestationen) oder ein Stadium IV (Fibrose) auf.

| Stadium | Befund |
|---|---|
| I | bihiläre Adenopathie, keine Parenchymveränderungen |
| II | bihiläre Adenopathie mit Parenchymveränderungen |
| III | Parenchymbeteiligung ohne Vergrößerung der Lympknoten |

Die Magnetresonanz-(Kernspin-)Tomographie (MRT) ist der Computertomographie in der Darstellung mediastinaler Prozesse überlegen, bietet bei der Sarkoidose jedoch keine spezifischen Befunde. Die Parenchymauflösung dieser Technik ist noch unbefriedigend, so daß sich hier keine verwertbaren Aussagen ergeben.

Eine Anreicherung in der Lunge bei der $^{67}$Gallium-Szintigraphie ist ein häufiger, aber nicht spezifischer Befund bei Sarkoidose. Auch wenn eine solche Anreicherung das Ausmaß der granulomatösen Entzündung im Organismus widerspiegelt, so ist deren prognostischer Wert für den Krankheitsverlauf anzuzweifeln. Ein Großteil der Patienten mit positivem Gallium-Szintigramm bedarf trotz dieses Aktivitätshinweises definitiv keiner Therapie (5). Nicht zuletzt wegen der hohen Strahlenbelastung sollte die Untersuchung daher allenfalls noch in der Diagnostik behandlungsbedürftig erscheinender extrathorakaler Manifestationen angewandt werden.

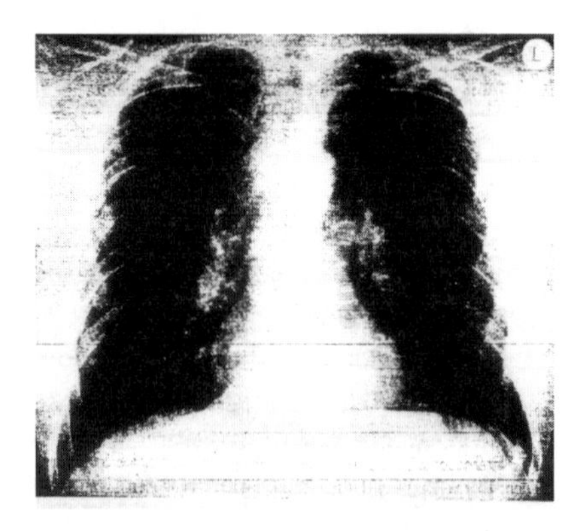

**Abb. 1:** Sarkoidose im röntgenologischen Stadium I mit bihilärer Adenopathie und auch Vergrößerung der rechtsseitigen paratrachealen Lymphknoten, jedoch ohne erkennbare Lungenparenchymveränderungen.

**Endoskopische Verfahren**

Der Nachweis epitheloidzelliger Granulome erfolgt heute in den meisten Fällen bronchoskopisch, das heißt mittels peripherer transbronchialer Lungenparnchymbiopsie. Gelingt der Nachweis bronchoskopisch nicht, ist in Abhängigkeit vom radiologischen Befund sowohl eine thorakoskopische Lungenbiopsie als auch eine mediastinoskopische Biopsie vergrößerter mediastinaler Lymphknoten möglich. Die bronchoalveoläre Lavage zeigt typischerweise sowohl relativ als auch absolut eine Vermehrung des Lymphozytenanteils, meistens in Verbindung mit einem erhöhten CD4-CD8- Quotienten. Je höher dieser Quotient liegt, desto größer ist die Spezifität des Befundes. Bei einem Wert > 5 beträgt sie 97% (1), so daß in einem solchen Fall invasivere Verfahren zum Granulomnachweis entbehrlich sein können. Obwohl eine starke Lymphozytose in der bronchoalveolären Lavage sicher eine hohe entzündliche Aktivität widerspiegelt, sind Studienergebnisse zur prognostischen Wertigkeit einer "high intensity alveolitis" (ungünstige Prognose) (7) bzw. einer hohen CD4-CD8-Ratio (günstige Prognose) (14) nicht bestätigt worden (10). Auch zur Verlaufsbeurteilung tragen serielle Lavageuntersuchungen in der Regel keine verwertbare Information bei (12).

**Lungenfunktion**

Im Fall eines röntgenologisch erkennbaren Parenchymbefalls sind Vitalkapazität bzw. Totalkapazität und Diffusionskapazität bei etwa zwei Drittel der Patienten vermindert (15), so daß eine Ganzkörperplethysmographie und eine Gastransferbestimmung sowohl bei Erstdiagnose als auch für die Verlaufsbeurteilung indiziert sind. Weitergehende Untersuchungen wie die Spiroergometrie können in Einzelfällen sinnvolle Zusatzinformationen geben. Der Schweregrad der Lungenfunktionseinschränkung ist nicht mit dem natürlichen Verlauf der Erkankung oder der Wahrscheinlichkeit eines therapeutischen Ansprechens korreliert.

**Laboruntersuchungen**

Weite Verbreitung hat die Bestimmung des Angiotensin Converting-Enzyms (ACE) im Serum gefunden. Obwohl der Test nicht spezifisch für die Sarkoidose ist und somit auch falsch-positive Befunde vorkommen können, wird angenommen, daß der Serumspiegel die Granulomlast des Organismus widerspiegelt, so daß er bei primär erhöhten Werten für die Verlaufsbeurteilung hilfreich sein kann (5). Andere unspezifische Entzündungsmarker wie der lösliche Interleukin-2-Rezeptor oder zirkulierende Immunkomplexe im Serum korrelieren nicht mit anderen Parametern der Erkrankung und erscheinen daher entbehrlich (8,9). Die klinisch-chemische Diagnostik sollte immer das Serum-Calcium und die Nierenretentionswerte einschließen, da eine Hypercalcämie mit der Gefahr einer Nephrocalcinose oder auch eine granulomatöse interstitielle Nephritis Behandlungsindikationen darstellen.

**Tab. 2**
Häufigkeit des extrathorakalen Organbefalls bei Sarkoidose (nach 4). Die Schwankungsbreiten ergeben sich durch die populationsabhängig unterschiedlichen Erscheinungsbilder der Erkrankung

| Organ | Häufigkeit (%) |
|---|---|
| Milz | 50-80 |
| Leber | 20-80 |
| Herz | 5-25 |
| Augen | 7-33 |
| Haut | 10 |
| ZNS | 5 |

## Extrapulmonale Manifestationen

Als Systemerkrankung befällt die Sarkoidose extrathorakale Organe in unterschiedlicher Häufigkeit (Tab. 2) (4). Eine kardiale Beteiligung fällt klinisch meistens durch Erregungsleitungsstörungen auf; daher sollte sowohl bei der Ersterhebung als auch im Verlauf ein Elektrokardiogramm abgeleitet werden. Auch bei Fehlen von Symptomen ist bei Diagnosestellung eine sorgfältige ophthalmologische Untersuchung erforderlich, wobei jeder Abschnitt des Auges von der Sarkoidose betroffen sein kann. Pathologische Befunde der Serumretentionswerte oder des Urinsediments können auf eine Nierenbeteiligung hinweisen. Eine Nephrocalcinose geht meistens mit einer Hypercalciurie einher, weniger häufig auch mit einer Hypercalcämie.

## Differentialdiagnose

Bei einer nicht typischen Befundkonstellation müssen in erster Linie eine Tuberkulose, andere Infektionskrankheiten, andere diffuse Lungenkrankheiten und ein malignes Lymphom ausgeschlossen werden (3). Eine Berylliose kann nahezu identisch ablaufen, läßt sich aber durch die Berufsanamnese und einen Lymphozytentransformationstest von der Sarkoidose abgrenzen.

## Zusammenfassung und Empfehlungen

Die Diagnose der Sarkoidose wird in der Regel durch den bronchoskopisch-bioptischen Nachweis epitheloidzelliger Granulome in Verbindung mit dem typischen klinischen Bild gestellt. Die Stadieneinteilung erfolgt allein anhand der konventionellen Röntgenthoraxaufnahme, eine Computertomographie ist dagegen nur bei ergänzenden Fragestellungen angezeigt. Die $^{67}$Gallium-Szintigraphie erscheint nur noch zur Diagnose therapeutisch bedeutsamer extrapulmonaler Manifestationen bei klinischem Verdacht indiziert. Die Lungenfunktionsdiagnostik sollte eine Ganzkörper-Plethysmographie und eine Diffusionsbestimmung sowie bei pathologischen Befunden in diesen Untersuchungen auch eine Bestimmung der arteriellen Blutgase unter Belastung (am besten zusammen mit einer Spiroergometrie) einschließen. Nur der Verlauf kann über die Prognose Aufschluß geben. Einzeluntersuchungen zum Zeitpunkt der Diagnosestellung sind dagegen unzuverlässig. Für die Verlaufsbeurteilung sind ein qualitativ hochwertiges Röntgenbild, die klinischen Befunde, Lungenfunktionsmessungen und bei primär erhöhtem Serumspiegel das ACE in nahezu allen Fällen ausreichend.

**Literatur**

1 Costabel, U., A.W. Zaiss, J. Guzman: Sensitivity and specificity of BAL findings in sarcoidosis. Sarcoidosis 9, Suppl. 1 (1992), 211-214.

2 DeRemee, R.A.: The roentgenographic staging of sarcoidosis - historic and contemporary perspectives. Chest 83 (1983), 128 - 133.

3 Deutsche Gesellschaft für Pneumologie: Empfehlungen zum diagnostischen Vorgehen bei diffusen Lungenkrankheiten. Pneumologie 48, Suppl. 1 (1994), 281 - 286.

4 Eckert, H.: Organmanifestation bei der Sarkoidose. Z. Erkr. Atmungsorg. 170 (1988), 257-261.

5 Hunninghake, G.W.: Staging of pulmonary sarcoidosis. Chest 89 Suppl. (1986), 178-181.

6 James, D.G.: Epidemiology of sarcoidosis. Sarcoidosis 9, Supl. 1 (1992), 3-4

7 Keogh, B.A., G.W. Hunninghake, B.R. Line, R.G. Crystal: the alveolitis of pulmonary sarcoidosis. Evaluation of natural history and alveolitis-dependent changes in lung function. Amer. Rev. resp. Dis. 128 (1983), 256-265.

8 Muller-Quernheim, J., S. Pfeifer, H. Strausz, R. Ferlinz: Correlation of clinical and immunologic parameters of the inflammatory activity of pulmonary sarcoidosis, Amer. Rev. resp. Dis. 144 (1991), 1322 - 1399.

9 Schönfeld, N., B. Schmolke, M. Schmitt, N. Remy, P. Ellensohn, U. Wahn, R. Loddenkemper: Specification and quantitation of circulating immune complexes in the serum of patients with active pulmonary sarcoidosis. Thorax 49 (1994), 688-691.

10 Semenzato, G.: Assessment of disease activity in sarcoidosis - deeds and misdeeds, Sarcoidosis 10 (1993), 100 - 103.

11 Thomas, P.D., G.W. Hunninghake: Current concepts of the pathogenesis of sarcoidosis. Amer. Rev. resp. Dis. 135 (1987), 747760

12 Turner-Warwick, M., W. McAllister, R. Lawrence, A. Britten, P. Haslam: Corticosteroid treatment in sarcoidosis. Do serial lavage lymphocyte counts, serum angiotensin-converting enzyme measurements, and gallium-67 scans help management? Thorax 41 (1996), 903-913.

13 Uhrmeister, P., F. Astinet, M. Langer, C. Zwicker, N. Schönfeld, R. Felix: HR-Computertomographie interstitieller Lungenerkrankungen. Fortschr. Röntgenstr. 156 (1992), 53-60.

14 Verstraeten, A., M. Demedts, J. Verwilghen, A. van den Eeckhout, G. Marian, L.M. Lacquet, J.L. Ceuppens: Predictive value of bronchoalveolar lavage in pulmonary sarcoidosis. Chest 98 (1990), 560-567.

15 Winterbauer, R.H., J.F. Hutchinson: Use of pulmonary function tests in the management of sarcoidosis. Chest 78 (1980), 640-647

16 Wurm, K.: Stadiengesetzlichkeit und Thoraxröntgenologie. In Wurm, K. (Hrsg.): Sarkoidose (Thieme: Stuttgart 1983), 75-105

# Aktuelle Diagnostik und Therapie Therapie der Sarkoidose

**T. Schaberg, N. Schönfeld, R. Loddenkemper und H. Lode, Berlin**

**Redaktion:**
**D. Kabelitz, Langen**
**B. Kremer, Kiel**
**H. Lode, Berlin**
**T. Meinertz, Hamburg**
**T. Sauerbruch, Bonn**
**W. Sterry, Berlin**

**Dtsch. med. Wschr. 120 (1995), 725-727**
**Georg Thieme Verlag Stuttgart-New York**

**Mit freundlicher Genehmigung des Georg Thieme Verlags, Stuttgart.**

Für die Therapie der Sarkoidose steht mit den Glucocorticoiden eine hochwirksame Substanzgruppe zur Verfügung (2, 3, 8, 14). Das entscheidende Problem bei der Behandlung der Sarkoidose ergibt sich somit weniger hinsichtlich der einzusetzenden Substanzen als vielmehr hinsichtlich der Indikation zur Therapie (5, 11, 14), bei der drei Problemkreise berücksichtigt werden müssen:

1. Im Beitrag "Diagnostik der Sarkoidose" ist auf die Problematik der Aktivitätsbeschreibung der Sarkoidose bereits ausführlich eingegangen worden. Hieraus ist ersichtlich, daß eine exakte Aktivitätsbeurtielung der Sarkoidose, auch unter Zuhilfenahme biochemischer, zytologischer, immunzytologischer, klinischer und radiologischer Kriterien, schwierig ist und immer nur annäherungsweise erfolgen kann.
2. Die Indikation zur Therapie wird außerdem durch die Tatsache erschwert, daß die thorakale Form der Sardoidose I und II spontane Remissionsraten von 60-90 % innerhalb von 2 Jahren nach der Diagnose zeigt (11). Letzteres muß bei der Erfolgsbeurteilung einer therapeutischen Intervention stets berücksichtigt werden.
3. Ein weiterer Faktor, der die Aufstellung von Therapierichtlinien für die Sarkoidose erschwert, ist die Tatsache,

daß es bisher keine eindeutig verwertbaren placebokontrollierten doppelblinden randomisierten Therapiestudien größeren Ausmaßes gibt, auf die sich Therapieempfehlungen stützen können (5,14). Im folgenden soll daher versucht werden, praktisch verwertbare Therapieindikationen zu benennen; daran schließt sich eine Darstellung der möglichen therapeutischen Ansätze an.

**Weitgehend unstrittige Therapieindikationen**

Als weitgehend unstrittige Therapieindikation gilt die bedeutsame Beteiligung von extrathorakalen Organsystemen (10, 14). Eine Beteiligung des Auges im Sinne einer Iridozyklitis oder Retinitis ist ebenso eine Therapieindikation wie die Hypercalcämie oder ein ausgedehnter ossärer Befall durch die epitheloidzellige Granulomatose. Auch bei Erkrandungen des peripheren und zentralen Nervensystems, die mit Neuritiden, Paresen oder Plegien einhergehen, ist die Therapieindikation unstrittig. Letzteres gilt auch für die nicht seltene kardiale Beteiligung der Sarkoidose, bei der neben Herzrhythmusstörungen auch Einschränkungen der linksventrikulären Leistungsfähigkeit durch intramyokardial gelegene Granulome beschrieben worden sind (1).
Wie bei anderen Organsystemen auch, muß bei der pulmonalen Sarkoidose der Stadien I und II eine Therapie in Erwägung gezogen werden, wenn es zu einer deutlichen Einschränkung der pulmonalen Leistungsfähigkeit gekommen ist (2, 5, 11). Als sensitivster Parameter zur Erkennung einer funktionell relevanten Lungenfunktionsstörung gilt die Einschränkung des Gasaustausches, die sich in einer Verminderung des Transferfaktors für Kohlenmonoxid ($T_{LCO}$) und einem Abfall des Ruhe-Sauersoffpartialdrucks unter Belastung um mehr als 8 mm Hg ausdrückt (12).
Weiterhin gilt es als unstrittig, im Fall einer akuten Sarkoidose (Löfgren-Syndrom) lediglich antiphlogistisch (Acetylsalicylsäure, nicht-steroidale Antirheumatika) zu behandeln, da dieses Krankheitsbild nahezu immer spontan abklingt (10, 14).
Etwas kritischer ist die Therapieindikation bei einer Hautsarkoidose zu werten, hier spielt neben der Ausdehnung des Befundes sicher auch die befallene Region der Haut (kosmetische Gründe) eine Rolle bei der Entscheidung über die Indikation zur systemischen Therapie.

**Unsichere Therapieindikationen**

Die weitaus häufigste Organmanifestation der Sarkoidose betrifft die intrathorakalen Lymphknoten und die Lunge (pulmonale Sarkoidose I-III). Die Indikation zur Therapie bei diesen Formen ist immer dann schwierig, wenn keine eindeutige Störungen der Lungenfunktion vorliegen. Es können daher im folgenden nur allgemeine Gesichtspunkte bezüglich der Therapieindikationen bei diesen Manifestationsformen der Sarkoidose diskutiert werden.

Die Therapie der pulmonalen Sarkoidose ist umstritten, wenn lediglich eine deutliche entzündliche Aktivität der Erkrankung besteht (hohe Angiotensin-Converting-Enzym-Spiegel, deutliche Lymphozytose in der bronchoalveolären Lavageflüssigkeit), jedoch keine pulmonalen Funktionseinschränkungen und (oder) gravierenden Symptome (Belastungsdyspnoe, Leistungsminderung) vorliegen. Zwar beeinflussen bei einer solchen Konstellation Steroide in der Regel die akute Entzündung und erscheinen unter pathogenetischen und zellbiologischen Gesichtspunkten (7, 15) sinnvoll, hinsichtlich des langfristigen Verlaufes der Erkrankung ist der Effekt der Therapie jedoch unklar. Nach unserer Auffassung sollte bei allen nicht sicher zu beurteilenden Fällen die Entscheidung über einen Therapieversuch vom Krankheitsverlauf abhängig gemacht werden. Zeigt die Kontrolle von Thorax-Röntgenaufnahme und Lungenfunktionsprüfung ein eindeutiges Fortschreiten, so ergibt sich in unseren Augen eine Therapieindikation. Diese Untersuchungen sollten alle 8-12 Wochen erfolgen.

Ob es sinnvoll ist, im Stadium III mit bereits ausgedehnter Fibrosierung eine Behandlung durchzuführen, ist ebenfalls nicht gesichert. Zwar haben die immunmodulierenden Therapieansätze vermutlich keinen Einfluß auf die Störung des Matrixmetabolismus und der Fibrindeposition, jedoch wird im Zweifelsfall ein Therapieversuch unter dem Aspekt einer Ultima ratio gerechtfertigt sein; die spontanen Remissionsraten sind in diesen Fällen gering, und unter Umständen kann ein weiteres Fortschreiten verhindert werden. In jedem Fall müssen die Kontraindikationen gegenüber einer Glucocorticoidtherapie beachtet werden, da bei allen nicht eindeutigen Therapieindikationen schwerwiegende Nebenwirkungen unbedingt vermieden werden müssen.

**Studien zur Therapie der Sarkoidose mit Glucocorticoiden**

Ein besonderer Mangel der bisher publizierten Studien liegt darin, daß bisher nur wenig Daten über die Auswirkungen der Therapie auf die Lungenfunktion, vorliegen.

Auf der Basis der bisher publizierten Daten ist jedoch davon auszugehen, daß 70-90 % der Patienten mit einer pulmonalen Sarkoidose auf eine Glucocorticoidtherapie ansprechen (11, 16). Einschränkend muß allerdings hierbei erneut auf die hohe Rate spontaner Remissionen hingewiesen werden.

In der größten bisher durchgeführten doppelblinden Studie zur Behandlung der pulmonalen Sarkoidose mit Glucocorticoiden (17) erhielten 183 Patienten randomisiert Prednisolon (40 mg täglich für 3 Monate, anschließend Erhaltungsdosis 20 mg täglich für 2 Jahre) oder Placebo. In dieser Untersuchung gelang es nicht, einen positiven Effekt der Glucocorticoidtherapie hinsichtlich eines Beurteilungsscores für das Röntgenbild des Thorax und die Lungenfunktion zu demonstrieren; das könnte allerdings durch die mangelhafte Stratifizierung (stadienbezogene statistische Auswertung) der Studie bedingt sein. Ähnliches gilt auch für die Untersuchung von Eule und Mitarbeitern (4), bei der ebenfalls randomisiert, jedoch nicht doppelblind entweder Glucocorticoide oral oder Placebo gegeben wurden. Trotz einer mittleren Nachbeobachtungsdauer von 9 Jahren ist es nicht gelungen, einen signifikant unterschiedlichen Verlauf der lungenfunktionsanalytischen und röntgenologischen Befunde festzustellen. Das ist vermutlich durch die Tatsache zu erklären, daß in dieser Studie die Stadien der Erkrankungen sowie Unterschiede hinsichtlich der funktionellen und klinischen Ausgangsbefunde der Patienten nicht berücksichtigt worden sind. Das Fehlen eines Langzeiteffekts der Glucocorticoidtherapie wurde auch von Israel und Mitarbeitern (8) nach 5 Jahren sowie von Harkleroad und Mitarbeitern (6) nach 10 Jahren beobachtet. Zusätzlich muß angemerkt werden, daß in Studien mit einer langen Nachbeobachtungszeit nach dem Absetzen der Therapie über eine Rezidivrate von 30-40 % berichtet wird (9, 14).

**Praktische Durchführung der Therapie mit Glucocorticoiden**

Nach übereinstimmender Meinung in der Literatur gilt folgendes Vorgehen als geeignet: Zunächst werden 0,5-1mg Prednisolon-Äquivalent pro Kilogramm Körpergewicht pro Tag (Maximaldosis 60 mg/d) für 2-4 Wochen verabreicht (5, 11). Höhere Dosen können unter Umständen für die Therapie der Hypercalcämie sowie schwere okuläre oder myokardiale Erkrankungen notwendig sein (14). In der Folge reduziert man die Dosis um 10 mg alle 14-28 Tage bis zu einer Erhaltungsdosis von 10-15 mg täglich oder, bei weiterer Dosisreduktion, alternierend jeden zweiten Tag (2, 11). Bei den acht- bis zwölfwöchigen Kontrolluntersuchungen sollten immer der radiologische Verlauf und die Entwicklung der Lungenfunktion - einschließlich des Gasaustausches - dokumentiert werden, während die Verlaufsbeobachtung biochemischer Parameter der Krankheitsaktivität nur sinnvoll ist, wenn diese bereits bei Diagnose deutlich erhöht waren. Eine Gesamttherapiedauer von 6 Monaten wird bei gutem Ansprechen für die Mehrzahl der Fälle als ausreichend angesehen (5, 11). In einer randomisierten Studie zur Therapiedauer bei mehr als 250 Patienten konnte allerdings beobachtet werden, daß die Notwendigkeit, die Steroidtherapie wiederaufzunehmen oder zu modifizieren, in einer lediglich für 6 Monate behandelten Gruppe deutlich häufiger bestand als in einer über 24 Monate behandelten Gruppe (vorläufige Ergebnisse der multizentrischen WATL-Studie zur Sarkoidose;

persönliche Mitteilung R. Loddenkemper). Strittig ist bisher noch die Frage, ob es notwendig ist, im Falle einer Rezidivbehandlung eine längerfristige Therapie mit niedrigen Dosen Prednisolon-Äquivalent (2-8 mg pro Tag) durchzuführen, die sich über 2 Jahre und mehr erstrecken kann. Ebenso ungeklärt ist zum jetzigen Zeitpunkt, ob bei pulmonaler Sarkoidose die oral notwendige Prednisolondosis durch Inhalation der Steroide vermindert werden kann (13). Aus theoretischen Überlegungen heraus erscheint es denkbar, daß die Inhalation von Steroiden bei einer Sarkoidose mit ausgeprägtem Schleimhautbefall des Tracheobronchialsystems und entsprechender klinischer Symptomatik (Husten) günstig wirken könnte; gesicherte Erkenntnisse hierzu gibt es jedoch nicht. Geringfügige okuläre und kutane Befunde können hingegen lokal behandelt werden.

## Weitere immunsuppressive Pharmaka

Neben Glucocorticoiden ist eine ganze Anzahl von weiteren immunsuppressiv wirksamen Substanzen in der Therapie der Sarkoidose angewandt worden. In der Regel handelt es sich hierbei jedoch um anekdotische Berichte oder die Ergebnisse kleinerer Studien bei Patienten, die auf eine primäre Gabe von Glucocorticoiden nicht reagiert haben. Ein Therapieeffekt ist bisher unter anderem für Azathioprin, Methotrexat, Cyclophosphamid und Ciclosporin beschrieben worden (5, 11). Keine dieser Substanzen ist jedoch in ihrer Wirkung so gut belegt, daß eine generelle Empfehlung ausgesprochen werden kann. Bei Glucocorticoid-refraktärer Sarkoidose und eindeutiger Therapie-Indikation sollten weitere Behandlungsversuche daher nur in erfahrenen Zentren durchgeführt werden.

## Lungentransplantation

Unklar ist bisher, wie häufig die Erkrankung in einem Stadium III mit manifester Lungenfibrose endet oder wie häufig sich hinter der Diagnose einer idiopathischen pulmonalen Fibrose ein Endzustand einer Sarkoidose verbirgt. Wie bei anderen fibrosierenden Lungenkrankheiten auch, so ergibt sich bei fortgeschrittener Lungenfibrose durch die Sarkoidose in Einzelfällen die Indikation zur uni- oder bilateralen Lungentransplantation.

## Literatur


1 Dementer, S. L.: Myocardial sarcoidosis unresponsive to steroids. Treatment with cyclophosphamide. Chest 94 (1988), 202 - 203.
2 DeRemee, R. A.: Principles of treatment. Sarcoidosis. In DeRemee, R. A.: Clinical Profiles of Diffuse Interstitial Pulmonary Disease (Futura: Mount Kisco 1990), 141 - 148.
3 duBois, R. M.: Corticosteroids in sarcoidosis. Friends or foe? Europ.

resp. J. 7 (1994), 1203 - 1209.
4 Eule, H., A. Weinecke, I. Roth: The possible influence of corticosteroid therapy on the natural course of pulmonary sarcoidosis. Ann. N. Y. Acad. Sci. 465 (1986) 695 - 701.
5 Fanburg, B. L., D. S. Lazarus: Sarcoidosis. In Murray, J. F., J. A. Nadel (Ed.): Textbook of Respiratory Medicine, 2nd ed. (Saunders: Philadelphia 1994) 1873 - 1888.
6 Harkleroad, L. E., R. L. Young, P. J. Savage, D. W. Jenkins, R. F London: Pulmonary sarcoidosis. Long-term follow-up of the effects of steroid therapy. Chest 82 (1982) 84-87.
7 Hunnighake, G. W., R. G. Crystal: Pulmonary sarcoidosis. A disorder mediated by a excess helper T-lymphocyte activity at sites of disease activity. New Engl. J. Med. 305 (1981), 429 - 434.
8 Isreal, H. L., D. W. Fotus, R. A. Beggs: A controlled trial of prednisone treatment of sarcoidosis. Amer. Rev. resp. Dis. 107 (1973), 609 - 614.
9 Johns, C. L. , J. B. Zachary, I. Macgregor, W. C. Ball: Extended experience in the long-term corticosteroid treatment of pulmonary sarcoidosis. Ann. N. Y. Acad. Sci. 278 (1976), 722 - 731.
10 Kummer, F., H. Klech: Sarkoidose. In Nolte, D.: Manuale Pneumologicum (Dustri: Deisenhofen 1992), 1- 26.
11 Lynch, J. P. , R. M. Strieter: Sarcoidosis. In Lynch, J. P., R. A. DeRemee (Ed.): Immunologically Mediated Pulmonary Diseases (Lippincott: Philadelphia 1991) 189 - 216.
12 Schaberg, T., R. Schulterbraucks, R. Loddenkemper: Gasaustauschstörungen bei Sarkoidose. Atemw. u. Lungenkr. 13 (1987) 233 - 235.
13 Selroos, O.: Further experiences with inhaled budesonide in the treatment of pulmonary sarcoidosis. In Grassi, C., G. Rizzato, E. Pozzi: Sarcoidosis and Other Granulomatous Disorders (Elsevier: Amsterdam 1988), 637 - 640.
14 Sharma, O. P.: Pulmonary sarcoidosis and corticosteroids. Amer. Rev. resp. Dis. 147 (1993), 1598 - 1600.
15 Thomas, P. D., G. W. Hunnighake: Current concepts of the pathogenesis of sarcoidosis. Amer. Rev. resp. Dis. 135 (1987), 747 - 760.
16 Young, R. L., C. E. Markleroad, R. E. London: Pulmonary sarcoidosis. A prospective evaluation of glucocorticoid therapy. Ann. intern. Med. 73 (1970), 207 - 212.
17 Zaki, M. H., H. A. Lyons, L. Leilop, C. T. Huang: Corticosteroid therapy in sarcoidosis. A five-year, controlled follow-up study. N. Y. State J. Med. 87 (1987) 466 -468.

# BILDGEBENDE VERFAHREN BEI DER SARKOIDOSE

**N. Schönfeld, R. Loddenkemper, Berlin**

**Medizin im Bild (1994) 37-42, Verlag Medizin im Bild, Langenfeld**

**Mit freundlicher Genehmigung des Verlages Medizin im Bild, Langenfeld.**

## Zusammenfassung

Die konventionelle Röntgenthoraxaufnahme ist Grundlage einer Stadieneinteilung der pulmonalen Sarkoidose und sowohl zur Diagnosestellung als auch Verlaufsbeurteilung der Erkrankung erforderlich. Auch wenn die hochauflösende Computertomographie ein relativ typisches Parenchymmuster zeigen kann, ersetzt sie nicht die bioptische Diagnostik und bleibt somit nur ergänzenden Fragestellungen vorbehalten. Die Befunde der Magnetresonanztomographie sind unspezifisch. Eine $^{67}$Gallium-Szintigraphie sollte nicht mehr zur Aktivitätsbeurteilung, sondern bei strenger Indikationsstellung nur noch zur Diagnose therapeutisch relevanter extrapulmonaler Manifestationen dienen.

## Einleitung

Die Sarkoidose ist eine granulomatöse Erkrankung unklarer Ätiologie. Klinisch ist die Lunge das am häufigsten betroffene Organ. Es kann aber prinzipiell jedes andere Organ des Körpers in den Krankheitsprozeß einbezogen sein. Die Diagnose der Sarkoidose basiert nicht allein auf dem histologischen Nachweis nichtverkäsender Epitheloidzellgranulome - heute vorwiegend durch transbronchiale periphere Lungenbiopsie - oder dem immunzytologischen Nachweis eines hohen Quotienten aus CD4- und CD8-positiven Lymphozyten in der bronchoalveolären Lavage. Vielmehr kann sie nur in Verbindung mit dem typischen radiologischen und klinischen Befund gestellt werden. Bildgebende Verfahren sind also sowohl für die Diagnose als auch Verlaufskontrolle der Sarkoidose von ausschlaggebender Bedeutung.

## Untersuchungsverfahren

### 1. Konventionelle Röntgenthoraxaufnahme

Die Beobachtung, daß die Sarkoidose die mediastinalen Lymphknoten und das Lungenparenchym in zeitlicher Abfolge befallen kann, hat zu einer weltweit benutzten Stadieneinteilung geführt, die allein auf dem konventionellen Röntgenthoraxbefund beruht und keinen Bezug auf histopathologische oder funktionelle Befunde nimmt. Das Stadium I umfaßt die Fälle, in denen nur eine meist beidseitige Hiluslymphknotenvergrößerung vorliegt (Abb. 1). Das Stadium II ist gekennzeichnet durch einen röntgenologisch erkennbaren Parenchymbefall in Verbindung mit einer hilären Lymphadenopathie (Abb. 2a). Im Stadium III schließlich sind keine Lymphknotenveränderungen mehr erkennbar, sondern nur noch parenchymatöse Veränderungen (Abb. 3). Liegen die röntgenologischen Zeichen der fortgeschrittenen Fibrose als Ausdruck des Endstadiums der Erkrankung vor, so wird dies auch als Stadium IV bezeichnet (Abb. 4). Zwischen den röntgenologischen Stadien und der Prognose der Erkrankung im Spontanverlauf besteht eine gewisse Assoziation. So kann im Stadium I mit einem Rückgang der hilären Veränderungen bei etwa zwei Dritteln der Patienten gerechnet werden, sogar in etwa 90%, wenn dieser Befund mit einem Erythema nodosum, Fieber und Gelenkbeschwerden verbunden ist (Löfgren-Syndrom). Im Stadium II ist noch in etwa bei der Hälfte der Patienten mit einer spontanen Besserung zu rechnen, im Stadium III nur noch in etwa 20 bis 25%. Schon aufgrund der Vielfalt röntgenologischer Veränderungen als Ausdruck einer Lungenparenchymbeteiligung muß allerdings der prognostische Wert des Röntgenbefundes beschränkt erscheinen. Nicht immer liegt der typische reticulonoduläre bilaterale Befall mit Betonung der Oberfelder vor. Vielmehr reichen die Veränderungen von diffusen alveolären Verschattungen über fibrotische Veränderungen bis zu turmorverdächtigen rundherdartigen Befunden mit und ohne Einschmelzung. Allein sicheren Aufschluß über Aktivität und Prognose der Erkrankung ergibt daher nur die Verlaufskontrolle, für die die Röntgenthoraxaufnahme unverzichtbar ist. Hier kann der radiologische Befund dann auch ausschlaggebend für die Indikation zur Behandlung sein: Während beim Erstbefund selbst bei deutlichen radiologischen Zeichen des Parenchymbefalls nur im Fall einer lungenfunktionellen Einschränkung eine Behandlung begonnen wird, ergibt sich die Indikation hierzu bei sicher progredientem Röntgenverlauf auch ohne funktionelle Verschlechterung, um der weiteren Entwicklung einer Fibrose vorzubeugen.

## 2. Computertomographie (CT)

Mit der Einführung einer Dünnschnitttechnik bis zu zwei Millimeter Schichtdicke mit einem hochauflösenden, kantenbetonten Algorithmus hat die Computertomographie Eingang in die Diagnostik interstitieller Lungenerkrankungen gefunden (HRCT; High Resolution Computed Tomography). Im röntgenologischen Station II lassen sich mit der HRCT bronchovaskulär und subpleural gelegene reticulonoduläre interstitielle Veränderungen erkennen (Abb. 2b). Weiterhin können Granulome und Verdickungen der interlobären und interlobulären Septen beobachtet werden. Ausdruck einer Alveolitis dürfte eine panlobuläre Dichtezunahme einzelner Lobuli sein. Im Stadium III werden weniger noduläre Veränderungen beobachtet, stattdessen treten retikuläre streifige Veränderungen in den Vordergrund, die einer Fibrose entsprechen. Für den routinemäßigen Einsatz der HRCT bei der Sarkoidose gibt es insofern keine Handhabe, als zum einen der Befund nicht pathognomonisch für die Erkrankung ist und somit nicht den bioptischen Nachweis einer epitheloidzelligen Granulomatose erspart und zum anderen der Verlauf in nahezu allen Fällen konventionell-röntgenologisch ausreichend beurteilbar ist. Die Indikation zur CT-Untersuchung kann sich aber unter differentialdiagnostischen Gesichtspunkten im Fall der Kontraindikation zu invasiver Diagnostik ergeben. In fortgeschrittenen Stadien mit Fibrose kann die CT genaueren Aufschluß über das Ausmaß von Bullae oder auch die Entwicklung eines Aspergilloms innerhalb bullöser Veränderungen geben.

## 3. Magnetresonanztomographie (MRT)

Vergleichbar anderen mediastinalen Prozessen erlaubt die MRT auch bei der Sarkoidose eine der CT überlegene Darstellung der mediastinalen Lymphome (Abb. 2c). Unter Zuhilfenahme von Gadolinium-DTPA als Kontrastmittel zeigt sich aber nicht nur eine Erhöhung der Signalintensität der Lymphome, sondern auch des Lungenparenchyms. Allerdings ist die Auflösung der MRT im Bereich des Parenchyms noch so schlecht, daß sich kein bestimmtes Muster abgrenzen läßt. Für den klinischen Gebrauch der MRT hinsichtlich der Diagnosestellung oder Aktivitätsbeurteilung ergibt sich somit keine Indikation.

## 4. 67-Gallium-Szintigraphie

Die Anreicherung von $^{67}$Ga in der Lunge und anderen betroffenen Organen ist ein häufiger, aber nicht spezifischer

Befund bei der Sarkoidose. Selbst wenn ein positiver Befund eine bestehende granulomatöse Entzündung widerspiegelt, so muß ein prädiktiver Wert der Untersuchung für den weiteren Krankheitsverlauf verneint werden. Auch wegen der relativ hohen Strahlenbelastung ist die Methode daher zur Aktivitätseinschätzung der Erkrankung abzulehnen. In einzelnen Fällen kann die Untersuchung hilfreich sein, um extrapulmonale Manifestationen, zum Beispiel an Herz oder Niere nachzuweisen. Dies ist aber nur indiziert, sofern Funktionsstörungen vorliegen, die im Fall eines positiven szintigraphischen Befundes dann auch eine Entscheidung zur Therapie nach sich ziehen.

## Schlußfolgerung

Neben den klinischen, lungenfunktionellen, laborchemischen (Serum-ACE) und histopathologischen Befunden ist sowohl bei Diagnosestellung als auch zur Verlaufsbeurteilung der pulmonalen Sarkoidose von den verschiedenen bildgebenden Verfahren fast immer nur eine qualitativ hochwertige Röntgenthoraxuntersuchung erforderlich, anhand derer eine Stadieneinteilung der Erkrankung vorgenommen wird. Weder die CT noch die MRT oder $^{67}$Gallium-Szintigraphie bieten ausreichend spezifische oder prognostisch verwertbare Befunde und sind somit allenfalls bei ergänzenden Fragestellungen indiziert.

## Praxis Tip

1. Zur Diagnosestellung, Stadieneinteilung und Verlaufsbeurteilung einer pulmonalen Sarkoidose ist von den radiologischen Verfahren die Thorax-Röntgenaufnahme entscheidend.

2. Die CT-und MRT-Untersuchung sowie $^{67}$Gallium-Szintigraphie bieten keine ausreichend spezifischen oder prognostisch verwertbaren Befunde und sind somit allenfalls bei ergänzenden Fragestellungen angezeigt.

## Weiterführende Literatur

1. DeRemee, R.A.: The roentgenographic staging of sarcoidosis - historic and contemporary perspectives. Chest 83 (1983) 128-133

2. Hunninghake, G.W.: Staging of pulmonary sarcoidosis, Chest (suppl) (1986) 178-181

3. Uhrmeister, P., Astinet, F., Langer, M., Zwicker, C., Schönfeld, N., Felix, R.: HR-Computertomographie interstitieller Lungenerkrankungen, Fortschr. Röntgenstr. 156 (1992) 53-60

4. Wurm, K.: Sarkoidose, Georg Thieme, Stuttgart 1983

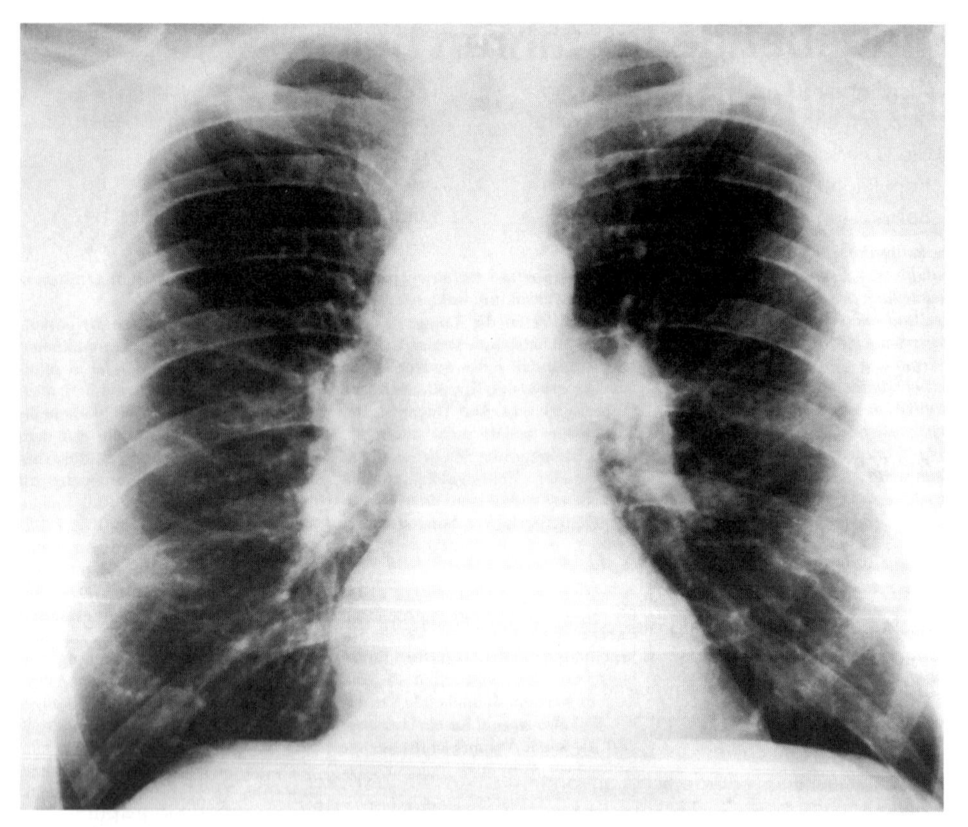

**Abb. 1:** Bihiläre Adenopathie (Stadium I) bei einem 44-jährigen Patienten, der mit Fieber, Gelenkbeschwerden und einem Erythema nodosum erkrankte (Löfgren-Syndrom).

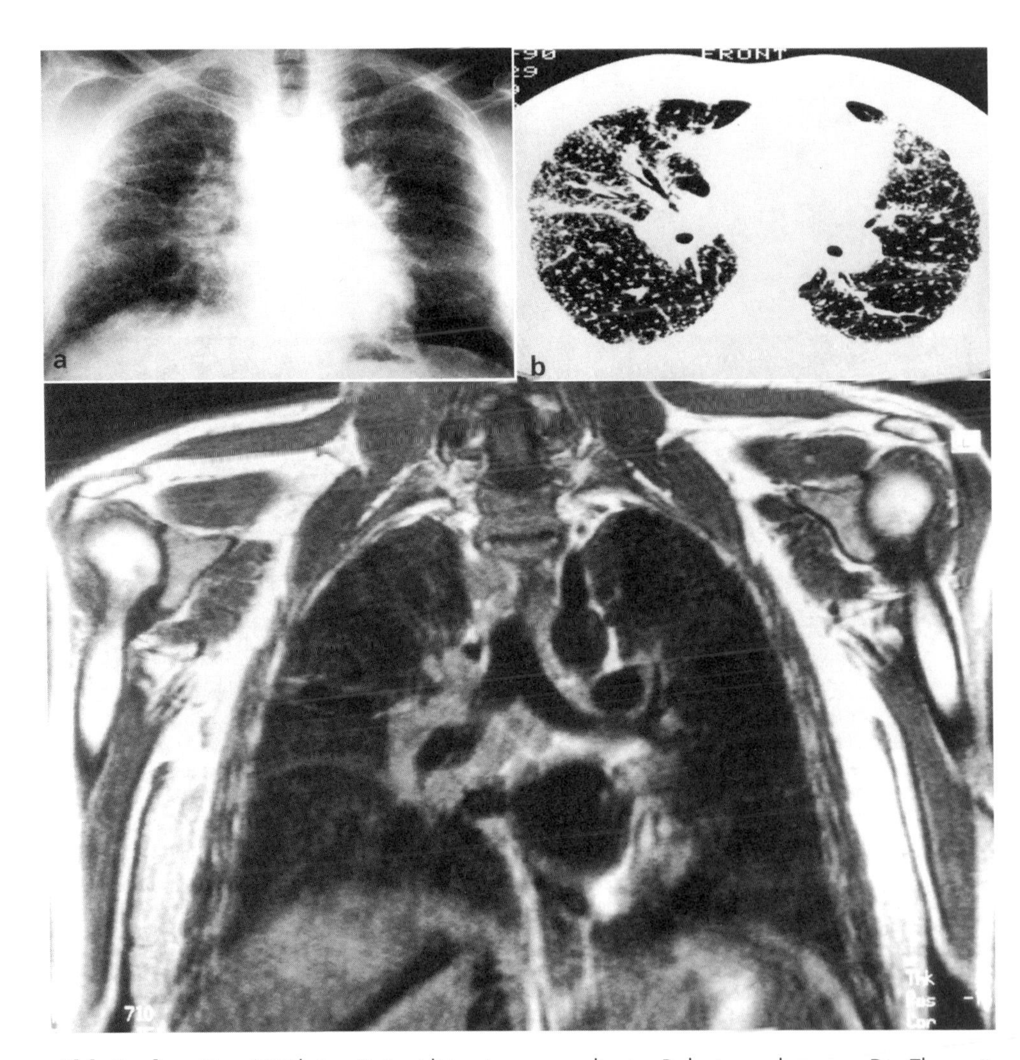


**Abb 2a,b,c:** Der 42-jährige Patient litt unter progredienter Belastungsdyspnoe. Die Thoraxübersicht (a) zeigt neben den vergrößerten hilären und mediastinalen Lymphomen einen ausgedehnten Parenchymbefall (Stadium II). Die hochauflösende Computertomographie (zwei Millimeter Schichtdicke) ergab neben einzelnen fibrotischen Strängen ein feinnoduläres Muster (b). Darstellung der vergrößerten mediastinalen und hilären Lymphknoten mit der Magnetresonanztomographie (c). (Die MR-Bilder verdanken wir Herrn Prof. Dr. h.c. R. Felix und Herrn Dr. R.C. Bittner, Universitätsklinikum Rudolf Virchow, Freie Universität Berlin).

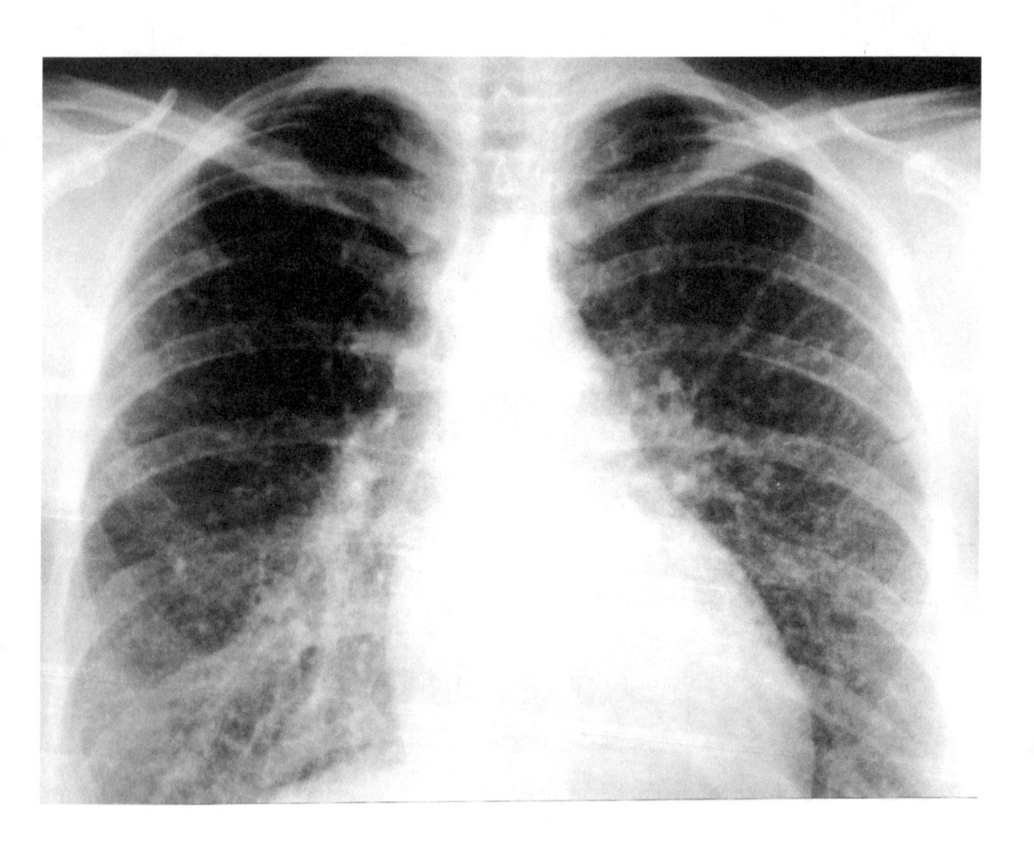

**Abb. 3:** Als Zufallsbefund wurde bei dieser 25-jährigen Patientin eine disseminierte feinfleckige Zeichnungsvermehrung ohne Vergrößerung der hilären Lymphome (Stadium III) entdeckt.

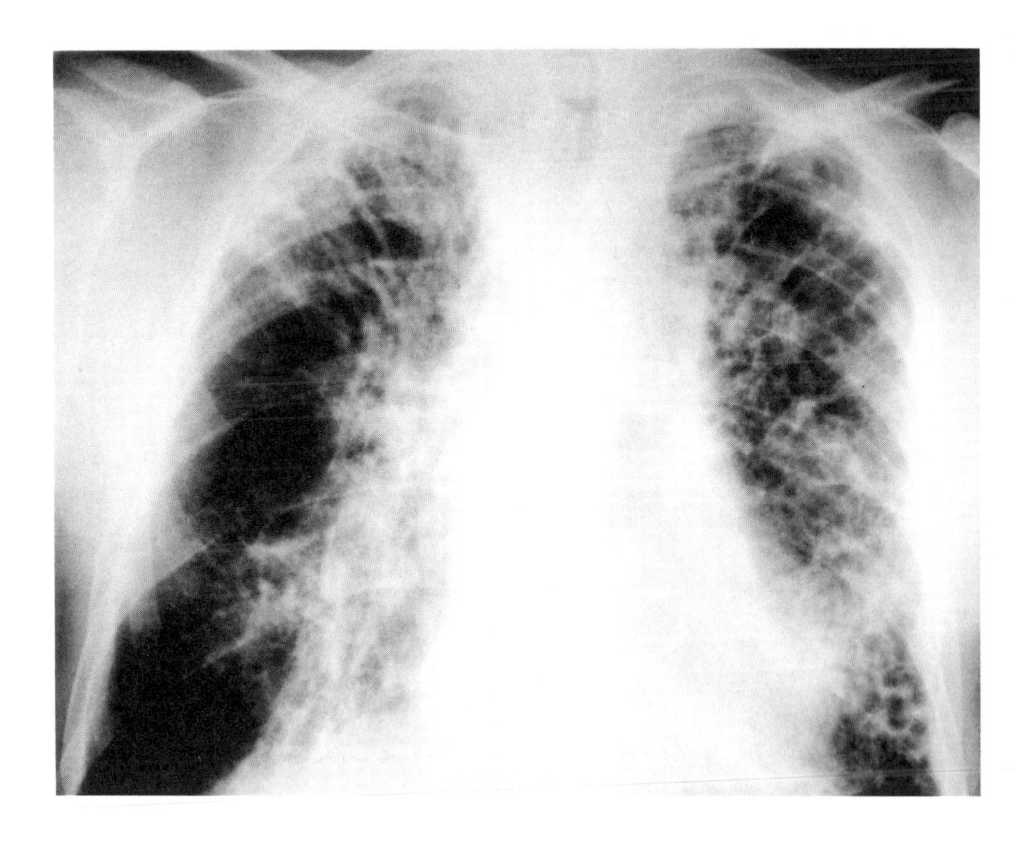

**Abb. 4:** Nach 13-jährigem Verlauf hat sich bei diesem 65-jährigen Patienten eine ausgedehnte Fibrose entwickelt (Stadium IV). Nach der Erstdiagnose war eine einjährige Steroidtherapie erfolgt, danach war der Patient nicht mehr zu Kontrolluntersuchungen erschienen.

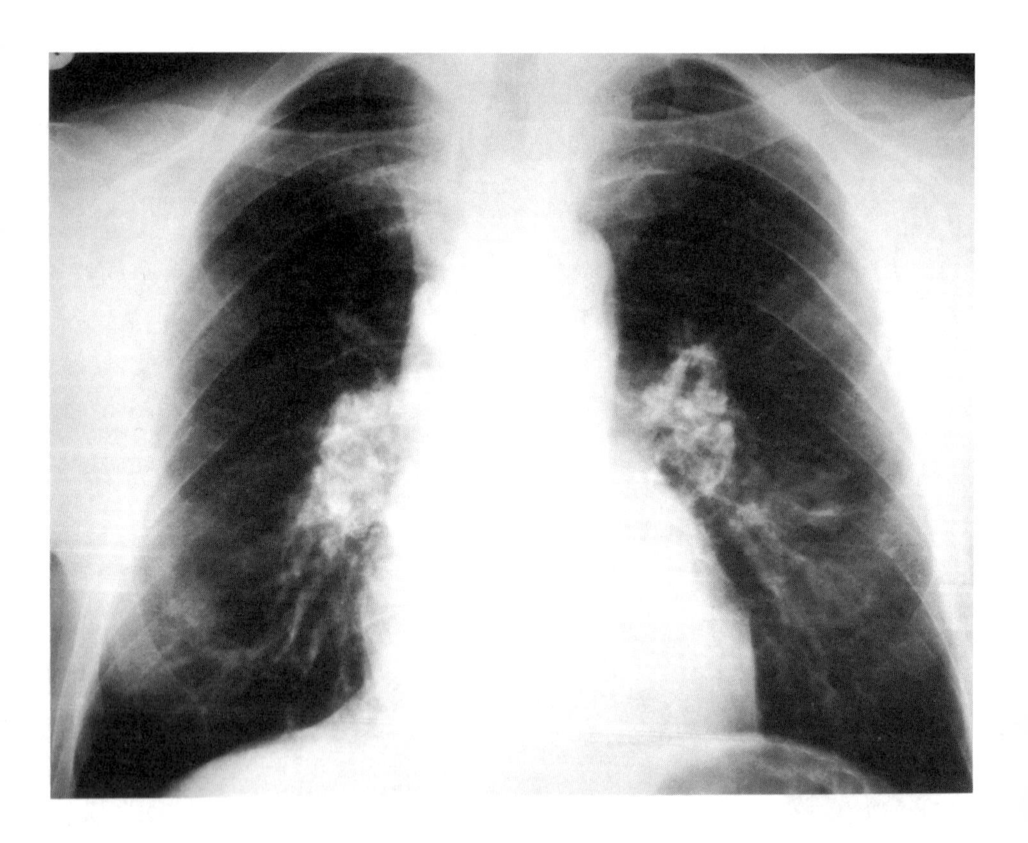

**Abb. 5:** Als seltener Befund bei einer Sarkoidose sind bei einem 50-jährigen Patienten die hilären und mediastinalen Lymphknoten verkalkt. Die Erstdiagnose wurde 27 Jahre vor dieser Aufnahme gestellt.

# Herzsarkoidose

**Priv.-Doz. Dr. Detlef Kirsten, Großhansdorf**

**Pneumologie 48 (1994) 737-743, Georg Thieme Verlag Stuttgart - New York**



## Vorbemerkung

Die Aufforderung zu einem Review über die Sarkoidose des Herzens gibt mir die Möglichkeit, die Ergebnisse unserer Arbeit der Jahre 1980 - 1987 aus der Zentralklinik für Herz- und Lungenkrankheiten Bad Berka einem größeren Leserkreis bekannt zu machen. Die Thematik wurde in dieser Zeit von Hermann Schaedel und mir systematisch bearbeitet. Die Ergebnisse dieser Bemühungen wurden jedoch - aus bekannten Gründen - nur den "Insidern" auf diesem Gebiet bekannt, also trotz der Behinderungen in punkto internationaler Kontakte und Publikationsmöglichkeiten nicht vergebens! Zur damaligen Zeit gab es in beiden Teilen Deutschlands nur vereinzelte Mitteilungen über Patienten mit Herzsarkoidose (3,7,28,31,36,37,67,72,85,91). Die Zentralklinik Bad Berka besaß in der Sarkoidoseforschung eine Tradition, die mit dem Namen Böttger, Ganguin, Haenselt und später Wiesner verbunden ist. Durch die Etablierung der Klinik für Kardiologie an der Zentralklinik Bad Berka bestanden ab 1975 die Voraussetzungen auch zur invasiven kardiologischen Diagnostik bei Patienten mit Lungenerkrankungen in einem Hause durchzuführen, und es bestand damals darüber hinaus die Möglichkeit, spezielle Patientengruppen über Jahre und Jahrzehnte zentralisiert gemeinsam weiter zu beobachten und zu betreuen, günstigste Voraussetzungen zur Bearbeitung einer solchen Thematik. Für die über viele Jahre anhaltende Arbeit am Thema Herzsarkoidose war aber die Freundschaft zwischen Pneumologen und Kardiologen entscheidend.

## Einleitung

Die Sarkoidose ist eine Systemerkrankung. Der granulomatöse Prozeß kann jedes Organ betreffen. Die meisten Sarkoidosegranulome sind klinisch asymptomatisch und beeinträchtigen die Funktion der befallenen Organe nicht oder nur unwesentlich. Die mangelhafte Korrelation zwischen Funktionsstörungen der Lunge und dem radiologischen Befall unterstreicht dies. Bei Organen mit ganz speziellen Funktionen können jedoch bereits wenige Granulome zu schwerwiegenden Funktionsstörungen führen. Die diffuse granulomatöse Durchsetzung eines ganzen Organs hat jedoch immer funktionelle Auswirkungen (9,98). Granulome im Herzmuskel machen nicht in jedem Fall klinische Erscheinungen. Ihr bioptischer Nachweis ist nicht in jedem Fall gleichbedeutend mit der Diagnose Herzsarkoidose, da andere Granulomatosen auch mit Myokardgranulomen einhergehen können. Eine kardiale Dysfunktion, die sich in elektrokardiographischen Störungen äußert bzw. eine Herzinsuffizienz durch massiven granulomatösen Befall des Herzmuskels wird bei der Sarkoidose in ca. 5% aller Patienten angenommen (80,90).

## Geschichte der Herzsarkoidose

Die erste Beschreibung einer Herzsarkoidose geht auf Bernstein, Konzelmann und Sittlick im Jahre 1929 zurück (8). Schaumann wies 1933 anhand von zwei Autopsien auf die Möglichkeit des Herzbefalls hin (84). Gentzen berichtete 1937 über den ersten Herztod durch Myokardsarkoidose (27). In den Jahren nach dem Zweiten Weltkrieg wurden vorwiegend Einzelfalldarstellungen plubliziert. Bis 1971 fanden Gozo und Mitarbeiter bei einer Literaturrecherche 70 Fälle von Herzsarkoidose (30). Porter (66) und Matsui et al. (60) wiesen auf die steigende Frequenz von myokardialem Befall bei Sarkoidosepatienten hin. Silvermann et al. beobachteten bereits 1978 eine Herzbeteiligung bei 25% ihrer Patienten des Johns Hopkins Hospitals (92). In einer Autopsiestudie wurde eine 19,5%ige Herzbeteiligung bei 123 Patienten mit Sarkoidose dokumentiert (90). Dabei ist der hohe Anteil von Multiorganbefall bei Schwarzafrikanern zu beachten (89). Ebenfalls in einer retrospektiven Analyse des Krankengutes Bad Berka fanden wir eine Herzbeteiligung bei Patienten mit Lungensarkoidose in 15,1% (41,42). Eine prospektive Studie zur In-vivo-Diagnose der Herzsarkoidose aus Bad Berka erbrachte einen Prozentsatz von 10,6%. Bei dieser Studie waren andere Erkrankungen, die elektrokardiographische bzw. echokardiographische Störungen bei Patienten mit Sarkoidose ebenfalls bedingen können, durch invasive Diagnostik einschließlich Koronarographie und Myokardbiopsie ausgeschlossen worden (47,80).

## Sarkoidosegranulom

Das histologische Korrelat der Sarkoidose ist das nicht verkäsende epitheloidzellige Granulom mit Riesenzellbildung und einem lymphozytären Randwall. Gelegentlich finden sich im Zentrum des Granuloms feine, fibrinoide Nekrosen. Für den geübten Pathologen ist die Differentialdiagnose zur Tuberkulose jedoch meist möglich. Typisch für den histologischen Sarkoidosebefund ist das Nebeneinander eines frischen "saftigen" Granuloms in der Nachbarschaft einer Fibrose. Sarkoidose-Granulome im Herzmuskel sind vielgestaltig. Man findet neben konfluierenden und extensiv aufgebauten Granulomen auch sogenannte dürre Granulomformationen (46). Die Form des granulomatösen Befalls beeinflußt auch die Erkennung des Herzbefalls bei Sarkoidose. Während breitflächige, meist weißlichgelbe Infiltrationen der Herzmuskulatur zur feingeweblichen Untersuchung an dieser Stelle herausfordern, ist die disseminierte Granulomatose makroskopisch nicht auffällig. In der Regel sind die Granulome am Herzmuskel nur miskroskopisch sichtbar. Bei makroskopisch unauffälligem Herzen ist sicher früher oft die feingewebliche Untersuchung des Herzens bei Autopsien von Lungensarkoidosepatienten unterblieben. Die Granulome können auch am Herzen narbig ausheilen, gelegentlich aber auch ein Aneurysma bilden (15, 58).

In einer Literaturübersicht zu diesem Thema haben wir 1983 die pathologisch-anatomischen Arbeiten von Roberts et al. (71), Flemming (21), Silvermann (92) sowie Lomcope und Fisher (55) sowie von Matsui et al. (60) und Sekiguchi et al. (87) zusammengestellt. Dabei können Prädilektionsorte der Sarkoidosegranulome am Herzen erkannt werden (73). Tab. 1 zeigt die Lokalisation der myokardialen Granulome nach Literaturdurchsicht (73). Naturgemäß machen Sarkoidosegranulome im Reizleitungssystem sich rasch bemerkbar und führen zu sinoatrialen, atrioventrikulären oder Schenkelblockbildungen (5). Die Herzklappen sind selten befallen (29), der Befall des Papillarmuskels kann sowohl die Pumpfunktion beeinträchtigen als auch zur Mitral-Regurgitation führen. Bei Befall kleinerer Koronararterien können Rhythmusstörungen, infarktähnliche Bilder sowie ein plötzlicher Herztod auftreten. Die größeren Koronararterien sind scheinbar nicht befallen (59).

**Tab. 1:** Herzbeteiligung bei Sarkoidose-Lokalisation der Granulome

| li. Ventr. | Septum | re.Ventr. | Pap-M. | Vorhof | epik. |
|---|---|---|---|---|---|
| 106 | 78 | 51 | 40 | 22 | 10 |
| —— 95,5% | —— 72,2% | —— 47,7% | —— 40,4% | —— 21% | —— 62,5% |
| 111 | 108 | 107 | 99 | 105 | 16 |

Befall anderer Organe bei Patienten mit Herzsarkoidose

| Hilus-LK | Lunge | Leber | Milz | andere |
|---|---|---|---|---|
| 229 | 170 | 126 | 112 | 48 |
| —— 93,9% | —— 77,3% | —— 57,0% | —— 50,7% | —— 36,7% |
| 244 | 220 | 221 | 221 | 132 |

**Klinische Bilder bei Herzsarkoidose**

Bei der Vielgestaltigkeit der klinischen Verläufe und der Seltenheit einer exakten Diagnostik überrascht es nicht, daß in einer Literaturrecherche 1984 zur In-vivo-Diagnostik der Herzsarkoidose in den letzten Jahren zunehmend Arbeiten publiziert wurden, die mehr und mehr invasivere Methoden zur Diagnosesicherung forderten (74). Die Folgen des Sarkoidosebefalls am Herzen sind abhängig von der Zahl und der Lokalisation der Granulome.

1. Diffuse Granulomatose, Beeinflussung der Pumpfunktion des Herzens: Neben dem Ausfall des zerstörten Myokards kann es zur Beeinträchtigung der Papillarmuskelfunktion (68,100), Bildung von Herzwandaneurysmen (15,18, 58) und endokardialer Thrombenbildung mit Embolisierung kommen. Den Endzustand stellt die Kongestion dar.

2. Lokalisierte Granulomatose, Einflußnahme auf Erregungsbildung und Erregungsleitung: hier sollen unterschiedliche, häufig intermittierende Schenkelblockbilder, AV-Leitungsstörungen aller Schweregrade, supraventrikuläre und ventrikuläre Extrasystolen sowie Tachykardien, SA-Blockierung und Vorhofflimmern bzw. - flattern genannt werden. Den Extremfall stellt der Kreislaufstillstand durch Kammerflatttern bzw. -flimmern oder Kammerasystolie, häufig mit Adams-Stokes-Symptomatik, dar. Dabei spielen der Befall der Vorhöfe bzw. des Kammerseptums die bedeutendste Rolle. Die plötzlichen Herztodesfälle finden durch diese Befunde pathologisch-anatomisch ihre Erklärung. Es wurden auch myokarditische Krankheitsverläufe und Myokardinfarkt vortäuschende Krankheitsbilder beobach-

**Tab. 2:** Konstante und reversible EKG-Veränderungen bei 125 Patienten mit Sarkoidose (vereinzelt kombinierte Störungen)

| | konstante Störungen (n = 19) | reversible Störungen (n = 106) |
|---|---|---|
| Erregungsrückbildungsstörungen | 8 | 55 |
| unvollständiger Schenkelblock | 3 | 7 |
| vollständiger Schenkelblock | 1 | 7 |
| ventrikuläre Extrasystolie | 3 | 9 |
| supraventrikuläre Extrasystolie | – | 3 |
| AV-Block 1° | 2 | 10 |
| AV-Block 3° | – | 1 |
| R-Reduktion $V_1$-$V_3$, $V_4$ | 2 | – |
| ST-Hebungen > 0,2 mV | – | 6 |
| Sinustachykardie, Sinusarrhythmie | 1 | 8 |
| Vorhofflimmern | 1 | – |
| SA-Block | 1 | – |

tet (3,47,61). Tab. 2 zeigt die Rhythmusstörungen getrennt nach permanenten bzw. rückgebildeten Störungen bei 125 eigenen Patienten mit Sarkoidose.

3. Perikardialer-epikardialer Befall: Epi- bzw. perikardialer Befall ist nicht ungewöhnlich, klinisch erkennbar am Auftreten von Perikardergüssen (17, 30, 60, 79, 81).

4. Einzelgranulome: Einzelne Granulome, verstreut im Myokard oder Epikard gelegen, nehmen, sofern sie das Erregungsbildungs- und Leitungssystem des Herzens nicht tangieren, keinen Einfluß auf die Herztätigkeit. Das Auffinden solcher Granulome bei subtiler histologischer Untersuchung hängt sicher auch vom Zufall ab. Ausgesprochene Raritäten sind, wie oben bereits erwähnt, direkte Herzklappengranulome sowie Granulomnachweis in den herznahen Gefäßen (90).

## Plötzlicher Herztod

Ventrikuläre Tachyarrhythmien sowie totale AV Blockierungen sind für 30 bis 65% aller Todesfälle an Sarkoidose verantwortlich (1,71,92). Bei ca. 50% aller Patienten, die infolge einer Sarkoidose am plötzlichen Herztod verstarben, war die Diagnose Sarkoidose vordem nicht bekannt (71). Neben Störungen der Reizleitung durch granulomatöse Veränderungen können auch Granulome im Mykard für abnormale Reentry-Mechanismen verantwortlich sein.

## Klinik der Herzsarkoidose

Eine Herzsarkoidose kann grundsätzlich in jedem Stadium einer Lungensarkoidose auftreten, wobei nach unseren Untersuchungen das Röntgenstadium II einen höheren Prozentsatz an Herzbeteiligung aufwies als die anderen Röntgenstadien (41). Bei der Altersverteilung der Patienten mit Herzsarkoidose folgt diese zunächst dem üblichen Altersgang der Lungensarkoidose, d.h. auch bei der Herzbeteiligung ist der Gipfel im dritten Dezennium zu finden. Es findet sich aber im Gegensatz zur Lungensarkoidose ein zweiter Gipfel im Alter zwischen 50 und 60 Jahren, der nahezu ausnahmslos durch Frauen repräsentiert wird (siehe Abb. 1). Bei unseren Patienten mit Herzsarkoidose fanden sich gegenüber den Patienten mit alleiniger Lungensarkoidose darüber hinaus in > 30% weitere extrapulmonale Sarkoidosemanifestationen. Die Anamnese der Patienten mit Herzsarkoidose weist in weit höherem Maße Beschwerden und Klagen über Belastungsluftnot, Leistungsschwäche, Thoraxschmerzen als bei Patienten mit Lungensarkoidose auf (siehe Tab. 3).

Eine besondere Aufmerksamkeit verdient die Tatsache, daß der Verlauf von Lungen- und Herzsarkoidose nicht parallel gehen muß. Die langjährigen Nachuntersuchungen der Patienten mit Herzsarkoidose in Bad Berka zeigten, daß in einem Drittel der Fälle die Herzsarkoidose erst dann klinisch auffällig wurde, nachdem die Lungensarkoidose sich radiologisch normalisiert hatte (82). Eine Herzsarkoidose kann nicht nur bei chronischer Granulomatose auftreten, sondern wurde auch im Rahmen des Löfgren-Syndroms diagnostiziert. Dabei erinnern die Beschwerden der Patienten an eine akute Myokarditis. Die Symptome wie Fieber, Schwäche, Arthralgie und Myralgie sind gefolgt von Dyspnoe und thorakalem Schmerz. Elektrokardiographisch können sich entweder tachykarde Herzrhythmusstörungen oder Erregungsrückbildungsstörungen wie T-Inversion, gelegentlich auch ST-Hebungen elektrokardiographisch zeigen (10, 13, 22, 53, 80).

## Diagnostik der Herzsarkoidose

### Beachten des Problems

Die Herzsarkoidose wird sicher weltweit unterdiagnostiziert. Aus diesem Grunde ist es wichtig, daran zu erinnern, daß bei unklaren Herzrhythmusstörungen junger Personen sowie auch bei dilatativer Kardiomyopathie an die Herzsarkoidose gedacht werden muß (64). Die Verdachtsdiagnose ist um so

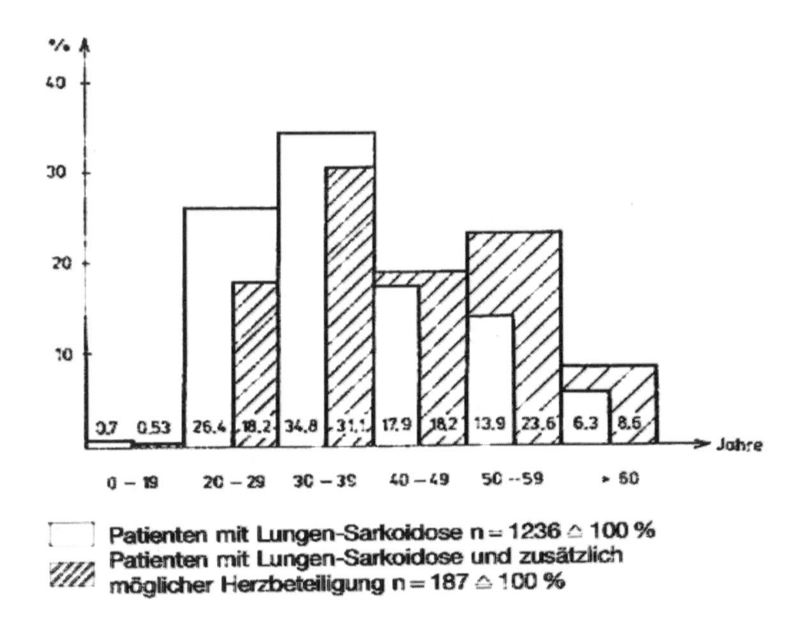


**Abb. 1:** Altersverteilung von 1236 Patienten mit Lymphknoten- und Lungensarkoidose; gesonderte Darstellung der Befunde bei Patienten mit Verdacht auf Herzbeteiligung.

wahrscheinlicher, wenn eine Sarkoidose in der Vorgeschichte eruiert werden kann bzw. gleichzeitig besteht. Dies gilt auch bei zwischenzeitlich normalisiertem Thorax-Röntgenbild. Bei persistierender Aktivität der Sarkoidose bzw. auch bei Rezidiven und bei Nachweis von Sarkoidosegranulomen an mehreren Organen ist bei bestehendem kardialen Beschwerdebild bzw. bei pathologischen kardiologischen Befunden die Herzsarkoidose die wichtigste Differentialdiagnose (23, 44, 63, 89).

## Klinische Untersuchung

Bei der klinischen Untersuchung muß neben der Lunge und dem Herzen besonderes Augenmerk auf die Inspektion des Hautorgans, auf vergrößerte Lymphknoten, Hepato- und Splenomegalie gelegt werden, da, wie oben ausgeführt, bei Patienten mit Multiorgansarkoidose das Herz relativ häufig mit betroffen ist. Bei der Auskultation des Herzens sind Rhythmusstörungen und pathologische Herzgeräusche zu beachten. Eine deutliche Herzvergrößerung

**Tab. 3:** Beschwerden und kardiale Befunde bei Patienten mit Lungensarkoidose (n= 1236), gesonderte Darstellung der Befunde bei Patienten mit Verdacht auf Herzsarkoidose (n = 187)

| Symptom | mit Lungen- bzw. Lymphknoten-sarkoidose (n = 1236) | mit Verdacht auf Myokardsarkoidose (n = 187) |
|---|---|---|
| Wohlbefinden | 55,0 | 34,6 |
| Belastungsluftnot | 15,5 | 21,9 |
| Leistungsinsuffizienz | 8,7 | 11,2 |
| Gelenkschmerzen, Arthralgien | 8,3 | 10,2 |
| allgemeiner Thorax-schmerz | 7,0 | 12,3 |
| in Behandlung wegen Herzschmerzen | 4,6 | 17,1 |
| typische Angina pectoris | 1,7 | 5,9 |
| kardiale Dekompensation | 0,4 | 2,7 |

sollte Anlaß zu weiteren Untersuchungen (Herzecho!) sein. Die Vorstellung der Patienten beim Augenarzt ist obligat.

## Röntgenuntersuchung der Thoraxorgane

Ein Zugangsweg zur Diagnose der Herzsarkoidose ist der Nachweis der Kardiomegalie. Bei 15% unserer Patienten mit Herzsarkoidose war ein so einfach zu bestimmender Parameter wie der Herz-Thorax-Quotient über 0,5 wegweisend (41). An der Herzvergrößerung ist besonders die Dilatation des linken Ventrikels beteiligt. Perikardergüsse sind nicht selten (38), ein linksventrikuläres Herzwandaneurysma ist sicher eine Rarität (14). Bei typischem Röntgenbild mit bihilärer Adenopathie bzw. auf eine Lungensarkoidose hinweisende Lungenherde wird die Diagnostik rasch in die richtige Richtung gelenkt. Reidy et al. berichteten über den zusätzlichen diagnostischen Gewinn durch MR-imaging (70).

## Elektrokardiographie

Durch die Langzeit-EKG-Registrierung können besonders zuverlässig Herzrhythmusstörungen diagnostiziert werden. Die häufigste Störung bei unseren Patienten waren ventrikuläre Extrasystolen, teilweise mit ventrikulären Salven. Es gelingt allerdings auch oft durch mehrfache Routine-EKG, einen Hinweis auf eine elektrokardiographische Störung zu erhalten (47,62). Dabei sind besonders wechselnde bzw. durch eine Kortisontherapie rückbildungsfähige ausgeprägte elektrokardiographische Störungen wegweisend. Die Ergometrie hat keinen wesentlichen Beitrag zur Diagnostik der Sarkoidose am Herzen erbracht (47,80,91), allerdings hat sie einen hohen Stellenwert bei der Abgrenzung zur koronaren Herzkrankheit. Dies gilt besonders bei Patienten über 40 Jahre.

## Echokardiographie

Die Echokardiographie ist eine wesentliche Methode zur Diagnostik der links- bzw. rechtsventrikulären Dilatation, von Septumverdickungen, von segmentalen oder globalen Hypokinesien des Herzmuskels, zur Diagnostik eines Mitralklappenprolaps durch Papillarmuskeldysfunktion sowie auch zur Diagnose eines Herzwandaneurysma (11, 54, 65). Durch die Echokardiographie kann der Nachweis eines durch perikardiale Granulome induzierten Perikardergusses gelingen (39). Die Farbdopplerechokardiographie bringt für die Frage des Herzbefalls bei Sarkoidose keine zusätzlichen Informationen, ausgenommen die extrem seltenen Herzklappenbesiedlungen mit Sarkoidosegranulomen und die durch Papillarmuskelinfiltration verursachte Mitralinsuffizienz (100). Die Echokardiographie eignet sich vorzüglich zur Verlaufskontrolle (82). Zytologische Befunde von sarkoidosebedingten Perikardergüssen wurden bisher nicht publiziert.

## Thalliumszintigraphie-Galliumszintigraphie

Die Thallium 201-Myokardszintigraphie erlangte Bedeutung durch den Nachweis von granulombedingten Perfusionsausfällen bei der Diagnose der Herzsarkoidose (20). Persistierende Perfusionsausfälle unter Belastung im Zusammenhang mit einem unauffälligen Belastungs-EKG, gegebenenfalls auch mit einem normalen Koronarogramm, geben der Thalliummyokardszintigraphie einen hohen Stellenwert zur Sicherung der Diagnose (32,76,78). Allerdings sind Thalliumperfusionsausfälle ebenfalls nicht sarkoidosespezifisch, so daß andere Ursachen klinisch, elektrokardiologisch oder durch Laboruntersuchungen, gegebenenfalls auch durch Myokardbiopsie, ausgeschlossen werden müssen. Durch die Thalliumszintigraphie gelingt es, in einem hohen Prozentsatz auch bei asymptomatischen Patienten mit Sarkoidose Perfusionsausfälle am Herzen zu diagnostizieren (39). Andere Radionuklidverfahren, wie die Gallium 67-Szintigraphie, sind zur Diagnose der Myokardsarkoidose weniger geeignet, da die Überlagerung durch Lungengranulome die Aussagekraft dieser Untersuchung für die Diagnose der Herzbeteiligung deutlich einschränkt (25,76). C. Kurata et al. (51) beschrieben die günstige Kombination von Thallium- und Gallium-Szintigraphie.

## Herzkatheteruntersuchung

Die Herzkatheteruntersuchung hat zur Diagnostik einer Herzsarkoidose vorwiegend differentialdiagnostische Bedeutung, insbesondere zur Bestätigung der Verdachtsdiagnose einer koronaren Herzkrankheit (75,78). In einigen Fällen kommen sicher beide Krankheiten gemeinsam vor. Hier hilft nach unseren Erfahrungen ein Kortisonbehandlungsversuch und eine Kontrolle der Befunde zunächst mit nicht invasiven Methoden (48).

## Ventrikulographien

Ventrikulographien zeigten mit der Methode der Halbachsenverkürzung eine Korrelation zum linksventrikulären enddiastolischen Druck (LVEDP) und zur Ejektionsfraktion. Kinetikstörungen des linken Ventrikels und pathologische Thalliumszintigraphiebefunde erwiesen sich als wegweisende oder ergänzende Befunde (76).

## Endomyokardbiopsien

Endomyokardbiopsien sind grundsätzlich geeignet, bei Speichelerkrankungen sowie bei systemischen Erkrankungen wie der Sarkoidose eine histologische Diagnose am Herzmuskel zu sichern (43,95). Angesichts der großen Streubreite der Sarkoidosegranulome auch im Herzmuskel sind die Trefferquoten bei der Myokardbiopsie eher gering. Darüber hinaus sind Biopsien aus dem muskelschwachen rechten Ventrikel nicht ungefährlich (77).

Bei subtiler histologischer Bearbeitung der Bioptate fällt auf, daß Myokardbiopsien von Patienten mit Herzsarkoidose selten Normalbefunde zeigen. So ist das Auffinden von Rundzellinfiltrationen, Faserhypertrophien und Riesenzellen bei jungen und ansonsten gesunden Patienten ein wichtiger Befund (50). Unauffällige Myokardbiopsien schließen eine Herzsarkoidose nicht aus. Die Herzmuskelbiopsie ist zur Differentialdiagnose unklarer Befundkonstellationen jedoch wertvoll (50, 56, 75, 87).

## Laborteste

Es gibt keinen spezifischen Labortest zur Diagnose der Herzsarkoidose. Bei fehlendem Lungenbefall bzw. stationärer Lungensarkoidose kann ein Ansteigen des ACE-Spiegels sowie auch ein erhöhter CD4/CD8-Quotient in der bronchoalveolären Lavage nicht nur die Diagnose Sarkoidose weiterhin bestätigen, sondern weist gerade auch bei regredienter Lungensarkoidose auf einen aktiven extrapulmonalen Befall hin (40,90). Der ACE-Spiegel ist dann auch zur Therapiekontrolle brauchbar (6). Antikörper gegen Herzmuskulatur fanden sich bei Patienten mit Lungen- und Herzsarkoidose in 51,8% gegenüber 3% bei Normalpersonen (Blutspender) (45). Klinische Bedeutung haben solche Befunde besonders, wenn eine Myokarditis anderer Ätiologie vorher weitgehend ausgeschlossen wurde. Der diagnostische Aufwand ist jedoch hoch und eignet sich nicht für die tägliche Routine.

## Diagnostischer Score

Aufgrund empirischer Einschätzung klinischer und kardialer Funktionsparameter entwickelten wir einen Score, der es dem Anwender ermöglicht, je nach Diagnostikstand zusätzliche Untersuchungen anzuschließen, eine abwartende Haltung einzunehmen bzw. die therapeutische Schlußfolgerung zu ziehen. Die zu vergebenden Punktzahlen wurden nach ihrer klinischen Wertigkeit festgelegt. Dabei wurden wegen der oft problematischen Differentialdiagnostik zur koronalen Herzkrankheit strenge Maßstäbe angelegt. Die Notwendigkeit dieses diagnostisch-therapeutischen Managements, die auch Raum für einen Behandlungsversuch mit Kortison bietet, gründet sich auf die vitale Gefährdung der Patienten mit Herzsarkoidose (49).

## Behandlung der Herzsarkoidose

Bei einer Erkrankung mit unbekannter Ätiologie ist eine spezifische Behandlungsmethode bisher nicht bekannt. Die wenigen kontrollierten Studien bei Lungensarkoidose zeigen nicht, daß der natürliche Verlauf der Erkrankung durch eine medikamentöse Behandlung entscheidend beeinflußt werden kann (19).

## Kortikosteroide

Die Erfolge einer hochdosierten Kortikosteroidtherapie bei frühzeitigem Behandlungsbeginn wurden oft beschrieben (1,26,30,34,48,53,56). Bei ausgeprägten Verläufen mit hochgradiger Kinetikstörung des Herzens bzw. Herzwandaneurysmen ist eine Kortikosteroidtherapie in der Regel nicht mehr hilfreich (24,48,69,82,90). Die Kortikosteroidtherapie ist bezüglich der Sarkoidoseerkrankung nicht kurativ. In Fällen mit Reizleiterstörungen ist sie jedoch oft entscheidend, da nach Rückbildung der perigranulomären Entzündung sowie der narbigen Umwandlung der Granulome die Reizleitung wieder möglich wird, die durch floride Granulome unterbrochen war. Trotz der vielfach dokumentierten günstigen Verläufe der Herzsarkoidose unter Kortikosteroiden kann nicht eindeutig ausgesagt werden, ob der natürliche Verlauf der Erkrankung durch diese Medikamente beeinflußt wurde, da bereits der Verdacht auf das Vorliegen einer Herzsarkoidose die Indikation zur Kortikosteroidtherapie beinhaltet. Eine plazebokontrollierte Studie ist bisher aus ethischen Gründen nicht durchgeführt worden. Zytostatika bzw. Ciclosporin sollten bei Kortikosteroidversagern angewendet werden (16, 35, 57, 69, 99).

## Antiarrhythmische Therapie

Eine antiarrhythmische Therapie ist nur bei lebensbedrohlichen Herzrhythmusstörungen sinnvoll, da der Wert dieser Behandlung bei der Grunderkrankung nicht sicher bestimmbar ist. Andererseits führen die potenten Antiarrhythmika ihrerseits nicht selten zur Komplizierung der Situation und sind oft selbst Ausgang lebensbedrohlicher Rhythmusstörungen (12). Die Wahl des Antiarrhythmikums ist von der Art der vorliegenden Störung abhängig. Wir verwendeten sowohl ß-Blocker als auch Ajmalin, Mexiletin und Xylocain. Es gibt auch bei der Myokardsarkoidose eine nicht geringe Zahl spontaner Remissionen, so daß eine zusätzliche Gefährdung durch Antiarrhythmika nicht prinzipiell in Kauf genommen werden sollte.

## Schrittmachertherapie

Bei totalem AV-Block ist eine Schrittmacherversorgung notwendig. Gleiches gilt für AV-Blockierungen zweiten Grades zur Prophylaxe einer totalen AV-Blockierung. Kortikosteroide sollten immer in einem Behandlungsversuch eingesetzt werden, gelegentlich bilden sich die AV-Blockierungen zurück (44). Wir haben solche Rückbildungen vielfach beobachten können (42,82). Bei bereits fortgeschrittenen Fällen starben die Patienten, bevor der Nutzen der Schrittmachertherapie sich herausstellen konnte (18,30). Bei Patienten mit ventrikulären Tachykardien, die die Gefahr eines plötzlichen Herztodes in sich bergen, ist die Behandlungsindikation mit einem automatischen, implantierbaren Defibrillator (AICD) gegeben (4, 33, 97).

## Herztransplantation

Eine Herztransplantation ist bei jungen Patienten mit hochgradiger Kinetikstörung der linken Ventrikel und kardialer Dekompensation im Gefolge einer Herzsarkoidose in Erwägung zu ziehen (10,86). Fleming berichtete, daß auch bei Patienten, die bereits zur Herztransplantation vorgesehen waren, eine Kortisontherapie in einigen Fällen den Organersatz zunächst verhinderte (23).

## Prognose

Zur Prognose gibt es differente Mitteilungen. So berichteten Roberts et al. 1976, daß das Überleben nach Diagnosestellung ca. zwei Jahre in einer großen Untersuchungsstudie betrug (71). Die Untersuchungen von Fleming zeigten jedoch, daß die Prognose auch günstiger sein kann. Es überlebten aus seinem Klientel 100 Patienten mehr als fünf Jahre, 36 Patienten mehr als 10 Jahre und 7 mehr als 20 Jahre (23). In der eigenen, prospektiv angelegten Untersuchung von 1980 bis 1986 starben innerhalb von 5 Jahren 6 von 56 Patienten (82). Die Haupttodesursachen bei Herzsarkoidose waren bei Auswertung der Literaturmitteilungen und der eigenen Ergebnisse der plötzliche Herztod infolge von ventrikulären Tachyarrhythmien oder Herzinsuffizienz (2,23,71,82,88,93,94). Angesichts der unbekannten Ätiologie der Sarkoidose kann die Prognose der Herzsarkoidose bisher nur durch frühzeitiges Erkennen der Erkrankung, gegebenenfalls auch frühzeitiger prophylaktischer Schrittmacherimplantation und Einleitung einer Kortisontherapie verbessert werden. Bei fortgeschrittener Herzsarkoidose mit dilatativer Kardiomyopathie ist eine Herztransplantation zu erwägen.

**Literatur**


1 Abeler, V.: Sarcoidosis of the cardiac conducting system. Am. Heart J. 97 (1979) 701 - 707

2 Antecol, D.H., W.C. Roberts: Sudden death behind the wheel from natural disease in drivers of four wheeled motorised vehicles. Am. J. Cardiol. 66 (1990) 1329-1335

3 Bach, P., J. Zahringer, G. Steinbeck, J. M. Gokel: Myocardial infarct as the initial asymptomatic Boeck disease. Internist (Berl) 28 (1987) 273 - 277

4 Bajaj, A.K., H.A. Kopelman, D.S. Echt: Cardiac sarcoidosis with sudden death: treatment with automatic implantable cardioverter defilbrillator. Am. Heart J. 116 (1988) 557 - 560

5 Bashour, F.A., T. McConnell, W. Shinnner, M. Hannon: Myocardial sarcoidosis, Chest 53 (1968) 413 - 420

6 Baur, X., G. Fruhmann, J. König, R. Rienmüller, M. Knonsalla, H. Dahlheim: Die Bedeutung des Angiotensin-I-Converting Enzyms für die Diagnose einer Sarkoidose. Klin. Wochenschr. 58 (1980) 199 - 206

7 Beckert, W.: Plötzlicher Herztod infolge Myokardsarkoidose. Z. Ges. inn. Med. 34 (1979) 494 - 496

8 Bernstein, M., F.W. Konzelmann, D. M. Sidlick: Boeck's sarcoid: report of case with visceral involvement. Arch. Intern. Med. 44 (1929) 721 - 734

9 Böttger, D.: Sarkoidose - Theorie und Praxis, Leipzig: Johann Ambrosius Barth 1982

10 Burke, W.M., A. Keogh, P.J. Maloney, W. Delprado, D.H. Bryant, P. Spratt: Transmission of sarcoi-

dosis via cardiac transplantation (letter). Lancet 2 (1990) 1579
11 Burstow, D.J., A.J. Tajik, K.R. Bailey, R. A. DeRemee, C.P. Taliercio: Twodimensional echocardiographic findings in systemic sardoidosis. Am. J. Cardiol. 63 (1989) 478 - 482
12 CAST-Studie: Cardiac arrhythma suppression trial preliminary report. N. Engl. J. Med. 321 (1989) 406 - 412
13 Cheng, T.O.: Sarcoid myocarditis. NZ. Med. J. 103 (1990) 465 - 468
14 Chiles, C., G.W. Adams, C.E. Ravin: Radiographic manifestations of cardiac sarcoidosis. AJR 145 (1985) 711 - 714
15 Chun, S.K., J.J. Andy, P. Silly, C.L. Curry: Ventricular aneurysm in sarcoidosis. Chest 68 (1975) 392 -395
16 Demeter, S.L.: Myocardial sarcoidosis unresponsive to steroids: treatment with cyclophosphamide. Chest 94 (1988) 202 - 203
17 Diderholm, E., A. Eklund, E. Orinius, O. Widstrom: Exudative pericarditis in sarcoidosis: a case report and echocardiographic study. Sarcoidosis 6 (1989) 60-62
18 Duvernoy, W.F., R. Garcia: Sarcoidosis of the heart presenting with ventricular tachycardia and atrioventricular block. Am. J. Cardiol. 28 (1971) 348 - 352
19 Eule, H., I. Roth, I. Ehrke, W. Weinecke: Corticosteroid therapy of intrathoracic sarcoidosis stages I and II-Results of a controlled trial. Z. Erkrank. Atm.-Org. 149 (1977) 142 - 147
20 Fields, C.L., M.A. Ossorio, T.M. Roy, D.M. Denny, D.W. Varga: Thallium-201 scintigraphy in the diagnosis and management of myocardial sarcoidosis, South Med. J. 83 (1990) 339 - 342
21 Fleming, H.A.. Sarcoid heart disease, Br. Heart J. 36 (1974) 54-68
22 Fleming, H.A.: Sarcoid heart disease, Sarcoidosis 2 (1985) 20-24
23 Fleming, H.A.: Cardiac sarcoidosis: Semin. Respir. Med. 8 (1986) 65-71
24 Flora, G.S., O.P. Sharma: Myocardial sarcoidosis. Sarcoidosis 6 (1989) 97-106
25 Foreman, M.B., M.D. Sandler, G.A. Sacks, M.W. Kronenberg, T.A. Powers: Radionuclide imaging in myocardial sarcoidosis: demonstration of myocardial uptake of technetium pyrophosphate 99 and gallium. Chest 83 (1983) 578-580
26 Fujilu, N., H. Hiroe, Y. Suzuki, H. Sato, Y. Inoue, M. Sekiguchi, et al.: A case with cardiac sarcoidosis: significance of the effect of steroids on the reversion of advanced atrioventricular block and myocardial scintigraphic abnor-

malities. Heart Vessels 5 (1990) 16-18

27 Gentzen, G.: Über Riesenzellgranulome bei zwei Fällen von Endomyokardfibrose, Beitr. Pathol. Anat. 98 (1937) 75-80

28 Golob, H., G. Willstock: Obduktionsbefunde bei tödlicher Sarkoidose. Vortrag auf der 10. Tagung der Gesellschaft für Pathologie der DDR, Cottbus 9.-11.2.1984

29 Gosh, P., M.A. Fleming, G.A. Gresham, P.G. Stovin: Myocardial sarcoidosis. Br. Heart J. 34 (1972) 769-773

30 Gozo, E.J., I. Cosnow, H.C. Cohen: The heart in sarcoidosis. Chest 60 (1971) 379 - 388

31 Hagemann, G.P., K. Wurm: Bei Sarkoidose auf Herzbefall achten. Med. Klinik 75 (1980) 665 - 669

32 Haywood, L.J., O.P. Sharma, M.E. Siegel: Detection of myocardial sarcoidosis by thallium-201 imaging. J. Natl. Med. Assoc. 63 (1983) 478 - 482

33 Huang, P.L., R. Brooks, C. Carpenter, H. Garan: Antiarrhythmic therapy guided by programmed electrical stimulation in cardiac sarcoidosis with ventricular tachycardia. Am. Heart J. 121 (1991) 599-601

34 Ishikawa, T., H. Kondoh, S. Nakagawa, Y. Koiwaya, K. Tanaka: Steroid therapy in cardiac sarcoidosis increased left ventricular contractility concomitant with electrocardiographic improvement after prednisone, Chest 85 (1984) 445 - 447

35 James, T.N.: Sarcoid heart disease: clinicopathological correlations. Circulation 56 (1977) 320-326

36 Jüngst, B.-K.: Die myokardiale Sarkoidose. Z. Kinderheilkd. 95 (1966) 53-58

37 Kauder, H., G. Dippmann: Totaler AV-Block infolge Myokardsarkoidose. Z. Ges. inn. Med. 27 (1972) 800 - 803

38 Kinney, E., R. Murthy, G. Asunce: Pericardial effusion in sarcoidosis. Chest 76 (1979) 476-478

39 Kinney, E.L., G.L. Jackson, W.C. Reeves, R. Zelis: Thallium-scan myocardial defects and echocardiographic abnormalities in patients with sarcoidosis without clinical cardial dysfunction. Am. J. Med. 68 (1980) 497 - 450

40 Kirsten, D., H. Schaedel, A. Müller, R. Lenich: Untersuchungen zur Aktivitätsbestimmung bei Sarkoidose - ein Vergleich zwischen Angiotensinkonvertase und Kollagenpeptidase. Z. Ges. inn. Med. 39 (1984) 383 - 387

41 Kirsten, D., H. Schaedel: Herzbeteiligung bei Lungensarkoidose. Z. Erkrank. Atm.-Org. 162 (1984) 99 - 107

42 Kirsten, D., H. Schaedel, G. Keßler: Retrospektive Auswertung des Sarkoidosekrankengutes der

Jahrgünge 1970 - 1979 der Zentralklinik für Herz- und Lungenkrankheiten Bad Berka zur Auffindung möglicher Herzbeteiligung. Z. Erkrank. Atm.-Org. 162 (1984) 108-117

43 Kirsten D., H. Schaedel: Bioptische Sicherung der Myokardsarkoidose - ein kasuistischer Beitrag. Prax. Klin. Pneumol. 39 (1985) 139-142

44 Kirsten, D., H. Schaedel: Herzbefall bei Sarkoidose, Med. Klin. 80 (1985) 426-429

45 Kirsten, D., H. Schaedel, H. Barthelmes: Herzantikörper bei Sarkoidose. Zschr. Ges. Inn. Med. (1985) 625-629

46 Kirsten, D., J. Jäger, H. Schaedel: Generalisierte chronische Sarkoidose mit klinisch stummer Myokardbeteiligung. Prax. Klin. Pneumol. 38 (1985) 305-308

47 Kirsten, D., H. Schaedel, et al.: Verlaufsbeobachtungen und spezielle kardiologische Diagnostik bei Patienten mit Verdacht auf Herzsarkoidose. Zschr. Erkrank. Atm.-Org. 165 (1985) 53-62

48 Kirsten, D., H. Schaedel, B. Wiesner: Diagnostische und therapeutische Aspekte bei Patienten mit Herzsarkoidose. Stud. Pneumol. phtiseol. Csech. 46 (1986) 280-284

49 Kirsten D., H. Schaedel, E. Riedel: Score zur Diagnostik der Herzsarkoidose. Z. Erkrank. Atm.-Org. 168 (1987) 244 - 248

50 Kirsten, D., H. Schaedel, A. Schmidt, V. Haenselt: Myocardial biopsy in heart sarcoidosis. 11.9.1989 Tagung der European Respiratory Society, Kongreßband

51 Kurata, C., K. Sakata, T. Tagucho, Y. Fukumoto, H. Migata, S. Aoshima: SPELT imaging with Tl- 201 and Ga-67 in myocardial sarcoidosis. Clin. Nucl. Med. 8 (1990) 408 - 4

52 Kusnitzky, E., A. Bittdorf: Boeck'sches Sarcoid mit Beteiligung innerer Organe, Münch. Med. Wschr. 62 (1915) 1349 - 1355

53 Lemery, R., M.D. McGoon, W.D. Edwards: Cardiac Sarcoidosis: a potentially treatable form of myocarditis. Mayo Clin. Proc. 70 (1985) 549-554

54 Lewin, R.F., R. Mor, S. Spitzer, A. Arditi, C. Hellman, H. Agmon: Echocardiographic evaluation of patients with systemic sarcoidosis. Am. Heart J. 110 (1985) 116-1222

55 Longcope, W.T., A.M. Fisher: Involvement of the heart in sarcoidosis or Besnier-Boeck-Schaumann's Disease. J. Mount Sinai Hosp. N.Y. 8 (1941/42) 784-797

56 Lorell, B., E.L. Alderman, J.W. Mason: Cardiac sarcoidosis with endomyocardial biopsy and treatment with corticosteroid. Am. J. Cardiol. 42 (1978) 143-146

57 Lower, E.E., R.P. Baughman: The use of low dose methotrexate on refractory sarcoidosis. Am J. Med. 299 (1990) 153-157

58 Lull, R.J., D.E. Dunn, W.A. Gregoratos-Cox, G.W. Fisher: Ventricular aneurysma due to cardiac sarcoidosis with surgical cure of refractory ventricular tachycardia. Am. J. Cardiol. 30 (1972) 282-287

59 Morales, A.R., S. Levy, J. Davis, G. Fine: Sarcoidosis and the heart. Pathol. Annu. 9 (1984) 113-118

60 Matsui, Y., K. Iwai, T. Tachibana: Clinicopathological study of fatal myocardial sarcoidosis. Ann. NY Acad. Sci 278 (1976) 455-469

61 Naramoto, A., K. Shii, K. Nakazawa, M. Shigematsu, M. Takamatsu: Case of latent cardiac sarcoidosis in reference to differential diagnosis from giant cell myocarditis. Kokyu To Junkan 38 (1980) 77-81

62 Numao, Y., M. Sekiguchi, T. Furuie, Y. Matsui, T. Izumi, R. Mikani: A. Study of cardiac involvement in 963 cases of sarcoidosis by ECG and endomycardial biopsy. In: Jones Williams, W., B.H. Davies, eds. Sarcoidosis and other granulomatous disorders. Cardiff, Wales: Alpha Omega Publising (1980) 607-614

63 Oakley, C.M.: Cardiac sarcoidosis, Thorax 44 (1989) 371-372

64 Olsen, E.G.J.: Morphological evaluation (Histologic, histomechical, and ultrastructural) of endomyocardial biopsies. Aus: Myocardial biopsy, ed. by H.-D. Bolte, Springer Berlin-Heidelberg-New York 1950

65 Phinney, A.O., Jr.: Sarcoid of the myocardial septum with complete heart block: report of two cases. Am. Heart J. 62 (1961) 270-276

66 Porter, G.H.: Sarcoid heart disease. N. Engl. J. Med. 263 (1960) 1350-1357

67 Prugberger, E.: Zur Sardoidose des Herzens. Prax. Pneumol. 33 (1979) 1064-1068

68 Raftery, E.B., C.M. Oakley, J.F. Goodwin: Acute subvalvar mitral incompetence. Lancet II (1966) 360-361

69 Ratner, S.J., J.J. Fenoglio, P.C. Ursell: Utility of endocardial biopsy in the diagnosis of cardiac sarcoidosis. Chest 90 (1986) 528-533

70 Reidy, K., M. Fisher, N. Belic, D.I. Koeningsberg: MR Imaging of myocardial sarcoidosis. AJR 151 (1988) 915-916

71 Roberts , W.C., H.A. McAllister Jr., V.J. Ferrans: Sarcoidosis of the heart: a clinicopathologic study of 35 necropsy patients (group I) and review of 78 previously described necropsy patients (group II). Am. J. Med. 63 (1976) 86-108

72 Runge, M., P.v. Wichert: Herzbe-

teiligung bei Sarkoidose. Kreislauf 10 (1978) 413-416

73 Schaedel, H., D. Kirsten: Herz und Sarkoidosen. Eine Literaturübersicht. Dt. Gesundh.-Wesen 38 (1983) 481-528

74 Schaedel, H., D. Kirsten: Derzeitiger Stand der in-vivo-Diagnostik der Herzsarkoidosen. Dt. Gesundh.-Wesen 39 (1884) 1245-1248

75 Schaedel, H., D. Kirsten: Differentialdiagnostische Schwierigkeiten bei Verdacht auf Myokardsarkoidose. Zschr. Klin. Med. 40 (1985) 1735-1737

76 Schaedel, H., D. Kirsten, H.J. Strauß: Thallium-Myokardszintigraphie, Hämodynamik und Linkskammerwandkinetik bei Patienten mit Verdacht auf Myokardsarkoidose. Zschr. Erkrank. Atm.-Org. 165 (1985) 230-236

77 Schaedel, H., V. Haenselt, D. Kirsten, H. Eger: Myokardbiopsie bei Verdacht auf Myokardsarkoidose. Zschr. ges. Inn. Med. 40 (1985) 555-558

78 Schaedel, H., D. Kirsten, H.-J. Strauß, G. Gotschalk: Thallium-Myokardszintigraphie und Laevokardiographie bei Patienten mit Verdacht auf Myokardsarkoidose. Radiol. diagn. 27 (1986) 355-356

79 Schaedel, H., D. Kirsten: Die Sarkoidose des Herzens. Schwerpunktmed. 9 (1987) 27-31

80 Schaedel, H., D. Kirsten, H.-J. Strauß: Sarcoid heart disease. Eur. Heart J. 8 (1987) 55-58

81 Schaedel, H., D. Kirsten, J. Jäger, A. Schmidt: Die Sarkoidose des Herzens. Die Internistische Welt (1987) 305-310

82 Schaedel, H. D. Kirsten, H. Schmidt, H.-J. Strauß: Sarcoid heart disease results of follow-up investigations. Eur. Heart J. 12 (Suppl.) (1991) 26-27

83 Schaumann, J.: Etude sur le lupus pernio et ses rapports avec le sarcoides et a tuverculose. Ann. Derm. Sypl., Paris 6 (1916/17) 357 - 369

84 Schaumann, J.: Etude anatomopathologique et histologique sur les localisations viscérates de la lymphogranulomatose bénigne. Bull. Soc. franc. Dermat. Syph. 40 (1933) 1167-1171

85 Schulz, H., G.-H. von Knorre, K. Diwok: Zum AV-Block durch Myokardsarkoidose. Ann. Acad. Med. Stettin 16 (Suppl.) (1978) 51-54

86 Scott, J., T. Higenbottom: Transplantation of the lungs and heart for patients with severe complications from sarcoidosis. Sarcoidosis 7 (1990) 9-11

87 Sekiguchi, M., Y. Numao, M. Imai, T. Furuie, R. Mikami: Clinical and histological profile of sarcoidosis of the heart and acute idiopathic myocarditis: concepts

through a study emplying myocardial biopsy. Jap. Circ. J. 44 (1980) 249 - 263
88 Sekuguchi, N., T. Suda, T. Furnuie: Long term prognosis of cardiac sarcoidosis with permanent pacemaker implantation: a Japanese Study . In: Chretien, J., J. Marsac, J.C. Saltiel, eds. Proceedings of the Ninth International Conference on Sarcoidosis and Other Granulamotous Disorders.
Pergamon Press, Paris (1983) 658-662
89 Sharma, O.P.: Sarcoidosis : Clinical management. London: Butterworths, 1984
90 Sharma, O.P., K. Thaker: Myocardial sarcoidosis. Chest 103 (1993) 253-258
91 Shu-Jen-Pau: Spiroergometrische und elektrokardiographische Untersuchungen bei Sarkoidosen der Lungen. Beitr. Klin. Tuberk. 128 (1964) 277-332
92 Silverman, K.J., G.M. Hutchins, B.H. Bulkley: Cardiac sarcoid: a clinicopathological study of 84 unselected patients with systemic sarcoidosis. Circulation 58 (1978) 1204-1211
93 Swanton, R.H.: Sarcoidosis of the heart. Eur. Heart J. 9 (1988) 169-174
94 Takahasi, T., S. Fukuda, T. Date, T. Hamamoto, T. Yoshinaga, S. Kohtoku, et al.: An autopsy case of cardiac sarcoidosis with refrectory ventriculartachycardia. Heart Vessels 5 (1990) 13-15
95 Ursell, P.C., J.J. Fenoglio: Spectrum of cardiac disease diagnosed by endocardial biopsy. Pathol. Annu. Rev. 19 (1984) 197-219
96 Wait, J.L., A. Movahed: Anginal chest pain in sarcoidosis. Thorax 44 (1989) 391-95
97 Winters, S.L., M. Cohen, S. Greenberg, B. Stein, J. Curwin, E. Pe, et al.: Sustaines ventricular tachycardia associated with sarcoidosis: assessment of the underlying cardiac anatomy and the prospective utility of programmed ventricular stimulation drug therapy and an implantable antitachycardia devise. J. Am. Coll. Cardiol. 18 (1991) 931-943
98 Wurm, K.: Sarkoidose. Thieme Stuttgart; 1983
99 York, E.L., T. Kovithavongs, S.F.Man, A.S. Rebuck, B.J. Sproule: Cyclosporine and chronic sarcoidosis. Chest 98 (1990) 1026-1029
100 Zonereich, S., M.P. Gupta, J. Mehta, O. Zoneraich, Z. Wessely: Myocardial Sarcoidosis presenting as acute mitral insufficiency. Chest 66 (1974) 452-454

# Herzsarkoidose

**Priv.-Doz. Dr. H. Schaedel,
Bad Liebenstein**

**Vortrag auf dem
MEDICA-Symposium 1993,
Düsseldorf**

Das Krankheitsbild Sarkoidose steht nicht im Mittelpunkt ärztlichen Denkens. Es mag sein, daß manchem Arzt diese Erkrankung gar nicht bekannt ist. Unterstützt wird dies durch die Tatsache eines meist gutartigen Verlaufs, so daß viele Menschen an einer Sarkoidose erkranken, ohne davon zu wissen. Selbst wenn Symptome beim Patienten auftreten, etwa Mattigkeit, Leistungsminderung, Schweißneigung, schneller Puls, sie lassen den Arzt mehr an eine andere Erkrankung, etwa eine Erkältung, als an eine Sarkoidose denken. Erschwerend kommt auch hinzu, daß die Ursache der Krankheit Sarkoidose immer noch unbekannt ist.

Wenn sich ärztliches Denken doch um die Sarkoidose bewegt, dann meist im Hinblick auf eine Lungenerkrankung. Im Resultat der Abgrenzung gegen Lungenkrebs oder Tuberkulose mag dann die Überzeugung gelten: Gott sei Dank, - nur eine Sarkoidose!

Daß sich Sarkoidose an allen Organen abspielen kann ist wenig bekannt, auch wenn die Erstbeschreibung der Sarkoidose einen Hautbefall betraf. Und daß Sarkoidose sogar lebensbedrohlich sein kann, mag die meisten überraschen. Aber auch hierbei wird das Endstadium des fortschreitenden Lungenbefalls mit Ausbildung einer Cor pulmonale und dadurch verursachtem Herzversagen mehr beachtet werden als eine Direktzerstörung von

Herzmuskelgewebe durch eine Sarkoidose, die, meist nicht als Krankheit erkannt, nach jahrelangem Verlauf die Todesursache sein kann. So überrascht es nicht, daß aus einer amerikanischen Veröffentlichung zu entnehmen ist, daß bei Menschen, die eines plötzlichen, unerwarteten Todes starben und als deren Ursache eine Herzsarkoidose festzustellen war, das Vorliegen einer Sarkoidose als Erkrankung in mehr als der Hälfte der Patienten nicht bekannt war. Dies bewog uns, an unserem großen Sarkoidosekrankengut ein spezielles Augenmerk auf die Frage zu richten, ob und in welcher Auswirkung auf der Herzfunktion eine Herzsarkoidose vorliegen könnte. Wir durchforschten alle Akten unserer Sarkoidosepatienten, die in einer Lungenklinik betreut wurden, sowohl stationär als auch wiederholt ambulant. Neben einem charakteristischen Lungenröntgenbild war die Krankheit auch durch Blutuntersuchungen, oft auch durch mikroskopische Untersuchungen von Bronchialschleimhaut , Lymphknotengewebe und/oder Lungengewebe gesichert worden. Hinzu kam die Verlaufsbeobachtung sowie die Beurteilung der Beeinflußung der Krankheit durch Medikamente, z. B. Prednisolon. Leider bietet das Herz keinen so günstigen Zugangsweg zur Erkennung der Krankheit Sarkoidose, wie es das Röntgenbild hinsichtlich der Lunge darstellt. Wir beurteilen deshalb Elektrokardiogramme, sahen nach, ob die Patienten überhaupt Symptome seitens des Herzens boten, beurteilten aber auch im Röntgenbild die Herzgröße. Auf diese Weise waren eine größere Anzahl von Patienten auffällig hinsichtlich eines möglichen Herzbefalls. Wir versuchten nun, durch zusätzliche Untersuchungen die Diagnose zu erhärten. Dies bedeutet zunächst, andere Ursachen für die Auffälligkeiten seitens des Herzens zu erkennen oder auszuschließen. Vordergründig sind dies: Eine Durchblutungsstörung des Herzens (Herzkranzgefäßerkrankung), Herzklappenfehler, andere Herzmuskelerkrankungen, etwa eine Schädigung des Herzmuskels durch chronischen Alkoholkonsum oder durch andere entzündliche Herzkrankheiten (Myokarditis), Auswirkungen eines jahrelangen hohen Blutdrucks auf das Herz, aber auch nervöse Störungen oder durch eine Schilddrüsenerkrankung (meistens Überfunktion) bedingte Veränderungen. In Einverständnis mit den Patienten wurden also zusätzliche Blutuntersuchungen, eine Beurteilung der Durchblutung des Herzens und der Herzfunktion mittels nuklearmedizinischer Methoden (Szintigraphie), Herzkathederuntersuchungen zur Beurteilung des Druckverhaltens in den Herzkammern, zur Darstellung der Herzkranzgefäße und zur Beurteilung der Funktion der linken Herzkammer, in ausgewählten Fällen aber auch Gewebeentnahmen aus der linken Herzkammer für mikroskopische Untersuchungen durchgeführt. So gelang es uns, andere Herzerkrankungen auszuschließen und bei zahlreichen Kranken die Diagnose Herzsarkoidose wahrscheinlich zu machen. Da aus früheren Untersuchungen bekannt ist, daß bei einem Herzbefall auch andere Organe außer Lunge und Lymphknoten diese Erkrankung aufweisen können, suchten wir auch danach im Auge, an Leber, Milz und Nieren, an der Haut und an den Knochen. Bei dem so herausgefundenen, sehr wahrscheinlichen Befall des Herzens dieser Patienten durch Sarkoidose versuchen wir nun den geklagten Beschwerden einerseits und dem Verlauf der Erkrankung andererseits auf die Spur zu kommen. Es zeigte sich, daß viele Patienten Symptome klagen, es aber keine Beschwerden gibt, die nur die Herzsarkoidose betreffen. Dies sind vor allem Müdigkeit, Leistungsminderung, Herzklopfen, leichte Erschöpfbarkeit, in fortgeschrittenen Fällen auch Wasseransammlung im Körper, langsamer oder schneller Herzschlag, die bisweilen die Notwendigkeit der Einpflanzung eines Herzschrittmachers nach sich ziehen kann. Meistens betraf es Menschen, die einen chronischen (jahrelangen) Verlauf der Sarkoidose-Erkrankung der Lunge aufwiesen, nicht recht auf die Therapie ansprachen oder immer wieder Rezidive erlebten, bevorzugt ältere Patienten, oft Frauen zwischen 40 und 60 Jahren. Es zeigte sich aber auch, daß, wenn man bei der Erstdiagnose Sarkoidose, an welchem Organ auch immer, gezielt nach einem Herzbefall sucht, und im positiven Fall eine Therapie (Prednisolon oder ähnliche Substanzen) einleitet und den Verlauf kontrolliert, eine Beeinflussung des Prozesses im Sinne der Befundbesserung oder des völligen Verschwindens der Symptome möglich ist. So meinen wir resümieren zu dürfen, daß die Notwendigkeit besteht, die Sarkoidose als eine mögliche Erkrankung des gesamten Körpers zu sehen, den Befall einzelner Organe zu erkennen oder auszuschließen, zielgerichtet bei Herzsymptomen spezielle Untersuchungen einzuleiten, eine Therapie durchzuführen und den Verlauf zu kontrollieren. Während der Patient dem Arzt seine Symptome, vor allem die Symptome seitens des Herzens, nicht verschweigen soll, muß das Ausmaß der durchzuführenden Untersuchungen von Ärzten festgelegt werden. Auch die Frage, in welcher Höhe der Medikamentendosis und in welchem Zeitraum eine Therapie durchgeführt werden muß, bedarf der ärztlichen Entscheidung. Bei den genannten zahlreichen unspezifischen kardialen Krankheitssymptomen ist eine Verursachung durch Herzsarkoidose selten, dennoch kann man erst beruhigt sein, wenn diese Erkrankung am Herzen so sicher wie möglich ausgeschlossen ist. Denn nur so ist es möglich, Herzsarkoidose verursachte Symptome erfolgreich anzugehen und einen bedrohlichen Krankheitsverlauf abzuwenden.

# Die Herzbeteiligung bei systemischer Sarkoidose-Diagnostik und Therapie

**Dr. Günter Hufnagel,**
**Prof. Dr. Bernhard Maisch,**
**Marburg**

**Vortrag auf dem Immunologischen Sarkoidose Symposium REHA 1995, Düsseldorf**

## Zusammenfassung

Bei systemischer Sarkoidose ist eine Beteiligung des Herzens in 20 bis 40% der Patienten zu vermuten. Diese Organbeteiligung kann sich, je nach befallener anatomischer Struktur des Herzens in unterschiedlichen Symptomen äußern. Ist das Reizleitungsgewebe betroffen, stehen sowohl langsame (bradykarde), wie auch schnelle (tachykarde) Herzrhythmusstörungen im Vordergrund. Ist der Hauptbefall in der Arbeitsmuskulatur des Herzens, verläuft die Erkrankung meist asymptomatisch, oder in schweren Fällen zeigen sich die Symptome der Herzmuskelschwäche, mit Luftnot, mangelnder Belastbarkeit und Herzschmerzen, welche Angina pectoris ähnlich sein können. Die Diagnose der Herzsarkoidose ist schwierig zu stellen. Meist handelt es sich um eine Verdachtsdiagnose bei bekannter Sarkoidose eines anderen Organs, meist der Lunge. Die Endomyokardbiopsie ist die einzige Möglichkeit, die Herzbeteiligung zu beweisen, doch gelingt dies in nur sehr wenigen Fällen, da die Gewebsproben sehr klein sind und eine hohe Wahrscheinlichkeit besteht, an einem Sarkoidosegranulom "vorbei zu biopsieren". Durch die Herzkatheteruntersuchung mit Endomyokardbiopsieentnahme gelingt es aber zumindest, andere mögliche Ursachen der kardialen Symptome auszuschließen und mittels moderner molekularbiologischer und immunologischer Methoden die Diagnose Herzsarkoidose wahrscheinlicher zu machen. Die Therapie der Herzsarkoidose ist zum einen die bekannte Therapie mittels Corticosteroiden, zum anderen muß sie auch symptombezogen sein und schließt sowohl medikamentöse Behandlungsformen, wie ACE-Hemmer, Digitalis und Betablocker ein, wie auch eine Therapie mittels Herzschrittmacher oder implantierbarer Defibrillatoren. Die Diagnose Herzsarkoidose ist schwierig und oft nur als Ausschlußdiagnose zu stellen, Die Therapie muß gegen die Grunderkrankung gerichtet sein und symptomorientiert die kardialen Komplikationen zu bekämpfen versuchen.

**Einführung**

Die granulomatöse Entzündungserkrankung Sarkoidose kann viele Organsysteme des menschlichen Körpers betreffen. Im Vordergrund steht sicherlich der Befall der Lunge, welcher meist zur Diagnose Sarkoidose führt. Betroffen von der Erkrankung können auch Leber, Haut, Nervensystem, Augen und Muskulatur sein. Häufig unbemerkt kann jedoch auch das Herz des Patienten betroffen sein. Untersuchungen an verstorbenen Sarkoidosekranken und elektrophysiologische Untersuchungen an Sarkoidosepatienten zeigen, daß in bis zu 40% der Fälle das Herz in das Krankheitsgeschehen mit einbezogen ist. Von diesen Patienten wird in der Regel der Herzbefall nicht bemerkt. Nur ca. 10% - 15% der Patienten mit Herzsarkoidose zeigen eine kardiale Symptomatik, als Herzrhythmusstörungen oder Herzmuskelschwäche. Aus diesen Zahlen läßt sich schließen, daß eine kardiale Problematik bei Sarkoidosepatienten nicht gleichbedeutend mit der Diagnose Herzbefall ist. Die Wahrscheinlichkeit des Vorliegens z.B. einer koronaren Herzerkrankung, besonders beim zusätzlichen Vorliegen von Risikofaktoren, wie Bluthochdruck oder Rauchen, ist als erheblich höher einzuschätzen. Auch ist an eine entzündliche Herzmuskelerkrankung durch Viren oder anderer Ursache zu denken. Diese Problematik verdeutlicht die Wichtigkeit der Diagnosefindung für eine spezifische Therapie entsprechend der Ursache der Symptome.

**Symptome und Risiken der Herzsarkoidose**

Die Symptomatik der Herzsarkoidose kann komplett fehlen, oder je nach betroffener anatomischer Struktur des Herzens, bis zur schweren Form der Herzmuskelschwäche, oder sogar zum plötzlichen Herztod führen. Auch ist es davon abhängig wieviele Granulome sich im Herzen befinden, da die Wahrscheinlichkeit einer Herzschädigung durch eine zunehmende Anzahl steigt. Sind nur sehr wenige Granulome über das Herz verteilt, dann macht sich dies in der Regel für den Patienten nicht be-

merkbar, außer diese würden das Reizleitungsgewebe des Herzens direkt betreffen oder in deren unmittelbarer Nachbarschaft sitzen.
Ist die Außenwand des Herzmuskels und der das Herz umgebende Herzbeutel von der Erkrankung betroffen, äußert sich dies in einer Flüssigkeitsansammlung im Perikard, einem Perikarderguß. Je nach Menge der Flüssigkeit kann dann ein charakteristisches Geräusch auskultiert werden, das Perikardreiben. In diesem Stadium der Erkrankung kann es dann auch zu nicht unerheblichen Schmerzen für den Patienten kommen, die unter Umständen einer Angina pectoris bei Herzkranzgefäßverengung sehr ähnlich sein können. Der Perikarderguß ist im Herzultraschall, der Echokardiographie, gut zu beurteilen und im Verlauf zu beobachten. Kommt es zu einem Befall des Reizleitungssystems, stehen Herzrhythmusstörungen im Vordergrund. Man unterscheidet schnelle (tachykarde) und langsame (bradykarde) Herzrhythmusstörungen. Zu den tachykarden Herzrhythmusstörungen gehören das Vorhofflimmern, was bei ausgeprägtem Vorhofbefall zu beobachten ist. Es macht sich durch einen unregelmäßigen Pulsschlag, der unter Umständen sehr schnell sein kann, bemerkbar. Dieses kann bis zu unregelmäßigem Herzrasen, der Tachyarrhythmia absoluta führen. Außer dem Herzrasen werden diese Rhythmusstörungen vom Patienten gut toleriert. Eine Gefahr besteht jedoch in dem durch das Vorhofflimmern verlangsamten Blutfluß in den Vorhöfen, der die Ausbildung von Blutgerinnseln begünstigt und unter ungünstigen Voraussetzungen, durch Verschleppung der Thromben zu Embolien in den verschiedensten Organen führen kann, wobei Schlaganfälle durch Durchblutungsstörungen im Kopf für den Patienten am bedrohlichsten sind.
Ist der Ursprungsort der schnellen Rhythmusstörungen nicht der Vorhof, sondern die Kammern des Herzens, können die Tachykardien lebensbedrohliche Ausmaße annehmen und durch Kammerflimmern bis zum Tode führen. Kammertachykardien werden vom Patienten meist erheblich schlechter toleriert im Vergleich zu Vorhoftachykardien, da sie häufig zu Schwindel und zur Bewußtlosigkeit führen können. Sarkoidosegranulome können in den Kammern und der Scheidewand des Herzens zu "arrhythmogenen" Zentren werden, von denen diese Störungen ausgehen. Kommt es durch die Granulome zu einer Unterbrechung der Reizleitung im Herzen, kann dies mit einem zu langsamen Herzschlag einher gehen. Dies äußert sich für den Patienten in Schwindel und kann bei einer kompletten Blockierung bis zur Bewußtlosigkeit oder sogar zum Tod führen.
Ist der Befall in der Nähe von, den Herzmuskel mit Blut versorgenden Gefäßen, kann durch eine Herzsarkoidose ein Herzinfarkt vorgetäuscht werden, es gibt jedoch keine Hinweise, daß die

großen Kranzgefäße befallen werden. Direkt abhängig von der Anzahl der Granulome im Herzen ist die Pumpleistung. Erst durch einen massiven Befall des Herzmuskels ist dieser in seiner Funktion so stark eingeschränkt, daß es zur Herzmuskelschwäche und damit zur Ausbildung von Luftnot, und Wassereinlagerungen im Organismus kommt.
Für den Patienten mit Herzsarkoidose ist sicherlich der plötzliche Herztod am bedrohlichsten. Häufig kann dies die Erstsymptomatik sein und in bis zu 50% der Fälle ist die Diagnose Sarkoidose nicht bekannte Ursache für den plötzlichen Herztod durch die oben angeführten Rhythmusstörungen, hauptsächlich dem Kammerflimmern.

**Die Diagnose der Herzsarkoidose**
Wie bei jeder Erkrankung ist die genaue Erhebung der Vorgeschichte des Patienten von großer Bedeutung. Bei Patienten mit unklaren kardialen Problemen sollte auch an eine Herzsarkoidose gedacht werden. Werden Vorerkrankungen der Lunge oder unklare Gelenkschmerzen und Hauterscheinungen in der Vergangenheit erwähnt, sollte dies immer Veranlassung sein, eine weiterführende Diagnostik zum Nachweis oder Ausschluß einer Sarkoidose durchzuführen. Ist in der Vergangenheit bereits eine Sarkoidose diagnostiziert worden, macht dies das Vorliegen einer Herzsarkoidose erheblich wahrscheinlicher. Man muß stets dabei bedenken, das Herzsarkoidose und Lungensarkoidose nicht notwendigerweise parallel verlaufen, sondern, daß sich die Krankheitsaktivität in den anderen Organsystemen bereits wieder zurückgebildet hat und das Herz das einzig befallene Organ ist. Ist eine noch aktive systemische Sarkoidose nachweisbar und klagt der Patient über Herzprobleme ist eine Herzsarkoidose zunächst als äußerst wahrscheinlich anzunehmen. Bei der körperlichen Untersuchung kann die Herzbeteiligung durch hörbare Herzrhythmusstörungen auffallen. Auch wie bereits oben erwähnt, kann ein Perikardreiben einen Hinweis darstellen. Die Zeichen der Herzmuskelschwäche mit Wassereinlagerungen in Lunge und den Beinen sind unbedingt zu beachten. Ein vorhandener dritter Herzton ist ein Zeichen für eine bereits fortgeschrittene Herzmuskelschwäche. Besteht der Verdacht auf eine Herzsarkoidose müssen auch mögliche andere befallene Organsysteme wie Leber oder Augen beachtet werden.
Das Röntgenbild von Herz und Lunge erlaubt es Hinweise für eine Herzmuskelschwäche geringeren Ausmaßes und eine Herzvergrößerung zu geben. Sollte die Diagnose Sarkoidose noch nicht bekannt sein, ist dann der zusätzliche Lungenbefall oder die charakteristische Verbreiterung des Mediastinums durch die bihiläre Adenopathie schon fast beweisend für das Vorliegen einer Sarkoidose. In der Elektrokardiographie (EKG) gibt es kein typisches Bild für eine Herzsarkoidose. Es können Veränderungen wie

bei einer Vielzahl von Herzerkrankungen auftreten. Sind diese Veränderungen jedoch im Verlauf einer Cortisontherapie rückläufig, muß an die kardiale Beteiligung gedacht werden. Zur Erfassung von Rhythmusstörungen ist die Durchführung von Langzeit-EKGs, wenn notwendig über mehrere Tage, die beste und für den Patienten am wenigsten belastende Methode. Da, wie bereits in der Einleitung erwähnt, auch an eine koronare Herzerkrankung gedacht werden muß, sollte auch stets ein Belastungs-EKG durchgeführt werden, auch wenn dies nicht direkt zur Diagnosefindung beiträgt.

Besteht bei den elektrokardiographischen Untersuchungen (EKG und 24 Stunden-EKG) der Verdacht auf das Vorliegen von bedrohlichen Rhythmusstörungen aus den Herzkammern, sollte eine elektrophysiologische Untersuchung durchgeführt werden, um das Risiko und die Bereitschaft des Herzmuskels abschätzen zu können, daß Kammerflimmern auftreten kann. Sie ist auch von großer Bedeutung, wenn an die Implantation eines Defibrillators gedacht wird. Ist bereits eine Episode von Kammerflattern oder von Bewußtlosigkeit nachgewiesen, ist die elektrophysiologische Untersuchung für das Festlegen der weiteren Behandlungsstrategie von größter Bedeutung.

Der goldene Standard in der Beurteilung der Pumpfunktion des Herzens, von Veränderungen der Herzklappen, dem Vorhandensein eines Perikardergußes und dem Vorliegen von Blutgerinnseln im Herzen ist der Ultraschall, die Echokardiographie. Sie erlaubt zum einen, sich über mögliche Schäden am Herzen durch eine Herzsarkoidose ein Bild zu verschaffen, zum anderen ist sie zur Verlaufsbeobachtung bestens geeignet, da sie für den Patienten nicht belastend ist. Die Echokardiographie kann jedoch nicht die Diagnose Herzsarkoidose stellen, sondern lediglich deren Folgen beurteilen. In seltenen Fällen bei Verdacht auf Klappenbesiedelung oder zur Abklärung, ob im Vorhof, durch Vorhofflimmern verursachte, Thromben liegen, ist die Durchführung eines transösophagealen Ultraschalls zur besseren Beurteilung des Herzens notwendig.

Von den nuklearmedizinischen Untersuchungen besitzen hauptsächlich das Thallium- und das Galliumszintigramm eine Bedeutung für die Diagnostik der Herzsarkoidose. Ähnlich wie der Ultraschall, sind sie jedoch nicht spezifisch für den Herzbefall, sondern zeigen auch bei einer Vielzahl von anderen Erkrankungen positive Befunde. Ist jedoch eine koronare Herzerkrankung ausgeschlossen und im Thalliumszintigramm ein Ausfall der Durchblutung in bestimmten Bereichen des Herzmuskels nachgewiesen, dann ist bei gesicherter Sarkoidose der hochgradige Verdacht auf Herzbeteiligung gegeben. Das Galliumszintigramm ist in seiner Aussagekraft dem Thalliumszintigramm unterlegen und wird aus diesem Grunde nur noch sehr selten durchgeführt. Eine Kombination

aus beiden Methoden soll jedoch die diagnostische Wahrscheinlichkeit verbessern.
Sehr häufig geben die sogenannten nicht-invasiven Methoden, welche oben angeführt sind, keinen Aufschluß über die zu Grunde liegende Erkrankung eines Patienten mit kardialen Problemen. In diesen Fällen ist eine Herzkatherteruntersuchung indiziert. Durch sie kann das Vorhandensein einer koronaren Herzerkrankung nachgewiesen oder ausgeschlossen werden. Der Nachweis einer solchen schließt jedoch eine Herzsarkoidose nicht aus. Die Ventrikulographie, die Darstellung des linken Ventrikels, ermöglicht es im Rahmen der Herzkatheteruntersuchung die Pumpfunktion abzuschätzen, bringt aber keine weiteren diagnostischen Aufschlüsse.
Im Rahmen der Herzkatheteruntersuchung ist es möglich Gewebsproben aus der linken oder der rechten Kammer zu entnehmen. Die feingewebliche Untersuchung kann letztendlich den definitiven Nachweis eines Granuloms im Myokard erbringen. Leider ist die Trefferwahrscheinlichkeit im Bereich von kleiner 5%, so daß ein negativer Befund eine Herzsarkoidose nicht ausschließt. Allerdings können durch die Gewebsprobenentnahme eine Reihe von anderen Erkrankungen, welche ein ähnliches Krankheitsbild hervorrufen können ausgeschlossen, oder nachgewiesen werden. Moderne molekularbiologische Methoden erlauben es, Viren im Herzmuskel bei viral bedingten Entzündungen nachzuweisen. Bei der Sarkoidose wird in erheblichen Umfang eine Aktivierung des körpereigenen Abwehrsystems in der Myokardprobe gefunden. Es werden Antikörper gegen den eigenen Herzmuskel, eine Neuexpression der Transplantationsantigene auf den Herzmuskelzellen gefunden und mittels Färbetechniken mit monoklonalen Antikörpern lassen sich auch vermehrt Entzündungszellen im Herzmuskel nachweisen.
Blutuntersuchungen zum Nachweis einer Herzsarkoidose gibt es nicht. Die erhöhten Entzündungsmarker können auch durch einen anderen Organbefall bedingt sein. Die in der Endomyokardbiopsie gefundenen Antikörper, die gegen das Herz gerichtet sind, lassen sich auch im Blut nachweisen, doch sind diese nicht spezifisch für die Herzsarkoidose, sondern treten auch bei vielen anderen Erkrankungen auf, bei denen es zum Untergang von Herzmuskelgewebe gekommen ist.
Zusammenfassend muß also festgestellt werden, daß lediglich der direkte Nachweis von Granulomen im Herzmuskel die Diagnose Herzsarkoidose sichert. In den meisten Fällen jedoch stützt sich die Diagnose auf eine Zusammenschau der Befunde, die durch obenangeführte Untersuchungen erhoben wurden. Es kann dann häufig dem Patienten nur gesagt werden, daß bei ihm eine Herzsarkoidose wahrscheinlich oder weniger wahrscheinlich ist. Dies hat aber für die Therapie entscheidende Konsequenzen, da

manche Therapieformen für den Patienten sehr belastend sind, z.B. Nebenwirkungen von Medikamenten oder sehr teuer sind, z.B. implantierbare Defibrillatoren.

**Die Therapie der Herzsarkoidose**

Eine spezifische Therapie der Sarkoidose ist nicht bekannt. Da die Ätiologie der Erkrankung nach wie vor unklar ist, kann eine gezielte Therapie nicht durchgeführt werden. Die unspezifische entzündungshemmende Therapie mittels Corticosteroiden beeinflußt auch den Verlauf der Herzsarkoidose. Wichtig ist jedoch auch hier der Zeitpunkt, zu dem mit der Therapie begonnen wird. Ist bereits eine starke Schädigung des Herzens und in deren Folge eine deutliche Reduktion der linksventrikulären Pumpfunktion eingetreten, kann auch eine Steroidtherapie nicht zu einer deutlichen Verbesserung führen. Ursächlich hierfür sind die dann bereits eingesetzten narbigen Umbauvorgänge im Herzmuskel und die Tatsache, daß Herzmuskelzellen nicht teilungsfähig, das heißt nicht regenerationsfähig sind. Bei milderen Verlaufsformen, insbesondere mit im Vordergrund stehenden rhythmogenen Komplikationen kann eine Steroidtherapie durch eine Verringerung des entzündlichen Gewebes zu einer Verbesserung der Reizleitung beitragen. Aus vielen Untersuchungen ist bekannt, daß eine Steroidbehandlung zu einem günstigeren Verlauf der Herzsarkoidose führt. Der Verdacht auf eine kardiale Beteiligung ist somit ausreichend, um mit einer Steroidtherapie zu beginnen. Zusätzlich können bei schweren Verlaufsformen Azathioprin, Cyclosporin und Zytostatika angewandt werden.

Häufig führt die Herzbeteiligung aber zu Komplikationen, welche es nicht erlauben auf einen nicht sicher vorhersehbaren Wirkungseintritt einer Steroidtherapie zu warten. Ist dies der Fall, muß gezielt das Symptom therapiert werden. Treten potentiell lebensbedrohliche bradykarde Herzrhythmusstörungen im Sinne von AV-Block zweiten oder dritten Grades auf, oder auch symptomatische SA-Blockierungen, dann ist die Therapie mittels eines Herzschrittmachers indiziert, wobei auch Verläufe beschrieben wurden, die eine Rückbildung der Blockierungen nach Steroidtherapie zeigen, der Schrittmacher sollte aber auf jeden Fall als Sicherheit bei Therapieversagen eingesetzt werden. Ein größeres Problem stellen die tachykarden Rhythmusstörungen dar, da der Nutzen einer medikamentösen antiarrhythmischen Therapie durch zum Teil nicht unerhebliche Nebenwirkungen erkauft werden muß. Die proarrhythmische Wirkung kann die antiarrhythmische überwiegen und das Risiko für den Patienten lebensbedrohliche Tachykardien zu bekommen oder am plötzlichen Herztod zu sterben kann durch diese Therapie noch steigen. Dies ist besonders problematisch, wenn zusätzlich eine koronare Herzerkrankung vorliegt. Ist die Pumpfunktion eingeschränkt, bleibt lediglich

die Möglichkeit der Gabe von Amiodaron mit seinen für den Patienten zum Teil unangenehmen Nebenwirkungen, oder wie Studien zwar nicht für die Herzinsuffizienz bei Sarkoidose aber bei koronarer Herzerkrankung zeigten, eine niedrig dosierte Betablockertherapie. Sind lebensbedrohliche tachykarde Rhythmusstörungen in der elektrophysiologischen Untersuchung auslösbar, oder wurde der Patient bereits reanimiert bietet sich heute die Möglichkeit der Implantation eines antitachykarden Systems, einem implantierbaren Defibrillator (ICD). Der größte Nachteil dieser Therapie sind die sehr hohen Kosten, so daß das Patientengut, welches für eine ICD-Versorgung in Frage kommt, gut ausgewählt sein muß.
Ist es durch die Herzsarkoidose zu einer erheblichen Einschränkung der Herzleistung gekommen, muß insbesondere beim jungen Patienten an die Möglichkeit einer Herztransplantation gedacht werden. Durch die Einführung neuer Immunsuppressiva zur Bekämpfung der Abstoßungsreaktion hat sich die Prognose der Patienten nach Transplantation erheblich verbessert. Es sind einzelne Fallbeispiele berichtet, wo Patienten mit einer Herzsarkoidose durch eine Steroidbehandlung wieder von der Warteliste für eine Herztransplantation genommen werden konnten

**Zusammenfassung**

Die Herzbeteiligung bei der systemischen Sarkoidose ist häufiger, als generell vermutet wird. Bei vielen Patienten verläuft sie stumm, bzw. symptomlos und wird dadurch nicht erkannt. Die Diagnose der Herzsarkoidose ist schwierig zu stellen und muß in den meisten Fällen als Ausschlußdiagnose erfolgen, das heißt, es müssen eine koronare Herzerkrankung oder ein anderweitiger entzündlicher Prozeß ausgeschlossen werden. Die Symptomatik der Herzsarkoidose ist vielfältig und reicht wie bereits erwähnt von vollkommener Symptomlosigkeit über Rhythmusstörungen, Schmerzen, Luftnot, mangelnder Belastbarkeit bis zu schwersten Formen der Herzmuskelschwäche. Die Therapie ist, neben der Gabe von Steroiden, eine symptomatische, das heißt mögliche eingetretene kardiale Komplikationen müssen mit einer entsprechenden Therapie beseitigt werden, z. B. Schrittmachertherapie, da bis zum Wirkungseintritt der Steroidtherapie nicht gewartet werden kann. Als häufigste Todesursache der Herzsarkoidose wird in der Literatur der plötzliche Herztod durch Herzrhythmusstörungen und die Herzinsuffizienz angegeben, so daß eine Verbesserung der Prognose der Patienten nur durch eine sorgfältige Diagnostik und eine entsprechend früh einsetzende Therapie erreicht werden kann. Entscheidend ist es sicherlich, daß an die Beteiligung des Herzens bei der Sarkoidose überhaupt gedacht wird oder bei unklaren Herzerkrankungen die Herzsarkoidose in die Differentialdiagnose mit einbezogen wird.

**Literatur**

Abeler, V.: Sarcoidosis of the cardiac conducting system. Am. Heart J. 97 (1979) 701-707

Bajaj, A.K., H.A. Kopelman, D.S. Echt: Cardiac sarcoidosis with sudden death: treatment with automatic implantable cardiverter defibrillator. Am. Heart J. 116 (1988) 557-560

Burke, W.M., A. Keogh, P.J. Maloney, W. Delprado, D.H. Bryant, P. Spratt: Transmission of sarcoidosis via cardiac transplantation (letter). Lancet 2 (1990) 1579

Burstow, D.j., A.J. Tajik, K.R. Bailey, R.A. DeRemee, C.P. Taliercio: Twodimensional echocardiographic findings in systemic sarcoidosis. Am. J. Cardiol. 63 (1989) 478-482

Fields, C.L., M.A. Ossorio, T.M. Roy, D.M. Denny, D.W. Varga: Thallium-201 scintigraphy in the diagnosis and managment of myocardial sarcoidosis. South Med. J. 83 (1990) 339-342

Fleming, H.A.: Sarcoid heart disease. Br. Heart J. 36 (1974) 54-68

Fleming, H.A.: Sarcoid heart disease. Sarcoidosis 2 (1985) 20-24

Flora, G.S., O.P. Sharma: Myocardial sarcoidosis. Sarcoidosis 6 (1989) 97-106

Hagemann, G.P., K. Wurm: Bei Sarkoidose auf Herzbefall achten. Med. Klinik 75 (1980) 665-669

Huang, P.L., R. Brooks, C. Carpenter, H. Garan: Antiarrhythmic therapy guided by programmed electrical stimmulation in cardiac sarcoidosis with ventricular tachycardia. Am. Heart J. 121 (1991) 599-601

Hufnagel, G., U. Pfeiffer, B. Maisch: Immunohistological investigations in suspected sarcoidosis. Eur. Heart J. (1987) 8, 59-62

Ishikawa, T., H. Kondoh, S. Nakagawa, Y. Koiwaya, K. Tanaka: Steroid therapy in cardiac sarcoidosis: increased left ventricular contractility concomitant with electrocardiographic improvement after prednisone. Chest 85 (1984) 445-447

Kirsten, D., H. Schaedel: Herzbefall bei Sarkoidose, Med. Klin. 80 (1985) 426-429

Kirsten D., H. Schaedel, G. Keßler: Retrospektive Auswertung des Sarkoidosekrankengutes der Jahrgänge 1970-1979 der Zentralklinik für Herz- und Lungenkrankheiten Bad Berka zur Auffindung möglicher Herzbeteiligung. Z. Erkrank. Atm.-Org. 162 (1984) 108-117

Kirsten D.: Herzsarkoidose Pneumologie 48 (1994) 737-743

Lorell, B., E.L. Alderman, J.W. Mason: Cardiac sarcoidosis: diagnosis with endomyocardial biopsy and treatment with corticosteroid. Am. J. Cardiol. 42 (1978) 143-146

Maisch, B., N. Selmayer, E. Brugger et al.: Cardiac sarcoidosis - clinical and immunoserologic studies. Eur. Heart J. (1989) 8, 63-71

Porter, G.H.: Sarcoid heart disease. N. Engl. J. Med. 263 (1960) 1350-1357

Ratner, S.J., J.J. Fenoglio, P.C. Ursell: Utility of endomyocardial biopsy in the diagnosis of cardiac sarcoidosis. Chest 90 (1986) 528-533

Schaedel, H., D. Kirsten: Differentialdiagnostische Schwierigkeiten bei Verdacht auf Myokardsarkoidose. Zschr. Klin. Med. 40 (1985) 1735-1737

Schaedel, H., V. Hänselt, D. Kirsten, H. Eger: Myokardbiopsie bei Verdacht auf Myokardsarkoidose. Zschr. ges. Inn. Med. 40 (1985) 555-558

Schaedel, H., D. Kirsten, H.-J. Strauß: Sarcoid heart disease. Eur. Heart J. 8 (1987) 55- 58

Scott, J., T. Higenbottom: Transplantation of the lungs and heart for patients with severe complications from sarcoidosis. Sarcoidosis 7 (1990) 9-11

Sharma, O.P., K. Thaker: Myocardial sarcoidosis. Chest 103 (1993) 253-258

Silverman, K.I., G.M. Hutchins, B.H. Bulkley: Cardiac sarcoid: a clinicopathological study of 84 unselected patients with systemic sarcoidosis. Circulation 58 (1978) 1204- 1211

Wurm, K.: Sarkoidose. Thieme Stuttgart; 1983

# Hautsarkoidose

**Prof. Dr. med. H.-D. Göring, Dessau**

**Vortrag auf dem MEDICA-Symposium 1994, Düsseldorf**

In 5-10 % aller Sarkoidosefälle kommt es zur Manifestation am Hautorgan. Das Auftreten von Hautsarkoidoseherden geschieht entweder gleichzeitig mit dem Befall anderer Organe im Rahmen einer Multiorgansarkoidose oder nicht selten - erst relativ spät im Gesamtablauf der Erkrankung, so daß sich z. B. schon die charakteristischen Lungenveränderungen spontan zurückgebildet haben können. Der langjährige frühere Direktor der Universitäts-Hautklinik Freiburg i. Br., Prof. Dr. K. W. Kalkoff, ein exzellenter Kenner der Hautsarkoidose, prägte hierfür den Begriff "isolierte Organsarkoidose".

Klinisch läßt sich die Hautsarkoidose in verschiedene charakteristische Formen unterteilen. Die großknotige Form ähnelt einer "Frostbeule" (Pernio) und wurde von früheren Dermatologen unter der Annahme, daß die Sarkoidose eine Sonderform der Hauttuberkolose (Lupus) sei, als "Lupus pernio" bezeichnet. Ein charakteristischer Sitz dieser großknotigen Form ist die Nase. Der in tieferen Hautschichten (subkutan) gelegene knotige Sarkoidosetyp findet sich häufig auch, aber nicht ausschließlich, im Gesicht. Dagegen kommt die kleinknotige Form verstreut über kleinere oder größere Hautpartien vor. Eine bogige, landkartenartige Begrenzung ist typisch für die sogenannte zirzinöse Hautsarkoidose. Das Angiolupoid zeigt Anklänge an eine Gefäßneubildung

(Angiom) der Haut. Flächenhafte Ausbreitung mit Übergang in generalisierte diffuse Rötung und Entzündung der Haut (Erythrodermie) zeichnet den seltenen erythrodermischen Typ der Hautsarkoidose aus. Narben gelten als ein bevorzugtes Areal für die Manifestierung der Hautsarkoidose. Die Abgrenzung dieser Narbensarkoidose von Fremdkörpergranulomen der Haut (spezielle entzündliche Reaktion auf eingesprengte Fremdkörper) kann schwierig sein.
Wir haben 3 Patienten beobachtet, bei denen sich durch Schmutzeinsprengungen (Quarzkristalle des Straßenstaubes) infolge von Sturzverletzungen bzw. einer Sprengstoffexplosion Fremdkörpergranulome bildeten und schließlich eine Multiorgansarkoidose entwickelte. Dies macht einerseits die Problematik deutlich, eine echte Sarkoidose von Fremdkörpergranulomen zu differenzieren und läßt andererseits sogar daran denken, daß sich eine generalisierte Sarkoidose auch einmal aus einem Fremdkörpergranulom entwickeln könnte. Welche Pathomechanismen hierbei wirksam werden oder ob eine spezielle genetische Disposition bzw. individuelle Immunitätslage vorliegen müssen, ist bisher unklar.

Große diagnostische Schwierigkeiten bereiten solche seltenen Hautsarkoidoseformen, die anderen definierten Hautkrankheiten (Schuppenflechte, Fischschuppenkrankheit und Lichen ruber) ähneln können. Die diesen Sarkoidoseformen zugrundeliegenden Verhornungsstörungen sind durch ungewöhnlich oberflächlich gelegene Sarkoidosegranulome und die dadurch bedingte Nähe zur Hornschicht der Oberhaut zu erklären. Granulome in der Innenschicht kleiner Hautgefäße und in deren Umgebung sowie Mikrothromben können über eine negative Beeinflußung der Hautdurchblutung zu Geschwüren führen, einer äußerst seltenen Manifestation der Hautsarkoidose. Das Spektrum von Hautkrankheiten, die einer Hautsarkoidose ähneln können und die es daher differentialdiagnostisch abzugrenzen gilt, umfaßt weiterhin die Hauttuberkulose, Pilzinfektionen, Lues, Lepra, Arzneimittelnebenwirkungen an der Haut und die große Gruppe der anderen granulomatösen Erkrankungen. Experten meinen, daß bis zu 60 eigenständige Hautkrankheiten in die Differentialdiagnose der Hautsarkoidose einzubeziehen sind. Schließlich sind auch Nagelwachstumsstörungen und -zerfall als Ausdruck einer Sarkoidose der Hautanhangsgebilde bekannt. Sie treten v.a. im Zusammenhang mit Granulomen in den Finger- und Zehenendgliedern auf, die bekanntlich röntgenologisch Zysten vortäuschen und als Ostitis multiplex cystoides Jüngling bezeichnet werden.
Von manchen Autoren wird die Ansicht vertreten, daß Hautherde besonders bei Sarkoidoseverläufen mit Multiorganbefall und chronischem Verlauf, die

hinsichtlich ihrer Heilungschancen eine schlechtere Prognose besitzen, auftreten. Andererseits sollen sie aber innerhalb dieser insgesamt ungünstigen Gruppe eine bessere Heilungsaussicht signalisieren als für chronische und generalisierte Sarkoidoseverläufe ohne Hautherde. Bei 10 - 30% der Sarkoidosen treten Hauterscheinungen auf, die als Erythema nodosum bezeichnet werden. Es sind dies gerötete, knotige, schmerzhafte Veränderungen an der

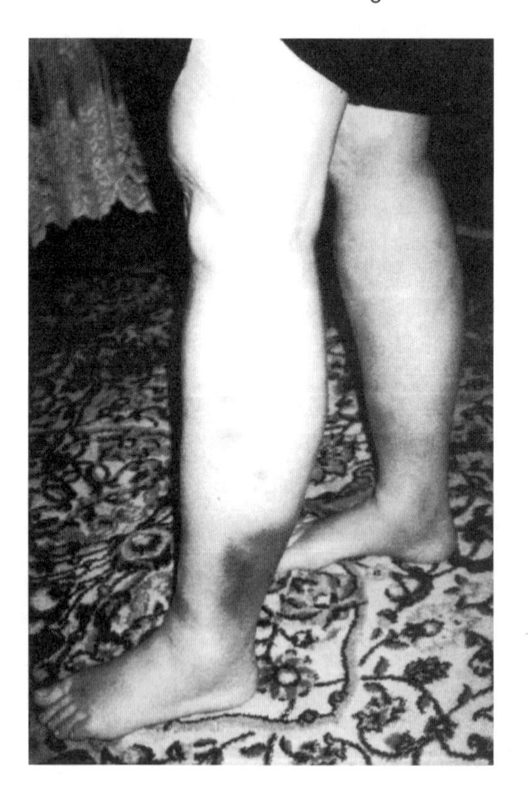

Erythema nodosum beim Löfgren-Syndrom

Streckseite der Unterschenkel, die mit Fieber und Abgeschlagenheit einhergehen können.

Diese Veränderungen kommen aber auch bei anderen, v.a. infektiösen Erkrankungen vor. Mikroskopisch finden sich keine Granulome, sondern eine Entzündung kleinster Gefäße in tiefen Schichten der Haut und Unterhaut, was beweist, daß das Erythema nodosum selbst keine Sarkoidose ist, sondern eine unspezifische Folgeerkrankung. Erythema nodosum, Lungenhilusverdickung und Gelenkschmerzen werden als Löfgren-Syndrom zusammengefaßt. Es tritt v.a. bei akuten Sarkoidoseverläufen mit einer Tendenz zur Selbstheilung der Sarkoidose auf.

Die medikamentöse Therapie der Hautsarkoidose unterscheidet sich nicht von denen anderer Organsarkoidosen. Bevor man eine systemische Therapie mit Glukokortikoiden (Prednisolon) beginnt, sollte man sich als Arzt überlegen, ob die Hautsarkoidose im Einzelfall überhaupt behandlungsbedürftig ist. Das ist z.B. nicht der Fall bei kleinen Einzelherden an nicht sichtbaren Stellen. Solche Befunde können unter Umständen auch durch einen kleinen Eingriff operativ entfernt werden. Es besteht auch eine lokale Behandlungsmöglichkeit mit Prednisolon in Salben- oder Ampullenform, bevor das Präparat systemisch eingesetzt wird. Gut wirksam ist auch Resochin, ein Präparat, das eigentlich zur Behandlung der Malaria eingeführt wurde.

# Die Hautsarkoidose

**Prof. Dr. S. Marghescu,**
**Hannover**

**Vortrag auf dem**
**MEDICA-Symposium 1993,**
**Düsseldorf**

Die Haut allein ist relativ selten an Sarkoidose erkrankt, aber die Haut ist häufig beteiligt an dieser Erkrankung. Die Diagnose der Sarkoidose an der Haut ist leicht. Im Vordergrund steht ein braunrotes Infiltrat in verschiedenen Formen

**1. Lichenoide Form**

Man sieht eine Vielzahl von braunroten Papelchen, meist mit glänzender Oberfläche. Die wichtigste Differentialdiagnose betrifft den Lichen ruber exanthematicus, besonders im Spätstadium dieser Dermatose, wenn die Farbe der Papeln vom Roten ins Braue übergeht. Histologisch könnte die Diagnose schnell gestellt werden. Aber auch ein Blick in den Mund kann die Differentialdiagnose klären. Dort findet man nämlich typische Veränderungen des Lichen ruber als verzweigte oder netzartige, weißliche, nicht abstreifbare Verfärbung.

**2. Die kleinknotige Form**

(bis Erbsengröße) hat auch eine braunrote Farbe. Differentialdiagnostisch denkt man an verschiedene Erkrankungen, die ebenfalls mit braunroten Knoten einhergehen, z. B. das disseminierte Kaposi-Sarkom bei AIDS, das man serologisch abklären kann, außerdem die Lues im II. Stadium, die man serologisch und histologisch ausschließen kann.

**3. Die großknotige Form**
mit halbkugeligen und flachen Knoten. Die Knoten können auch eine zyanotische Farbe annehmen und dann an Frostbeulen erinnern. Bei den großen Knoten muß in erster Linie der Lupus vulgaris differentialdiagnostisch ausgeschlossen werden, der ebenfalls als braunrotes Infiltrat in Erscheinung tritt. Des weiteren muß man heute in Deutschland auch an eine Leishmaniose denken. Eine histologische Untersuchung kann die Frage klären. Die Knoten können zentral ausheilen und nur noch am Rande ein braunrotes Infiltrat aufweisen. Hierbei muß man differentialdiagnostisch auch an ein Granuloma annulare denken.

**4. Die zirzinäre Sarkoidose**
Hierbei breitet sich die Sarkoidose zentrifugal aus. Am Rande ist der aktive Herd braunrot, während in der Mitte eine Atrophie entsteht. Diese Form findet man häufiger im Kopf- und Gesichtsbereich. Klinisch ähnlich sind andere zirzinäre Hauterkrankungen, wie der Lichen ruber annularis und das tuberoserpiginöse Syphilid. Auch ein Rumpfhautbasaliom kann ähnlich aussehen.

**5. Die angiolupoide Form**
Besoders bei älteren Frauen kann eine besondere Variante der Sarkoidose beobachtet werden, wobei durch Dauererweiterung kleinerer Kapillaren die Rotfärbung des Infiltrates im Vordergrund steht.

**6. Syndrome**
Hierzu zählen u. a. das Löfgren-Syndrom (Erythema nodosum und Hiluslymphknotenschwellung) und die Ostitis cystoides multiplex, von Jüngling beschrieben (rundliche Knochendestruktionen besonders an den Fingerknochen).

**7. Die Narbensarkoidose**
Vorbestehende Narben können hierbei sekundär ein sarkoides Infiltrat aufweisen. Dieses ist von einem Fremdkorpergranulom in der Narbe zu unterscheiden. Eine histologische Untersuchung kann die Sachlage klären.

**Die Diagnostik**
einer Hautsarkoidose ist im allgemeinen einfach. Sie kann zunächst mit einem Glasspatel vorgenommen werden. Rot ist das Infiltrat nämlich durch Gefäßerweiterung und braun durch das sarkoide Granolum. Das Rote kann man mit dem Glasspatel wegdrücken und es bleibt ein hellbrauner Rest, das sog. lupoide Infiltrat übrig. Dieses findet sich allerdings sowohl bei der Sarkoidose, als auch beim Lupus vulgaris. Während das sarkoide Granolum bei der Sarkoidose kompakt ist, kommt es bei Lupus vulgaris im Zentrum des Infiltrates zu einer verkäsenden Nekrose. Mit einem Mandrin kann man deswegen bei Lupus vulgaris in das Infiltrat von außen leicht eindringen, was bei kompaktem Infiltrat der Sarkoidose nicht möglich ist. Histologisch sind für die Sarkoidose sog. "nackte Tuberkel" charakteristisch, d. h. epitheloidzellige Granulome mit Riesenzellen, jedoch ohne

Lymphozytensaum. Der Lupus vulgaris zeigt dagegen auch den Lymphozytensaum um das epitheloidzellige Granulom. In den Riesenzellen des sarkoiden Granuloms bei der Sarkoidose findet man gelegentlich sternchenartige Bildungen durch Calciumniederschläge. Auf die Tuberkulintestung reagieren die Sarkoidose-Patienten hypoergisch oder anergisch.

**Die Therapie**
der Hautveränderungen erfolgt meist örtlich mit Glukokortikosteroiden als Salbe, Lösung unter Folie oder als Unterspritzung der Herde.

**Zusammenfassung**
An der Haut sehen wir bei der Sarkoidose verschieden gestaltete rotbraune Infiltrate. Klinisch gesehen müssen differentialdiagnostisch vor allem folgende Erkrankungen ausgeschlossen werden: Die Lues, das disseminierte Kaposi-Sarkom, die Leishmaniose, der Lichen ruber, die lupoide Form der Rosacea und die lupoide Variante der rosacea-artigen Dermatitis. Histologische und serologische Untersuchungen können dabei behilflich sein. Die Therapie der Hautsarkoidose erfolgt fast immer örtlich mit Glukokortikosteroiden.

# Augenbeteiligung bei Sarkoidose

**Priv.-Doz. Dr.
Klaus-Dieter Lemmen,
Düsseldorf, und
Dr. Paul Kaesberg, Düren**

**Vortrag auf dem
MEDICA-Symposium 1993,
Düsseldorf**

Die Sarkoidose ist eine idiopathische granulomatöse Entzündung, die praktisch alle Organe des Körpers befallen kann, auch das Auge. Jonathan Hutchinson, der 1869 als erster die Hautveränderungen bei der Sarkoidose beschrieb, wußte dies noch nicht, obwohl er Hautarzt und Augenarzt war. Seit etwa 1915 ist aber die Beteiligung der Augen wohl bekannt.

Erkrankungen des Auges durch Sarkoidose kommen weltweit vor, es bestehen hierbei rassische als auch Geschlechtsunterschiede: Schwarze sind häufiger befallen als Weiße, Frauen erkranken häufiger als Männer. Besonders häufig ist die Altersgruppe der 20-40jährigen betroffen.

Erste Beschwerden am Auge treten nur bei weniger als 10% aller Sarkoidose-Patienten auf und führen so zur Diagnose der Erkrankung, die dann selten nur das Auge allein, sondern meist auch andere Organe beteiligt. Entsprechend werden die meisten Sarkoidose-Patienten, die den Augenarzt aufsuchen, vom Hausarzt überwiesen,

- meist bei bekannter Sarkoidose mit der Frage nach einer Augenbeteiligung, wie sie in 25-50% der Erkrankungen vorkommt,

- oder mit dem Verdacht auf das Vorliegen einer Sarkoidose und der Bitte um diagnostische Hilfestellung.

Zunächst zu den Krankheitsbildern, die die Sarkoidose am Auge hervorrufen kann, und den Möglichkeiten der Behandlung:
Die Augen-Sarkoidose spielt sich vor allem an den vorderen Augenabschnitten ab, d.h. in der Augenhöhle, den Lidern, der Bindehaut und der Regenbogenhaut. Nur 20% der Patienten haben auch einen Befall der hinteren Augenabschnitte, nämlich des Glaskörpers, der Netzhaut (d.h. der lichtempfindlichen Nervenschicht des Auges, die dem Film im Fotoapparat vergleichbar ist) und der Sehnerven (d.h. der Leitung zwischen der Kamera Auge und dem Computer Gehirn).

**Beginnen wir mit den vorderen Augenabschnitten:**
Im Bereich der Augenhöhle ist in ca. 10% die Tränendrüse betroffen, es kommt zu einer meist beiderseitigen schmerzlosen Schwellung des äußeren Oberlides. Die Tränenproduktion kann dabei reduziert sein, was die Beschwerden eines "trockenen Auges" wie Brennen und Fremdkörpergefühl hervorruft. Diese Symptome müssen aber nicht zwingend auf eine sarkoidosebedingte Erkrankung hinweisen, sie kommen auch äußerst häufig bei sonst gesunden Augen mit Problemen der Tränendrüse und -verteilung vor.
Selten ist auch das Fettgewebe der Augenhöhle beteiligt, es entstehen Schwellungen der inneren Oberlidpartien. Diese Granulome lassen sich durch eine Computer-Tomographie nachweisen.
An den Augenlidern können, wie auch sonst an der Haut, violette, leicht erhabene Verdickungen auftreten. Häufiger entstehen kleine Lidrand-Granulome, die mit Hagelkörnern (Fachausdruck: Chalazion) verwechselt werden können.
An der Bindehaut können sich Granulome in Form von kleinen Knötchen entwickeln, die ebenfalls zu Trockenheits- und Fremdkörpergefühl mit Reiben führen können. Eine Abgrenzung dieser Beschwerden zu dem oben schon erwähnten "trockenen Auge" aus anderer, nicht sarkoidosebedingter Ursache kann der Augenarzt leicht durchführen. Die Regenbogenhautentzündung (Uveitis) im Innern des Auges ist die häufigste Form der Augen-Sarkoidose und eine gefährliche dazu.
In ihrer akuten Form tritt sie meist nur einseitig und mehr bei jungen Patienten mit akuter Sarkoidose auf.
Das Auge ist plötzlich rot und schmerzhaft, in der vorderen Augenkammer finden sich Entzündungsstellen. An der Regenbogenhaut können sich Knötchen bilden, die eher Entzündungszellen und Zellabfall darstellen als echte Granulome. Rechtzeitig erkannt und behandelt, hat diese Form der Erkrankung eine gute Prognose der Ausheilung, sie kann jedoch auch in die chronisch-rezidivierende Form übergehen.

Die chronisch-rezidivierende Regenbogenhautentzündung (Uveitis) ist eher eine Erkrankung der älteren Patienten und meist beidseitig. Die Beschwerden im Anfangsstadium sind eher gering und werden oft nicht bemerkt. Eine Diagnose kann meist nur vom Augenarzt gestellt werden. Als Zeichen des chronischen Befalls finden sich vor allem Spätfolgen der Entzündung wie ältere Entzündungszellablagerungen an der Rückfläche der Hornhaut oder Verklebungen der Regenbogenhaut mit der Linsenvorderfläche.
Die chronische Regenbogenhautentzündung muß lange und sorgfältig augenärztlich behandelt werden, da sie zu Rückfällen neigt und eventuell zu schweren Komplikationen wie grauem Star (Katarakt), grünem Star (Glaukom) und Hornhauttrübung, ja sogar zu Augenapfelschrumpfung (Phthisis bulbi) mit Erblindung führen kann.
Nun zum Befall der hinteren Augenabschnitte, d.h. des Glaskörpers, der Netzhaut und der Sehnerven.
Am häufigsten ist der Glaskörper betroffen, es bilden sich flauschige Trübungen aus, die meist in die untere Hälfte absacken.
An der Netzhaut können die venösen Gefäße im Sinne einer Venenentzündung beteiligt sein, der Periphlebitis retinae. Sie führt zu weißlicher Entzündung und Blutungen der um die Venen gelegenen Netzhaut. Typisch für die Sarkiodose sind hierbei gelbliche fleckförmige Netzhauteinlagerungen, die sogenannten "Kerzenwachs-Flecken". Durch eine Gefäßerkrankung tritt eine Sauerstoff-Unterversorgung der befallenen Netzhaut ein, die das Wachstum neuer Netzhautgefäße anregt. Aus diesen neugebildeten Gefäßen kann es massiv ins Auge bluten, was mit schlagartiger erheblicher Herabsetzung der Sehschärfe einhergeht.
Granulome können auch in der Netzhaut und der darunter liegenden Aderhaut entstehen. Sie führen zur Schwellung und Entzündung der umgebenden Gewebe sowie zu Blutungen.
Die schon erwähnten massiven Blutungen ins Augeninnere und die ausgedehnten Entzündungen der Netzhaut können auch zur gefährlichen Netzhautablösung führen, was akute Erblindungsgefahr bedeutet und möglichst rasch operiert werden muß.
Sarkoidose-Granulome können auch am Sehnerven auftreten und so zu erheblichen Sehstörungen führen.

**Wie wird die Augen-Sarkoidose behandelt?**

Wichtig ist auch hier die medikamentöse Therapie mit Kortison-Abkömmlingen. Diese sogenannten Kortikoide werden vor allem bei den Erkrankungen der vorderen Augenabschnitte lokal, d.h. in Form von Au-

gentropfen und -salben sowie eventuell als Injektionen, unter die Bindehaut gegeben. Lediglich bei schwerem Befall oder bei Erkrankungen des hinteren Augenabschnittes ist eine systemische Gabe mit Tabletten, Injektionen oder Infusionen notwendig.
Nützlich kann auch die Gabe von nicht kortisonhaltigen entzündungshemmenden Medikamenten in Kombination mit den Kortikoiden sein.
Sind die hinteren Augenabschnitte erkrankt, so muß speziell bei schwerem Befall der Netzhautnerven und der Netzhaut eine zusätzliche Laserkoagulation durchgeführt werden. Kommt es zu ausgedehnten Blutungen in den Glaskörper und/oder zu einer Netzhautablösung, so ist eine mikrochirurgische Operation im Bereich der Netzhaut und des Glaskörpers, eine sogenannte Vitrektomie, angezeigt.

**Zusamemnfassend ist zu sagen :**
In 25-50% aller Fälle von Sarkoidose findet sich auch eine Beteiligung des Auges. Dabei können alle Augenabschnitte mit unterschiedlichen Krankheitsbildern betroffen sein:

- Die um den Augapfel gelegenen Gewebe, wie Augenhöhlenfett, Tränendrüsen, Lider und Bindehaut,

- in den vorderen Anteilen des Augapfels an der Uvea die Regenbogenhaut (Iris) und der Strahlenkörper (Corpus ciliare),

- in den hinteren Anteilen des Augapfels die Netzhaut (Retina) und die Aderhaut (Choriodea), sowie der Sehnerv (Nervus opticus).

In weniger als 10% sind geringe und z.T. auch heftige und hochakute Augenbeschwerden ein erster Hinweis auf das Vorliegen von Sarkoidose. Häufiger jedoch werden die Augenveränderungen erst erkannt, nachdem an anderer Stelle des Körpers bereits eine Sarkoidose-Erkrankung diagnostiziert ist.
In jedem Falle ist es wichtig, daß bei Sarkoidose-Patienten immer an die Möglichkeit einer Miterkrankung des Auges gedacht wird, die häufig zunächst unbemerkt abläuft.
Hieraus ergeben sich für die Zusammenarbeit von Patient/Patientin, Hausarzt und Internist sowie Augenarzt folgende Konsequenzen:
Bei gesicherter Diagnose "Sarkoidose" sollte

- jährlich mindestens einmal eine augenärztliche Untersuchung durchgeführt werden, wenn keine Augenbeschwerden bestehen,

- häufiger augenärztlich untersucht werden, wenn ein Augenbefall bekannt ist, bei akuten Beschwerden möglichst rasch!

# Augensarkoidose

**Dr. G.S. Baarsma, Rotterdam**

**Vortrag auf dem MEDICA-Symposium 1993, Düsseldorf**

1909 hat Schumacher als Erster die Okularbeteiligung an Sarkoidose beschrieben. Er meldet eine Okularbeteiligung in 25-63% der Sarkoidosefällen, abhängig von Geographie, Patientenpopulation, Ausführlichkeit der ophthalmologischen Untersuchung und Dauer der follow-up.
Zum Beispiel: In einer Reihe von 121 Patienten mit durch Biopsie nachgewiesener Sarkoidose, die die Sarkoidose-Klinik der Universität Amsterdam besucht haben, fanden Rothova u.a. 50 Patienten (41%) mit Okularbeteiligung. Uveitis war die häufigste Manifestationsform des Okularsarkoidose (58%).
Uveitis kann sich in akuter- oder chronischer anteriorer Uveitis, Vitritis, Choroiditis oder Retinitis äußern. Weiter kann sie sich in konjunktivalen Granulomen, Infiltration der Lacrimaldrüsen, Kornea-Änderungen und Sehnervenbeteiligung manifestieren. Von großer Bedeutung ist, daß viele der Sarkoidosepatienten mit okularen Krankheiten asymptomatisch sind. Das macht eine regelmäßig stattfindende ophthalmologische Untersuchung des Sarkoidosepatienten unentbehrlich. Symptome am Auge sind in 3-7% der Fälle das erste Zeichen der Krankheit. In einer Gruppe von Uveitispatienten wurde bei 3-7% der Fälle Sarkoidose gefunden, je nach Genauigkeit der Untersuchung.

Wir haben in einer retrospektiven Übersicht von 750 aufeinanderfolgenden Uveitispatienten, die in der Augenklinik Rotterdam untersucht wurden, in 7 Prozent der Fälle Sarkoidose angenommen. Die Mehrheit dieser Patienten hatte wenig bis keine systemischen Beschwerden. In vielen Fällen kann die Uveitis den systemischen Zeichen der Sarkoidose länger als ein Jahr vorausgehen. Einmal wurde die vermutliche Diagnose erst zehn Jahre später, nachdem eine Enukleation durchgeführt war, bestätigt.

Laboratoriumstests, wie z. B. der "Angiotensin-Converting-Enzyme Level (ACE)" und der "Lysozyme-Level" können nützlich sein. Wir haben entdeckt, daß bei Uveitispatienten ein erhöhtes Serum-ACE von mehr als 50 Einheiten pro Liter (Durchschnittswert + Standardabweichung) eine Sensitivität von 84%, eine Spezifizität von 95% und einen Voraussagewert von 47% hat.

Auch wenn eine radiographische Untersuchung der Brust keine Abweichungen aufzeigt, könnte eine zusätzliche Bronchoalveolarspülung bei der Bestätigung der Diagnose sehr aufschlußreich sein.

Eine weitere Möglichkeit bei der Diagnostizierung der Sarkoidose wäre die Konjunktivalbiopsie, anhand derer der Ophthalmologe diese manchmal schwierige Diagnose bekräftigen kann.

# Das Heerfordt-Syndrom aus ophthalmologischer Sicht

**Priv.-Doz. Dr. med.
A. A. Bialasiewicz, Eppendorf**

**Aus: Sarkoidose Nachrichten und Berichte Nr. 29, Juni 1995**

Das Heerfordt- und das Löfgren-Syndrom sind zwei charakteristische Manifestationen der Sarkoidose, die akut oder subakut mit Fieber einhergehen. Während beim Löfgren-Syndrom die Hautmanifestationen im Vordergrund stehen, wurde das Heerfordt-Syndrom erstmals 1909 als "Febris uveoparotidea subchronica" beschrieben und mit Granulomen der Speicheldrüsen und der Uvea des Auges, sowie Paresen zerebrospinaler Nerven bei Fieber unklarer Ätiologie in Verbindung gebracht (1).

Extraokulare Befunde sind Granulome der Lider und Bindehaut. Die Speicheldrüsenentzündung befällt häufig junge Frauen häufig akut und dauert 6 Wochen bis zwei Jahre. Die submandibulären Drüsen können zusätzlich beteiligt sein. Die radiologische Diagnostik mit Hilfe des Galliumcitrat-Scans zeigt eine typische Anreicherung auch im Tränendrüsenbereich (sog. Panda-Zeichen). Seltener kommt eine Problematik im Zentralnervensystem mit manchmal beidseitiger und nach einigen Monaten reversibler Fazialisparese (< 50%) hinzu. Subfebrile Temperaturen begleiten eine periphere Polyneuritis (Nervenentzündung) und - selten Lymphadenopathie (Lymphdrüsenschwellungen), sowie Hautmanifestationen.

Intraokulare Befunde sind meist beidseitige granulomatöse Iridozyklitis (Regenbogenhautentzündung), die häufig akut auftritt und mit Schmerzen einhergeht. Die Bildung von hinteren Synechien (Verwachsung von Regenbogenhaut und Linsenvorderfläche) tritt früh auf. Die meist wenig ausgeprägte Entzündung im Glaskörper ist auf eine Beteiligung der retinalen Gefäße (Periphere retinale (Peri)Vaskulitis = Netzhautgefäßentzündung) zurückzuführen. Nur in Einzelfällen ist der Optikus (Sehnerv) betroffen.

Patienten mit der Diagnose Heerfordt-Syndrom bedürfen der unbedingten kurzfristigen Kontrollen durch den Augenarzt. Wenn ein Vorderkammerreizzustand zu erkennen ist, muß nämlich zusätzlich zur systemischen Therapie mit Kortikosteroiden oder immunsuppressiven Medikamenten eine topische lokale Therapie mit Mydriatika (die Pupille weitstellenden Tropfen) zur Verhinderung von hinteren Synechien und topische Kortikosteroidgabe mit Prednisolonhaltigen Augentropfen zur Verminderung des Entzündungszustandes durchgeführt werden. Topische Cyclosporin A-Gabe kommt wegen der fehlenden Wirkung intraokular nicht in Frage.

1. Heerfordt, CF:
Über eine Febris uveoparotidea subchronica in der Glandula parotis und der Uvea des Auges lokalisiert und häufig mit Paresen zerebrospinaler Nerven kompliziert.
Graefes Archiv für Ophthalmologie 70:254 (1909)

# Sarkoidose aus der Sicht des Hals-Nasen-Ohrenarztes

**Prof. Dr. med.
Jürgen Lamprecht, Aachen**

**Vortrag auf dem
MEDICA-Symposium 1993,
Düsseldorf**

Die Ätiologie der Sarkoidose ist weiterhin letztlich ungeklärt. Die Häufigkeit tritt im Vergleich zu anderen Erkrankungen weit in den Hintergrund, insbesondere aus der Sicht des Hals-Nasen-Ohrenarztes. Aus diesem Grunde wird sich der Hals-Nasen-Ohrenarzt nur von Fall zu Fall mit dieser Erkrankung befassen und - sofern er mit einem Sarkoidose-Patienten konfrontiert wird - die Weiterbehandlung vornehmlich in die Hände des Internisten legen. Bei der Diagnose, die im Krankengut des Hals-Nasen-Ohrenarztes ca. 1 mal pro Jahr vorkommt, ist es nur verständlich, daß das Interesse an der Beschäftigung mit der Sarkoidose begrenzt ist.

Die Dunkelziffer der Sarkoidose-Patienten im hals-nasen-ohrenärztlichen Krankengut ist jedoch hoch. Die mediastinalen Lymphknoten und die Lunge sind zwar mit 50 bis 90 % am häufigsten befallen; die Mitbeteiligung des Hals-Nasen-Ohrenbereiches bei einer Sarkoidose ist selten. Die Angaben über die Häufigkeit einer Kehlkopfbeteiligung schwanken zwischen 0,56% und 8,3%. Dazu kommt die Beteiligung des Waldeyer'schen Rachenringes und der Speichel- und Tränendrüsen. Es gibt ernstzunehmende Stimmen, die die Gaumenmandel als Eintrittspforte einer exogenen Ursache der Sarkoidose sehen. Eine systematische Untersuchung

von tonsillärem Gewebe - auch z.B. aus dem Zungengrund - könnte hier mehr Aufschluß bringen.
Grundsätzlich ist davon auszugehen, daß die Sarkoidose eine Systemerkrankung darstellt und nicht auf Mediastinum und Lunge begrenzt ist. Das immunologische Geschehen ergreift den gesamten Körper, wobei die Gewichtung der individuellen Symptomatik durchaus verschieden sein kann.
Bekannt ist der typische Befall der Speicheldrüsen und Augen im Sinne der Febris uveoparotidea subchronica, auch Heerfordt-Syndrom genannt. Während bei dieser klassischen Erkrankung im Hals-Nasen-Ohrenbereich auch die Sarkoidose in die differentialdiagnostischen Überlegungen miteinbezogen wird, wird die Sarkoidose bei den Paresen zerebrospinaler Nerven oft nicht bedacht. Die epitheloidzellige Granulomatose des Drüsenparenchyms oder der primäre Befall der intra- und periglandulären Lymphknoten mit möglicherweise sekundärem Übergreifen auf das Drüsenparychym mit oder ohne zusätzlichen Befall der kleinen Speicheldrüsen ergibt im histologischen Bild eine eindeutige Diagnose. Die Beteiligung der Lymphknoten zeigt bei Probeexcisionen ebenfalls ein typisches Bild. Gleiches gilt für die Erkrankung der Haut im Gesichts-/Halsbereich. Schwierig wird die Diagnostik bei der Schleimhaut des oberen Aerodigestivtraktes: Die Beeinträchtigung des MALT (Mucosal Associates Lymphoid Tissue) durch die Grunderkrankung Sarkoidose wird untersucht, ist jedoch bislang nicht eindeutig geklärt. Es ist jedoch zu erwarten, daß eine Mitbeteiligung durch die Sarkoidose auch dieses Bereiches besteht, zumal eine große Zahl von Patienten über entsprechende Beschwerden im Bereich der Schleimhäute der Nase und des Rachens klagt.
Die Beteiligung des Kehlkopfes kann so selten sie auch sei - zu dramatischen Krankheitsverläufen führen. Im Vordergrund stehen hier neben der Stimmstörung die Atemnot und ggf. die Schluckstörungen. Über entsprechende Erfahrungen derartiger Patienten verfügen z.B. die Marburger Universitäts-Hals-Nasen-Ohrenklinik wie auch die Hals-Nasen-Ohrenklinik der RWTH Aachen. In derartig gelagerten Fällen kann nur die strikte Zusammenarbeit des Internisten und des Hals-Nasen-Ohrenarztes unangenehmere Krankheitsverläufe vermeiden helfen.
Neben der systemischen Gabe von Cortison oder Cytostatica können in Einzelfällen auch lokale chirurgische Maßnahmen das Krankheitsbild günstig, manchmal auch entscheidend beeinflussen. So haben wir im Falle einer Kehlkopfbeteiligung mit massiver Schwellung und ausgeprägter Stimmstörung bis hin zum vollständigen Fehlen der Stimme durch vorübergehenden Luftröhrenschnitt, kehlkopferweiternde Maßnahmen und durch Resektion von Zungengrundmandelgewebe wieder für ein angenehmeres Leben ohne Luft-

not und mit guter Kommunikation sorgen können. Bei in Abduktionsstellung fixierten Stimmlippen hat sich als besonders trickreich die Unterfütterung der Stimmlippen durch Collagen oder wie in unserem Fall durch körpereigene Knorpelspäne bewährt.

Ein kluger Mann hat einmal in Erinnerung gerufen, daß die medizinischen Fachgebiete bei aller Unterschiedlichkeit doch demselben Menschen dienen. Der Hals-Nasen-Ohrenarzt, der Neurologe, der Radiologe, der Internist oder Ärzte anderer Fachdisziplinen betrachten den Menschen gleichsam nur durch ein jeweils anderes Fenster. Es verbleibt zwar die Notwendigkeit einer intensiven Beschäftigung mit dem eigenen Fachgebiet; der interessierte Blick über den Zaun in die Nachbargebiete schärft hingegen das Auge für die Erscheinungsform "fremder" Erkrankungen auch im eigenen Verantwortungsbereich und hilft damit demjenigen, der Gegenstand aller Bemühen ist: dem Menschen als Patient.

# Die Neurosarkoidose

**Prof. Dr. Heinz Reichmann, Dresden**

Die Sarkoidose spielt sich am häufigsten in den mediastinalen und peripheren Lymphknoten ab. Nur selten werden die Niere, die Muskeln sowie das Nervensystem von der Krankheit ergriffen. Das Nervensystem ist ungefähr in 5% der Patienten von der Krankheit betroffen. Es kann sich dabei sowohl um Störungen des zentralen als auch des peripheren Nervensystems, einschließlich der Muskulatur, handeln. Ich möchte an dieser Stelle nicht ausführlich sämtliche neurologischen Ausfälle im Zuge der Sarkoidose referieren, möchte aber doch auf einige typische Krankheitsbilder hinweisen.

Zunächst einmal soll die Meningoencephalitis sarkoidotica angesprochen werden, d.h. eine Störung des zentralen Nervensystems. Es handelt sich dabei um eine Entzündung der weichen Hirnhaut, die bevorzugt basal befallen wird und dazu auch zum Ausfall von Hirnnerven führen kann sowie zu Verklebungen der Hirnkammern und daraus resultierendem Hydrocephalus ("Wasserkopf"). Bei einer basalen Hirnhautentzündung kommt es häufig zu einem Mitbefall der Sehnerven und manchmal auch zu einem Befall des Hypothalamus, woraus ein Diabetes insipidus resultiert. Von seiten der basalen Hirnnerven ist häufig ein beidseitiger Ausfall des motorischen Gesichtsnerves (Nervus facialis) hervorzuheben.

Bei einer diffusen Meningoencephalitis (d.h. Hirnhaut- und Hirnentzündung) kommt es zu recht wechselhaften Symptomen, so z.B. zur Demenz oder zur Depression, ohne daß lokale neurologische Ausfälle sichtbar werden müssen. Selten kann es zur Kleinhirnataxie (unsicherer Gang) kommen oder sogar zu epileptischen Anfällen. Wenn die sog. Pyramidenbahn betroffen wird, kommt es zur Tonuserhöhung der Muskulatur, d.h. zu einer spastischen Parese z.B. beider Beine.

Ein weiterer Schwerpunkt dieses Krankheitsbildes ist die der peripheren Nerven. Zum einen handelt es sich dabei um eine sog. Polyneuropathie, wo es zu einem beidseitigen chronischen Befall der Gefühlsempfindungen sowie der Muskelkraft von Hand- und Fußmuskulatur kommt. Andererseits kann es neben diesem symmetrischen Ausfall durchaus zu Schwerpunkts-Neuropathien kommen, wo größere Arm- und Beinnerven ausfallen und zu einem peripheren Lähmungsbild führen. Es ist auch durchaus möglich, daß Lähmungsformen erscheinen, die mit einer Bandscheibenkrankheit verwechselt werden können. Letzten Endes kann auf dem Gebiet des Neurologen die Sarkoidose auch das Muskelgewebe befallen. Ein Befall des Muskels findet sich zwar in 50% sämtlicher Sarkoidose-Patienten, ist jedoch selten so beeinträchtigend, daß der Patient subjektiv Ausfälle von seiten der Muskulatur verspürt. Meist handelt es sich, falls Muskelstörungen bestehen, um eine langsam zunehmende stammnahe Muskelschwäche bei Frauen, die älter als 50 Jahre sind.

Neben dieser chronischen granulomatösen Muskelerkankung gibt es die Form der akuten Muskelentzündung, wo eine Cortison-Therapie häufig zu einer deutlichen klinischen Besserung führt, was im Gegensatz zu der oben beschriebenen chronischen Form der sarkoidotischen Myopathie steht.

Aus dem oben Gesagten geht hervor, daß das neurologische Bild bei Sarkoidose recht bunt ist und somit die Diagnostik weitgefächert sein muß. Bei Verdacht auf eine Neurosarkoidose sollte immer die Blutkörperchen-Senkungsgeschwindigkeit gemessen werden, die leicht erhöht, manchmal aber auch normal ist. Im Blut findet man z.T. eine Eosinophilie und Monozytose. Das Angiotensin converting enzyme ist im Blut und im Nervenwasser zu messen, wo es im Idealfall erhöht gefunden wird. Normale Werte schließen aber eine Sarkoidose nicht aus. Im craniellen Computertomogramm sucht man nach Auffälligkeiten des Gehirnes, d.h. nach Hinweisen für Hirnhautentzündungen, für einen Befall des Sehnerven oder nach Zysten. Im Nervenwasser findet sich häufig eine Zellzahlerhöhung, z.B. 20-500/mm$^2$. Das Eiweiß ist erhöht. Der früher häufig durchgeführte Kveimtest, der mittels intracutaner Applikation einer Suspension homogenisierten Sarkoidose-Gewebes durchgeführt wurde, ist heute von seiten der Neurologie meist verlassen worden. Er hatte das Problem, in 20% falsch negativ und 5% falsch positiv zu sein.

Therapeutische Maßnahmen des Neurologen ähneln denen des Internisten. Wir arbeiten bevorzugt mit Corticosteroiden (Cortison), was in mittelhoher Dosierung (250-500 mg pro Tag für 1 Woche, dann langsam ausschleichend bis zu einer Erhaltungsdosis von z.B. 20 mg Methyl-Prednisolon) appliziert wird. Unter der Cortison-Therapie findet man häufig eine deutliche Besserung der neurologischen Ausfälle. Kommt es zu keiner Besserung, setzen wir häufig Azathioprin (Imurek) in einer Dosierung von 3 x 50 mg bzw. Cyclophosphamid (Endoxan) in einer Dosierung bis zu 1 g pro Tag ein, um auf immunologischer Seite die Krankheit zu bekämpfen. Die Therapie-Erfolge der Neurosarkoidose sind mit dieser aggressiven Therapie, die selbstverständlich eine sichere Diagnose voraussetzt, im Normalfall recht zufriedenstellend. Nicht unerwähnt bleiben sollte auch, daß bei diesem Krankheitsbild immer wieder spontan Heilungen beobachtet werden.

# Neurosarkoidose

**Dr. Maxwell S. Damian, Gießen**

**Vortrag auf dem MEDICA-Symposium 1993, Düsseldorf**

Die Neurosarkoidose ist eine nicht sehr häufige, aber klinisch bedeutsame Form der Sarkoidose. Eine Neurosarkoidose mit klinisch faßbarer Symptomatik findet sich bei ca. 5% der Sarkoidose-Patienten; bei der Hälfte verursacht sie sogar die Initialsymptome der Erkrankung, welches die korrekte Zuordnung neurologischer Symptome erschwert. Bei 25% der autopsierten Sarkoidose-Patienten liegt eine Neurosarkoidose vor. Es muß also eine größere Anzahl asymptomatischer Fälle geben. Insgesamt tritt die Neurosarkoidose häufiger im jüngeren Alter auf. Die Frage nach der Geschlechtsverteilung ist noch nicht geklärt.

Das pathoanatomische Korrelat der Neurosarkoidose besteht, wie in allen anderen Organen auch, aus den bekannten disseminierten Granulomen. Die neurologische Symptomatik wird von der Lokalisation der Granulome bestimmt.

Im Zentralnervensystem (ZNS) sind Granulome vorwiegend der Leptomeningen anzutreffen, aber auch entlang der inneren Liquorräume, was zu Liquorzirkulationsstörungen führen kann. Desweiteren ist im ZNS das Auftreten einer Vaskulitis vor allem der kleineren Gefäße von Bedeutung, die differentialdiagnostisch gegen andere Vaskulitiden abgegrenzt werden muß. Sie kann multiple ischämische Defekte verursachen. In der Muskulatur findet

sich eine granulomatöse Herdmyositis.
Die Symptomatik einer Neurosarkoidose ist sehr vielfältig, und die Sarkoidose gehört zu den Erkrankungen, die nahezu jedes neurologische Syndrom imitieren können. Am häufigsten finden sich isolierte oder multiple Hirnnervenlähmungen. Facialisparesen, z. B. im Rahmen des Heerfordt-Syndroms machen einen großen Anteil aus. Der Befall des Nervus opticus ist klinisch wichtig zu erkennen, da er zu Erblindungen führen kann. Periphere Nerven sind in bis zu 10% der Neurosarkoidose-Fälle betroffen, entweder im Sinne einer Mononeuritis multiplex, einer Schwerpunktneuritis, oder als symmetrische distale Polyneuropathie. Der Muskelbefall ist häufig asymptomatisch.
Eine Sarkoidose des ZNS ist weniger häufig. Die Zahlen gehen von 5-10% aus. Sie kann einen ungünstigen Verlauf nehmen. Das Spektrum der ZNS-Sarkoidose ist besonders breit. Es reicht von progredienten Querschnittssyndrom bis zu Tumorsymptomatik bei intracraniellen Granulomen. Es können chronische dementielle Syndrome auftreten bei Hydrocephalus aufgrund von Verklebungen nach Entzündung der Leptomeningen. Als typisch gelten hypothalamische Störungen, z. B. ein Diabetes insipidus. Differentialdiagnostisch ist bei isolierten Facialisparesen in erster Linie an eine idiopathische Bell´sche Lähmung zu denken. Bei beidseitigen Paresen oder bei multiplen Hirnnervenausfällen muß jedoch auch an eine Neuroborreliose oder auch eine Meningeosis neoplastica gedacht werden, wobei die Liquoruntersuchung hilfreich ist.
Die Erkrankung des peripheren Nervensystems im Sinne einer Mononeuritis multiplex macht eine Abgrenzung gegenüber Kollagenosen und Vaskulitiden unterschiedlicher Ätiologie erforderlich. In Einzelfällen kann sich mit aufsteigenden motorischen Ausfällen auch das Bild eines Guillain Barre-Syndroms entwickeln, es müssen wiederum Borreliosen (Lyme-Disease) und Meningeosis neoplastica ausgeschlossen werden.
Bei der ZNS-Erkrankung kann besonders die Abgrenzung gegenüber anderen Vaskulitiden schwierig sein. Ein rezidivierend-remittierender Verlauf bei encephalitischer Erkrankung kann außerdem eine MS imitieren. Die PML (progressive multifokale Leukencephalopathie) oder auch andere sekundäre Infektionen bei supprimierter Immunlage sind weitere differentialdiagnostische Überlegungen bei einer schweren progredienten cerebralen Symptomatik. Die Myositis bei Neurosarkoidose zeigt eine unspezifische Symptomatik. Sie muß gegenüber anderen entzündlichen Muskelerkrankungen abgegrenzt werden, darüberhinaus ist die differentialdiagnostische Abgrenzung gegen eine durch Steroidabgabe ausgelöste Myopathie bei langjähriger Sarkoidose wichtig. Labordiagnostisch ist für den Neurologen zunächst die Untersu-

chung des Liquor cerebrospinalis von Bedeutung. Es wird üblicherweise eine mäßiggradige Pleozytose gefunden, bis zu einigen hundert Zellen /µl, ebenso eine mäßiggradige Eiweißerhöhung bis 1 g/l.

Oligoklonale Antikörper im Sinne einer intrathekalen Immunglobulinbildung sind vielfach bei der Neurosarkoidose zu beobachten, was die Abgrenzung zur MS schwierig macht, bei der allerdings das periphere Nervensystem nicht beeinträchtigt ist. Zur Liquoruntersuchung muß angemerkt werden, daß bei 30 - 50% der Fälle mit einer manifesten Sarkoidose des ZNS die Routineuntersuchung auch vollkommen normal ausfallen kann. Das ACE im Liquor kann als Verlaufsparameter zur Aktivität der Entzündung im ZNS benutzt werden. Bei etwa 2/3 der Patienten ist das ACE erhöht.

Bei den bildgebenden Verfahren wurde zunächst das CT eingesetzt. Hier findet sich in einigen Fällen eine Erweiterung der Liquorräume im Sinne eines Hydrocephalus, evtl. können auch größere Granulome zu sehen sein. Häufiger ist eine Kontrastmittelanreicherung im Bereich der Meningen zu beobachten, zusätzlich manchmal auch intracerebrale Verkalkungen. Das Magnetresonanz-Tumogramm hat sich in den letzten Jahren als wertvoller erwiesen. Dort zeigen sich in ausgeprägten Fällen disseminierte Entmarkungen in der weißen Substanz. Neurophysiologische Untersuchungsmethoden können ebenfalls die Ausdehnung des Erkrankungsprozesses dokumentieren. Die Befunde sind aber durchgehend unspezifisch. Das EEG kann bei ZNS-Befall Allgemeinbefunde oder Herdbefunde zeigen, kann auch völlig normal sein. Die evozierten Potentiale dienen dazu, eine zentrale Demyelinisierung aufzuzeigen. Nervenleitgeschwindigkeiten sind nützlich beim Nachweis einer Polyneuropathie, und das EMG kann eine Herdmyositis dokumentieren.

Therapeutisch werden, wie bei den anderen Manifestationen der Erkrankung auch, Corticoide eingesetzt, initial 50-70 mg Prednison. Diese Dosis wird für etwa 3 Monate empfohlen, dann für mindestens 1 Jahr ca. 20 mg. Eine Erhaltungsdosis von 10 mg scheint nicht auszureichen, um Rezidive zu verhindern. Bei etwa 80% der Fälle wird eine Besserung erreicht, wobei Hirnnervenlähmungen insgesamt eine günstige Prognose haben. Hinweise auf ausgedehnte Destruktionen im ZNS, wie ein Hydrocephalus oder ein epileptisches Anfallsleiden bedeuten eher eine schlechte Prognose. Die Wirkung anderer immunsuppressiver Mittel ist nicht gesichert.

Die Neurosarkoidose hat, sofern sie erkannt wird, bevor ein ausgedehnter Befall im ZNS vorliegt, eine relativ günstige Prognose. Auf die frühen Symptome, wie etwa die Facialisparese, sollte der niedergelassene Arzt genügend achten und eine gründliche neurologische Untersuchung veranlassen.

# Akutes Nierenversagen bei Sarkoidose-Rezidiv im Hochsommer

**Dr. A. Wiemeyer,
Prof. Dr. E.-W. Schwarze,
Prof. Dr. K. Mathias und
Prof. Dr. B. Lösse, Dortmund**

**Deutsche Medizinische Woschenschrift 121 (1996), 165-168, Georg Thieme Verlag Stuttgart-New York**

**Mit freundlicher Genehmigung des Georg Thieme Verlags, Stuttgart.**

## Zusammenfasung

### Anamnese und Befund:
Eine 35jährige Frau mit einer vor 3 Jahren erfolgreich behandelten Sarkoidose erkrankte während des Sommerurlaubs in Italien mit Abgeschlagenheit, Übelkeit und Gewichtsverlust. Ein Rezidiv der Sarkoidose war bis dahin nicht aufgetreten. Nach der Rückkehr fielen eine Niereninsuffizienz und eine erhebliche Hypercalcämie auf. Die körperliche Untersuchung zeigte bis auf erbsengroße, nicht druckschmerzhafte Lymphknoten submandibulär und zervikal keine Auffälligkeiten.

### Untersuchungen
Die Konzentration des Serum-Kreatinins war mit 4,1 mg/dl und die des Calciums mit 3,6 mmol/l deutlich erhöht. Ein Computertomogramm erbrachte vergrößerte Submandibulardrüsen, jedoch keine sonstige Organbeteiligung. Die Biopsie einer Speicheldrüse zeigte ein Sarkoidoserezidiv.

### Therapie und Verlauf
Unter Methylprednisolon (3 Tage 100 mg/d, schrittweise reduziert auf 30 mg/d für 3 Monate, danach ausschleichend) lag die Konzentration des Calciums nach 2 Wochen mit 2,4 mmol/l im Normbereich. Die Konzentration

des Kreatinins war auf 1,5 mg/dl gefallen, erreichte nach 4 Monaten mit 1,1 mg/dl die obere Normgrenze und betrug nach 8 Monaten 0,8 mg/dl.

**Folgerung**
Aufgrund dieser Beobachtung sollte auch bei Patienten mit Sarkoidose in der näheren Vorgeschichte eine starke UV-Licht-Exposition vermieden werden, weil die dadurch vermehrt gebildeten Vitamin-$D_3$-Vorstufen bei rezidivierender Sarkoidose in den Sarkoidosegranulomen zu 1,25-Dihydroxy-Vitamin $D_3$ überführt werden. Dies kann zu bedrohlichen Komplikationen wie Hypercalcämie und Nierenversagen führen.

Bei der Sarkoidose gibt es drei Formen der Nierenbeteiligung (5,9):

1. Granulome können Parenchym und Gefäße der Nieren befallen.
2. Selten treten Glomerulonephritiden auf.
3. Eine Hypercalcämie kann zu einem Nierenschaden führen.

Wir berichten über eine Patientin, bei der ein Sarkoidose-Rezidiv nach vermehrter Sonneneinstrahlung durch eine Niereninsuffizienz auffiel.

**Kasuistik**

**Anamnese**
Bei der 35jährigen Patientin führten vor 3 Jahren Schwellungen der Ohrspeicheldrüsen zur histologisch gesicherten Diagnose einer Sarkoidose. Weitere Organbeteiligungen fanden sich damals nicht. Nach dreimonatiger Glucocorticoid-Therapie, beginnend mit 62,5 mg Prednison-Äquivalent pro Tag, war die Patientin beschwerdefrei. Für ein Rezidiv gab es keinen Hinweis. Die Patientin nahm keinerlei Medikamente ein. Im Juli dieses Jahres fuhr sie zu einem Badeurlaub nach Italien. Dort kam es zu Abgeschlagenheit, Übelkeit und Brechreiz sowie zu einem Gewichtsverlust von 4 kg. Nach 3 Wochen kehrte die Patientin nach Hause ins Ruhrgebiet zurück. Hier besserte sich ihr Befinden leicht. Sie nahm wieder 2 kg zu. Der Hausarzt fand erstmals einen Bluthochdruck von 150/110 mm Hg sowie eine Niereninsuffizienz mit einem Kreatinin von bis zu 4,1 mg/dl, eine leichte Proteinurie von 0,3 g/l und im Harnsediment eine einfach positive Erythrozyturie bei Menstruation. Sonographisch waren die Nieren normal groß. Das Blutbild war unauffällig. Zur weiteren Untersuchung kam die Patientin zu uns.

**Klinischer Aufnahmebefund**
Die 35jährige, schlanke Patientin war sonnengebräunt. Die Haut zeigte ansonsten keine Besonderheiten. Augen und Augenhintergrund waren unauffällig. Submandibulär und zervikal fanden sich einige erbsengroße, nicht druckschmerzhafte und gut verschiebbare Lymphknoten. Axillär und inguinal waren keine Lymphknoten tastbar.

Die Untersuchung der Lunge und des Herzens zeigte einen regelrechten Befund. Der Blutdruck betrug 150/90 mm Hg. Der Befund an Abdomen, Nierenlagern und Extremitäten war unauffällig. Bei der wachen und allseits orientierten Patientin waren Sensibilität und Reflexe regelrecht.
Es bestand also eine erstmals festgestellte Niereninsuffizienz mit Hypertonie. Vom Hausarzt festgestellte sonographisch normal große Nieren und unauffälliges Blutbild ließen ein akutes Geschehen vermuten. Für eine Glomerulonephritis erschien der Urinbefund ungewöhnlich blande. Angesichts der Sarkoidose in der Vorgeschichte mußte gefragt werden, ob nicht ein Rezidiv dieser Erkrankung Ursache der Niereninsuffizienz war.

**Klinisch-chemische Befunde**

Die Blutsenkungsgeschwindigkeit war auf 19/44 mm erhöht, das Blutbild unauffällig. Die Konzentration des Serum-Kreatinins war mit 3,8 mg/dl, die des Harnstoff mit 95 mg/dl deutlich erhöht; der Urin zeigte Eiweiß und Leukozyten einfach, Erythrozyten zweifach positiv. Das Serum-Calcium war mit 3,6 mmol/l extrem hoch (normal 2,25 - 2,75), das intakte Parathormon dagegen mit 1,1 pmol/l niedrig (normal 1,2-6). Die Aktivität des Angiotensin-Converting-Enzyms im Serum war mit 167 mU/ml leicht erhöht (normal 40-110). Bilirubin und Transaminasen waren unauffällig.

**Ergänzende Untersuchungen**

Das Parenchym der normal großen Nieren erschien sonographisch etwas grobschollig. Die Milz war leicht vergrößert, die Leber unauffällig. Intraabdominelle Lymphknoten fanden sich nicht. Röntgenaufnahmen und Computertomogramm des Thorax zeigten keinen Hinweis auf eine Sarkoidose. Die Ohrspeicheldrüsen waren im Computertomogramm des Kopfes etwas vergrößert. Die Submandibulardrüsen erschienen deutlich aufgetrieben (Abb. 1). Da zur differentialdiagnostischen Abklärung der Hypercalcämie eine Tumorsuche gehört, wurde ergänzend zu diesen bildgebenden Verfahren eine Gastroduodenoskopie durchgeführt. Dabei fand sich eine frische Ulcus-ventriculi-Narbe bei narbig verzogenem Bulbus duodeni.
Aufgrund des auffällig computertomographischen Befundes am Mundboden wurde eine Speicheldrüse der Unterlippe rechts biopsiert. Die Histologie zeigte riesenzellhaltige Epitheloid-Granulome ohne Nekrosen oder Verkäsung (Abb. 2).
Damit wurden folgende Diagnosen gestellt: Sarkoidose-Rezidiv der Mundspeicheldrüsen mit Hypercalcämie, akutem Nierenversagen und Hypertonie sowie abgeheiltes Ulcus ventriculi und narbig verzogener Bulbus duodeni.

**Therapie und Verlauf**

Zunächst gaben wir Kochsalzlösung intravenös (0,9%; 2000 ml/d) und Furosemid (40 mg/d oral). Darunter fiel die Konzentration des Calciums und pendelte ab dem 4. Tag um die obere Normgrenze. Die Konzentration des Kreatinins sank zeitlich auf zunächst 2,5 mg/dl (Abb. 3). Der Blutdruck normalisierte sich. Die Konzentration des jetzt bestimmten 1,25-Dihydroxy-Vitamin $D_3$ lag mit 72 ng/l im oberen Normbereich (35-90 ng/l). Nach histologischer Sicherung des Sarkoidose-Rezidivs gaben wir ab dem 16. Tag Methylprednisolon (100 mg/d für 3 Tage, dann schrittweise reduziert auf schließlich 30 mg/d für 3 Monate). Zur Ulcus-Prophylaxe verordneten wir Omeprazol (zweimal 20 mg/d). Unter der Glucocorticoidtherapie sanken die Konzentration des Calciums in den mittleren Normbereich und die des Kreatinins auf 1,5 mg/dl. Am 27. Tag entließen wir die Patientin beschwerdefrei. Die Aktivität des Angiotensin-Converting-Enzyms war nach 2 Monaten mit 42 mU/ml niedrig-normal, das Kreatinin erreichte nach 4 Monaten den oberen Normbereich. Die Glucocorticoidbehandlung wurde danach ausschleichend beendet. Nach 8 Monaten waren das Kreatinin mit 0,8 mg/dl und das Calcium weiterhin normal.

## Diskussion

Bei unserer Patientin kam es im Sommerurlaub zu Abgeschlagenheit und gastrointestinalen Beschwerden. Unerwartet fand sich ein aktues Nierenversagen. Als Ursache wurde ein Sarkoidose-Rezidiv zunächst nur differentialdiagnostisch erwogen. Die extreme Hypercalcämie ließ jedoch aus dieser Überlegung einen dringenden Verdacht werden, zumal andere Ursachen für das erhöhte Calcium, wie Hyperparathyreoidismus, exogene Vitamin-D-Intoxikation oder ein Tumorleiden nicht gefunden wurden. In der Biopsie einer Speicheldrüse gelang dann der histologische Nachweis des Sarkoidose-Rezidivs.

Ungewöhnlich ist, daß weder bei der Erstmanifestation der Sarkoidose noch bei der jetzigen Erkrankung mit bildgebenden Verfahren ein pulmonaler Befall nachweisbar war, obwohl nach der Literatur die Lungen bei über 95%, die Speicheldrüsen jedoch nur bei 4% der Sarkoidose-Patienten betroffen sind (11). Als Hinweis auf weitere Manifestationen der Sarkoidose fanden wir lediglich einige tastbare zervikale und submandibuläre Lymphknoten sowie eine grenzweitig vergrößerte Milz. Insbesondere die Befunde an Haut, Augen und Leber waren unauffällig. Bemerkenswert ist weiterhin der normale neurologische Befund bei der stationären Aufnahme trotz der bedrohlichen Hypercalcämie von 3,6 mmol/l.

Die Niereninsuffizienz wird im vorliegenden Fall durch die Hypercalcämie erklärt. Die akut die glomeruläre Filtrationsrate (GFR) durch mehrere Mechanismen beeinträchtigen kann (3, 8, 12): Eine renale Vasokonstriktion senkt

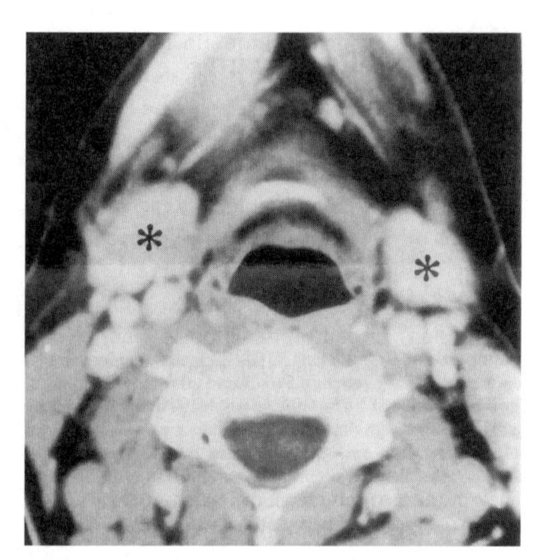


**Abb 1** Computertomographischer Schnitt durch den Mundboden: Beidseits sind deutlich aufgetriebene Submandibulardüsen erkennbar (*)

unmittelbar die GFR. Zudem wird die Natrium-Resorption am proximalen Tubulus und an der Henle-Schleife gehemmt. Gleichzeitig besteht ein Konzentrationsdefekt infolge einer Resistenz gegenüber antidiuretischem Hormon. Beides bewirkt eine Polyurie, die über eine Volumen-Depletion ebenfalls die GFR reduzieren kann. Unsere Patientin berichtete von einem anfänglichen Gewichtsverlust von 4 kg. Dies spricht dafür, daß es im Urlaub zu einem solchen Volumenmangel durch Hypercalcämie gekommen ist.

Bei gleichzeitiger Übelkeit infolge des Ulcus ventriculi oder der Hypercalcämie mag zusätzlich eine verminderte Flüssigkeitsaufnahme die Situation verschlimmert haben. Der parallele Abfall von Calcium und Kreatinin unter Therapie belegt schließlich den Zusammenhang zwischen Hypercalcämie und Niereninsuffizienz.

Das sonographisch grobschollig veränderte Nierenparenchym und die später sehr zögernde Kreatinin-Normalisierung weisen auf nur langsam reversible renale Kalzifikationen hin (12).

Die Hypercalcämie bei Sarkoidose wurde bereits 1939 beschrieben (6). Sarkoidose-Patienten bekommen in 10-60% der Fälle eine Hypercalcurie, in 1,3-35% eine Hypercalcämie und in unter 1% eine Niereninsuffizienz (5). Nachdem bei Sarkoidose-Patienten ein erhöhtes 1,25-Dihydroxy-Vitamin $D_3$ im Serum beschrieben wurde (4, 13, 15), gelang der Nachweis, daß dieser Erkrankung Makrophagen aus Alveolen (1,2) und befallenen Lymphknoten (10) inaktives 25-Hydroxy-Vitamin-$D_3$ umwandeln können. Physiologisch verläuft die 1,25-Dihydroxy-Vitamin $D_3$-Synthese wie folgt: Oral aufgenommenes oder unter Einfluß von ultraviolettem Licht gebildetes 7-Dehydrotachysterol wird in der Haut wiederum unter ultraviolettem Licht in Colecalciferol umgewandelt. Die Leber hydroxyliert dieses zu 25-Hydroxy-Vitamin $D_3$, welches schließlich in der Niere mit der 1$\alpha$-Hydroxylase in die aktive Form 1,25-Dihydroxy-Vitamin $D_3$ überführt wird (7,8). Bis zur hepatischen Hydroxylierung einschließlich verläuft dieser Prozeß ohne negative Rückkoppelung.

Nur die 1α-Hydroxylierung in der Niere wird entsprechend den Bedürfnissen der Calcium-Homöostase reguliert (7,8). Bei Sarkoidose wird diese Kontroll-Instanz aber durch eine rein substratabhängige 1α-Hydroxylierung in den Granulomen umgangen. Daher droht eine $D_3$-Hypervitaminose mit Hypercalcämie. Das gilt besonders, wenn vermehrt Vitamin-$D_3$-Vorstufen vorliegen. Da deren Synthese von ultraviolettem Licht abhängt, ist bei Sarkoidose vor einer gesteigerten UV-Exposition zu warnen (5, 14). Offensichtlich spielt genau dieser Zusammenhang in unserem Fall eine wichtige Rolle: Die Patientin erkrankte im Hochsommer in Italien, von wo sie sonnengebräunt heimkehrte. Sie war also reichlichem ultraviolettem Licht ausgesetzt, so daß vermehrt Vitamin-$D_3$-Vorstufen gebildet und durch die Sarkoidose-Makrophagen im Übermaß in aktives 1,25-Dihydroxy-Vitamin $D_3$ überführt werden konnten. Das führte über eine gesteigerte intestinale Calcium-Resorption zur Hypercalcämie mit akutem Nierenversagen. Nach der Rückkehr in das damals nicht sehr sonnige Ruhrgebiet besserte sich der Zustand. Die Patientin nahm wieder an Gewicht zu. Diese Besserung und der normale 1,25 Dihydroxy-Vitamin-$D_3$-Spiegel 2 Wochen später sind durch die geringere Einwirkung ultravioletten Lichtes zu Hause erklärbar: Der Höhepunkt des Kranheitsbildes war bereits überschritten.

Ob das Ulcus ventriculi unserer Patientin

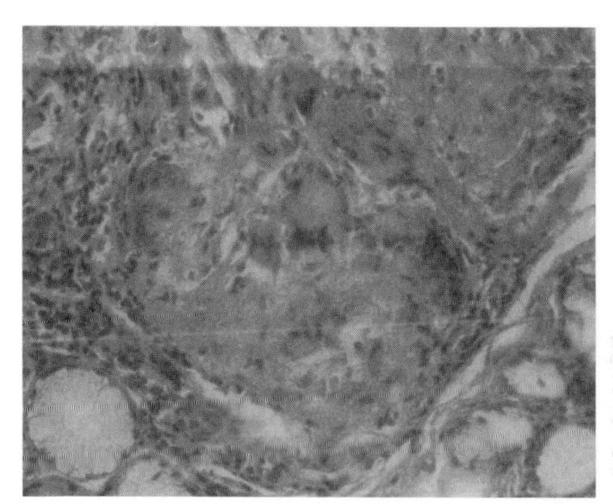

**Abb 2** Biopsie einer Speicheldrüse aus dem Bereich der Unterlippe: in gemischtem, vorwiegend mukoidem Drüsengewebe sieht man ein riesenzellhaltiges Epitheloidzell-Granulom ohne Nekrosen oder Verkäsung, dem Bild einer Sarkoidose entsprechend (Hämatoxylin-Eosin, 250:1).

auf die Hypercalcämie zurückzuführen ist, kann nur spekuliert werden. Ein solcher Zusammenhang wird zwar in der Literatur hergestellt, aber durchaus kontrovers diskutiert (3, 8, 12).

Bei Nierenbeteiligung muß die Sarkoidose behandelt werden (5). Steroide sind Mittel der Wahl (5,9). Damit wird die 1α-Hydroxylase in den Makrophagen der Granulome gehemmt (2). Initial sollten 0,3-1 mg/kg · d Prednisonäquivalent gegeben werden (5). Die Dosis wird unter Calcium-Kontrolle langsam reduziert (9). Bei unserer Patientin normalisierte sich erst mit Beginn der Glucocorticoid-Gabe der Calcium-Spiegel andauernd. Parallel dazu fiel das Kreatinin deutlich. Die Behandlungsdauer sollte wenigstens 6 Mo-

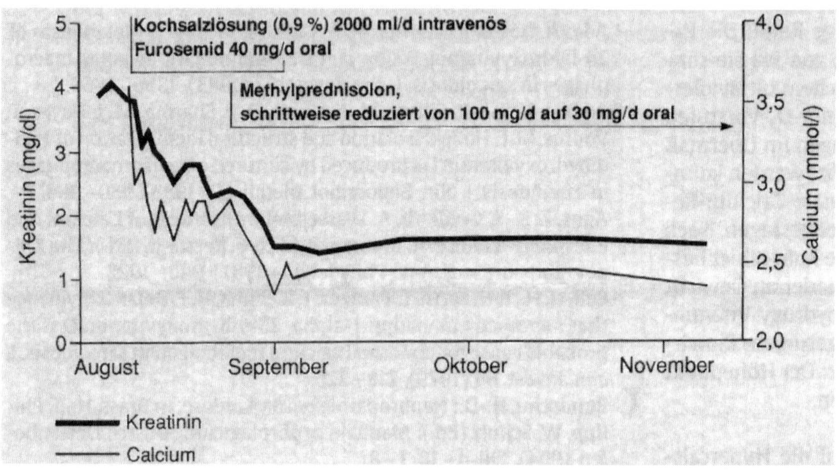


Abb 3. Serumkonzentration von Calcium und Kreatinin unter Therapie bei der 35 jährigen Patientin mit Sarkoidose-Rezidiv.

nate betragen (5). Unsere Patientin drängte auf ein früheres Therapieende, an das sich jedoch eine engmaschige Calcium- uind Kreatinin-Kontrolle anschloß.

Die vorgestellte Kasuistik zeigt Vorgeschichte, Klinik und Therapie der Hypercalcämie bei Sarkoidose. Unser Fall unterstreicht dabei besonders die Empfehlung, bei Sarkoidose vermehrte Bestrahlung mit ultraviolettem Licht zu meiden (5, 14). Da bei unserer Patientin das Sarkoidose-Rezidiv bislang gar nicht bekannt war, muß dieser Rat ausgeweitet werden: Auch Patienten mit Sarkoidose in der Vorgeschichte sollten zurückhaltend mit UV-Licht-Exposition sein. Bei einer Verschlechterung des körperlichen Befindens, das wie in unserem Fall sehr unspezifisch sein kann, sollten Calcium und Kreatinin im Serum kontrolliert werden.

**Literatur**


1 Adams, J.S., O.P.Sharma, M.A. Gacat, F.R. Singer: Metabolism of 25-hydroxyvitamin $D_3$ by cultured pulmonary alveolar macrophages in sarcoidosis. J. clin. Invest. 72 (1983), 1856 - 1860.

2 Adams, J.S., F.R. Singer, M.A. Gacat, O.P. Sharma, M.J. Hayes, P. Vouros, M.F. Holick: Isolation and structural identification of 1,25-dihydroxyvitamin $D_3$ produced by cultured alveolar macrophages in sarcoidosis. J. clin. Endocrinol. Metab. 60 (1985), 960-966

3 Agus, Z.S., S. Goldfarb, A. Wasserstein: Disorders of Calcium and Phosphate Balance. In Brenner, B.M., F.C.Rector jr. (Ed.): The Kid-

ney, 2nd ed. (Saunders: Philadelphia 1981), 940-1022.

4 Bell, N.H., P.H.Stern, E. Paantzer, T.K. Sinha, H.F. DeLuca: Evidence that increased circulating 1-alpha, 25-dihydroxyvitamin D is the probable cause for abnormal calcium metabolism in sarcoidosis. J. clin. Invest. 64 (1979), 218-225.

5 Bundschu, H.-D.: Nephropathie bei Sarkoidose, In Brass, H., T. Philipp, W. Schulz (Ed.): Manuale nephrologicum (Dustri: Deisenhofen 1994), VIII-4 - 10, 1-8.

6 Harrel, G.T., S. Fisher: Blood chemical changes in Boeck´s sarcoid with particular reference to protein, calcium, and phosphate values. J. clin. Invest. 18 (1989), 687-693

7 Haynes, R.C. Jr.: Agents affecting calcification. Calcium, Parathyroid Hormone, Calcitonin, Vitamin D, and other compounds. In Gilman, A.G., T.W. Rall, A.S. Nies, P. Taylor (Ed.): Goodman and Gilmans: The Pharmacological Basis of Therapeutics, 8th ed. (McGraw-Hill: New York 1990), 1496-1522.

8 Kanis, J.A., N.A.T. Hamdy, E.V. McCoskey: Hypercalcaemia and Hypocalcaemia. In Cameron, S.A.M. Davison, J.-P. Grünfeld, E. Ritz (Ed.): Oxford Textbook of Clinical Nephrology (Oxford University Press: Oxford 1992), 1753-1782

9 Kenouch, S., J.-P. Méry: Sarcoidosis. In Cameron, S., A.M. Davison, J.-P. Grünfeld, E.Ritz (Ed.): Oxford Textbook of Clinical Nephrology (Oxford University Press. Oxford 1992), 576-582

10 Mason, R.S., T. Frankel, Y.-L. Chan, D. Lissner, S. Posen: Vitamin D conversion by sarcoid lymph node homogenate. Ann. intern. Med. 100 (1984), 59-61.

11 Müller-Quernheim, J., R. Ferlinz: Sarkoidose eine Immundysregulation. Dtsch. Ärztebl. 23 (1988), A-1698-A-1704.

12 Mundy, G.R., C.A. Reasner: Hypercalcemia. In Jacobson, H.R., G.E.Striker, S. Klahr (Ed.): The Principles and Practise of Nephrology (Decker: Philadelphia 1991), 110-118.

13 Papapoulos, S.E.: 1,25-dihydroxycholecalciferol in the pathogenesis of the hypercalcaemia of sarcoidosis, Lancet 1979/I, 627-630.

14 Singer, F.R., J.S. Adams: Abnormal calcium homeostasis in sarcoidosis. New Engl. J. Med. 315 (1986), 755-757.

15 Zerwekh, J.E., C.Y.C. Pak, R.A. Kaplan: Pathogenetic role of 1-alpha, 25-dihydroxyvitamin D in sarcoidosis and absorptive hypercalciuria: Different response to prednisone therapy. J. clin. Endocrinol. Metab. 51 (1980), 381-386.

# Rheumatologische und immunologische Aspekte der Sarkoidose

**Dr. med. Gerhard Eger,**
**Prof. Dr. med.**
**Joachim Robert Kalden,**
**Erlangen**

**Vortrag auf dem Immunologischen Sarkoidose Symposium REHA 1995, Düsseldorf**

## Definition der Sarkoidose

Die Sarkoidose ist eine inflammatorische granulomatöse Systemerkrankung unbekannter Ätiologie, die prinzipiell jedes Organsystem des menschlichen Körpers befallen kann. Es handelt sich um eine immunologisch vermittelte Erkrankung mit den Charakteristika einer hypersensitiven Immunreaktion, vermittelt durch CD4-positive T-Helfer-Inducer-Lymphozyten.

## Epidemiologie

Die Erkrankung ist weltweit verbreitet und kommt bei sämtlichen Rassen, in allen Altersgruppen und bei beiden Geschlechtern vor. Die Angaben zur Häufigkeit sind unterschiedlich, je nach untersuchter Region und ethnischer Gruppierung. Allein in Europa schwankt die Prävalenz zwischen 3/100.000 (Polen) und 64/100.000 (Schweden). In der Bundesrepublik Deutschland ist sie vergleichsweise hoch und beträgt etwa 40/100.000. Die jährliche Inzidenz wird mit 7/100.000 bei leichter Prädominanz des weiblichen Geschlechts angegeben. Das typische Manifestationsalter liegt zwischen dem 20. und 40. Lebensjahr.

Eine infektiöse Übertragung der Erkrankung wird nicht beobachtet. Selbst die Transplantation sarkoidosebefallener Organe auf Empfänger ohne Sarkoidose scheint unproblematisch, sofern die Funktion des transplantierten Organs erhalten ist. Wie eine retrospektive Studie zeigte, war ein signifikantes Fortschreiten der Erkrankung in transplantierten Organen oder gar eine Ausbreitung der Sarkoidose auf andere Organe des Empfängers nicht zu beobachten. Hingegen wurde bei Transplantation sarkoidosefreier Organe auf Sarkoidosepatienten ein Übergreifen der Erkrankung auf das transplantierte Organ beobachtet. Diese Befunde sprechen gegen eine infektiöse Ursache der Sarkoidose. Eine gelegentlich anzutreffende familiäre Häufung ist deshalb am ehesten Folge eines gemeinsamen genetischen Faktors oder einer gemeinsamen Exposition mit einer bislang unbekannten nicht-infektiösen Umweltnoxe.

Je nach untersuchter Region und Population stehen unterschiedliche Verlaufsformen der Erkrankung im Vordergrund. Unter der einheimischen Bevölkerung der Bundesrepublik Deutschland wird die Inzidenz der akuten und subakuten Sarkoidose auf bis zu 40% aller neu auftretenden Fälle geschätzt. Sie manifestiert sich häufig als akutes Löfgren-Syndrom, seltener als Heerfordt-Syndrom. Völlig symptomfrei und deshalb nur im Rahmen von Routineuntersuchungen entdeckt, sind etwa 10% der bekannten Fälle von Sarkoidose. Meist werden sie anhand eines typischen Thoraxröntgenbefundes diagnostiziert. Chronische Verläufe mit initial geringgradiger Symptomatologie sind unter allen Formen der Sarkoidose am häufigsten. Sie nehmen jedoch in etwa 10% einen aggressiven, meist tödlichen Verlauf.

Epidemiologische Daten zum Sarkoidosebefall des Bewegungsorgans beruhen auf Auswertungen klinischer Studien mit vergleichsweise geringen Fallzahlen, sowie auf Selektionsstudien und Einzelfallberichten. Ein Knochenbefall wird bei etwa 5% der bekannten Sarkoidosefälle berichtet, eine Beteiligung der Gelenke in bis zu 50% und eine meist asymptomatische Muskelsarkoidose wird in über 75% angenommen.

**Immunpathogenese**

Bis heute ist unbekannt, durch welche Faktoren die granulomatöse Entzündungsreaktion der Sarkoidose in Gang gesetzt wird. Im Vordergrund aller bislang aufgestellten Theorien steht die Vermutung einer exogenen inhalativen Noxe, die in prädisponierten Individuen unter bestimmten, bislang unbekannten Voraussetzungen eine hypersensitive Immunreaktion auslöst. Mit besonderem Interesse wird deshalb auch die jahreszeitliche Häufung neu diagnostizierbarer Erkrankungsfälle beobachtet. Andere Befunde sprechen für ein autoimmunologisch definiertes Geschehen. Im Mittelpunkt aller immunologischen Befunde steht die hypersensitive zelluläre Immunreaktion, die vorwiegend von CD4-positiven T-Lymphozyten unterhalten wird.

Die wesentlichen immunologischen Vorgänge sind:

- Aktivierung der T-Lymphozyten in den Krankheitsherden und Freisetzung von Zytokinen,

- Anreicherung von T-Lymphozyten durch lokale Proliferation und Chemotaxis peripherer T-Lymphozyten,

- Akkumulation und Aktivierung mononukleärer Phagozyten und Granulombildung,

- Verminderte Immunreaktivität peripherer T-Lymphozyten (Anergie) und periphere Lymphopenie,

- polyklonale Aktivierung von B-Lymphozyten mit polyklonaler Gammopathie.

Zu Beginn der inflammatorischen Immunreaktion werden spezifische Helfer-Inducer-T-Lymphozyten (CD4-positive T-Zellen) von antigenpräsentierenden Zellen (Makrophagen) durch Interleukin-1 (IL-1) aktiviert. Die Helferzellen reagieren mit Freisetzung von Interleukin-2 (IL-2, synonym: T-Zell-Wachstumsfaktor), das sowohl eine lokale Lymphoproliferation induziert, als auch die Einwanderung peripherer T-Lymphozyten bewirkt. Hierdurch reichern sich aktivierte CD4-positive Lymphozyten im Entzündungsgebiet an. Sie sind gekennzeichnet durch eine erhöhte Expression von IL-2-Rezeptor und HLA-Klasse II - Molekülen (HLA-DR) an ihrer Zelloberfläche und der vermehrten Freisetzung von IL-2, löslichem IL-2-Rezeptor (sIL-2R), Interferon $\gamma$ (IFN$\gamma$), GM-CSF und chemotaktischen Faktoren für Monozyten. Weitere Zytokine stimulieren und aktivieren B-Lymphozyten. Blutmonozyten werden in das Entzündungsgebiet rekrutiert und gleichermaßen aktiviert. Sie setzten IL-1 und Tumornekrosefaktor (TNF$\alpha$) frei und steigern ihre Antigenpräsentation (HLA-Klasse II-Moleküle) und die Expression zellulärer Adhäsionsmoleküle. Schließlich differenzieren sie zu Makrophagen, Epitheloidzellen und mehrkernigen Riesenzellen, den wichtigsten Elementen der granulomatösen Gewebsreaktion. Granulomreaktion und polyklonale Gammopathie sind somit indirekte Folge der gesteigerten Aktivität CD4-positiver T-Helfer-Inducer-Zellen, die im Rahmen der hypersensitiven Reaktion als DTH-Effektorzellen bezeichnet werden (DTH = delayed type hyperesensitivity).
Theoretische Überlegungen, die eine primär immunologische Ursache der Erkrankung favorisieren, gehen von einer gestörten Balance zwischen Helfer- und Suppressor-T-Lymphozyten aus. Für eine unzureichende Aktivität von Suppressorzellen gibt es ebenso Hinweise wie für die Existenz von Sarkoidoseantigenen, die vorwiegend Helfer-Inducer-Zellen stimulieren. Anhaltspunkte für hereditäre und erworbene Veränderungen der Immunantwortgene haben sich im Rahmen

der intensiven immunologischen Erforschung der Sarkoidose ebenfalls ergeben.
Die Funktionsstörung sarkoidosebefallener Organe resultiert primär überwiegend aus der durch Granulombildung veränderten Organarchitektur. Eine Zerstörung parenchymatöser Zellen oder der extrazellulären Matrix durch freigesetzte Entzündungsmediatoren ist zunächst von untergeordneter Bedeutung. Allerdings kommt es bei einem Teil der Fälle zu einer zunächst lokal begrenzten Fibroblastenproliferation und schließlich zu einer irreversiblen Organfibrose. Auch diese Prozesse werden durch Zytokine und Wachstumsfaktoren (PDGF, Fibronektin, ILGF-1) gesteuert. Sie werden vorwiegend von den lokalen Gewebsmakrophagen produziert.
Bedingt durch die Sequestration der T-Helferzellen in die aktiven Krankheitsherde findet man peripher, das heißt außerhalb der Läsionen, eine verminderte Reaktionsfähigkeit und Anzahl der T-Helfer-Lymphozyten. Die periphere Immundefizienz im aktiven Krankheitsstadium drückt sich aus in Blutlymphopenie und Hypo- bis Anergie bei Hauttestung mit Recallantigenen. In vitro-Untersuchungen mit peripheren und intraläsionalen T-Lymphozyten zeigten in beiden Zellpopulationen eine quantitative Minderung der Stimulierbarkeit durch Rcallantigene. Die zelluläre Immunität ist somit nicht nur räumlich (intra-/extraläsional), sondern auch qualitativ kompartimentalisiert. Die Funktion der B-Lympozyten ist hingegen normal. Gewebsständige integranulomatöse B-Lympzyten werden offenbar unspezifisch stimuliert, so daß eine polyklonale Immunglobulinproduktion einsetzt. Dies erklärt die häufig anzutreffenden erhöhten Antikörpertiter gegen eine Vielzahl autologer und xenogener Antigene (IgG, nukleäre Antigene, Viren und Mykoplasmen). Die deshalb häufig im Akutstadium auftretenden zirkulierenden Immunkomplexe werden als Ursache der Erythema nodosa betrachtet. Es handelt sich hierbei um lokalisierte kutane Herde einer Immunkomplexvaskulitis.

**Symptomatologie**

Die akute Sarkoidose manifestiert sich innerhalb weniger Wochen. Die Patienten berichten über Allgemeinsymptome wie Fieber, Abgeschlagenheit, Inappetenz und Gewichtsverlust. Meist bestehen respiratorische Symptome wie Husten, Dyspnoe und thorakale Schmerzen. Zwei eigenständige Syndrome werden innerhalb der akuten Verläufe definiert. Das häufigere Löfgren-Syndrom bezeichnet die Trias akute Athritis, Erythema nodosum und bihiläre Lymphadenopathie. Charakteristisch für die Gelenkbeteiligung ist der additiv symmetrische Befall, so daß initial nur das Bild der akuten Monarthritis bestehen kann. In abnehmender Häufigkeit sind Sprunggelenke, Kniegelenke, Handgelenke und proximale Interphalangealgelenke (PIP) beteiligt. Typisch sind livide Hautveränderungen über den befalle-

nen Gelenken sowie die streckseitigen Erythema nodosa im Bereich der Unterschenkel. Diese rotbräunlichen, erhabenen Läsionen sind initial äußerst schmerzhaft, remittieren aber spontan innerhalb weniger Wochen. Das seltenere Heerfordt-Syndrom bezeichnet ebenfalls einen akut febrilen Verlauf der Sarkoidose und umfasst die Trias Uveitis, beidseitige Parotitis und Facialisparese. Die chronische Sarkoidose entwickelt sich hingegen schleichend über Monate, meist mit zunehmenden respiratorischen Beschwerden. Allgemeinsymptome fehlen im Unterschied zur akuten Sarkoidose.
Als Multisystemerkrankung kann die Sarkoidose prinzipiell jedes Organ des menschlichen Körpers erfassen. In über 90% der Fälle sind Lunge und intrathorakale Lymphknoten befallen, gefolgt von Leber, Milz, Knochenmark. Eine Augenbeteiligung kommt in ca. 25% der Fälle vor, häufig assoziiert mit rheumatischen Symptomen. Am Bewegungsorgan kann die Erkrankung alle Gewebsstrukturen, wie Gelenke, periartikuläre Gewebe, Knochen und Muskulatur erfassen. Seltener kommt es zu Beteiligung des Herzens, des ZNS, der Nieren sowie der exo- und endokrinen Drüsengewebe.
Die rheumatologischen Manifestationen der akuten und chronischen Sarkoidose sind äußerst vielfältiger Natur (siehe Tabelle 1). Die Angaben zur Häufigkeit von Gelenkbeteiligung bei Sarkoidose reichen von 5 bis 25%. Monosymptomatische Arthralgien, Oligo- und Polyarthritiden an großen und kleinen Gelenken, Fersenschmerz und subkutane Knotenbildung gehören auch zum Symptomkatalog bei rheumatoider Arthritis,

**Tabelle 1:** Rheumatische Manifestationen der Sarkoidose

- Arthralgien
- akute Monarthritis
- akute additiv symmetrische Oligoarthritis (Sprunggelenke und Knie)
- akute Polyarthritis
- beiseitiger Fersenschmerz
- chronische Polyarthritis
- asymptomatischer Muskelbefall
- Muskelschmerzen
- akute Myositis
- chronische Myopathie
- noduläre Myopathie
- Fasciitis
- muskuläre Pseudohypertrophie
- zystische Knochenläsionen
- Osteosklerose
- Osteolysen
- Knochendemineralisierung
- Lupus pernio
- Erythema nodosum
- subkutane Knoten
- Vaskulitis
- Befall exokriner Drüsen
- Befall von Tränendrüsen, Speicheldrüsen einschließlich Glandula parotis
- Assoziation mit anderen rheumatischen Erkrankungen (SLE, PSS, RA, Spondylarthropathien)

bei Spondarthropathien und Psoriasis-arthritis. Im Zusammenhang mit den akut auftretenden Fieberschüben beim Löfgren-Syndrom muß in erster Linie eine septische Arthritis ausgeschlossen werden. Der Beginn als Monarthritis erfordert die Abgrenzung einer akuten Gichtarthropathie, die gelegentlich auch an den großen Gelenken beginnen kann.

Im Rahmen des Löfgren-Syndroms sind Arthralgien und Arthritiden in der Regel selbstlimitierend. Die akute Oligo- bzw. Polyarthritis ist meist symmetrisch und betrifft bevorzugt Sprung- und Kniegelenke, seltener Hand- und Fingergelenke. Bei fast immer gut erhaltener Beweglichkeit sind sämtliche Schweregrade der Gelenkentzündung anzutreffen. Gelenkergüsse sind selten, die Gelenkschwellung ist meist Folge des periartikulären Ödems mit Tendosynovitis. Die akute Sarkoidosearthritis nimmt einen primär gutartigen Verlauf. Sie remittiert häufig spontan schon innerhalb weniger Wochen bis Monate ohne residuelle Gelenkschäden. Seltener kann sie länger als ein halbes Jahr andauern oder rezidivierend in Schüben verlaufen. Die Synovialflüssigkeit ist selbst im akuten Stadium nur mäßig entzündlich verändert und zeigt eine Vermehrung mononukleärer Zellen bis maximal 3000/µl. Das Gelenkhautbioptat ist ohne Granulomnachweis, lediglich eine Synovialzellhyperplasie und ein perivaskuläres mononukleäres Infiltrat ist gelegentlich anzutreffen.

**Tabelle 2:** Akute und chronische Arthritis bei Sarkoidose

**akute Arthritis**
- nicht destruierende Arthritis
- bereits zu Beginn der Sarkoidose
- gutartiger Verlauf, selbstlimitierend
- assoziierte bihiläre Lymphadenopathie, meist ohne Parenchymbeteiligung
- HLA-Assoziation (B8, DR3)
- Gelenkpunktion
  1. Synovialflüssigkeit:
  - geringe Entzündungszeichen,
  - geringe Zellzahl, meist mononukleär
  2. Synoviabiopsie:
  - unauffälliges Synovia, selten perivaskulär
  - mononukleäres Infiltrat

**chronische Arthritis**
- destruierende Arthritis möglich
- im Verlauf der Sarkoidose auftretend
- chronischer Verlauf, keine Spontanremission
- assoziierter parenchymatöser Lungenbefall möglich
- keine HLA-Assoziation
- Gelenkpunktion
  1. Synovialflüssigkeit:
  - höhere Zellzahl im Vergleich zur akuten Arthritis
  - mononukleäre Zellen
  2. Synoviabiopsie:
  - histiozytäres und lymphozytäres Infiltrat
  - granulomatöse Herde in der Synovia

Im Unterschied zur akuten Arthritis beginnt die chronische Sarkoidosearthritis schleichend. Sie tritt zeitlich unabhängig von anderen Organmanifestationen der chronischen Sarkoidose auf. Das Befallsmuster ist wie bei akuter Arthritis polyartikulär mit Bevorzugung der großen Gelenke. Der Schweregrad der Gelenkentzündung ist im Vergleich zur akuten Arthritis meist von geringerer Ausprägung. Selten, besonders bei chronischer multisystemischer Sarkoidose werden jedoch destruierende Arthritiden mit ausgeprägter Tendosynovitis beobachtet, die dann vor allem im Bereich der Finger- und Zehengelenke mit Subluxationen und Deformierungen einhergehen. Die meiste Synovialflüssigkeit ist zellreicher im Vergleich zur akuten Arthritis, die Synovialisbiopsie zeigt meist ein mononukleäres Infiltrat mit Granulombildung. Die Charakteristika der akuten und chronischen Sarkoidosearthritis sind in Tabelle 2 zusammengefasst.

Ein muskulärer Sarkoidosebefall kommt bei über 75% der Patienten vor, jedoch ist eine funktionelle Beeinträchtigung selten. Meist verläuft die Muskelbeteiligung völlig symptomlos. Drei unterschiedliche klinische Erscheinungsformen sind zu beobachten:

Die akute Myositis betrifft vor allem weibliche Patienten. Sie verläuft schmerzhaft und geht mit dem Zerfall von Myozyten einher. Die Muskelenzyme (Kreatinkinase und Aldolase) sind im Serum erhöht, außerdem sind EMG-Veränderungen nachweisbar. Seltener ist die noduläre Myopathie, die mit Knotenbildung an Muskeln und Sehnen einhergeht und meist keine Beschwerden verursacht.

Die chronische Myopathie ist hingegen von größerer Bedeutung. Es handelt sich um eine schleichend progrediente proximal symmetrische Muskelschwäche. Im EMG zeigen sich myopathische Potentiale. Die Muskelenzyme im Serum können erhöht sein.

Distale Paresen bei Sarkoidose sind nicht die Folge einer sarkoidosebedingten Myopathie, sondern stehen eventuell im Zusammenhang mit einem granulomatösen Befall des peripheren Nervensystems. Die differentialdiagnostische Abklärung der sarkoidosebedingten Myopathien sollte die primären Muskelerkrankungen, die entzündlichen Muskelerkrankungen (Polymyositis), sekundäre Myopathien, die im Rahmen rheumatischer und vaskulitischer Prozesse (z.B. Polymyalgia rheumatica) auftreten, neurogene Myopathien sowie die therapieassoziierte Myopathie bei langandauernder Kortikoidbehandlung berücksichtigen.

Weitere rheumatologische Manifestationen der Sarkoidose sind die Muskelfasziitis (granulomatöse Fasziitis) und die rezidivierende muskuläre Pseudohypertrophie, eine Sonderform des muskulären Befalls. Selten ist ein transmuraler granulomatöser Befall der Gefäßwände, der als systemische Vaskulitis vor allem die großen Gefäße betrifft. Davon zu unterscheiden ist die lokalisierte Gefäßentzündung und Pannikulitis im Bereich des Unterhautgewebes beim Erythema nodosum, die nicht durch eine granulomatöse Entzündung bedingt ist.

Knochenläsionen bleiben meist symptomarm und werden oft nur im Rahmen von Röntgenuntersuchungen entdeckt. Ihre Häufigkeit wird mit bis zu 13% angegeben. Eine Zystenbildung mit Zerstörung der Spongiosa ist im distalen Bereich der Fingermittelphalanx als Ostitis cystoides multiplex Jüngling (Beschreibung 1928) bekannt. Diese Veränderungen können aber auch in anderen Bereichen der kleinen Finger und Zehenknochen vorkommen und selten zu pathologischen Frakturen und Mutilierungen führen. Gelenknahe Zysten werden gelegentlich als primär destruierende Gelenkveränderungen fehlinterpretiert. Osteosklerotische und osteolytische Prozesse im Wirbelsäulen- und Beckenbereich erfordern gelegentlich eine histologische Abklärung zum Ausschluß eines malignen Knochenprozesses. Im Rahmen extraossärer Granulome, insbesondere beim Lupus pernio, aber auch anderen destruierend verlaufenden Hautmanifestationen der Sarkoidose, können die benachbarten Knochenstrukturen per continuitatem arrodiert werden. Bekannt ist das Beschwerdebild der Dactylitis, einem Befall von Finger- und Zehengliedern. Haut, Knochen und Gelenkstrukturen werden in diesen schmerzhaften granulomatösen Entzündungsprozess einbezogen. Bei Lokalisation eines Lupus pernio im Gesichtsbereich resultieren schwerste Entstellungen.

Das oben erwähnte Heerfordt-Syndrom mit Befall der Speicheldrüsen verursacht eine Siccasymptomatik, die Anlaß zur Verwechslung mit dem Sjögren-Syndrom geben kann. Eine besondere Herausforderung für den Rheumatologen stellen assoziierte rheumatische Systemerkrankungen dar, die jedoch nach derzeitiger Beobachtung äußerst selten mit einer Sarkoidose auftreten. Wenige gut dokumentierte Berichte solcher Doppelerkrankungen sind bis heute publiziert. Es handelt sich um Fälle mit progressiver systemischer Sklerose (PSS), Lupus erythematodes (SLE) und rheumatoider Arthritis (RA). Insbesondere bei RA sind sekundäre Fälle von Sarkoidose im Laufe der Erkrankungen aufgetreten.

**Labor**

In etwa 75% aller Sarkoidosefälle ist das Angiotensin Converting Enzym (ACE) im Serum erhöht, bei aktiver Sarkoidose sogar in bis zu 90% der Fälle. Der Absolutwert des Seromarkers wird mit Krankheitsaktivität und Granulommasse in Verbindung gebracht. Ein erhöhter ACE-Wert kann aber auch bei anderen Erkrankungen gefunden werden und ist deshalb nicht spezifisch für die Sarkoidose. Das Enzym wurde bei Hyperthyreose (in bis zu 80%), bei Leberzirrhose und Diabetes mellitus (jeweils in bis zu 30%), bei Lepra, Silikose, Berylliose und bei manchen Lymphomen in erhöhter Konzentration nachgewiesen.

Eine polyklonale Hypergammaglobulinämie ist in über der Hälfte der Fälle zu finden. Leukopenie und Lymphopenie sind häufig. Bei akuter Sarkoidose ist die BSG beschleunigt, meist ist dann eine Leukozytose mit Lymphopenie, eventuell auch eine Eosinophilie nachzuweisen. Die CD4-positiven T-Lymphozyten im peripheren Blut sind meist vermindert, so daß auch der CD4/CD8-Quotient unterhalb des Normbereichs liegen kann (1,0 bei Sarkoidose, Normalwert ca. 1,8). Störungen des Calciumstoffwechsels in Form einer Hypercalcämie und -calcurie sind bedingt durch vermehrte Freisetzung aktiver Vitamin D - Metabolite, die in den aktivierten Makrophagen und Epitheloidzellen synthetisiert werden. Eine Reihe weiterer Seromarker wie IFN$\gamma$, löslicher Interleukin 2-Rezeptor (sIL-2R), Serum-Procollagen Typ III, Lysozym, Neopterin und Carboxypeptidase N wurden in Publikationen empfohlen, haben sich aber bislang nicht in der Routinediagnostik durchsetzen können.

Die Analyse der bronchoalveolären Lavage zeigt einen erhöhten Lymphozytenanteil (>30%) mit einer Umkehrung des CD4/CD8-Quotienten (>3:1 versus 1:2 bei Gesunden) sowie einen hohen Prozentsatz aktivierter Lymphozyten (HLA-DR positiv) von über 20%.

### Bildgebende Verfahren und Funktionsdiagnostik

Das bildgebende Standardverfahren zum Nachweis eines bihilären oder intrapulmonalen Sarkoidosebefalls ist die konventionelle Röntgenaufnahme der Thoraxorgane in 2 Ebenen. Bei eindeutiger Befundlage (Röntgenstadium I bis III) werden durch Röntgenschichtaufnahmen oder einer computertomographischen Thoraxuntersuchung keine zusätzlichen Informationen gewonnen. Sie dienen dann allenfalls differentialdiagnostischen Überlegungen, zum Beispiel dem Ausschluß eines Malignoms oder der Abklärung relevanter pulmonaler Strukturveränderungen. Zur Verlaufskontrolle einer parenchymatösen Lungenbeteiligung hat sich der CO-Transferfaktor als empfindlichster Lungenfunktionsparameter herausgestellt. Bei etwa 5-10% aller Sarkoidosepatienten sind die Thoraxröntgenaufnahmen unauffällig. Eine Computertomographie der Thorax-

region kann in solchen Fällen dennoch mediastinale Lymphknotenvergrößerungen und gelegentlich eine unerwartete Lungenparenchymbeteiligung aufdecken. Eine einseitig, meist rechts lokalisierte hiläre Lymphadenopathie kann bei Sarkoidose vorkommen.
Die Ganzkörperszintigraphie mit 67-Galliumcitrat ist eine hocheffektive Methode zum Aufspüren bislang unbekannter inflammatorischer Herde und wird deshalb auch bei der Tumorsuche eingesetzt. Bei gesicherter Sarkoidose dient sie dem Nachweis weiterer Befallsherde und der Abschätzung der gesamten Granulomlast. In bestimmten Situationen kann bei nicht eindeutiger Befundlage allein die Galliumszintigraphie Auskunft über eine eventuell vorliegende Progression der Erkrankung geben. Eine genauere Lokalisation der Herde gelingt mit moderner Tomographietechnologie. Zur genaueren Darstellung, insbesondere bei raumfordernden Prozessen im Bereich des ZNS, wird die Computer- und Kernspintomographie eingesetzt.
Im Fachgebiet Rheumatologie hat sich in den vergangenen Jahren die Arthrosonographie zunehmend etabliert. Mit ihrer Hilfe ist man in der Lage, die Gelenkergußbildung zu quantifizieren und gegebenenfalls eine gezielte Punktion vorzunehmen. Sie erlaubt insbesondere eine detaillierte Untersuchung der Strukturen des Periarthrons einschließlich des Muskelsehnenapparats und kann funktionelle Veränderungen von strukturellen Defekten unterscheiden. Insbesondere konnte die Arthrosonographie zeigen, daß die akute Arthritis beim Löfgren-Syndrom vorwiegend als Periarthritis aufzufassen ist und nur selten eine signifikante Ergußbildung vorkommt.
Dennoch kann auf die konventionellen Röntgenaufnahmen von Knochen und Gelenken nicht verzichtet werden. Sie werden benötigt, um Destruktionen der Gelenkflächen und der knöchernen Strukturen zu erfassen und dienen der Verlaufskontrolle. Es fällt lediglich eine periartikuläre Weichteilvermehrung auf. Bei Hautsarkoidose sollte immer an die mögliche Beteiligung benachbarter knöcherner Strukturen gedacht werden. Prädilektionsstellen eines knöchernen Sarkoidosebefalls sind insbesondere die kleinen Knochen an Händen und Füßen, die knöchernen Strukturen der Nase, die Rippen, die BWS/LWS-Region der Wirbelsäule und die Beckenknochen. Zur Detektion von knöchernen Befallsherden kann die Technetiumszintigraphie eingesetzt werden.
Die Kernspintomographie wurde in jüngster Zeit zur nicht-invasiven Abklärung eines muskulären Sarkoidosebefalls empfohlen. In einer bisher kleinen Untersuchungsserie konnte die zuverlässige morphologische Ab-

grenzung der nodulären von der athropischen Myopathie der Sarkoidose belegt werden.

### Gewebediagnostik

Das Standardverfahren zur Gewinnung von Lungengewebe ist die transbronchiale fiberoptische Lungenbiopsie. Sie detektiert einen manifesten Sarkoidosebefall mit einer Sensitivität von fast 90%. Weniger erfolgreich ist die Biopsie sarkoidosebefallener Lymphknoten (Sensitivität ca. 80%) sowie die Blindbiopsie von Leber (Sensitivität 70% bei erhöhter alkalischer Phosphatase) und Milz (Sensitivität 50%). Positive Gewebeproben wurden auch aus Konjunktival- und Nasenschleimhaut, Speichel- und Tränendrüsen sowie Haut- und Muskelgewebe gewonnen, selbst wenn klinisch kein Hinweis auf einen Sarkoidosebefall dieser Organsysteme zu erheben war.

Das charakteristische histologische Korrelat der Sarkoidose ist das nichtverkäsende Granulom. Es besteht aus T-Lymphozyten, Makrophagen, Epitheloid- und Riesenzellen, kann mit zentraler fibrinoider Nekrose vorkommen, ist aber nie verkäsend. Asteroid- und Schaumannkörperchen sind häufig zu beobachten. Diese Gewebsveränderungen können entweder hyalin vernarben oder ohne Residuen abheilen. Da die granulomatöse Immunreaktion häufig dann einsetzt, wenn Antigene oder Erreger schwer zu eliminieren sind, überrascht es nicht, daß auch bei Tuberkulose, Lepra, Brucellose, Lues III und bestimmten Pilzinfektionen ähnliche histologische Veränderungen zu beobachten sind. Auch bei Konfrontation des Organismus mit einer Reihe unbelebter Antigene sind granulomatöse Gewebsreaktionen häufig zu finden, wie z.B. bei Berylliose, biliärer Zirrhose, granulomatöser Arteriitis, bei Hodgkin- und Non-Hodgkin-Lymphom und im perilymphatischen Gewebe verschiedener Malignome. Der Nachweis nicht verkäsender Granulome ist somit zwar charakteristisch, jedoch nicht spezifisch für die Sarkoidose. Aus diesem Grund sollten sämtliche Bioptate möglichst histologisch und mikrobiologisch untersucht werden. Gelegentlich kann zur differentialdiagnostischen Abgrenzung der Nachweis spezifischer Antigene oder deren indirekter Nachweis durch Bestimmung von Serum(auto)antikörpern weiterhelfen.

### Diagnose

Die Diagnose einer Sarkoidose kann gestellt werden, wenn folgende Voraussetzungen erfüllt sind:

1. ein mit Sarkoidose vereinbares klinisches Bild einschließlich vereinbarer Röntgenmorphologie,
2. Nachweis nichtverkäsender Granulome,
3. Ausschluß anderer Erkrankungen mit granulomatöser Gewebsreaktion.

Da der Nachweis nichtverkäsender

Granulome keineswegs spezifisch für eine Sarkoidose ist, kommt dem klinischen Bild einschließlich einer genauen Verlaufsbeobachtung große Bedeutung zu. Besonders im Fachgebiet der Rheumatologie ist der Ausschluß anderer rheumatischer Systemerkrankungen von größter Bedeutung.

**Medikamentöse Therapie**

Eine spezifische Therapie der Sarkoidose wird nicht verfügbar sein, solange die Ätiologie der Erkrankung unbekannt bleibt. Die hohe Rate spontaner Remissionen und der intra- und interindividuell extrem variable klinische Verlauf der Sarkoidose erschwert die objektive Beurteilung medikamentöser Behandlungsmaßnahmen. Weitgehende Übereinstimmung besteht allerdings über den Nutzen einer systemischen Steroidtherapie bei Sarkoidosebefall von ZNS, Herz und Nieren, weiter bei Lupus pernio, ikterischem Leberbefall, Hyperkalzämie und -kalzurie sowie bei schwerer Allgemeinsymptomatik. Beim Erwachsenen hat sich eine Initialdosierung von 40 mg/die Prednisolonäquivalent (entspricht 0,6-0,8 mg/kg Körpergewicht) über die ersten vier Wochen bewährt, gefolgt von einer wöchentlichen Dosisreduktion um 5 mg/die.

Die Behandlung der akuten Arthritis erfordert selten eine Kortikoidbehandlung. Fieber und Gelenkbeschwerden beim Löfgren-Syndrom sprechen gut auf die Gabe nichtsteroidaler Antirheumatica (NSAR) an. Erst bei protrahiertem Verlauf und ausgeprägten Gelenkbeschwerden bei unzureichendem Ansprechen auf NSAR wird man sich für eine Kortikoidbehandlung der akuten Arthritis entscheiden. Häufig ist dann aber schon aus den oben aufgeführten Gründen eine solche Behandlung indiziert.

Bei chronisch progressiven Verläufen der Sarkoidose wurde Cyclosporin A, Methotrexat, Chlorambucil, Cyclophosphamid und Azathioprin mit unterschiedlichem Erfolg eingesetzt. Unbestritten ist der steroidsparende Effekt der immunsuppressiven Medikamente. Kontrollierte Studien über ihre Wirksamkeit bei Sarkoidose gibt es bislang nicht. Die seltene, destruierende Arthritis bei chronischer Sarkoidose läßt sich nur unzureichend medikamentös beeinflussen. Die therapeutischen Maßnahmen orientieren sich am Verlauf. Auch in diesen Fällen wird man versuchen, Kortikoide durch Kombination mit anderen immunsuppressiven Medikamenten einzusparen. Pulmonale und extrapulmonale Manifestationen wurden in unkontrollierten Studien erfolgreich mit Methotrexat behandelt. Deshalb erscheint es auch unproblematisch, die chronische Sarkoidosearthritis mit dem Folsäureantagonisten anzugehen. Bei anderen chronischen Arthritiden, insbesondere der rheumatoiden Arthritis wird das Medikament mit Erfolg angewandt. Zur Behandlung der Hyperkalzämie und -kalzurie bei Sarkoidose wurden Ketoconazol und verschiedene Chloroquinderivate eingesetzt.

# Sarkoidose und Schwangerschaft

**Prof. Dr. med. Heinrich Worth, Fürth**

Die Sarkoidose wird häufiger bei Frauen im gebärfähigen Alter beobachtet (1). Es liegen keine Anhaltspunkte dafür vor, daß durch die Sarkoidose die Gesamtzahl der Komplikationen für die schwangere Frau bzw. für den Embryo oder Feten erhöht ist (2).

## Auswirkungen der Schwangerschaft auf den Verlauf der Sarkoidose

Die Frage des Einflusses einer Schwangerschaft auf eine bestehende Sarkoidose ist im Hinblick auf die Häufigkeit der Erkrankung bei jungen Frauen von besonderem Interesse. Nach Untersuchungen von Agha et al (3), Wurm (4) und Selroos (2) sowie Hayns de Regt (5) kommt es in der Mehrzahl der Fälle im Verlaufe einer Schwangerschaft zu einer Besserung der Sarkoidose (Tab. 1). Das Erythema nodosum ist nach der Analyse von Selroos (2) die häufigste Manifestation der Sarkoidose in der Schwangerschaft. 76% der Patientinnen aus der Studie von Selroos zeigten im Verlaufe von 2 Jahren eine komplette Remission der Sarkoidose. Nur 4 Patientinnen bedurften einer weiteren Therapie mit Corticosteroiden. Eine ungünstige Prognose der Sarkoidose bei Schwangeren wird insbesondere bei ausgeprägten Veränderungen im Röntgenbild im Sinne einer Lungenfibrose, bei hohem Alter der Mutter sowie bei extrapulmonalen Manifestatio-

nen der Sarkoidose angetroffen (5).
Wenn das Röntgenbild der Thoraxorgane vor der Schwangerschaft unauffällig ist, so findet sich in der Regel keine Änderung. Bei Vorliegen einer aktiven Erkrankung mit sarkoidosetypischen Veränderungen im Röntgenbild der Lunge findet sich in der Mehrzahl der Fälle eine Besserung mit partieller oder kompletter Rückbildung der radiologischen Veränderungen während der Schwangerschaft und nach der Geburt. Bei inaktiver Sarkoidose und chronischen Veränderungen im Röntgenbild zeigen sich hingegen keine wesentlichen Änderungen des Erscheinungsbildes während der Schwangerschaft.
Durch die Schwangerschaft wird die Lungenfunktion infolge des Höhertretens des Zwerchfells beeinträchtigt. Das Residualvolumen, die funktionelle Residualkapazität sowie die Totalkapazität der Lunge nehmen leicht ab. Bei einer restriktiven Ventilationsstörung infolge Sarkoidose können die durch die Schwangerschaft selbst bedingte Einschränkung der Lungenfunktion noch ausgeprägter werden.
Durch die Restriktion, Mikroatelektasen und das Auftreten von Ventilations-Perfusions-Inhomogenitäten ist bei höherem Schweregrad auch eine arterielle Hypoxämie mit potentieller Gefährdung von Mutter und Embryo/Feten zu befürchten. In Anbetracht der eingeschränkten Lungenvolumina ist häufig die Diffusionskapazität erniedrigt.

**Auswirkungen auf den Feten**

Bezüglich des Geburtsgewichtes und des Auftretens von Mißbildungen finden sich bei Neugeborenen von sarkoidosekranken Müttern keine Abweichungen von der Norm. Da der Embryo/Fetus insbesondere durch eine arterielle Hypoxämie der Mutter gefährdet ist, kommt es bei Sarkoidosepatientinnen mit arterieller Hypoxämie und stark eingeschränkter Lungenfunktion darauf an, Blutgase und ventilatorische Funktion sorgfältig zu überwachen und frühzeitig Sauerstoff, in ausgeprägten Fällen sogar in Form einer Sauerstoff-Langzeit-Therapie, einzusetzen. Bereits bei einem arteriellen Sauerstoffpartialdruck von weniger als 65 mmHg ist eine $O_2$-Zufuhr notwendig, da eine fetale Hypoxämie strikt vermieden werden muß.

**Notwendige Diagnostik in der Schwangerschaft**

Die notwendige Diagnostik der Sarkoidose in der Schwangerschaft bedarf bei guter Charakterisierung der Sarkoidose vor Eintreten der Schwangerschaft lediglich einer Lungenfunktionsprüfung im ersten Trimonom unter Einschluß der arteriellen Blutgasanalyse.
Falls Abweichungen auftreten, sollten monatlich Lungenfunktionsprüfungen unter Einschluß der arteriellen Blutgasanalyse durchgeführt werden. Zum Ausschluß einer pulmona-

len Hypertonie kann in ausgeprägten Fällen der Sarkoidose ein Echokardiogramm angefertigt werden, durch das auch eine kardiale Manifestation der Sarkoidose erkannt werden kann. Falls Patientinnen mit Corticosteroiden behandelt werden, können diese auch ohne Schädigung des Feten nach den bisher vorliegenden Erfahrungen an allerdings kleinen Kollektiven fortgesetzt werden. Hierbei sind sorgfältige Blutzuckerkontrollen erforderlich, um eine Glucoseintoleranz rechtzeitig erkennen und behandeln zu können.
Falls Patientinnen mit ausgeprägter Sarkoidose und Gasaustauschstörung unter körperlicher Belastung eine Sauerstoffsättigung von weniger als 94% aufweisen, sollten die Belastungen unter Sauerstoff erfolgen, um eine Schädigung des Feten zu vermeiden. Von der 28. Woche an sind wöchentliche Kontrollen von den Kindsbewegungen und des Wachstums des Feten unter Einschluß einer Lungenfunktionsprüfung der Mutter empfehlenswert. Die Geburt kann mit Hilfe einer Regionalanästhesie eingeleitet werden.

## Therapie der Sarkoidose in der Schwangerschaft

Spontanremissionen treten bei der Sarkoidose häufig auch im Verlauf einer Schwangerschaft auf. Bei symptomatischen Patientinnen und insbesondere bei Vorliegen einer extrapulmonalen Manifestation (Herz, zentrales Nervensystem, Uveitis, Nieren) ist eine Therapie mit Cortison häufig erfolgreich. Bei fehlendem Ansprechen auf Steroide ist eine alternative Therapie zu erwägen, für die es jedoch in der Literatur keine gesicherten Belege gibt. Andererseits ist angesichts des günstigen Verlaufs der Sarkoidose während der Schwangerschaft selten eine systemische Corticosteroidtherapie erforderlich. Dieser günstige Verlauf wird wahrscheinlich durch eine gesteigerte Konzentration des Cortisols in der Zirkulation hervorgerufen (1).

## Postpartaler Verlauf

Nach der meist unkomplizierten Geburt gesunder Kinder tritt innerhalb von 3-6 Monaten nach der Geburt gelegentlich eine Progression der Erkrankung oder ein Rezidiv auf. Deshalb sind sorgfältige Verlaufskontrollen der Sarkoidose im ersten Jahr nach der Geburt erforderlich. Auch hier dürften hormonelle Umstellungen für die Progression der Erkrankung oder ein Rezidiv mitverantwortlich sein.

## Schlußfolgerungen

Bei Patientinnen mit bekannter Sarkoidose sind für den Verlauf einer Schwangerschaft und die Entwicklung des Kindes keine ungünstigen Auswirkungen durch die Systemerkrankung zu erwarten, wenn nicht

bereits vor Beginn der Schwangerschaft eine erhebliche funktionelle Beeinträchtigung der Lunge vorliegt oder extrapulmonale Manifestationen der Sarkoidose bekannt sind.
In den meisten Fällen führt die Schwangerschaft zu einer Besserung des Krankheitsverlaufes, nach der Entbindung können gelegentlich Verschlechterungen des Krankheitsbildes oder Rezidive beobachtet werden. Bei ausgeprägten Veränderungen des Röntgenbildes im Sinne einer Lungenfibrose bestehen vor allem durch eine arterielle Hypoxämie Gefahr für Mutter und Kind. Bei diesen Patientinnen ist ein sorgfältiges Monitoring des Gasaustausches mit regelmäßigen Blutgasanalysen und Lungenfunktionsprüfungen während der Schwangerschaft notwendig, um durch eine adäquate Therapie unter Einschluß von systemischen Corticosteroiden und gegebenenfalls auch einer Sauerstoffgabe Komplikationen zu verhindern. Da postpartal in einigen Fällen das Krankheitsbild progredient ist oder Rezidive auftreten, sollten in den ersten 12 Monaten nach der Entbindung regelmäßige Kontrollen des Krankheitsbildes und seiner Aktivität erfolgen.

**Tab. 1:**
Verlauf klinischer und röntgenologischer Manifestationen der Sarkoidose nach der Schwangerschaft

| Autor | n | Besserung/keine Änderung | Verschlechterung |
|---|---|---|---|
| Selroos | 26 | 24 | 2 |
| Agha | 18 | 14 | 4 |
| Haynes de Regt | 13 | 11 | 2 |
| Wurm | 24 | 17 | 7 |

**Literatur**


1. Selroos O. The frequency, clinical picture and prognosis of pulmonary sarcoidosis in Finland. Acta Med Scand (1969); 186 (Supl. 503)
2. Selroos O. Sarcoidosis and pregnancy: A review with results of a retrospective survey. J. Intern. Med. (1990); 227:221-224
3. Agha FP, Vade A, Amendola MA et al. Effects of pregnancy on sarcoidosis. Surg Gynecol. Obstet. (1982) 155:817-822
4. Wurm K. Sarkoidose und Schwangerschaft. In: Wurm K. Sarkoidose. (1983); pp 195-197. Thieme, Stuttgart-New York
5. Haynes de Regt R. Sarcoidosis and pregnancy. Obstet Gynecol. (1987); 70:369-372
6. Noble PW, Lavee AZ, Jacobs MM. Respiratory diseases in pregnancy. Obstet Gynecol. Clin. North Am. (1988); 15:391-428

# Familiäre Sarkoidose

**Wolfgang Mönch und**
**Prof. Dr. med. Ulrich Loos,**
**Recklinghausen**

## 1. Einleitung

Die Sarkoidose ist nach wie vor eine Erkrankung unbekannter Ursache. Sie ist charakterisiert durch nicht-verkäsende Granulome in verschiedenen Organen. Sie kommt weltweit vor, zeigt jedoch eine unterschiedliche geographische Verteilung. In Europa gibt es ein Nord-Süd-Gefälle, wobei die Krankheit im Norden häufiger auftritt [7, 11, 12].

| Land | Prävalenz (= Häufigkeit) pro 100.000 |
|---|---|
| Dänemark | > 50 |
| Schweden | > 50 |
| Irland | 40-50 |
| Deutschland | 40-50 |
| Holland | 20-30 |
| Norwegen | 20-30 |
| Frankreich | 10-20 |
| Schweiz | 10-20 |
| Ungarn | 10-20 |
| Polen | 10-20 |
| Algerien | < 10 |
| Finnland | < 10 |
| Griechenland | < 10 |
| Israel | < 10 |
| Portugal | < 10 |
| Rumänien | < 10 |
| Spanien | < 10 |

zitiert nach James / Hosada und Ewert

In den USA beträgt die Zahl der Erkrankten je 100.000 Personen 7-11. Auffällig ist eine Häufung im Südosten mit 40 pro 100.000. Unterschiede gibt es auch rassisch und ethnisch. So sind Farbige in den USA 10-17 mal häufiger betroffen als Weiße. Schwarze Afrikaner erkranken dagegen nur sehr selten.

Prävalenz (pro 100.000) bei verschiedenen ethnischen Gruppen in New York

| | |
|---|---|
| Farbige | > 50 |
| Lateinamerikaner | 20 - 30 |
| Weiße | 10 - 20 |

zitiert nach James und Hosada

Prävalenz (pro 100.000) bei verschiedenen ethnischen Gruppen in London

| Herkunft | Frauen | Männer |
|---|---|---|
| England | 27 (= 50%) | 27(= 50%) |
| Irland | 213 (= 69%) | 97(= 31%) |
| Karibik | 170 (= 46%) | 197(= 54%) |

zitiert nach James und Hosada

Der erste Bericht über eine Sarkoidoseerkrankung stammt von J. Hutchinson aus dem Jahre 1869. 1923 erwähnt Martenstein den ersten Fall einer familiären Sarkoidose [16]. Bis 1971 waren 80 Patientinnen/Patienten in 35 Familien bekannt, Ewert und Endres berichten 5 bzw. 7 Jahre später von 130 und 150 Erkrankten [5, 7]. Die Daten aus Höchenschwand zeigen folgende Verteilung:

· Geschwister 40 %.
· Eltern und Kind 32,3 %.
· unmittelbar nahe Blutsverwandte 17,7 %

Zum gegenwärtigen Zeitpunkt sind in der Literatur 450 Fälle verzeichnet. Die weltweite Häufigkeit der familiären Sarkoidose wird mit 3,7% aller Sarkoidosen angegeben, in Europa sind es 2,1%. Eine familiäre Häufung ist besonders in Irland und Westindien zu finden [3, 6]. Das familiäre Vorkommen ist zwar schon verschiedentlich untersucht worden, eine Erklärung konnte dafür bislang nicht erbracht werden. Zur Zeit geht man davon aus, daß eine genetische Prädisposition in Verbindung mit Umweltfaktoren als ursächlich anzusehen ist [2, 6, 7, 9, 13, 14, 22, 23, 23, 26].

## 2. Definition

Unter familiärer Sarkoidose versteht man, daß in einer Familie mehr als eine Person an einer Sarkoidose erkrankt sind. An Hand von Familien mit einer familiären Sarkoidose können genetische Faktoren untersucht und von möglichen Umweltfaktoren abgegrenzt werden.

## 3. Beispiel

Um den Begriff der "familiären Sarkoi-

dose" zu verdeutlichen, stellen wir den Stammbaum einer Familie vor. Betroffen sind die Mutter und ihre beiden Söhne. Die Mutter erkrankte 1987, im Alter von 52 Jahren. Bei ihr sind die Bindehaut der Augen, die Haut und die Lunge befallen. Sie wird bis heute mit Kortisontabletten und Kortisonspray behandelt. Bei einem ihrer Söhne wurde die Diagnose 1993 gestellt. Zu diesem Zeitpunkt war er 30 Jahre alt. Lediglich seine Lunge ist befallen. Nachdem er 1,5 Jahren Kortisontabletten eingenommen hatte, wurde die Therapie auf ein Kortisonspray umgestellt. Von dem zweiten Sohn liegen uns leider keine Unterlagen vor.
Kreise kennzeichnen Frauen, Kästchen stehen für Männer. Die Zeichen von Betroffenen sind schwarz ausgefüllt.

der Genetiker auf ein kleines, aber gut aufbereitetes Kollektiv zurückgreifen. Umweltmediziner können bei den gleichen Familien die individuellen Umweltbedingungen prüfen. So können möglicherweise gute und verwertbare Hinweise auf die Krankheitsursache gewonnen werden. Dadurch besitzt die familiäre Sarkoidose einen Modellcharakter.
Bei Durchsicht der dokumentierten Fälle zeigt sich, daß Frauen häufiger betroffen sind als Männer. Bei nicht-familiärer Sarkoidose ist die Geschlechtsverteilung 1:1 [6, 7].

Am häufigsten betroffen sind die "Familienbeziehung" Bruder und Schwester, gefolgt von Mutter und Kind, wobei geschlechtsgleiche Fälle, wie Mutter-Tochter oder Vater-Sohn, signifikant häufiger

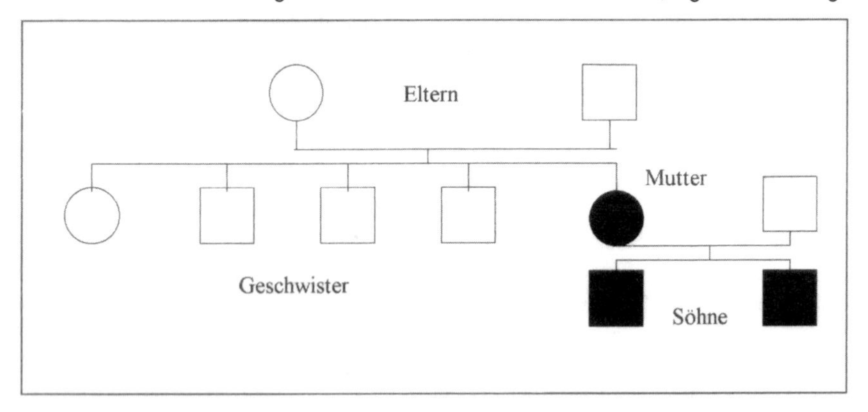


## 4. Bisherige Erkenntnisse

Trotz der kleinen Zahl von Patienten, die an familiärer Sarkoidose leiden, kann

sind als nicht geschlechtsgleiche Fälle. Tendentiell scheinen Mutter-Kind-Fälle etwas öfter aufzutreten als zwischen Vater und Kind.

## 5. Eigene geplante Untersuchung

Um mehr über das Phänomen der familiären Sarkoidose zu erfahren, ist in Zusammenarbeit mit der Deutschen Sarkoidose-Vereinigung, Herrn Prof. Dr. Petermann, Frau Dipl.-Psych. Breuker und Herrn Priv.-Doz. Dr. Kirsten ein neues Vorhaben begonnen worden. Dabei handelt es sich um eine Fragebogenaktion. Bisher sind 264 von 350 Fragebogen zurückgeschickt worden. Darunter sind 56 Exemplare von Patienten mit familiärer Sarkoidose. Aus den erhobenen Daten wird versucht, neben medizinischen Informationen, die Lebensqualität und die Krankheitsbewältigung zu erfassen. Unter dem Begriff "Lebensqualität" versteht man das Befinden eines Menschen unter Berücksichtigung seiner Lebensumstände. Dazu gehört unter anderem das körperliche und seelische Befinden sowie der Kontakt und Umgang zu bzw. mit seinen Mitmenschen. Durch den Vergleich der Antworten von familiären und nicht-familiären Patienten hoffen wir, neue Aspekte und Ansätze für eine patientenorientiertere Behandlung zu gewinnen.

## 6. Diskussion

### Argumente für genetische Ursachen

Die Anzahl der Neuerkrankungen der Sarkoidose ist bei eineiigen Zwillingen höher als bei zweieiigen. Dieser Umstand spricht für vererbbare Faktoren bzw. Ursachen. Auffällig ist bei der familiären Sarkoidose die Parallele in bezug auf Krankheitsmanifestation, Verlauf und Ansprechen auf die Therapie sowie Ausgang der Erkrankung. Auch aufgrund eines entsprechenden Krankheitsverlaufs bei eineiigen Zwillingen, daß heißt einer Übereinstimmung hinsichtlich der o.g. Punkte, wird eine genetische Abhängigkeit unterstellt.
James und Mitarbeiter führten eine Genanalyse durch. Bei ihren Berechnungen ergaben sich Hinweise, daß eventuell ein rezessiver (= nicht immer überwiegender) Vererbungsmodus ursächlich ist für eine "Krankheitsempfänglichkeit" [3, 6, 7, 11, 13].
Eine Multivarianzanalyse bei 96 Patienten auf der Isle of Man, England, erbrachte eine zeitliche und örtliche Häufung. Auch das läßt einen genetischen Faktor vermuten. Eindeutige Beweise konnten leider nicht erhoben werden [20, 25].
Viel Aufmerksamkeit wird der Analyse der Oberflächengene von weißen Blutkörperchen, abgekürzt MHC-Moleküle (= major histocompatability complex), gewidmet. Diese Gene nennt man auch humane Leukozytenantigene, abgekürzt HLA (= human leukocyte antigen). Eine eindeutige Zuordnung bzw. Assoziation zwischen HLA-Typ und der Sarkoidose gibt es bislang nicht. In einzelnen ethnischen Gruppen sind zwar verschiedene HLA-Gene unterschiedlich verteilt. Doch daraus läßt sich keine Gesetzmäßigkeit erkennen, weder als Ur-

sache noch als möglicher schützender Faktor [1, 4, 6, 7, 9, 10, 15, 17, 18, 20, 21, 25].

### Argumente für umweltbedingte Ursachen

Ein diskordanter (= nicht gleicher) Verlauf bei eineiigen Zwillingen ist seltener als ein übereinstimmender Verlauf. Dieser spricht für äußere Einflüsse. Die geringe Anzahl der Fälle zwischen Ehepartnern spricht eher für einen weit verbreiteten Umweltfaktor als für genetische Ursachen bzw. eine Krankheitsübertragung.

Untersuchungen zum Vorkommen von Tuberkulose-Keimen in den nicht-verkäsenden Granulomen lassen einen Umweltfaktor nicht ausschließen. Verschiedene Gruppen konnten mittels moderner biochemischer Verfahren Gene von Mykobakterien, zu denen auch der Keim der Tuberkulose gehört, nachweisen. Einschränkend muß jedoch gesagt werden, daß andere Arbeitsgruppen diese Ergebnisse nicht reproduzieren konnten [7, 8, 11, 12].

Grundsätzlich unterscheiden sich familiäre und nicht-familiäre Sarkoidose nicht, was den Organbefall, Krankheitsverlauf, das Ansprechen auf eine Therapie und den Ausgang der Erkrankung anbelangt.

## 7. Zusammenfassung

Das familiäre Vorkommen der Sarkoidose ist ebenso ungeklärt wie ihre Ursache. Nach dem bisherigen Wissensstand geht man von einer genetischen Prädisposition (Veranlagung) in Verbindung mit Umweltfaktoren aus. Bei der Ursachenforschung hat die familiäre Sarkoidose eine besondere Bedeutung. Man hofft, daß man mit Hilfe dieser Familien neue Erkenntnisse über die Entstehung der Krankheit gewinnt.

## 8. Literatur


[1] Abe, S; E. Yamaguchi; S. Makimura; N. Okazaki; H. Kunikane; Y. Kawakami: Association of HLA-DR with sarcoidosis. Chest 1987; 92: 488-490.

[2] Bisetti, A; E. Levi: Fréquence et charactére de la sarcoidose pulmonair familiale. Z. Erkrank. Atm.-Org. 1977; 149: 212-218.

[3] Brennan, N.J.; P. Crean; J.P. Long; M.X. Fitzgerald: High prevalance of familial sarcoidosis in an Irish population. Thorax 1984; 39: 14-18.

[4] Brewerton, D.A.; C. Cockburn; D.C.O. James; D.G. James; E. Neville: HLA antigens in sarcoidosis. Clin. exp. Immunol. 1977; 27: 227-229.

[5] Endres, P.: Persönliche Mitteilung. 1978.

[6] Evans, D.J.; R.J. Shaw: Genetic factors. In James, D.G. (Hrsg.): Sarcoidosis and other granulomatous disorders. Dekker, New York 1994.

[7] Ewert, E.G.: Epidemiologie. In

Wurm, K. (Hrsg.): Sarkoidose. Thieme, Stuttgart 1983.
[8] Fidler, H.M.; G.R. Rook; N. Mc Johnson; J. McFadden: Mycobacterium tuberkulosis DNA in tissue affected by sarcoidosis. Brit. Med. Journal 1993; 306: 546-548.
[9] Grönhagen-Riska, C.; F. Fyhrquist; L. Hortling; S. Koskimies: Familial occurence of sarcoidosis and Crohn's disease. Lancet 1983; 1287-1288.
[10] Ishihara, M.; S. Ohno; T. Ishida; H. Ando; T. Naruse; Y. Nose; H. Inoko: Molecular genetic studies of HLA class II alleles in sarcoidosis. Tissue Antigens 1994; 43: 238-241.
[11] James, D.G: Etiology. In James, D.G. (Hrsg.): Sarcoidosis and other granulomatous disorders. Dekker, New York 1994.
[12] James, D.G.; Hosada, Y.: Epidemiology. In James, D.G. (Hrsg.): Sarcoidosis and other granulomatous disorders. Dekker, New York 1994.
[13] Keating, J.P.; M. Weissbluth; S. Ratzan; L.L. Barton;: Familial sarcoidosis. Am. J. Dis. Child. 1973; 126: 664-647.
[14] Kronauer, C.M.; T.C. Modici; E.W. Russi: Familiäre Sarkoidose. Schweiz. med. Wschr. 1988; 188: 1482-1486.
[15] Kunikane, H.; S. Abe; Y. Tsuneta; T. Nakayama; Y. Tajima; J. Misonou; A. Wakisaka; M. Aizawa; Y. Kawakami: Role of HLÀ-DR antigens in Japanese patients with sarcoidosis. Am. Rev. Respir. Dis. 1987; 135: 688-691.
[16] Martenstein, H.: Knochenveränderungen bei Lupus pernio. Zbl. Haut- u. Geschl.-Kr.
[17] Nowack, D.; K.M. Goebel: Genetic aspects of sarcoidosis. Arch. Intern. Med. 1987; 147: 481-483.
[18] Nowack, D.; K.M. Goebel: Genetische und diagnostische Bedeutung der HLA-Merkmale bei der Sarkoidose. Schweiz. med. Wschr. 1986; 116: 1479-1480.
[19] Olenchock, S.A.; E.R. Heise; J.J. Marx; M.S. Mentnech; J.C. Mull; D.E. Spurgeon; J.S. Hancock; J.A. Elliott; D.J. Pearson; C.D. Price; P.C. Major: HLA-B8 in sarcoidosis. Ann. Allergy 1981; 47: 151-153.
[20] Parkes, S.A.; Baker, S.B. de C.; Bourdillon, R.E.; Murray, C.R.H.; Rakeshif, M.: Epidemiology of sarcoidosis in the Isle of Man -1: A case controlled study. Thorax 1987; 42: 420-426.
[21] Pasturenzi, L.; M. Martinetti; M. Cuccia; A. Cipriani; D. Semenzato; M. Luisetti: HLA class I, II and III polymorphism in Italian patients with sarcoidosis. Chest 1993; 104: 1170-75.
[22] Priestley, S.; J.C. Delaney: Familial sarcoidosis presenting with stridor. Thorax 1981; 36: 636-637.
[23] Sharma, O.P.; C.S. Johnson; O.J.

Balchum: Familial sarcoidosis. Am. Rev. Resp. Dis. 1971; 104: 255-257.

[24] Turiaf, J.; J.-P. Battesti; Y. Jeanjean; V. Fourestier: Sarcoidose familiale. Nouv. Pres. med. 1978; 11: 913-915.

[25] Turton, C.: High prevalence of familial sarcoidosis in an Irish population [letter]. Thorax 1984; 39: 479.

[26] Wierny, W.; H. Frößler; Familiäre Sarkoidose. Fortschr. Med. 1978; 38: 1913-1916.

# Gesundheitsstörungen durch Innenraumbelastungen

**Prof. Dr. med. Rolf Meister,**
**Bad Lippspringe**

## Einleitung

Mehr als 90% des Tages verbringt der Mensch in Innenräumen (Wohnung, Arbeitsplatz, Verkehrsmittel). Somit ist nicht so sehr die Qualität der Außenluft als vielmehr die der Innenluft für die Gesundheit der Atmungsorgane maßgeblich. Innenraumbelastung resultiert vor allem aus dem Vorkommen von Allergenen, anorganischen und organischen chemischen Stoffen oder Tabakrauch.

## Innenraumallergene

Das wichtigste Innenraumallergen ist der Hausstaub. Es handelt sich dabei um ein komplexes System aus organischem und anorganischem Material, das von verschiedenen Organismen besiedelt ist. Hausstaub enthält häufig eine Mischung aus verschiedenen Allergenen (Hausstaubmilben, Schimmelpilze, Tierepithelien u.a.). Nahezu in allen Haushalten finden sich Hausstaubmilben, wenn auch in unterschiedlichen Konzentrationen. Von den Pyroglyphidae sind hierzulande die Spezies D.pteronyssinus und D.farinae am häufigsten. Weniger bedeutungsvoll sind D.microceras und Euroglyphus maynei. Hohe Raumtemperaturen und eine relative Luftfeuchte über 70% liefern ein günstiges Raumklima für die Vermehrung der Milben. Die höchsten

Milbenkonzentrationen finden sich im Staub von Matratzen, Polstermöbeln und Kuscheltieren.

In neuerer Zeit wird auch den Vorratsmilben aus den Familien der Acaridae (Mehl- und Speisemilbe) und Glycyphagidae (Heu- und Hausmilbe) zunehmend Beachtung geschenkt. Dies gilt auch für verschiedene Insekten bzw. Schädlinge. Schaben als Quelle von immunologisch potenten Aeroallergenen spielen vor allem in asiatischen Ländern und in den USA eine zunehmende Rolle. In Europa kommen sie nur in einigen Gegenden gehäuft vor. Andere allergologisch mitunter relevante Insekten sind Silberfischchen, Motten und verschiedene Käfer. Die Allergene stammen aus den Exkrementen, Flügelschuppen und Larvenhäuten.

Weitere wichtige Innenraumallergene sind diverse Schimmelpilze. Sie finden sich im Staub, in Luftbefeuchtern, Lüftungskanälen, an Tapeten, in Teppichen, in Naßräumen, an Fensterrahmen, in der Blumenerde und auf Pflanzen. Um zu gedeihen, benötigen sie hohe Luftfeuchtigkeit.

Das Spektrum der Innenraumallergene wird häufig noch wesentlich erweitert durch Tierhaltung in der Wohnung. Etwa in jedem 2. Haushalt mit Kindern werden heute zumindest zeitweilig Haustiere gehalten. Allergologisch resultiert daraus u.a. das Problem, daß häufig schon Kleinkinder mit den Allergenen belastet werden, was möglicherweise eine der Ursachen für die steigende Inzidenz von atopischen Erkrankungen im Kindesalter ist. Von den in Tabelle 1 aufgeführten Haustieren hat die Katze die größte praktische Bedeutung. Ihr Allergen ist immunologisch sehr potent und zudem über mehrere Stunden im Raume flugfähig. Dies erklärt die relativ hohe Sensibilisierungsrate unter den Katzenhaltern. Bei der Hundehaltung ist die Rate der Sensibilisierungen nicht halb so häufig wie bei Umgang mit Katzen. Grundsätzlich ist bei atopischer Veranlagung von jeglicher Tierhaltung in der Wohnung abzuraten.

Die allergologischen Sanierungsmaßnahmen in den Innenräumen richten sich nach dem Allergenspektrum. Zur Hausstaubmilbensanierung gibt es heute umfangreiche Programme, die je nach Lokalisation des hauptsächlichen Milbenvorkommens unterschiedlicher Art sind. Sie umfassen u.a. die Optimierung des Raumklimas, die Entfernung jeglicher Staubfänger, die Bearbeitung von Teppichen bzw. Teppichböden mit akariziden Substanzen, die Abschaffung von Haustieren und vor allem - als wichtige Maßnahme - die Umhüllung der Matratze mit einem milbenstaubdichten speziellen Matratzenüberzug bei zusätzlicher häufiger Wäsche von Bettuch und Oberbett. Haustiere sollten bei Allergikern mit nachgewiesener Sensibilisierung nach Möglichkeit aus der Wohnung entfernt werden, was allerdings nicht selten auf fehlende Akzeptanz stößt. Im Falle einer weiterhin (gegen ärztlichen Rat) gewünschten Katzenhaltung sollten nach Möglichkeit Polstermöbel und Teppiche aus dem Wohnbereich, in dem sich die Katze aufhält, entfernt werden. Als eine sehr wirksame Maßnahme zur Reduktion der Allergenbelastung in den Räumen hat sich das wöchentliche Waschen der Katze herausgestellt. Durch eine solche Maßnahme gelingt die Allergenreduktion um mehr als das 6-fache.

**Anorganische/organische chemische Stoffe**

Weniger bedeutungsvoll als Allergene aber nicht zu vernachlässigen sind Schadstoffe im Innenraum, die chemischer Herkunft sind. Es wird zwischen gasförmigen und staubförmigen bzw. staubgebundenen Luftschadstoffen unterschieden. Zu den gasförmigen gehören Schwefeldioxid ($SO_2$), Stickoxide (NO, $NO_2$), Kohlenmonoxid (CO), Ozon ($O_3$), flüchtige organische Verbindung (VOC), Aldehyde (Form-/Glutaraldehyd) und in manchen Regionen auch Radon. Wichtigste Emissionsquellen sind Ofenheizung, Gasherd, Tabakrauch, Solarien, Fotokopiergeräte, Lösungs-/Reinigungsmittel, Kosmetika, Baustoffe, Spanplatten, Lacke, Farben und Gestein (letzteres als Quelle für Radon). Staubförmige Luftschadstoffe sind Schwebstaub (fein oder grob), Asbest und andere Mineralfasern. Staubgebundene Luftschadstoffe sind polyzyklische aromatische Kohlenwasserstoffe (PAH), partikelgebundene organische Verbindungen (POC), Insektizide, Fungizide und Aldehyde. Ihre Emissionsquellen sind Kohle-/Holzfeuerung, Tabakrauch, Baustoffe, Klimaanlagen, Feuer-/Wärmeschutz, Möbel, Spanplatten, Lacke und Farben.

Von der Vielzahl der in den Innenräumen nachweisbaren chemischen Luftstoffschadstoffen sind die in Tabelle 2 zusammengefaßten Stoffe für die Atmungsorgane relevant. Viele dieser Schadstoffe sind auch in der Außenluft vorhanden. Über das Innen-/Außenverhältnis der Schadstoffkonzentrationen orientiert Tabelle 3.

Energiesparmaßnahmen mit vermindertem Luftwechsel sowie der Einsatz neuer Baustoffe haben in jüngerer Zeit zu einer erhöhten Exposition gegenüber vielen chemischen Luftschadstoffen im Innenraum geführt. Mutmaßliche Zusammenhänge zwischen Befindlichkeitsstörungen und technisch nachweisbaren Innenraumbelastungen chemischer Herkunft sind nach wir vor schwer zu beurteilen. Dies gilt insbesondere auch für das sogenannte Sick-building-Syndrom (Tabelle 4).

**Schadstoffgemisch Tabakrauch**

Tabakrauch hat nach wie vor den höchsten Stellenwert unter den Innenraumbelastungen. Es steht heute außer Frage, daß die wichtigste Einzelemissionsquelle, die die Innenluft verunreinigt, die brennende Zigarette ist. Während die gesundheitsschädlichen Wirkungen des

Tabakrauchs bei den Aktivrauchern inzwischen gut untersucht und dokumentiert sind, wird der Effekt des Passivrauchens noch kontrovers diskutiert. Es besteht jedoch wenig Zweifel daran, daß Kleinkinder rauchender Eltern signifikant häufiger an den Atmungsorganen mit Bronchitis, spastischer Bronchitis/Asthma oder Pneumonie erkranken als Nichtexponierte. Auch in der Altersklasse von Schulkindern nimmt die Häufigkeit bronchialer Symptome mit dem Rauchkonsum der Eltern zu. Jedoch ist bei Kindern, Erwachsenen und Asthmatikern kein sicherer Effekt des Passivrauchens auf die basale Lungenfunktion nachweisbar, allenfalls in einzelnen Subgruppen mit spezifischer Tabakrauchempfindlichkeit. Die wichtige Frage, ob Passivrauchen das Lungenkrebsrisiko erhöht, kann derzeit noch nicht eindeutig beantwortet werden. Die bisher vorliegenden Fall-Kontrollstudien und prospektiven Studien weisen jedoch mehrheitlich auf eine Erhöhung des Krebsrisikos hin.

**Tabelle 1:** Innenraumallergene: Haustiere

| Tiere | Major-Allergen(e) | Allergenherkunft |
|---|---|---|
| Katzen | Fel d I | Speichel, Talgdrüse, |
| Haarwurzel | | |
| Hund | Can f I | Speichel, Fell |
| Kaninchen | Ory c I | Speichel |
| Meerschwein | Cav p I, Cav p II | Fell, Urin |
| Maus | Mus m I, Mus m II | Urin, Haarfolikel |
| Ratte | Rat n I A, Rat n I B | Urin |
| Pferd | Equ c I,Equ c II,Equ c III | Haar |
| Vögel | | Federn, Exkremente |

**Tabelle 2:** Innenraumbelastung: Pneumologisch relevante Stoffe

- Gasförmige Luftverunreinigung
  $SO_2$, $NO_2$, $O_3$, Formaldehyd, Radon

- Partikelförmige Luftverunreinigung
  Stäube, toxische staubgebundene Stoffe, Asbest

- Schadstoffgemisch
  Tabakrauch

**Tabelle 3:** Innen-/Außenverhältnisse (I/A) der Konzentration von Luftschadstoffen

| Stoffe | I/A | Anmerkung |
|---|---|---|
| $SO_2$ | 0,1-0,5 | |
| | 1-1,5 | bei Ofenheizung mit Braunkohle |
| $NO_2$ | <1 | |
| | 2-5 | bei Gasfeuerung |
| CO | <1 | |
| | 1-5 | bei Gasfeuerung/Tabakrauch |
| Schwebestaub | 0,5-2 | |
| | >2 | mit Tabakrauch |
| Organische Verbindungen | <1-50 | |
| Radon | bis 5 | Wohnräume |
| | bis 10 | Keller |

**Tabelle 4:** Sick-building-Syndrom: Symptome

- Reizung von Augen, Nase oder Rachen
- Rötung, Jucken, Trockenheit der Haut
- Neurovegetative Beschwerden
- Müdigkeit, Kopfschmerzen, Konzentrationsstörungen
- Unangenehme Geruchs-/Geschmacksbelastung
- Gastrointestinale Beschwerden (selten)
- Atembeschwerden (selten)

# Untersuchungen über Kombinationswirkungen von Gasen und Stäuben auf Alveolarmakrophagen an einem realitätsnahen in-vitro-Modell

**M. Mosbach,G. Polzer, I. Lind, E. Krüger, A. Seidel, Karlsruhe**

**Bericht des Kernforschungszentrums Karlsruhe, Institut für Toxikologie, KfK-PUG 13, 1994, Karlsruhe**

**Zusammenfassung**
In dem Vorhaben wurden Wirkungen von Ozon und $NO_2$ (0-3 ppm) in Kombination mit Partikeln (Latex, Quarz, denaturiertes Serumalbumin) auf Alveolarmakrophagen von Rind (RAM), Mensch (HAM) sowie auf Calcitriol-differenzierte HL-60-Zellen (HL-60-M) in vitro unter direkter Exposition in der Gasphase untersucht. Ozon führt bei RAM und HAM zeit- und konzentrationsabhängig zur Freisetzung von TNF und IL-8, bei RAM auch zur Produktion eines für Alveolarmakrophagen wirksamen Chemotaxins (MAK-ChF). Bei HAM kann, abhängig vom Spender oder dessen Grundkrankheit, sowohl eine Hemmung wie eine Induktion der Cytokinfreisetzung auftreten. Von HL-60-M werden unter Ozoneinwirkung IL-6, IL-8 und MAK-ChF gebildet, nicht aber TNF. Zwischen Ozon und den oben erwähnten Partikeln wurden keine Wechselwirkungen beobachtet. $NO_2$ in Konzentrationen von 1,5 und 3 ppm induzierte in keinem Fall die Freisetzung eines der sogenannten Mediatoren, auch nicht von Superoxidanionen. Deren LPS- bzw. Zymosan-stimulierte Produktion wurde nach $NO_2$-Vorbehandlung gehemmt. Eine Konzentration von 0,2 ppm verän-

derte die Zymosan-stimulierte Superoxidanionenfreisetzung nicht, bewirkte aber sogar eine weitere Steigerung der LPS-induzierten TNF-Produktion. Zwischen Quartz und $NO_2$ bestanden keine Wechselwirkungen. Der Einfluß einer Surfaktantzugabe während der Exposition hängt von den Bedingungen ab: Bei Exposition mit der Wippe hatte Dipalmitoyllezithin (DPL) keinen Schutzeffekt gegenüber Ozon, Ozonbehandeltes DPL führte auch ohne weitere direkte Ozon-Exposition der Zellen zur Freisetzung von TNF und MAK-ChF. Wurde hingegen in der Kammer nach Voisin et al. exponiert, bestand ein Schutzeffekt von DPL und Alveofact und Ozon behandeltes DPL für sich alleine war ohne Effekt.

## Einleitung

Das Ziel den Vorhabens war, die Kombinationswirkungen von Ozon und $NO_2$ und Stäuben auf Alveolarmakrophagen zu untersuchen. Als Modellpartikel für diese Studie haben wir Quarz (als eindeutig cytotoxischen Staub), Albuminpartikel (als Beispiel für ein biologisches Material) und Latex (als inertes Teilchen) gewählt. Neben elektronenmikroskopischen und Vitalitätsuntersuchungen wurde vor allem die Veränderung des Mediatormusters, welches von den Zellen freigesetzt wird, als Indikator für Effekte herangezogen. Von besonderem Interesse waren dabei TNF, chemotaktische Faktoren und Superoxidanionen. Da als Testobjekte Alveomakrophagen vom Rind (RAM) benutzt werden sollten, stellte sich natürlich die Frage, inwiefern diese ein valides Modell darstellen. Daher wurden diese Experimente durch Versuche mit menschlichen, zu Makrophagen differenzierten HL-60-Zellen sowie unter Verwendung von humanen Alveolarmakrophagen (HAM) ergänzt. Die menschlichen Zellen haben zudem den Vorteil, daß man ein breites Spektrum von Cytokinen mittels ELISA Testmethoden messen kann, während die für RAM nur durch biologische Testverfahren und nur für wenige Cytokine möglich ist. Grundsätzlich wurden alle Versuche durch Exposition in der Gasphase durchgeführt. Für Ozon haben wir für das Verfahren mittels einer Wippe zurückgegriffen und später die Methode nach Voisin et al. benutzt, für $NO_2$ nur letzteres. Die Ergebnisse des inzwischen abgeschlossenen Vorhabens werden demnächst zusammenfassend dargestellt (für $NO_2$ siehe KfK-Bericht 5248B (1994)). Im vorliegenden Bericht soll daher nur auf die wichtigsten Ergebnisse nochmals hingewiesen werden und einige interessante, im letzten Jahr erhaltene Befunde hervorgehoben werden.

## Material und Methoden

Die Methoden wurden bereits eingehend dargestellt (Polzer et al., 1992; Polzer et al., 1993; Polzer et al., 1994). Neu ist die Verwendung von Alveofact$^{R}$ (Thomae, Biberach) als Surfaktant in Ergänzung zum

Dipalmitoyllezithin (DPL).
Die verwendeten menschlichen Alveolarmakrophagen stammten von Patienten der Thoraxklinik in Heidelberg/ Rohrbach:

**Patient 1:**
Bei dem Patienten liegt eine rezidivierende Pleuropneumonie vor. In den letzten Monaten waren wiederholt pleuritische Beschwerden mit infiltrativen Veränderungen sowohl rechts als auch links in der Lunge aufgetreten. Im Bronchialsekret wurde zuletzt Staphylococus aureus nachgewiesen.

**Patient 2:**
Hier handelt es sich um eine interstitielle Lungenerkrankung unklarer Genese, die zu einer restriktiven Ventilationsstörung mit Partialinsuffizienz der Atmung und eingeschränkter Diffusionskapazität geführt hat. Es liegen Verdickungen sämtlicher Interlobulärsepten vor sowie Noduli in beiden Lungen. Der Patient ist starker Raucher.

**Patient 3:**
Dieser Patient hatte von 1968-1971 Kontakt mit Asbest. Eine Fibrosierung und anthrakotisches Pigment waren sichtbar, so daß eine Asbestose nicht ganz ausgeschlossen werden konnte, jedoch wurde der Befund vom Pathologen am ehesten auf eine chonisch obstruktive Atemwegserkrankung bei Nikotinabusus zurückgeführt.

**Patient 4:**
Es wurde eine interstitielle Lungenerkrankung mit retikulonodulärer Zeichnungsvermehrung diagnostiziert. Aufgrund dieser Erkrankung zeigte sich bei der Lungenfunktionsuntersuchung eine leichte restriktive Ventilationsstörung. Zusätzlich liegt eine chronisch, obstruktive Bronchitis vor sowie schwerer Nikotinabusus.

**Patient 5:**
Hier handelt es sich um eine Lungensarkoidose Typ II ohne derzeitige wesentliche interstitielle Fibroseneigung. Die Bronchoskopie zeigt ein kleines epitheloidzelliges Granulom ohne zentrale Nekrose und mäßiggradig interstitiell eingelagerte mononukleäre und partiell auch granulozytäre Infiltrate.

**Patient 6:**
Bei diesem Patienten wurde eine interstitielle Lungenerkrankung mit histologisch nachweisbarer Fibrosierungstendenz nachgewiesen bei gleichzeitig auftretender bihilärer Lymphadenopathie. Es besteht der Verdacht auf eine Sarkoidose Typ II.

Aufgrund verschiedener Krankheitsbilder ließen sich die Patienten nicht als homogene Gruppe zusammenfassen. Deshalb wurden auch die Ergebnisse der jeweiligen Alveolarmakrophagen getrennt nach Patient 1 bis 6 dargestellt. Eine Sondergruppe bilden die

Patienten 5 und 6 mit der Diagnose Sarkoidose Typ II bzw. Verdacht auf Sarkoidose Typ II, deren BAL durch die hohe Zahl an Lymphozyten auffiel. Zur Gewinnung der humanen Alveolarmakrophagen wurde die erhaltene bronchoalveoläre Lavageflüssigkeit mit 250 g bei 4°C 10 Minuten zentrifugiert. Der Überstand wurde verworfen und das Zellpellet mit isotonischer NaCl resuspendiert und erneut zentrifugiert. Nach dem Abdekantieren der Kochsalzlösung wurde das gereinigte Zellpellet in 10 ml Medium (RPMI 1640 mit Penizillin, Streptomycin und 10% Foetales Kälberserum) aufgenommen und die Vitalität mit Hilfe der Trypanblau-Methode bestimmt. Die humanen Alveolarmakrophagen, die für die Ozonexpositionsversuche auf der Wippe benutzt wurden, haben wir in kleinen Kulturflaschen ausgesät. Jede Kulturflasche enthielt 4-5x$10^6$ Zellen. Nach zwei Stunden fand ein Mediumwechsel statt und die humanen Alveolarmakrophagen wurden von da an genau wie die Rinderalveolarmakrophagen weiterbehandelt. Bei den Zellkulturen von Sarkoidose-Patienten wurde bei jedem Mediumwechsel zusätzlich einmal gewaschen, um die Lymphozyten, die nicht adhärent waren, zu entfernen. Für die Versuche in der Voisin-Kammer wurden in jede Vertiefung der Luftkulturschälchen 2x$10^6$ Zellen pipettiert, die ebenfalls wie die RAM weiterbehandelt wurden.

**Ergebnisse und Diskussion**

Zusammenfassung wichtiger bisheriger Befunde

**Ozon**

- Bei RAM induziert Ozon in Abhängigkeit von Konzentration und Dauer der Exposition die Freisetzung von TNF sowie chemotaktischer Faktoren für polymorphkernige Leukozyten und Makrophagen (sehr wahrscheinlich IL 8 und C5a). Falls ein Schwellenwert existiert, liegt er für die IL-8 Freisetzung deutlich unterhalb 0,25 ppm (bei 4 Stunden Exposition).
- Zu Makrophagen differenzierte HL-60-Zellen setzen nach Ozonbehandlung ebenfalls IL-8 frei, ferner IL-6 und ein Chemotaxin für Makrophagen. Obwohl sie auf andere Stimuli durchaus mit einer TNF-Produktion reagieren, ist dies nach Ozon im Gegensatz zu den RAM nicht der Fall.
  Es gibt keine wechselseitige Beeinflußung zwischen einer vorherigen Phagozytose von Quarz, Albumin oder Latex und der Exposition gegenüber Ozon.

**$NO_2$**

- Das Gas hat bei Konzentrationen zwischen 1,5 und 3 ppm für sich allein im Unterschied zu Ozon keinerlei stimulierende Wirkung auf Makrophagen (2 Stunden Exposition).

- Bei diesen Konzentrationen wird die durch LPS bzw. Zymosan induzierte Freisetzung von TNF, IL-8, Superoxidanionen und dem Chemotaxin für Makrophagen deutlich gehemmt, und zwar bei RAM wie auch bei HL-60-M.
- Quarz und $NO_2$ beeinflussen sich hinsichtlich dieser Wirkungen nicht gegenseitig.

**Neuere Erkenntnisse**

Die Ergebnisse, über die bisher berichtet wurde, waren alle mit der Expositionsmethode nach Meyer et al. (1989) ("Wippe") erhalten worden. Wie im Vorjahr berichtet, haben wir dabei beobachtet, daß bei Anwesenheit von Dipalmitoyllezithin (DPL) kein Schutzeffekt auftritt und daß Ozon-vorbehandeltes DPL sogar für sich allein die Cytokinfreisetzung hervorruft. Dies ist jedoch vermutlich ein durch die Expositionsmethode hervorgerufener Effekt. Wennn nämlich nicht mittels einer Wippe, sondern in der Kammer nach Voisin et al. (1988) exponiert wird, hatte die Anwesenheit des käuflichen Surfaktant Alveofact[R] hinsichtlich der Cytokinproduktion einen eindeutigen Schutzeffekt (Fig. 1 und 2), analoge Ergebnisse wurden mit DPL erhalten und auch für HAM (Fig. 3). Eine Erklärung für diese Diskrepanzen haben wir noch nicht. Eine biochemische Analyse von "wippenexponiertem" DPL ergab jedenfalls keine Auffälligkeiten.

Auch in anderer Hinsicht konnten wir unsere mit RAM erhaltenen Ergebnisse inzwischen mit menschlichen Alveolarmakrophagen aus bronchoalveolärer Lavage ergänzen. Da es sich hierbei um Material aus ohnehin durchgeführten Routineeingriffen handelte, hatten wir keinen Einfluß auf deren Herkunft. Nach unserer Meinung ist gerade die Reaktion dieser Zellen von Patienten hochinteressant und soll daher hier Beachtung finden.

Die Befunde zeigen die Problematik beim Arbeiten mit "realistischem" Material von Patienten. Bei Zellen von drei Patienten wirkte die Ozonexposition (in Übereinstimmung mit unseren Daten für RAM) eine Erhöhung der IL-8-Freisetzung bzw. die Veränderung war nicht statistisch signifikant.(Fig. 4a und b, Fig. 5a). Bei drei Patienten (Fig. 5b, Fig. 6a und b) hatte Ozon im Gegensatz zu den bisherigen Befunden für RAM und HAM eine suppressive Wirkung hinsichtlich IL-8. Bei Zellen von zwei Patienten führte Ozon zu der nach unseren früheren Ergebnissen erwarteten Erhöhung der TNF-Freisetzung (Fig. 7a und b), bei einem Sarkoidose-Patient war diese nicht statistisch zu sichern (Fig. 7d) und bei einem zweiten war nach Ozonexposition die TNF-Produktion sogar vermindert (Fig. 7c), obwohl die Grundfreisetzung in Fig. 7b und

c etwa gleich hoch war. Das Produkt aus Konzentration und Expositionsdauer war in beiden Fällen dasselbe.
Wir hatten bereits im Vorjahresbericht darauf hingewiesen, daß zwar einerseits der von uns beobachtete Hemmeffekt der $NO_2$ mit Daten aus der Literatur übereinstimmt, andererseits Voisin et al. (1990) bei einer Exposition gegenüber einer Konzentration von nur 0,2 ppm bei nur 30 Minuten eine Stimulation der Alveolarmakrophagen zur Freisetzung eines Chemataxins für Leukozyten fand. Diese Diskrepanzen sind im Hinblick auf eine Extrapolation auf die realistischen Umweltsituationen sehr auffällig und bedürfen der Aufklärung. Wir haben daher die bisherigen Befunde ergänzt und können die Wirkungen von 0,2 ppm $NO_2$ (2 Stunden Exposition) auf HL-60-M mit den früheren Befunden für 3 und 1,5 ppm (Polzer et al. 1993) vergleichen.
Wie aus Fig. 8a ersichtlich, hat eine 2-stündige Exposition von HL-60-M gegenüber 0,2 ppm $NO_2$ im Gegensatz zu den Versuchen mit höheren Konzentrationen keinen Einfluß auf die Zymosan-induzierte Superoxidanionfreisetzung, die nach 1,5 und 3 ppm $NO_2$ deutlich gehemmt war. Geradezu eine Umkehr des $NO_2$-Effektes findet sich hinsichtlich der LPS-induzierten TNF-Produktion (Fig. 8b). Während bei höheren Konzentrationen eine zum Teil drastische Hemmung beobachtet wurde, ist nun nach $NO_2$-Behandlung der LPS-Effekt sogar statistisch signifikant und reproduzierbar erhöht.
Wie schon erwähnt, wird eine eingehende Diskussion unserer Ergebnisse in den Abschlußberichten erfolgen. Es muß aber zu denken geben, daß in einigen Punkten eine Änderung der experimentellen Gegebenheiten zu völlig verschiedenen Resultaten führt. So ist, je nach Grundzustand der verwendeten Alveolarmakrophagen der Effekt von Ozon einmal stimulierend und das andere Mal hemmend auf die IL-8-Freisetzung durch HAM. Ebenso konträr sind die Befunde zum Einfluß von Surfaktant, welcher je nach Expositionsbedingungen entweder einen Schutzeffekt gegenüber Ozonbehandlung hatte oder für sich allein schon die Produktion von Cytokinen induzierte. Bei $NO_2$ wurde eine Effektumkehr beobachtet, wenn die Konzentration realistischen Werten angenähert wurde. Unabhängig von all den Problemen und Fragen, die diese Diskrepanzen aufwerfen, können wir aber aus der Gesamtheit unserer Ergebnisse aussagen, daß - wie auch immer - Alveolarmakrophagen auf Konzentrationen von Ozon und $NO_2$ reagieren, die kleiner als das Zehnfache der in der Umwelt vorkommenden Werte sind.

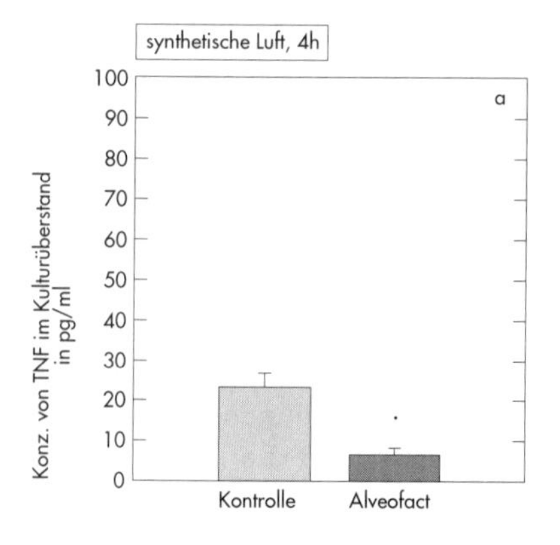


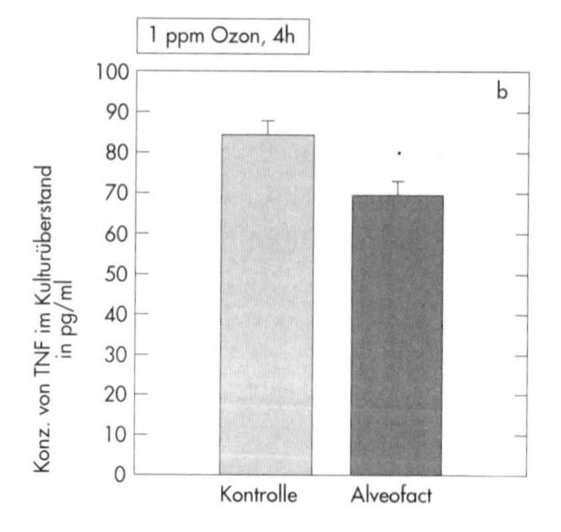


**Fig. 1:** Einfluß von synthetischer Luft bzw. 1 ppm Ozon für 4 Stunden in Kombination mit Alveofact (100 µg/ml) auf die TNF-Freisetzung von RAM bei Exposition mit der Voisin-Kammer.
Arithm. Mittelwert ± Standardfehler, n=6
*steht für signifikant verschieden von der Kontrolle für $p<0,05$

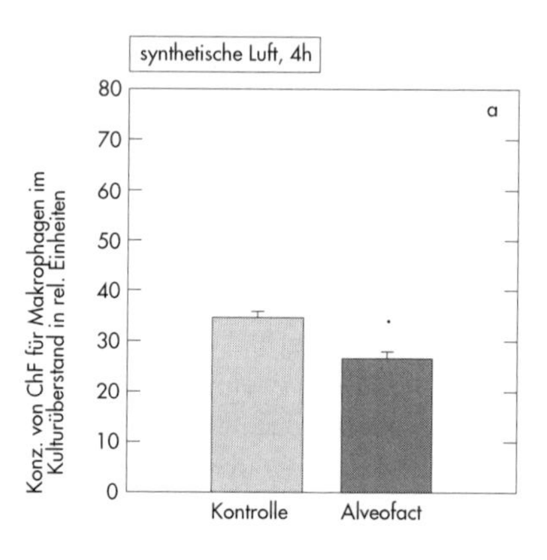


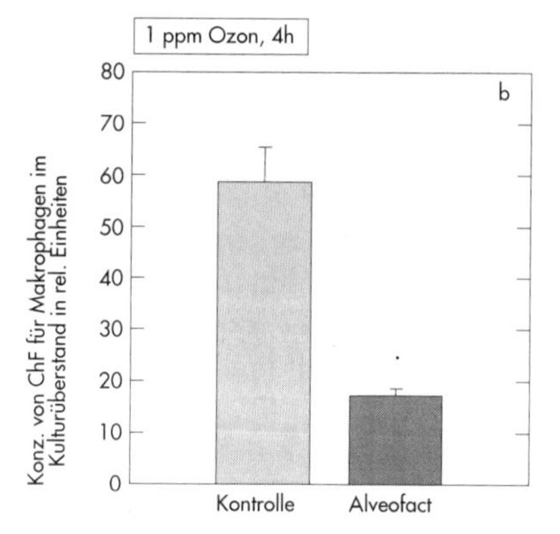


**Fig. 2:** Einfluß von synthetischer Luft bzw. 1 ppm Ozon für 4 Stunden in Kombination mit Alveofact (100 µg/ml) auf die Freisetzung von ChF für RAM bei Exposition mit der Voisin-Kammer.
Arithm. Mittelwert ± Standardfehler, n=6
*steht für signifikant verschieden von der Kontrolle für $p<0,05$

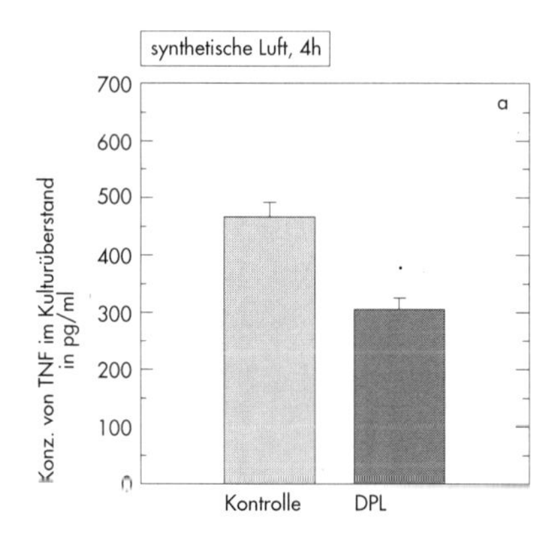


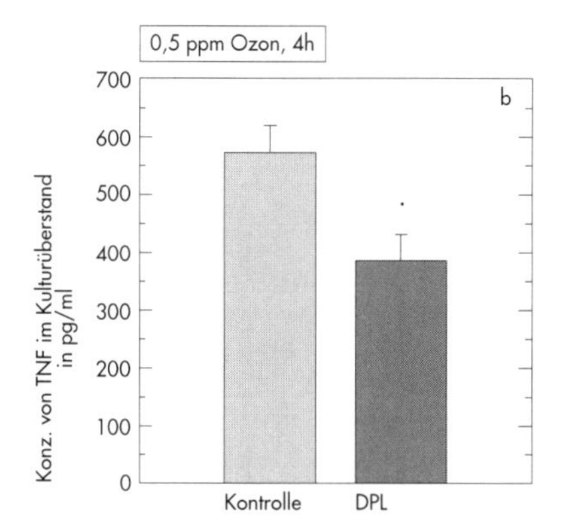


**Fig. 3:** Einfluß von synthetischer Luft bzw. 0,5 ppm Ozon für 4 Stunden in Kombination mit DPL (100 µg/ml) auf die TNF-Freisetzung von HAM bei Exposition mit der Voisin-Kammer.
Arithm. Mittelwert ± Standardfehler, n=4
*steht für signifikant verschieden von der Kontrolle für $p<0,05$

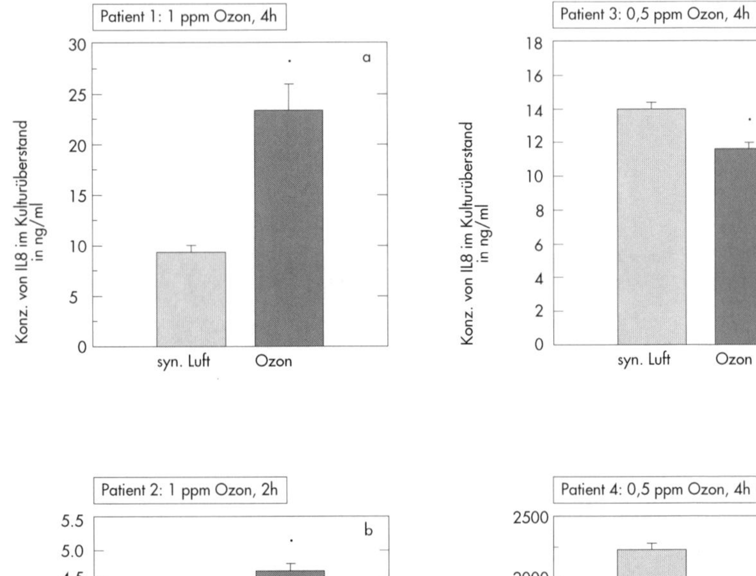


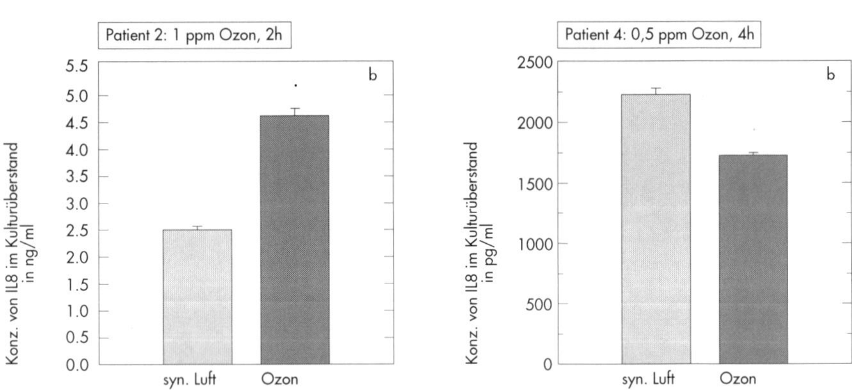


**Fig. 4:** Einfluß einer zwei- und vierstündigen Exposition mit synthetischer Luft bzw. 1 ppm Ozon auf der Wippe auf IL8-Freisetzung von HAM.
Arithm. Mittelwert ± Standardfehler, n=4
*steht für signifikant verschieden von der Kontrolle (syn. Luft) für $p<0,05$

**Fig. 5:** Einfluß einer vierstündigen Exposition mit synthetischer Luft bzw. 0,5 ppm Ozon auf der Wippe auf IL8-Freisetzung von HAM.
Arithm. Mittelwert ± Standardfehler, n=4
*steht für signifikant verschieden von der Kontrolle (syn. Luft) für $p<0,05$

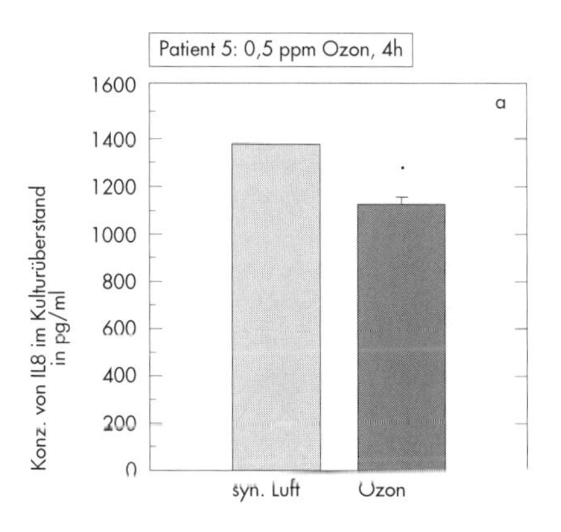


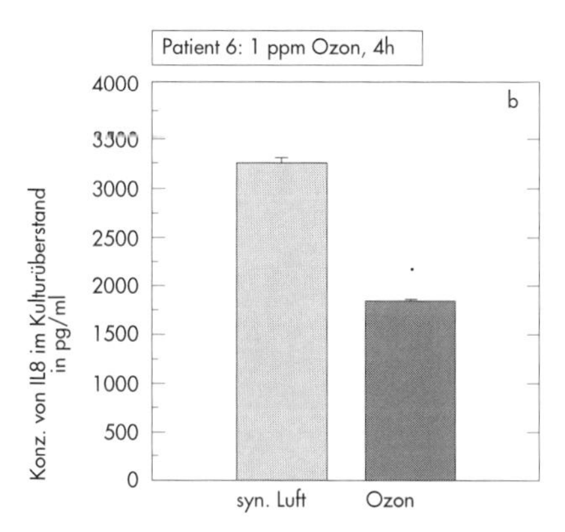


**Fig. 6:** Einfluß einer vierstündigen Exposition mit synthetischer Luft bzw. 0,5 und 1 ppm Ozon auf der Wippe auf IL8-Freisetzung von HAM (Patient 5 und 6 Sarkoidose).
Arithm. Mittelwert ± Standardfehler, n=4
*steht für signifikant verschieden von der Kontrolle (syn. Luft) für $p<0,05$

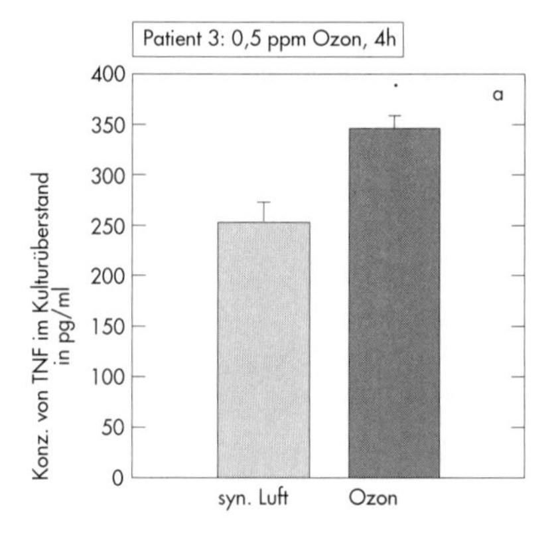


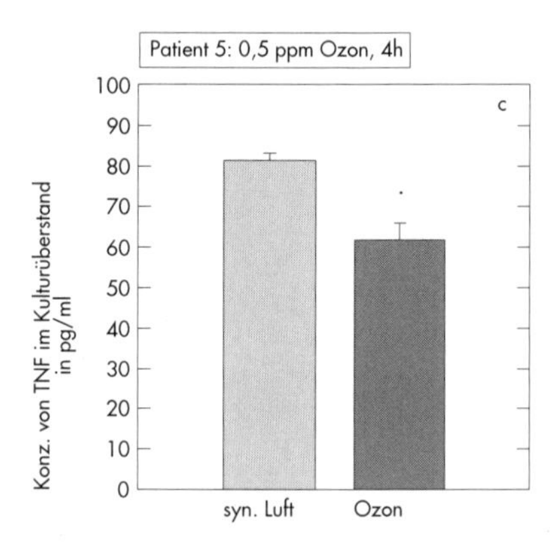


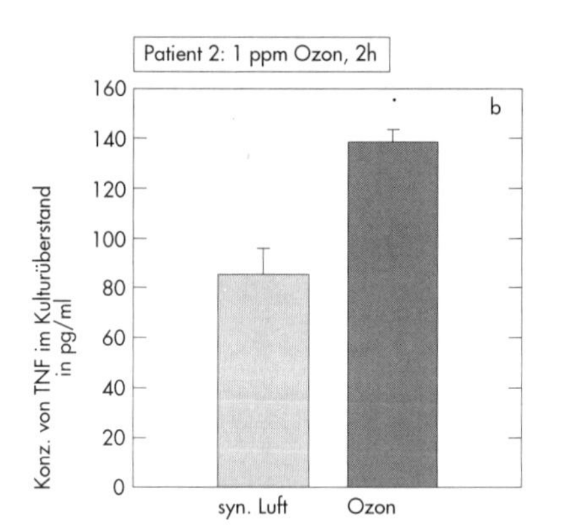


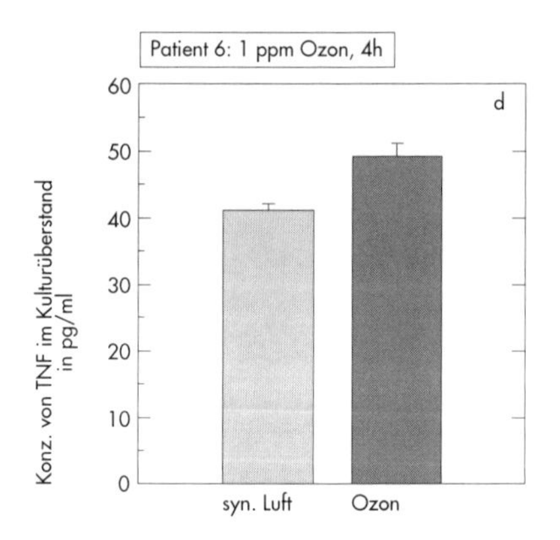


**Fig. 7:** Einfluß einer zwei- und vierstündigen Exposition mit synthetischer Luft bzw. 0,5 und 1 ppm Ozon auf der Wippe auf die TNF-Freisetzung von HAM (Patient 5 und 6 Sarkoidose).
Arithm. Mittelwert ± Standardfehler, n=4
*steht für signifikant verschieden von der Kontrolle (syn. Luft) für $p<0,05$

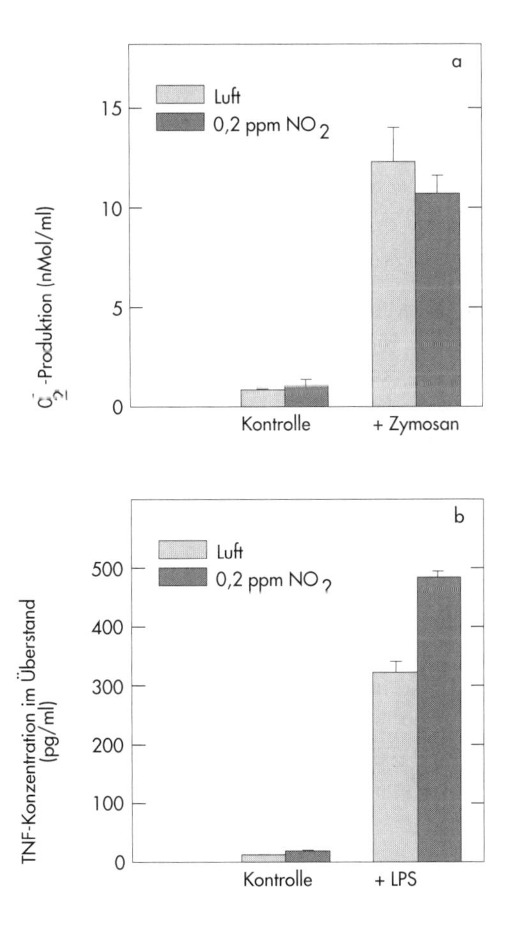


**Fig. 8:** Einfluß einer zweistündigen Exposition mit synthetischer Luft bzw. mit $NO_2$ (0,2 ppm) auf HL-60-Makrophagen.

a) Die spontane bzw. Zymosan-stimulierte Superoxidanionenproduktion wurde direkt nach der Exposition bestimmt.

b) Die Bestimmung der spontanen bzw. LPS-stimulierten TNF-Freisetzung erfolgt im Anschluß an eine dreistündige Nachinkubation.

Arithm. Mittelwert ± Standardfehler (für a: n=3; für b: n=4).

**Literatur**

Mayer, D., W. Ebert: Schädigung humaner Lungenfibroblasten durch Ozon. Bericht des Kernforschungszentrums Karlsruhe KfK-PEF 50 (1989) 423-433.

Polzer, G., M. Mosbach, M. Matejka, I. Lind, A. Schmidt, A. Seidel: Untersuchungen über Kombinationswirkungen von Gasen und Stäuben auf Alveolarmakrophagen an einem realistischen in-vitro-Modell. Bericht des Kernforschungszentrums Karlsruhe KfK-PUG 4 (1992) 149-161.

Polzer, G., M. Mosbach, I. Lind, B. Ragunath, A. Seidel: Untersuchungen über Kombinationswirkungen von Gasen und Stäuben auf Alveolarmakrophagen an einem realistischen in-vitro-Modell. Bericht des Kernforschungszentrums Karlsruhe KfK-PUG 9 (1993) 109-122.

Polzer, G., I. Lind, E. Krüger, A. Seidel: In vitro Effects of Nitrogen Dioxide on the Release of Superoxide Anions, TNF- and IL-8 by HL-60-Macrophages and Bovine Alveolar Macrophages. Inhalation Toxicology (1994) in press.

Voisin, C., D. Deroubaix, C. Alerts, F. Bart, B. Wallaert: Alveolar macrophages versus gas pollutants. A controlled in vitro approach of $NO_2$, tobacco smoke, and urban atmosphere effects on cell activities. In: The alveolar macrophage (C. Sorg, ed.), Regensberg and Biermann, Münster (1988) 50-63.

Voisin, C., D. Deroubaix, C. Alerts, B. Wallaert: Controlled in vitro approach of low concentration $NO_2$. Effects on human alveolar macrophage functions. In: Environmental Hygiene II (N.H. Seemayer, W. Hadagny Edits.), Springer, Berlin (1990) 187-190.

Die Autoren danken Herrn Dr. B. Müller, Med. Poliklinik der Universität Marburg, für die DPL-Analytik sowie den Kollegen der LVA- Thoraxklinik in Heidelberg-Rohrbach für die Bereitstellung der menschlichen Alveolarmakrophagen.

# Trotz Krankheit aktiv bleiben

**Prof. Dr. med.
Gerhard Uhlenbruck, Köln**

**Vortrag auf dem
MEDICA-Symposium 1993,
Düsseldorf**

Als erstes stellt sich die Frage: Ist das Immunsystem bei Sarkoidose primär geschädigt und hat es einen noch unbekannten Defekt oder eine Fehlregulation, oder sind die immunologischen Veränderungen, die gemessen werden, sekundär?

Genau die gleichen Veränderungen der weißen Blutkörperchen, die man polymorphkernige nennt, sind z.B. bei Diabetes und bei der Sarkoidose zu beobachten. Alle Arbeiten, die bisher erschienen sind, haben zur Ätiologie der Sarkoidose nichts beigetragen, und die Immunforschung zur Sarkoidose liegt nach wie vor im argen, zumal Mediziner weder Vorlesungen in Immunologie belegen müssen, noch in diesem Fach geprüft werden. Es ist nicht bekannt, was die Sarkoidose mit der Immunologie zu tun hat. Es gibt inzwischen viele Arbeiten, die die Botenstoffe des Immunsystems untersuchen, die Interleukine und die Interleukinrezeptoren. Außerdem werden die Funktionen der Immunzellen untersucht, die T-Lymphozyten vom Thymus, die B-Lymphozyten aus dem Knochenmark, die die Antikörper bilden. Es wurden die Freßzellen untersucht, die Makrophagen, außerdem die natürlichen Killerzellen. Es wurde auch der Frage nachgegangen, ob Sarkoidose-Patienten Krebs gehäuft bekommen können. Diese Frage kann wohl im allgemeinen verneint werden.

Wenn die Sarkoidose eine Systemerkrankung ist, die mit dem Immunsystem zusammenhängt, dann müßte auch das Zentralnervensystem in irgendeiner Weise systemisch betroffen sein. Das ist aber bisher nicht immer gefunden worden, stattdessen wird als Hauptzielorgan immer wieder die Lunge festgestellt.

Wir wissen heute, daß sich unser Abwehrsystem aus dem Zentralnervensystem heraus entwickelt hat und daß das Immunsystem eine Art inneres Auge ist, welches "fremd" und "nicht-fremd" unterscheidet, welches Eindringlinge wie Viren und Bakterien erkennt. Man kann überspitzt sagen, daß die weißen Blutkörperchen, die die Abwehr tragen, kleine Hirnzellen sind. Sie verstehen die Sprache des Gehirns.

Trauer und Streß reduzieren unsere Abwehrkräfte, lähmen sie. Umgekehrt kann das Gehirn die Botenstoffe des Immunsystems verstehen, z.B. beim Interleukin 1 (das für Fieber verantwortlich ist) und welches von Zellen des Immunsystems gebildet wird und im Gehirn an der Schaltstelle des Thermostaten wirkt und bewirkt, daß das Fieber nach oben geht. Die Angst ist z.B. ein Phänomen, welches negativ auf das Immunsystem wirkt. Krankheit wirkt sich immer schlecht auf das Immunsystem aus, dem entgegen wirkt Sport, Bewegungstherapie kann eine Stabilisierung des Immunsystems bewirken. Sport sollte nicht mit Leistungssport gleichgesetzt werden, sondern mit Bewegung. Sich bewegen kann viel bewegen und bringt Segen.

Sarkoidose ist eine chronische Erkrankung, eine Krankheit mit unklarer Genese, welche charakterisiert ist durch die Anhäufung von Lymphozyten im Gewebe, aktivierten T-Zellen aus dem Thymus oder T-Helfer-Zellen, die eine Subpopulation darstellen. Einkernige Freßzellen aus nicht verkäsenden epithelialen Granulomen siedeln sich in bevorzugten Organen an mit den Folgen einer funktionellen Gewebeschädigung. Warum bestimmte Organe bevorzugt werden, wissen wir nicht, aber es scheint mit den neuentdeckten Adhäsionsmolekülen zusammenzuhängen. Das ist eine ganz neue Gruppe von Verbindungen, die bei Entzündungen und Mestatasen eine Rolle spielen. Die Forschungsentwicklung wird wohl in Richtung der Erforschung dieser Abhäsionsmoleküle gehen. Wobei man dann wissen will: Wohin wandern die Lymphozyten? Das ist die sogenannte Organotropie oder Organophilie. Das bedeutet: Warum passieren bestimmte Dinge an gewissen Organen und nicht an anderen?

Es wird eine Studie aus Tokio vorgestellt, bei der autoptische Untersuchungen von klinischen und pathologisch untersuchten Fällen vorgenommen wurden und wobei festgestellt wurde, daß es viel mehr klinische Fälle gibt als bisher angenommen, da viele gar nicht oder falsch diagnostiziert werden. Die Zahl der Erkrankungen steigt langsam aber stetig an, ohne daß wir die Ursache kennen. So wird z.B. an einem Unfalltoten gezeigt, daß sich bei der Obduzierung an verschiedenen Stellen im Körper Sarkoidose-Herde zeigten, die vorher nicht bekannt waren. Bei der Altersverteilung der Erkrankungen mit letalem Ausgang ist festzustellen, daß die Männer in jüngeren Jahren an Sarkoidose sterben, der Gipfel ist 30 - 39 Jahre. Während der Gipfel bei den Frauen bei 50 - 70 Jahren liegt.

Bei der Frage, wie viele Patienten bei diesem Untersuchungsgut an ihrer Sarkoidose starben und wie viele an anderen Erkrankungen, bekam man als Ergebnis, daß 60% an Sarkoidose starben, 40% an anderen Erkrankungen. Von denen, die an Sarkoidose verstarben, erlagen die meisten einer Herz-Sarkoidose, dann erst folgten Lunge und Zentralnervensystem. Wenn jemand in jungen Jahren an Sarkoidose gestorben ist, dann steht an erster Stelle der Befall des Zentralnervensystems, an zweiter Stelle kommt erst das Herzversagen und danach erst die Lungenbeteiligung als Todesursache. Die Frage nach der Verteilung der Granulome ist so zu beantworten, daß die meisten Granulome in den Lymphdrüsen gefunden werden, dann erst folgen Lunge, Herz, Leber, während das Zentralnervensystem ganz hinten liegt.

Als nächstes steht die Frage im Raum, warum sind die Freßzellen so geschwächt, und warum sind es die weißen Blutkörperchen, die polymorphkernigen, warum können sie weniger Bakterien fressen? Das ist vielleicht eine Folge der Erkrankung und nicht deren Ursache. Es wird am Ende noch einmal auf die Wichtigkeit der Bewegung hingewiesen, die für die Überwindung der Krankheit als äußerst wesentlich angesehen wird. Außerdem dürfte die Psyche nicht vernachlässigt werden, da auch von dort ganz wesentliche Rückwirkungen auf das Immunsystem ausgehen können.

**Weitere Literatur zum Thema Adhäsionsmoleküle:**

Intercellular adhesion molecule 1 (ICAM-1) in the pathogenesis of mononuclear cell alveolitis in pulmonary sarcoidosis

Klaus Dalhoff, Sabine Bohnet, Jörg Braun, Burkhard Kreft, Karl J. Wießmann, Thorax 1993; 48 : 1140-1144

Einen Forschungsansatz hatte ich schon erwähnt: die Adhäsionsmoleküle. Diese neue Stoffklasse hat in der Tat interessante diagnostische und pathogenetische Perspektiven eröffnet: der Trend setzt sich fort (N. Shijubo und Mitarb., Clinical and Experimental Immunology 95, 156-161 (1994) und A.S. Hamblin und Mitarb.: Circulating adhesion molecules in sarcoidosis. Immunology 96, 335-338 (1994). Der zweite Schwerpunkt liegt nach wie vor bei den Alveolar-Makrophagen: Auch hier sind eindeutige Ergebnisse mit Hilfe zirkulierender Lektine erzielt worden (K.C. Meyer und Mitarb., Americ. Rev.

Resp. Disease 148, 1325-1334 (1994). Besonders zu begrüßen ist ein hervorragender immunologischer Übersichtsartikel von Elisabeth Fireman und Marcel Topilsky unter der Überschrift "Sarcoidosis: an organized pattern of reaction from immunology" Today 15, Nr. 5 199 (1994). Er enthält neueste Forschungsergebnisse, diagnostische Daten und therapeutische Anregungen (Cyclosporin, Antikörpertherapie oder Cytokin-Modulation). Neben diesen guten Nachrichten gibt es auch eine schlechte: Der geniale Beethoven hatte offenbar keine Sarkoidose, wie bisher angenommen, sondern eine andere seltene Krankheit (Morbus Whipple). Das irritiert auch mich ein wenig, aber die Fakten sprechen dafür (P. Sharma, J. Royal Soc. Med. 87, 283-285 (1994). Erfreuen wir uns dennoch an seiner großartigen Musik - auch ein Zeichen kreativer Krankheitsbewältigung!

# Sport und Immunsystem: Einfluß von Psyche und Krankheit

**Prof. Dr. med.
Gerhard Uhlenbruck, Köln**

**Vortrag auf dem Immunologischen Sarkoidose Symposium REHA 1995, Düsseldorf**

**"Non hic curatur, qui curat"
"Hier kann nicht geheilt werden, wer Sorgen hat"
Inschrift über den Antoninischen Bädern in Rom**

Die Immunbiologie ist eine Wissenschaft, die sich mit den molekularen Erkennungsmechanismen des humoralen und zellulären Abwehrsystems beschäftigt. Ein solcher Vorgang des Erkennens entwickelt sich in drei wichtigen Stufen:

1. Das Stadium der Selbsterkenntnis, gesteuert durch den Thymus, in dem alle Zellen ausgemerzt werden, welche molekulare Strukturen vom Typ "Selbst" erkennnen, ein Vorgang welcher beim Menschen schon vor der Geburt abgeschlossen ist.
2. Der Lebensabschnitt, in welchem sich das Immunsystem mit Strukturen vom Typ "Nicht-Selbst" auseinandersetzen muß, z.B. mit bakteriellen und viralen Antigenen und anderen "Fremd"-Stoffen.
3. Eine letzte Periode, in welcher sich der Organismus mit den Veränderungen eigener Zellstrukturen konfrontiert sieht, beispielsweise im Verlauf des Alterns oder mit dem Auftreten von Krebszellen.

Die als Sarkoidose bezeichnete Erkrankung ist vorwiegend immunologisch be-

dingt und beruht auf Störungen des unter Punkt 2 aufgeführten Erkennungsvorgangs, was die Ausbildung von Autoimmunkrankheiten zur Folge hat, oder eine Überreaktion des Immunsystems mit seinen Folgen.
Jede Krankheit kann durch zwei Ereignisse beeinflußt werden: Einmal durch Geschehnisse von außen in der Umgebung des Erkrankten, zum anderen von innen heraus, sei es auf dem Wege über die Psyche, durch eine weitere Erkrankung oder aber durch körperliches Aufbautraining, wie es sportliche Betätigung anbietet, wobei dieser letzte Effekt im Verlaufe der Krankheit sich in der Regel schädlich auswirkt, vor allem im akuten Stadium, aber als Rehabilitationsmöglichkeit segensreich wirken kann. Viele dieser Erkenntnisse verdanken wir der Psychosomatik, der Streßforschung und der modernen Sportmedizin. Wir wissen heute, daß alle drei Richtungen miteinander eng verbunden sind und mit Hilfe vieler Botenstoffe untereinander kommunizieren. So kommt es häufig zu Überschneidungen und Verflechtungen dieser biologischen Geschehnisse, was sich auch in den durch Worte formulierten Begriffen zeigt.
Das läßt sich sehr gut an einem in jüngster Zeit oft benutzten Ausdruck erläutern: Die Psychoneuroimmunologie stellt ein klassisches Beispiel für den Begriff und Inhalt der Psychosomatik dar. Der Ausdruck Psychosomatik findet sich erstmals 1818 im Lehrbuch des Psychiaters Heinroth, während sich der Name Psychoneuroimmunologie erst in den letzten beiden Jahrzehnten seit 1970 herausgebildet hat und seit 1981 durch Ader etabliert ist. Die Psychosomatik beschäftigte sich vorwiegend mit dem Einfluß seelischer Zustände auf das körperliche Geschehen (Uexküll 1990), besonders im Falle einer Krankheit, wobei die Psyche ursächlich als verantwortlicher, aber auch als heilender Faktor angesehen wurde.
Wir wissen heute, daß jedoch in ähnlicher Weise körperliche Befindlichkeiten auf die Psyche wirken. Zwei Beispiele mögen das illustrieren: einmal die extrem schlechte körperliche Befindlichkeit durch eine Krankheit und zum anderen die extrem gute körperliche Befindlicheit in Form einer durch Sport erworbenen Fitness. Eine schwere Krankheit kann als Distreß über die Psyche das Immunsystem in einer Weise so supprimieren, daß durch Schwächung der Abwehrkräfte die Krankheit sich verschlimmert, ein circulus setzt ein. Übertriebener Hochleistungssport kann das auch, aber moderater Ausdauersport stabilisiert das Immunsystem in einer Art, die es befähigt, mit exogen und endogen induzierten Krankheiten fertigzuwerden.
Moderater Sport dient daher auch als wesentliche additive Therapie bei der Rehabilitation der verschiedensten Erkrankungen, wie Sarkodiose, Krebs, Diabetes und sogar bei Rheuma. Gerade der Rheumatiker leidet unter seiner

eingeschränkten Beweglichkeit, sie möglichst zu erhalten und zu verbessern, ist Ziel krankengymnastischer Übungen, welche auch die Seele wieder in Schwung bringen.
Zum anderen spielen aber auch psychische und emotionale Zustände beim Zustandekommen dieser chronischen Krankheit eine Rolle, und zwar sehr wahrscheinlich in Verbindung mit dem Rheumafaktor. Dies konnte einer der "Väter" der Psychoneuroimmunologie, G.F. Solomon, und R.H. Moos, in einem Artikel über die Persönlichkeitsstruktur von Rheumapatienten nachweisen. Die Arbeit erschien in dem ersten großen Standardwerk über Psychoneuroimmunologie, welches grundlegend und richtungsweisend 1985 gedruckt wurde. Damit ist aber auch schon ein therapeutischer Hinweis gegeben, denn auch von Seiten der Psyche lassen sich körperliche Befindlichkeiten beeinflussen. Dies gilt insbesondere für das Immunsystem, welches sich phylogenetisch aus dem Zentralnervensystem heraus entwickelt hat. Dabei ist es wichtig zu wissen, daß Neurotransmitter Rezeptoren an Zellen des Immunsystems besitzen, während umgekehrt das gleiche für Immunotransmitter gilt, die mit Rezeptoren auf Zellen des Zentralnervensystems reagieren können. Diese Zusammenhänge sind in Abb. 1 übersichtlich noch einmal dargestellt.
Einflüsse der Psyche auf das Krankheitsgeschehen sind den Ärzten schon lange bewußt. So heißt es in Schindels Lexikon von 1822: Die an einem schmerzhaften Ausschlag leidende Ar-

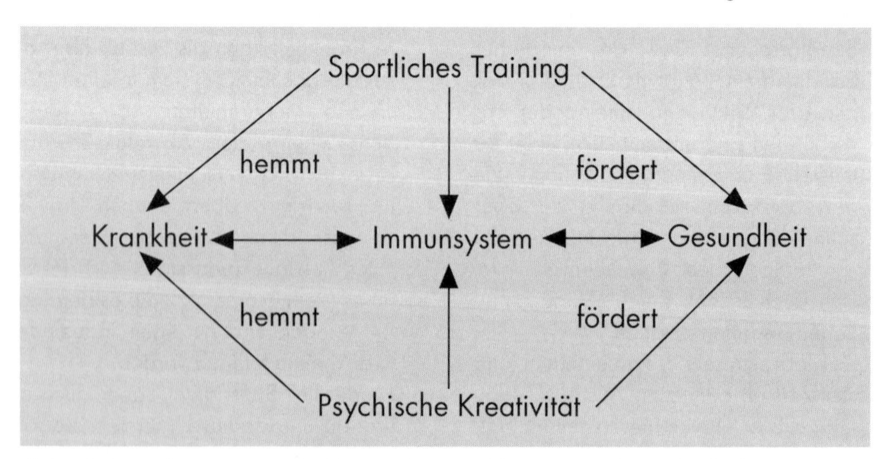


**Abb. 1:** Beeinflussungsmöglichkeiten des Krankheitsgeschehens durch physische und psychische Aktivitäten. Bemerkenswert dabei ist, daß sportliches Ausdauertraining nicht nur primär, sondern auch sekundär das Immunsystem über eine Steigerung der Hirndurchblutung und Freisetzung von endogenen Opioiden stimulieren kann.

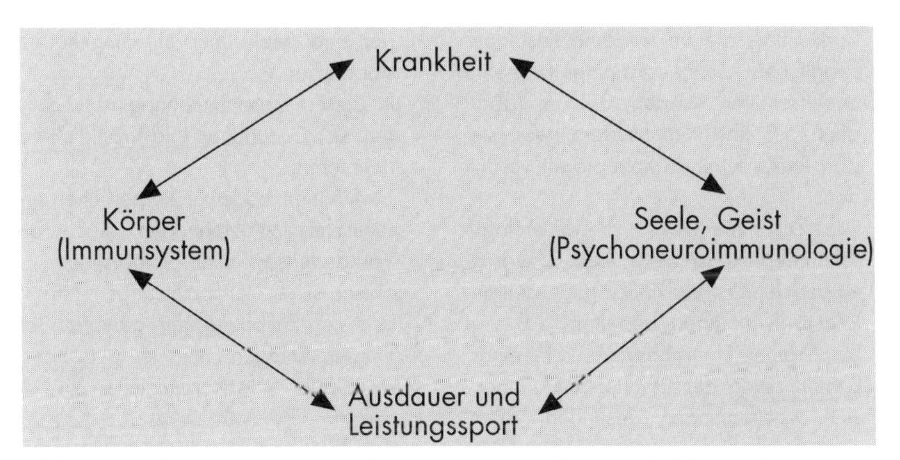


**Abb. 2:** Psychosomatik, Sport und Immunsystem: Einflüsse und Abhängigkeiten

noldine Weissel sang buchstäblich gegen ihre unerträglichen Schmerzen an; als die "fremden Lieder" aufgebraucht waren, dichtete sie eigene, und siehe, von Stund an besserte sich ihr Zustand: "Der Arzt fand dieses in pathologischer und psychologischer Hinsicht gleich merkwürde Ereignis so auffallend, daß er es in der hessen-kasselschen Staats- und Gelehrtenzeitung ....öffentlich bekannt machte."
Heilig und Hoff haben 1928 bereits auf Zusammenhänge zwischen dem vegetativen Nervensystem und der Abwehrlage hingewiesen, vor allem in Hinblick auf Infektionen. Aber schon seit 1925, so das Buch von Metalnikov, wurden Verbindungen zwischen der Hirnrinde und dem Immunsystem erstmals aufgezeigt. Krankheit ist unter diesen neuen Aspekten aber auch als Chance anzusehen, davon zeugen viele Berichte über Kreativität und Krankheit (Sandblom 1989, Kavenberg 1988). Diese nicht zu unterschätzende Stimulationsmöglichkeit für das Immunsystem über die durch die Grenzsituation aktivierte Psyche wird in der Klinik kaum genutzt, obwohl in Form des Brain-joggings erste Ansätze vorhanden sind. Es ist eher ein Absinken geistiger Fähigkeiten zu verzeichnen, wodurch sich die ökoimmunologische Situation des Kranken verschlechtert. Davon zeugen auch Berichte von Ärzten, welche selbst einmal schwer erkrankt waren (Mandel und Spiro, 1987).
Auf eine weitere Beziehung zwischen Körper und Geist ist man erst in jüngster Zeit gestoßen: Auf Zusammenhänge zwischen körperlicher Hochleistung und gesteigerter geistiger Leistung, letztere bedingt durch die Mobilation endogener Opioide und anderer Neuro-

transmitter, die im Verlaufe leistungssportlichen Ausdauertrainings vermehrt ausgeschüttet werden, wirken aber auch auf das Immunsystem, weil sie dort entsprechende Rezeptoren vorfinden.

Das Zusammenwirken dieser biologischen Regelkreise zeigt Abb. 2, wobei zu beachten ist, daß auch gegenseitige Wechselwirkungen bestehen, z.B. im Sinne einer Somatopsyche, d.h. einer Beeinflussung der Psyche durch einen sich wohlfühlenden gesunden, aber auch durch einen kranken Körper. Die Gesunden und die Kranken haben ungleiche Gedanken, so drückt es ein Sprichwort aus.

Sogenannte "neutralisierende" Effekte von Sport auf das Krankheitsgeschehen: Man könnte fast sagen, daß das Gegenteil von Krankheit der Sport wäre, fordert er doch in ähnlicher Weise Körper und Seele, nur mit umgekehrten Vorzeichen.

In diesem Zusammenhang ist wichtig, daß wir Gesundheit und Krankheit neu definieren:

Gesundheit bedeutet körperliches und seelisches Wohlbefinden durch das Vorhandensein aller biologischen und ökologischen Voraussetzungen, um sich in freier Entfaltung der genetisch bedingten Anlagen unter den gegebenen Umständen selbstverwirklichen zu können.

Krankheit bedeutet eingeschränktes körperliches und seelisches Wohlbefinden durch reduzierte biologische und ökologische Voraussetzungen, so daß die Selbstverwirklichung durch freie Entfaltung der genetisch bedingten Anlagen innerhalb von Grenzen, aber auch im Rahmen ganz neuer Möglichkeiten unter den gegebenen Umständen möglich ist.

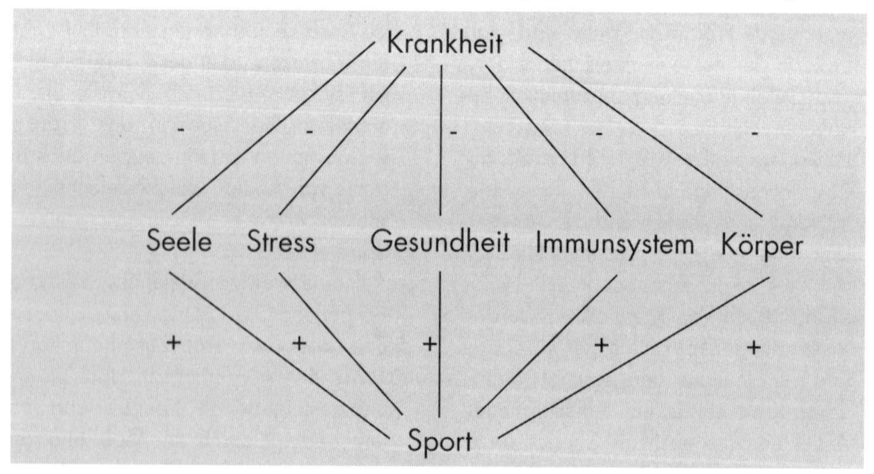


**Abb. 3:** Neutralisierende Effekte von Sport auf das Krankheitsgeschehen

Wir können gerade aus der Definition von Krankheit erkennen, daß sich dem Kranken auch neue Perspektiven eröffnen, die ihm oftmals die Entfaltung verborgener Talente ermöglicht. Was wäre die Kunst- und Literaturgeschichte, wenn man alle Großen auf diesen Gebieten eliminieren würde, welche durch ihre Krankheit zu außergewöhnlichen Leistungen, zur Entdeckung ihrer Talente und zur Reifung ihres Werkes gelangt sind? Man denke an van Gogh, an Proust oder, um ein Beispiel aus der Wissenschaft anzuführen, an den Physiker Stephen Hawkins. Für viele war die Krankheit ein Glücksfall, der sie ihre Begabung und ihr Genie unter den durch die Krankheit vorgegebenen Umständen entdecken und entfalten ließ. Auch Sarkoidose-Patienten gehören dazu, z.B. Thomas Bernhard, der Schriftsteller, oder Margot Trooger, die großartige Schauspielerin.
Wichtig für Sarkoidose-Patienten ist, daß sie nicht nur ihrem Leben trotz der Erkrankung Sinn und sinnvolle Aufgabe zuordnen können, sondern daß sie durch ein moderates Bewegungstraining folgendes zu erreichen versuchen:

1. eine verbesserte Funktion, z.B. der Lungen. Atemnot führt zu großer seelischer Not, aber auch zu Beklemmungen und Ängsten, welche das Immunsystem schwächen können.

2. Abbau von Übergewicht durch Bewegungstrainung und dadurch Entlastung des Herz-Kreislauf-Systems. Nicht immer ist das Cortison an allem schuld!

3. Der Kranke hat heute darauf zu achten, möglichst ohne fremde Hilfe auszukommen. Selbstpflegefähig bleiben heißt das heute, da die Pflegekosten kaum noch bezahlt werden können. Es gibt also nicht nur eine Ethik für Ärzte, sondern auch eine Art kategorischen Imperativs für Patienten: Verhalte dich so, daß du der Allgemeinheit und deinen Mitpatienten nicht schaden kannst durch extreme Inanspruchnahme von Kosten der Krankenversorgungen!

4. Wenn du Bewegungstrainung machst, dann mache es regelmäßig - so wie Zähneputzen. Einmal ist keinmal, und "Nachholen" bringt nichts: Wir putzen jeden Tag die Zähne, aber nicht nur am Samstag und dann gleich eineinhalb Stunden hintereinander.

5. Suche dir ein Bewegungstrainung aus, was dir Spaß macht, was zu dir paßt und wozu auch Möglichkeiten bestehen.

6. Laß Fortschritte von deinem Arzt kontrollieren und dir attestieren: Erfolgserlebnisse motivieren die Ausdauer!

7. Versuche nie mit Gewalt große Fortschritte erreichen zu wollen, denn das bringt nichts und überfordert deine Kräfte und das Immunsystem. Steigere deine Leistung langsam aber sicher.

8. Führe Tagebuch über dein Bewegungstraining und schreibe dir die Pulskontrollen auf: Der Puls darf unter Belastung nicht 180 minus Lebensalter überschreiten!

9. Zu Risiken und Nebenwirkungen deines Bewegungstrainungs (Wandern, Schwimmen, Radfahren, Walking etc.) frage deinen Hausarzt (und nicht deinen Apotheker!)

10. Schließe dich, wenn möglich, einer Gruppe an: Der psychosoziale Aspekt einer solchen Gemeinschaft ist nicht zu unterschätzen! Ich empfehle die Herzsportgruppen, weil sie mit ihrer Patientenklientel gut zu den ebenfalls oft kreislauf-"geschädigten" Sarkoidose-Patienten passen, und weil bei diesen regelmäßig in der Woche trainierenden Gruppen immer ein Arzt dabei ist, was Ängste und Hemmschwellen abbauen hilft!

Ein besonders drastisches Ereignis stellt das Schicksal einer Krankheit dar, welches den Menschen seiner ökoimmunolgischen Nische beraubt, insbesondere nach einer Krankenhauseinweisung. Das einzige, was ihm verbleibt, sind seine "Habseligkeiten", d.h. wenige Dinge, die ihm etwas bedeuten und die er mitgenommen hat. Oft wird die Situation durch Ängste vor diagnostischen Eingriffen, vor der Diagnose selbst und vor Operationen noch verstärkt, indem Verunsicherungen, Verlust des Selbstwertgefühls und der "heimatlichen Geborgenheit" zu einem weiteren Distreß führen. Man könnte etwas überspitzt die Forderung aufstellen: Mehr Immunität für den Patienten durch mehr Humanität im Krankenhaus.
Dieses Beispiel mag zeigen, daß der ökoimmunologische Aspekt einen wesentlichen Gesichtspunkt bei der Diskussion psychoneuroimmunolgischer Zusammenhänge darstellt. Dabei geht es weniger um den akuten Streß, der heute von vielen Menschen mehr über das Herz-Kreislauf-System abgeleitet wird, sondern vielmehr über chronischen, situativ bedingten Dauerstreß durch inkompatible zwischenmenschliche und mitmenschliche Konstellationen, in denen sie durch äußeren und inneren Zwang verhaftet sind. Es kommt nicht darauf an, den ungeliebten Mitmenschen zu überleben, sondern es ist wichtig, daß der Mensch sich eine Lebenssituation sucht, in der er mit geliebten Menschen in einer für ihn angenehmen Umgebung mit einer Arbeit oder Aufgabe beschäftigt ist, die ihm Spaß macht. Aufgrund einer solchen ökoimmunologisch für ihn günstigen Nische, dürfte sein Immunsystem in der Lage sein, mit "fremden" Zellen (Krebs), sowie Bakterien und Viren, besser fertig zu werden.
Wir haben in Abb. 3 der Krankheit den sportlich-trainierten Körper und die psychisch stimulierte seelische Verfassung gegenübergestellt. Sinn dieser Konfrontation ist, aufzuzeigen, daß sportliches Ausdauertraining auch im Falle der Re-

konvaleszenz und Rehabilitation direkt und indirekt (über die Psyche) das Immunsystem restabilisiert. So gibt es heute nicht nur Sportangebote in der Krebsnachsorge, sondern auch bei Diabetes, Herz- und Kreislauferkrankungen, bei Krankheiten des Bewegungsapparates (Rheuma), aber auch im Alter und bei psychischen Erkrankungen (sowie bei Drogen- und Alkoholkranken und bei Depressionen).

Oft wird in diesem Zusammenhang jedoch vergessen, daß auch die Sexualität ein mit Eustress verbundenes, den Körper forderndes endokrines Geschehen ist, deren Einfluß auch auf die Psyche immer wieder unterschätzt worden ist. Schopenhauer, von dem der berühmte Satz stammt, daß Gesundheit nicht alles sei, aber alles nichts sei ohne Gesundheit, hat auch diesen Aspekt klar erkannt: "Dies alles aber stimmt damit überein, daß der Geschlechtstrieb der Kern des Willens zum Leben, mithin die Konzentration alles Wollens ist." Immerhin war Freud erst vier Jahre alt, als Schopenhauer starb! Es ist daher durchaus angebracht, in einem erweiterten Sinne, wie das auch einige Autoren tun, von einer Psychoneuroendokrinoimmunologie zu reden, die wesentlich auch auf der ökoimmunologischen Situation basiert. Die Redensart "gesund und munter" sagt eigentlich viel mehr als als man sich gewöhnlich dabei denkt.

Gerade in diesem Zusammenhang erscheint es uns wesentlich, daß man auch einmal auf die stimulierende Wirkung des Humors hinweist, der - wie wir an anderer Stelle ausgeführt haben (Uhlenbruck, Kersten, Skupy, 1990) - bei der "mentalen" Bewältigung des Krankheitsgeschehens eine nicht unbedeutende Rolle spielt und manche "Wende" oft selbstironisch begleitet. Einer der bedeutendsten Maler des 19. Jahrhunderts, Auguste Renoir, hatte eine schwere rheumatische Polyarthritis als Stimulans seines künstlerischen Schaffensdranges kreativ zu nutzen gewußt, dabei aber nie seinen Humor verloren: "Ich soll ein Genie sein? Daß ich nicht lache! Ich bin nicht süchtig, kein Päderast und habe niemals Syphilis gehabt! Na?" und weiter: "Wenn ich zwischen Laufen und Malen wählen soll, dann möchte ich lieber malen!" Auch die kreativ-künstlerische Verarbeitung kann nicht nur ein selbstwertgefühlsteigerndes und immunstabilisiendes Gegengewicht zu dem passiven Erdulden eines Leidens sein, sondern auch zu seiner Überwindung beitragen.

Und so kann man letzten Endes auch den Sport etwas humorvoll definieren:

Sport beinhaltet lustbetontes Training muskulärer, mentaler und immunologischer Abwehrkräfte im Hinblick auf eine erfolgsorientierte Leistungssteigerung in der Auseinandersetzung mit krankmachenden Mitmenschen, Krebszellen, Bakterien, Viren und anderen Parasiten.

Dieses Training ist erst recht vonnöten, wenn wir durch Krankheit in Not geraten sind. Viele von uns haben die Einsamkeit und Verlassenheit in der Krankheit erfahren müssen: Daß man nur auf sich selbst gestellt ist! Wie gut es tut, wenn man dann ein wohltuendes Verhältnis zu seinem Körper und seinem Geist hat, hat manch einer erfahren dürfen. Der "Sport" hilft uns dabei, diesen Dialog bewußt zu erleben und "mental" steuern zu können, wobei auch ästhetische Gründe eine Rolle spielen, daß wir das Schicksal Krankheit in unseren Lebensentwurf integrieren.

**Literatur**

Philip Sandblom: "Creativity and Disease: How Illness Affects Literature, Art and Music", J.P. Lippincott, PA, USA (1989

Axel Kavenberg: "Frederic Chopin (1810-1849) als Mensch, Patient und Künster", Josef Eul Verlag Köln (1988)

G.F. Solomon und R.H. Moos: "The relationship of personality to the presence of rheumatoid factor in asymptomatic relatives of patients with rheumatoid arthritis", In "Foundations of Psychoneuroimmunology", Ed.: S. Locke, R. Ader, H. Besedovsky, N. Hall, G. Solomon and T. Strom. Aldine Publish. Comp., New York, (1985

Robert Heilig und Hans Hoff: "Über zentrale Beeinflussung der Schutzkräfte des Organismus", Klinische Wochenschrift vom 21. 10. 1928, Plemun Medical Book Company. New York/London (1987)

G. Uhlenbruck, H.H. Skupy und H.H. Kersten: "Ein gebildeter Kranker". Gustav Fischer Verlag, Stuttgart (1990)

Th. von Uexküll: "Psychosomatische Medizin". Urban & Schwarzenberg, München (1990)

# Psychosomatische Aspekte bei der Sarkoidose

**Dr. med. C. Lange,**
**Priv.-Doz. Dr. med. G. Schüßler,**
**Prof. Dr. med. U. Hüttemann,**
**Göttingen**

**Pneumologie 49 (1995) 14-19,**
**Georg Thieme Verlag**
**Stuttgart - New York**



**Zusammenfassung**

Die Sarkoidose ist eine multisystemische und granulomatöse Erkrankung unbekannter Ätiologie. Pneumologen beschrieben immer wieder besondere Persönlichkeitseigenschaften von Sarkoidose-Patienten. 44 Sarkoidose-Patienten wurden eingehend organmedizinisch und psychosomatisch untersucht. Es finden sich Untergruppen von Patienten, eine wesentliche Risikogruppe ist gekennzeichnet durch depressive Persönlichkeitsmuster.

## Einleitung

Die Sarkoidose ist eine multisystemische granulomatöse Erkrankung unbekannter Ätiologie. Sie tritt hauptsächlich in der 3. und 4. Lebensdekade auf, es können aber auch Kinder und ältere Menschen erkranken. In der Regel nimmt die Erkrankung ihren Ausgang im respiratorischen Trakt und führt zum Befall von Lymphknoten, Lunge, Leber, Milz, Haut, Augen, Herz und Knochen, aber auch aller anderen inneren Organe. Dabei tritt eine Minderung immunkompetenter Zellen an der Haut mit Tuberkulin-Anergie, aber auch eine Lymphozyten-Alveolitis der Lunge auf mit Verschiebung der Helfer-/Supressor-T-Lymphozyten-ratio zugunsten der Helferzellen. Beim klinischen Erscheinungsbild wird zwischen einer akuten Verlaufsform mit guter Hei-

lungstendenz und einer latent beginnenden chronischen Verlaufsform unterschieden. Nach Verlaufsart und Organbefall zeigt sich klinisch eine grosse Mannigfaltigkeit. Die Sarkoidose gibt es auf der ganzen Welt mit einer erhöhten Prävalenz in den skandinavischen Ländern.
Pneumologen beschrieben immer wieder besondere Persönlichkeitseigenschaften von Sarkoidose-Patienten. So schilderte z.B. Ferlinz (1974) die Sarkoidose-Erkrankten als angenehme, liebenswerte und kooperative Menschen. Wurm (1983) berichtete, daß es sich bei diesen Patienten um Menschen mit wenig Neigung zum Klagen und bemerkenswerter Bereitschaft zur Kooperation mit dem Arzt handele. Mlczoch (1986) glaubt sogar, daß Sarkoidose-Patienten überdurchschnittliche Menschen seien. Er habe immer empfohlen, wenn eine Tochter einen jungen Mann mit Sarkoidose bringt, mögen ihre Eltern ihn als Schwiegersohn unbesehen annehmen.
Neben solchen klinischen Beschreibungen liegen bisher nur zwei Studien vor, in denen Sarkoidose-Patienten ausführlich psychosomatisch untersucht wurden. Studt et al. (1981) führten ein ausführliches tiefenpsychologisches Interview bei 40 Sarkoidose-Patienten durch. Im Vergleich zu einer Kontrollgruppe neurotischer Patienten werden die Sarkoidose-Patienten als weniger auffällig beschrieben, jedoch bestand - im Einklang mit den oben geschilderten klinischen Beschreibungen - häufig eine depressive Grundstimmung, verbunden mit innerer Unruhe sowie verminderter spontaner und reaktiver Aggression mit stärkerer Selbstaggression. In der zweiten bisher vorliegenden Studie (Escande et al. 1980) wurden 36 Sarkoidose-Patienten mittels psychometrischer und projektiver Tests untersucht. Bei zwei Dritteln der Patienten zeigte sich in ihrer Selbsteinschätzung eine ausgeprägte Angstreaktion mit variabler Symptomatik, diese korrelierte jedoch nicht mit der Schwere der Erkrankung. Obwohl beide Studien wegen unterschiedlicher Untersuchungsbedingungen (Fremdbeurteilung - Selbstbeurteilung) nicht unmittelbar vergleichbar sind, so stutzen sie die klinischen Beschreibungen von Pneumologen.

## Fragestellung

Ausgehend von den klinischen Beschreibungen und den genannten Untersuchungen von Studt et al. und Escande et al. wurde folgenden Fragen nachgegangen:

1. Gibt es Hinweise für eine bestimmte Persönlichkeitsstruktur der Sarkoidose-Patienten, können die Beobachtungen einiger Lungenfachärzte bei genauer Untersuchung repliziert werden?

2. Können die in beiden Studien erhobenen Daten bestätigt werden, insbesondere das Ergebnis einer vermehrten Ängstlichkeit und Depressivität?

3. Gibt es Einflüsse der Persönlichkeit (und ihrer Störungen) auf den Krankheitsverlauf bzw. auf die Prognose der Erkrankung?

## Methodik

Von den 80 angeschriebenen Sarkoidose-Patienten des Kreiskrankenhauses an der Lieth, Bovenden-Lenglern (Klinik für innere Medizin mit Schwerpunkt Pneumologie an der Universität Göttingen), nahmen an den umfangreichen lungenfachärztlichen und psychosomatischen Untersuchungen 44 Patienten teil. Bei diesen Patienten war in 35 Fällen die Diagnose histologisch gesichert, bei sechs Patienten klinisch, und bei drei Patienten fand sich in der bronchoalveolären Lavage (BAL) ein für die Sarkoidose typischer Befund. Die ärztliche Untersuchung umfaßte eine ausführliche medizinische Anamnese und Untersuchung unter Einschluß des Röntgenverlaufes und der Aktivitätskriterien. Die psychosomatische Untersuchung umfaßte Fremd- und Selbstbeurteilung. Die Untersuchung durch den Psychosomatiker umfaßte eine ausführliche tiefenpsychologisch orientierte biographische Anamnese sowie die Erhebung der Krankheitsbewältigung mittels der Berner Bewältigungsformen (Heim et al. 1991). Die seelischen Störungen, Persönlichkeitsstörungen und somatischen Erkrankungen wurden jeweils nach der ICD 9. Rev. diagnostiziert, zur diagnostischen Absicherung wurde bei der Diagnose von Persönlichkeitsstörungen zusätzlich das amerikanische Diagnosesystem DSM-III (1987, deutsch 1989) herangezogen. Die Patientenselbsteinschätzung umfaßte mehrere standardisierte testpsychologische Untersuchungen wie das Freiburger Persönlichkeitsinventar (Fahrenberg et al. 1984), die Angstmessung mittels der State-Trait-Anxiety-Inventory (Spielberger et al. 1986) und die Beurteilung der Depressivität mittels der Depressivitäts-Skala von Zerssen (von Zerssen 1987).

## Ergebnisse

Von 80 insgesamt in der Klinik erfaßten und angeschriebenen Sarkoidose-Patienten nahmen 44 an der Untersuchung teil. Diese 44 Patienten (22 Frauen und 22 Männer) waren im Mittel 44 Jahre alt (19 bis 66 Jahre). Die Dauer der Erkrankung zum Zeitpunkt der Untersuchung lag im Mittel bei 6,3 Jahren (6 Monate bis 21 Jahre), die Anzahl der insgesamt festgestellten Krankheitsschübe betrug n = 85. Der Krankheitsverlauf und der anhand der Aktivitätskriterien und röntgenologischer Kriterien ermittelten Stadien stimmte im wesentlichen mit den in der Literatur bekannten Daten überein (Lange 1991). Es ist somit zu erwarten, daß bei den 36 Patienten, die nicht an der Untersuchung teilnehmen konnten, keine wesentlichen abweichenden organischen Untersuchungsergebnisse zu erwarten gewesen wären. Die Einbeziehung dieser Patienten in die Untersuchung scheiterte zumeist nicht an der fehlenden Bereitschaft der

**Tab. 1** Diagnose seelischer Störungen (nach ICD 9. Rev.) bei 22 Sarkoidose-Patienten.

| | |
|---|---|
| Angstneurose, hysterische Neurose, neurotische Entwicklung, neurotische Depression | n = 6 |
| depressive Persönlichkeitsstörung | n = 16 |
| schizoide Persönlichkeitsstörung | n = 1 |

Es ergaben sich drei unterschiedliche Gruppen.

- akuter Krankheitsverlauf (n = 12,27%),
- subakut-chronischer Krankheitsverlauf (n = 26,59%),
- chronisch-progredienter Krankheitsverlauf mit Entwicklung einer Lungenfibrose (n = 6, 14%)

Patienten, fast immer waren es organisatorische, familiäre und krankheitsbedingte Gründe.

Fast alle Patienten waren erwerbs- und berufstätig bzw. in Ausbildung befindlich, nur ein Patient war aufgrund der Sarkoidose erwerbsunfähig. Um die Patienten in ihrem Verlauf und der Erkrankungsschwere zu unterscheiden, faßten wir Patienten mit ähnlichem Röntgenverlauf und ähnlicher Symptomatik zusammen. Die Einteilung entspricht den in der Literatur verwandten Kriterien (Wurm 1983).

Die Dauer der Erkrankung betrug beim akuten Krankheitsverlauf zwei Jahre, stieg beim subakuten Krankheitsverlauf auf sechs Jahre an und war beim chronisch-progredienten Verlauf mit 13 Jahren erwartungsgemäß hoch. Das durchschnittliche Alter bei Erkrankungsbeginn war im wesentlichen gleich. Beim akuten Krankheitsverlauf war der Frauenanteil höher (8:4), bei den Patienten mit Lungenfibrose jedoch sehr niedrig (1:5). Beim subakut-chronischen Verlauf war das Geschlechtsverhältnis gleich (13:13).

Die Ergebnisse der psychosomatischen Selbst- und Fremdeinschätzung lassen sich in vier wesentliche Bereiche trennen:

- klinischer Eindruck,

- psychopathologische Auffälligkeiten und Persönlichkeit der Patienten,

- Lebensereignisse zu Beginn der Erkrankung und Krankheitsbewältigung.

## Klinischer Eindruck

Im klinischen Eindruck wirkten die meisten Patienten zurückhaltend-still und freundlich. Sie fügten sich den anstehenden Untersuchungen und kooperierten bereitwillig.

## Seelische Befindlichkeiten und Störungen

Nach ausführlicher klinischer Untersuchung konnten wir bei n = 22 Patienten eine Diagnose einer seelischen Störung nach ICD-9 stellen (Tab. 1). Bei einem Patienten wurde sowohl die Diagnose einer depressiven Persönlichkeitsstörung als auch einer Angstneurose gestellt. Überraschend ist die Häufigkeit der Patienten mit depressiven Persönlichkeitsstörungen. Unter Persönlichkeitsstörungen sind anhaltende, in der Regel seit der frühen Erwachsenenzeit bestehende Verhaltensmuster zu verstehen, die mit persönlichem Leiden und/oder gestörter sozialer Funktionsfähigkeit einhergehen. Da die Diagnose einer Persönlichkeitsstörung nach ICD mit vielen Unsicherheiten behaftet ist, versuchten wir, die Reliabilität zu erhöhen, indem wir die Kriterien des DSM-III (APA, 1989) anwandten:

Der Patient trifft alltägliche oder existenziell wichtige Entscheidungen ungern ohne Zustimmung anderer. Um die Zuneigung anderer zu gewinnen, übernimmt er unangenehme oder erniedrigende Tätigkeiten und pflichtet anderen auch dann bei, wenn er diese im Unrecht sieht. Er hat gewöhnlich Angst davor, verlassen zu werden, fühlt sich alleine meist unwohl und hilflos und ist am Boden zerstört, wenn enge Beziehungen in die Brüche gehen. Jegliche Eigeninitiative und Eigenaktivitäten sind erschwert, und bei Kritik oder Ablehnung ist er leicht zu verletzen.

Alle 16 Patienten erfüllten diese Kriterien. Dennoch verbleiben Überschneidungen zu den anderen diagnostischen Gruppen depressiver Störungsbilder. Um diesen diagnostischen Unsicherheiten Rechnung zu tragen, sprechen wir im folgenden von depressiven Persönlichkeiten.

Setzt man das Vorhandensein einer seelischen Störung in bezug zu den unterschiedlichen Krankheitsverläufen, so zeigt sich, daß bei der akuten Verlaufsform (günstige Prognose) in 17% der Fälle depressive Persönlichkeiten zu finden waren (2 von 12), bei der subakuten chronischen Verlaufsform (ungewisse Prognose) in 35% der Fälle depressive Persönlichkeiten diagnostiziert werden konnten (9 von 26 Patienten) und bei der chronisch-progredienten Verlaufsform (schlechte Prognose) sogar in 83% der Fälle (5 von 6 Patienten). In Tab. 2 werden 16 Patienten mit depressiver Persönlichkeitsstörung hinsichtlich des Krankheitsverlaufs und der Kortikoid-Behandlung verglichen mit den anderen 28 Patienten der Untersuchung. Die Gruppe der Patienten mit und ohne depressive Persönlichkeitsstörungen bzw. mit und ohne Kortikoid-Behandlung unterschieden sich in der mittleren Erkrankungsdauer nicht. Es zeigen sich signifikant häufiger Patienten mit depressiven Persönlichkeiten, die trotz Kortikoid-Behandlung einen progredienten Verlauf aufweisen bzw. umgekehrt zeigen einen akuten Verlauf mit Remission eindeutig häufiger Patienten ohne depressive Persönlichkeit. Bei subakut chronischem Verlauf (guter Teilremission) und Befundkonstanz finden sich in beiden Patientengruppen vergleichbare Anteile Patienten mit depressiver Persönlichkeit (mit und ohne Kortikoid).

Die Erfassung der depressiven Befindlichkeit mittels der Selbsteinschätzung in der Depressivitätsskala (DS) bestätigte die Befunde der Fremdbeurteilung. Die mittleren Rohwerte belegen, daß sich die Gesamtgruppe der Patienten selbst als etwas vermehrt depressiv einschätzte (korrigierter Standard-

**Tab 2:** Krankheitsverlauf und Kortisonbehandlung bei Patienten mit und ohne depressive Persönlichkeiten.

| Krankheitsverlauf | Patienten ohne depressive Personlichkeit (n = 28) Behandlung | | Patienten mit depressiver Persönlichkeit (n = 16) Behandlung | |
|---|---|---|---|---|
| | mit Kortikoid | ohne Kortikoid | mit Kortikoid | ohne Kortikoid |
| akuter Verlauf (n = 12) Vollremission oder gute Teilremission | 4 | 6 | 0 | 2 |
| subakut chronischer Verlauf (n = 26) gute Teilremission | 4 | 2 | 2 | 1 |
| Befundkonstanz oder chronisch progrediente Fibrose | 8 | 3 | 4 | 2 |
| chronisch progredienter Verlauf (n = 6) Lungenfibrose ohne oder mit sekundären Veränderungen | 1 | 0 | 5 | 0 |

wert x = 58,7, Norm 50). Die Patienten mit chronisch-progredientem Verlauf und die mit depressiver Persönlichkeitsstörung zeigten deutlich erhöhte Depressionswerte (x = 63,2 bzw. 63,9). Bei insgesamt 23 Patienten wurde der Fragebogen in einem durchschnittlichen Abstand von 11 Monaten ein zweites Mal beantwortet. Diese Werte unterschieden sich individuell und im Mittelwert nicht wesentlich, d.h. die Depressivität war unabhängig vom Verlauf der Erkrankung im wesentlichen unverändert.
Auch bei der Einschätzung ihrer allgemeinen Ängstlichkeit und der derzeitigen Zustandsangst ergaben sich leicht erhöhte Werte (korrigierte Standardwerte x = 54,9, Norm 50). Auch hier lagen bei den Patienten mit chronisch-progredientem Verlauf und bei Patienten mit depressiven Persönlichkeiten die Werte deutlich höher als bei den übrigen Patienten (x = 62,1 bzw. x = 59,8). Ebenso wie bei dem Depressionsfragebogen war auch die eingeschätzte Ängstlichkeit bei der Nachuntersuchung von 23 Patienten 11 Monate später unabhängig vom Verlauf der Erkrankung im wesentlichen unverändert. Im Persönlichkeitsprofil des FPI-R findet sich bei der von uns untersuchten Stichprobe eine Mittelwertsverteilung, die der Normalbevölkerung entspricht. Es ergaben sich keine wesentlichen Unterschiede im Persönlichkeitsprofil zwischen den unterschiedlichen Verlaufsgruppen.

**Lebensereignisse zu Beginn der Erkrankung**

Im Rahmen der biographischen Anamnese wurden die Lebenssituation und die Ereignisse im letzten Jahr vor der Erkrankung bzw. vor dem ersten auffälligen Röntgenbild erhoben. Besondere Aufmerksamkeit verwandten wir sowohl auf die damaligen Konflikte als auch ihre Bewältigung. Die Schwere der psychosozialen Belastungsfaktoren wurden beurteilt nach der Belastung, die eine "Normalperson" unter denselben Umständen und soziokulturellen Bedingungen erleiden würde. Das Urteil richtete sich also nach dem generellen Gewicht des Belastungsfaktors selbst, nicht nach der speziellen Empfindlichkeit des Patienten. Die Einstufung der Belastung orientiert sich an der Live-event-Skala von Holmes u. Rahe (1967). Darüber hinaus ergab sich jedoch die Notwendigkeit, die individuelle Belastung und Lebenssituation des Patienten zu erfassen.
Akute auffällige Lebensereignisse wie Tod, Arbeitsplatzverlust oder Veränderung von Lebensumständen berichteten 16 Patienten vor Erkrankungsbeginn. Diese Lebensereignisse waren also besonders gekennzeichnet durch Trennung und Verlust. Wesentlich häufiger fanden sich nicht als akute Lebensereignisse zu klassifizierende dauerhafte Konstellationen, die wir als chronisch belastende Konfliktarrangements bezeichneten. Es handelt sich hierbei um lang anhaltende dauerhafte Überforde-

**Tab. 3** Lebensereignisse im Vorfeld der Erkrankung, Krankheitsverläufe.

| Krankheitsverlauf | Lebensereignisse im Vorfeld keine | akute Lebens-ereignisse | chronisch belastende Lebens-ereignisse |
|---|---|---|---|
| 1. akute (n = 12) | 2 | 2 | 8 |
| 2. subakut chronisch (n = 26) | 4 | 2 | 10 |
| 3. chronisch progredient (n = 6) | 2 | 2 | 2 |

**Tab. 4** Lebensereignisse im Vorfeld der Erkrankung und Diagnose einer depressiven Persönlichkeit.

| Lebensereignisse | Patienten ohne Diagnose "depressive Persönlichkeit" | Patienten mit Diagnose "depressive Persönlichkeit" |
|---|---|---|
| keine | 7 | 1 |
| akute | 11 | 5 |
| chronisch belastende | 10 | 10 |

rungen im Bereich von Arbeit und Familie. Bei 20 Patienten (45%) fanden sich derartige dauerhafte Belastungen im Vorfeld der Erkrankung.

Eine 52jährige Patientin berichtet, stets von morgens früh bis spät abends im Haushalt und der eigenen kleinen Landwirtschaft gearbeitet zu haben ("nie Urlaub gemacht, keine Festtage"). Die Patientin erlitt drei Fehlgeburten und drei frühe Kindstode wegen ABO-Inkompatibilität. Die einzige Tochter, für die sie ein Haus in der Nähe gebaut hatten, zog wegen Heirat in eine weiter entfernte Stadt. Hiermit löste sich das Lebensarrangement der Patientin "Ich tue alles für andere" auf, und es kam zum ersten Auftreten von Sarkoidose-Symptomen.

Diese retrospektiv ermittelte Auslösesituation setzten wir in Beziehung zum Verlauf (Tab. 3). Zwischen dem Verlauf und der auslösenden Situation fanden sich keine eindeutigen signifikanten

Beziehungen. Auch der Anteil der Patienten, bei denen keine auffälligen Lebensereignissse oder Belastungen (n = 8) eruierbar waren, zeigt innerhalb der unterschiedlichen Krankheitsverläufe keine wesentlichen Unterschiede. Bei den Patienten mit depressiver Persönlichkeit liegt der Anteil derjenigen, bei denen sich chronisch belastende Lebenssituationen beschreiben lassen, höher als bei anderen Patienten (Tab. 4).

## Krankheitsbewältigung

Von den 44 untersuchten Patienten können nur bei 36 Patienten Angaben zur Krankheitsbewältigung gemacht werden, da 8 Patienten in dem halben Jahr vor dem Interview keine Beschwerden hatten und somit auch keine Bewältigungsstrategien anzuwenden brauchten.

Insgesamt ergab sich bei den von uns untersuchten Patienten in den Berner Bewältigungsformen ein Bild, das gekennzeichnet ist durch Akzeptanz, Problemanalyse, Optimismus und Altruismus als die wesentlichen Grundhaltungen, während Auflehnung (weniger konstruktiv noch ärgerlich-wütend) fehlen. Anscheinend wird zunächst eine kognitive Analyse der Krankheit und ihrer Folgen vorgenommen. Die Patienten stellen häufig ihre eigenen Bedürfnisse hinter jene von anderen zurück (Altruismus) und neigen eher zu einer optimistischen Grundstimmung. Sie zeichnen sich durch gute Zusammenarbeit mit den sie behandelnden Ärzten aus (passive Kooperation). Bei unterschiedlichen Krankheitsverläufen wurden im Hinblick auf die Krankheitsbewältigung kein wesentlicher Unterschied festgestellt - mit Ausnahme der Patienten mit depressiver Persönlichkeit. Diese Patienten sind auf der einen Seite weniger engagiert in der Eigeninitiative bezüglich Abklärung der Erkrankung und Therapie (24 vs 40%), wenden wenig kognitive Analyse an (50 vs 75%), sind erheblich weniger zuversichtlich (31 vs. 75%) und zeigen eine ausgeprägte altruistische Grundhaltung (75 vs. 25%). Sie neigen mehr zur Ablenkung (43 vs. 20%) und zum Grübeln (43 vs. 15%).

## Diskussion

Fast alle Patienten, bei denen die Akut-Therapie oder Diagnostik in unserer Klinik durchgeführt wurde, bleiben dort zur meist weitmaschigen ambulanten Weiterbetreuung. Insofern ist die Stichprobe sicherlich repräsentativ und entspricht auch in den wesentlichen Befunden vergleichbaren Kollektiven aus der Literatur (Wurm 1983). Von den angeschriebenen Patienten nahmen nur 55 % an der Untersuchung teil; die Patienten, die absagten, taten dies jedoch fast ausschließlich nicht im Sinne einer Verweigerung, sondern vielfältige Gründe (Krankheit, Urlaub, Umzug u.a.) machten eine Untersuchung im vorgegebenen Zeitraum nicht möglich.

Bei den untersuchten Patienten konnten wir den in der klinischen Beschreibung oft geschilderten Eindruck bestätigen: Die den einzelnen Pneumologen auffällig freundliche, kooperative und liebenswürdige Eigenart der Sarkoidose-Patienten scheint bedingt zu sein durch die häufige, zurückhaltende stille, oft depressive Persönlichkeit der Patienten. Unsere Ergebnisse bestätigen im wesentlichen die Schilderung von Sarkoidose-Patienten durch erfahrene Pneumologen als angenehme, liebenswürdige, sympathische und kooperative, aber auch ängstliche Menschen.

Bei einem erheblichen Anteil der Sarkoidose-Patienten sind diese Persönlichkeitseigenschaften derartig ausgeprägt, so daß wir die Diagnose einer depressiven Persönlichkeitsstörung bei 36% der Patienten stellen konnten. Dieser Befund "depressive Persönlichkeitsstörung" ist mit erheblichen Unsicherheiten behaftet. Zur Verbesserung der Reliabilität benutzen wir zusätzlich die Kriterien des DSM-III. Alle Patienten erfüllten diese Kriterien. Dennoch verbleiben erhebliche Unsicherheiten, da es große Überschneidungen zwischen depressiver Charakterstruktur (ohne pathologischen Beiwert), depressiver Persönlichkeitsstörung und neurotisch-reaktiven depressiven Störungen gibt. Um diesen Unsicherheiten Rechnung zu tragen, benutzen wir den Ausdruck "depressive Persönlichkeit" - auch wenn sich anhand unserer Befunde hierunter meist eine depressive Persönlichkeitsstörung, also eine Störung seit dem frühen Erwachsenenalter eines Menschen verbirgt.

Betrachtet man die Prävalenz psychogener Störungen bei den von uns untersuchten Sarkoidose-Erkrankten, so ergibt sich im Vergleich zu den Häufigkeiten in der Normalbevölkerung (Schepank et al. 1987) eine fast doppelt so hohe Rate (50% vs. 20-25%). Diese Erhöhung geht ausschließlich zu Lasten der depressiven Störungen.

Unsere Befunde entsprechen im wesentlichen denen von Studt et al. (1981); die Autoren fanden ebenfalls eine häufig depressive Grundstimmung, verbunden mit erhöhtem Ordnungsbedürfnis und der Tendenz, sich für andere aufzuopfern. Die Schilderung entspricht der depressiven Persönlichkeit und bestätigt wiederum die Beschreibung einer kooperativ-angepaßten Haltung, wie sie Mlczoch (1986) vorbrachte.

Bei den Sarkoidose-Patienten besteht hinsichtlich ihres Krankheitsverlaufes ein sehr heterogenes Bild, so daß wir entsprechend den in der Literatur üblichen Kriterien eine Unterteilung hinsichtlich des Verlaufes, der Symptomatik und des Röntgenbildes vornahmen: Ein akuter Verlauf mit Voll- oder Teilremission (27%) konnte abgegrenzt werden von dem subakut-chronischen Verlauf mit Teilremission bzw. Befundkonstanz (59%) und einem chronisch-progredienten Verlauf (14% der Patienten). Bei den subakut-chronischen Verläufen bzw. noch eindeutiger beim chronisch-progredienten Verlauf fanden sich signifikant häufiger depressive Persönlichkeiten. Hierbei sei nochmals betont, daß wir uns mit den zur Verfügung stehenden diagnostischen Maßnahmen bemühten, rein reaktive depressive Störungen auszuschließen und vielmehr auf langjährige depressive Verhaltensmuster achteten. Bei aller gebotenen Vorsicht legt dieser Befund somit nahe, daß eine depressive Persönlichkeit eher zu einem subakut-chronischen bzw. chronisch-progredienten Verlauf führt. Auch in der Selbsteinschätzung bezüglich Angst und Depression zeigten die Patienten mit chronisch-progredientem Verlauf deutlich höhere Angst- und Depressionswerte als die übrigen Patienten. Dies widerspricht den Befunden von Escande et al., die keine Beziehung zwischen Angst (in der Selbsteinschätzung) und der Schwere der Erkrankung fanden. Dies widerspricht jedoch den gängigen klinischen Befunden, daß schwerer kranke Patienten meist aufgrund ihrer Erkrankung auch depressiver sind (Schüßler 1993). Endgültige Aussagen hierzu sind jedoch erst mittels langfristiger Längsschnittstudien möglich. Eine prospektive Untersuchung von Sarkoidosepatienten erscheint methodologisch unmöglich, da kein erkennbarer Weg aufscheint, solche Patienten psychosomatisch zu untersuchen, die später einmal an einer Sarkoidose erkranken werden. Retrospektive Untersuchungen sind hingegen immer mit erheblichen Unsicherheiten belastet. Auch wenn wir dies berücksichtigen, erscheint uns jedoch aus folgenden Gründen eine Wechselwirkung zwischen prämorbider Disposition und Krankheitsverlauf zu bestehen:

1. Depressive Persönlichkeiten finden sich vermehrt in jener Gruppe von Patienten, die bereits vor der Erkrankung in konfliktreichen, chronisch belastenden Lebenssituationen lebten. Grundsätzlich beinhaltet die Diagnose "depressive Persönlichkeit" zeitstabile, meist weit zurückreichende (bis hin zur Jugend) Erlebens- und Verhaltensmuster.

2. Die erhöhte Ängstlichkeit und Depressivität (Selbstbeurteilung) war bei einer Nachuntersuchung 11 Monate später unabhängig von Verschlechterung oder Besserung der Erkrankung im wesentlichen unverändert.

3. Eine erhöhte Ängstlichkeit oder Depressivität ist nicht nur als reaktiv anzusehen, da auch bei leichteren Verläufen sich zum Teil erhöhte Werte finden. Diese psychischen Befunde sind also nicht auf einen ungünstigen Verlauf alleine zurückzuführen.

Bei genauerer Betrachtung der aktuellen Lebensveränderungen und der Lebenssituation zu Beginn der Erkrankung fand sich bei einer Mehrzahl der Patienten eine chronische Konflikt- und Überlastungssituation. Meist handelte es sich um eine übermäßige Belastung durch Arbeit und Familie, teilweise waren die Patienten sogar als "workaholic" zu beschreiben. Arbeit bis weit über die Grenzen zur Stabilisierung der inneren Unsicherheit und Selbstwertproblematik, ein Befund, der sich aus den individuellen Biographien (siehe Fallbeispiel) erschließen läßt. Auch Studt et al. (1981) fanden bei der Untersuchung weniger Schicksalsschläge (7%), sondern meist dauerhafte Belastungssituationen aus dem Bereich der Arbeits- und Berufswelt (jeweils 47%). Die überwiegende Zahl der von uns als depressive Persönlichkeit diagnostizierten Patienten berichtet chronisch-belastende Lebenssituationen im Vorfeld der Erkrankung. Dies entspricht der grundsätzlich depressiven Haltung des Menschen "Viel für andere tun, um geliebt zu werden" und somit unseren Erwartungen. Jedoch auch in der Patientengruppe ohne Diagnose einer depressiven Persönlichkeitsstörung finden sich in einem erheblichen Ausmaß chronisch-belastende Lebenssituationen. Von den Patienten mit depressiver Persönlichkeit und einem chronisch-belastenden Lebensereignis zeigten sieben einen subakut-chronischen und zwei einen chronisch-progredienten Krankheitsverlauf und nur einer einen akuten remittierenden, während von den Patienten ohne depressive Persönlichkeit und chronischen Belastungen im Vorfeld der Erkrankung sieben einen akut-remittierenden und drei einen subakut-chronischen Verlauf zeigten. Dies heißt, daß auch bei den Patienten ohne Persönlichkeitsstörung chronisch-überlastende Lebenssituationen zu finden sind, diese Patienten jedoch im weiteren vermehrt innerhalb des prognostisch günstigen akuten Krankheitsverlaufs eingeordnet werden können. Betrachtet man individuell die Geschichte dieser Patienten, so zeigt sich, daß dies vorrangig Menschen sind, die im Verlauf der Erkrankung in der Lage sind, ihre Lebens- und Krankheitsbewältigung umzustellen, um damit ihre übermäßige und dauerhafte Belastung zu reduzieren - im Gegensatz zur Gruppe der Patienten mit depressiver Persönlichkeit! Dies schlägt sich auch in der Erfassung der Krankheitsbewältigungsformen nieder. Patienten mit depressiver Persönlichkeitsstörung zeigten weniger Eigeninitiative bezüglich der Abklärung und Therapie und bei der kognitiven Analyse der Erkrankung. Sie waren weniger zuversichtlich und neigten mehr zum Ablenken, Grübeln und stärker ausgepägt altruistischen Handlungsweise. Hierbei ergibt sich zwangsläufig die Frage, ob diese Bewältigungsstrategien eher ein Ausdruck der depressiven Grundstimmung sind, oder ob es sich um lang anhaltende Handlungs- und Bewältigungsmuster handelt, die auf die Erkrankung einen ungünstigen Verlauf nehmen können (Schüßler et al. 1988). Die bisherigen Ergebnisse stützen eher die zweite Aussage, daß es sich hierbei um in der Persönlichkeitsstruktur lang verankerte Denk- und Verhaltensmuster handelt. In der Zusammenschau der Befunde entsteht der Eindruck, daß diese Gruppe der Sarkoidose-Patienten eher dazu neigt, ihr Leben in Anlehnung an andere und mit viel Anpassung zu gestalten und ihnen damit ein produktives und progressives Umsetzen ihrer Selbstbestimmung fehlt bzw. nicht gelingt und die sie in ihrer Krankheitsbewältigung manifestiert.

Unterstützung für diese Ergebnisse bietet die Untersuchung von Klonoff u. Kleinhenz (1993): Patienten mit erhöhten Lebensbelastungen zeigten kontinuierlich über 9 Monate eine schlechtere Lungenfunktion (Vitalkapazität, expiratorisches Volumen FEV). Da diese Arbeit nur von 17 Patienten ausgeht und selbstverständlich eine schlechte Lungenfunktion auch eine erhöhte Lebensbelastung bedeutet, sind diese Befunde nur als weiterer Hinweis zu werten.

Vergleicht man die Krankheitsbewältigung der Gesamtgruppe der Sarkoidose-Patienten, so finden sich im Vergleich zu anderen chronischen Erkrankungen kaum Unterschiede (Schüßler 1993). Abweichung zwischen verschiedenen Patientengruppen chronischer Erkrankungen (wie z.B. Rheumatoider Arthritis, Coxarthrose und anderen Gruppen) gibt es zwar im gewissen Ausmaß, diese Unterschiede ergeben sich aber eher aus dem unterschiedlichen Anforderungscharakter der jeweiligen Erkrankung. Die auch bei den Sarkoidose-Patienten gefundenen wesentlichen Bewältigungsformen wie Akzeptanz, Problemanalyse, Optimismus, Handeln u.a. scheinen also einen Grundstock der wesentlichen Strategien zu bilden, die häufig bei chronischen Erkrankungen auftreten.

Wir verstehen unsere Untersuchung und die dargestellten Ergebnisse nicht als den Versuch, eine neue psychosomatische Erkrankung zu "entdecken", vielmehr ist es Ziel, mit Hilfe der Zusammenschau der medizinischen und psychosomatischen Befunde Untergruppen zu beschreiben. Dies entspricht dem Bestreben, mit "taxonomischen Subgruppen" (Meyer 1984) die unterschiedliche Gewichtung biologischer, psychosomatischer und sozialer Faktoren bei einem Krankheitsbild im Einzelfall besser zu erfassen und daraus therapeutische Strategien abzuleiten.

Zusammenfassend läßt sich festhalten, daß keine endgültige Aussage gemacht werden kann, in welchem Ausmaß psychische Faktoren die Sarkoidose-Erkrankung mitverursachen und den Verlauf beeinflussen. Dies ist angesichts der Multikausalität biologischer Systeme und damit auch chronischer Erkrankungen nicht zu erwarten. Unsere Untersuchung legt jedoch psy-

chosomatische Faktoren zumindest bei denjenigen Patienten nahe, die wir als depressive Persönlichkeit beschrieben und bei denen sich bereits im Vorfeld der Erkrankung belastende Lebenssituationen
finden. Diese Menschen beschrieben wir als stark angepaßt, passiv-kooperativ, mit der Neigung, sich in andauernde Überforderungssituationen zu begeben.
Diese Befunde verdienen Berücksichtigung auf dem Hintergrund dessen, daß die Ätiologie der Sarkoidose trotz umfangreicher und genauer Nachweismethoden für infektiöse oder nicht-infektiöse Agentien nicht aufgedeckt werden konnte. Wenn wir nun von einem Bündel ätiologischer Faktoren ausgehen, ein Bündel von Faktoren, die auf einen prädisponierten Organismus treffen, so haben psychosomatische ätiologische Faktoren anscheinend bei einem Unterteil der Patienten eine wichtige Bedeutung.
Für die ärztliche Betreuung bedeutet dies, daß

1. eine zusätzliche psychosomatische Untersuchung zum Erkennen möglicher Risikogruppen nützlich ist.

2. Für die Risikopatienten ist eine psychotherapeutische Betreuung indiziert. Dies umso mehr, als auch die derzeitige Standardbehandlung mit Kortikoiden ihre Grenzen hat (Eule et al. 1986).

**Literatur**

DSM-III R (Diagnostic and statistical manual of mental disorders), APA, Washington DC, 1987. Deutsch: Diagnostisches und statistisches Manual Psychischer Störungen. Beltz, Weinheim 1989

Escande, M., J.P. Gardes, L. F. Gayral: Reactions et troubles psychiques au cours de la maladie de Besnier-Boeck-Baumann. Ann. Med. Psychol. 138 (1980), 813-828

Eule, H., A. Weinecke, I. Roth: The possible influence of corticosteroid therapy on natural course of pulmonary sarcoidosis. Ann. Ny Acad Sci 465 (1986), 695-701

Fahrenberg, J., R. Hampel, H. Selg: Das Freiburger Persönlichkeitsinventar FPI. Verlag für Psychologie, Dr. C.J. Hogrefe, Göttingen (1984)

Ferlinz, R.: Lungen- und Bronchialerkrankungen. Thieme Verlag, Stuttgart (1974)

Heim, E., L.F. Augustiny, A. Blaser, L. Schaffner: Berner Bewältigungsformen (Befo). Huber, Bern (1991)

Heim, E., T. Willi: Psychosoziale Medizin, Band II. Springer Verlag, Berlin (1986)

Holmes, T. H., R. H. Rahe: The Social Readjustment: Rating Scale. J. Psychosom. Res. I I. (1967), 213-218

Hüttemann, U.: Sarkoidose. In: Innere Medizin in Praxis und Klinik, Band I: Herz, Gefäße, Atmungsorgane, Endokrines System; Hrsg.: Hornborstel, H. et al., Thieme Verlag, Stuttgart (1984)

Klonoff, E. A., M.E. Kleinhenz: The relationship between life stress and pulmonary function. Sarcoidosis 10 (1993) 188-124

Lange, C.: Psychosomatische Aspekte bei der Sarkoidose. Dissertation; Georg-August-Universität zu Göttingen (1991)

Leibing, E., G. Schüßler, A. Enderle: Krankheitsbewältigung bei Coxarthrose-Patienten. In: Psychosomatik in der Orthopädie. Hrsg.: Willert, H. G., G. Wetzel-Willert. Huber Verlag, Bern (1991)

Meyer, A.E.: Taxonomic subgroups within psychosomatic disease entities: an alternative strategy to the specificity approach? Psychother. Psychosom. 42 (1984), 26-36

Mlczoch, F.: Die Sarkoidose und die drei Prinzen - eine Krankheit sympathischer Menschen. 5. Europäische Konferenz "Sarcoidosis and other granulomatous disorders". Wien Oktober 1986

Schepank, H.: Psychogene Erkrankung der Stadtbevölkerung. Springer Verlag, Berlin (1987)

Schüßler, G., K. Spiess, U. Rüger: Krankheitsbewältigung bei der rheumatoiden Arthritis. Zschr. Psychosom. Med. 34 (1988) 291-305

Schüßler, G.: Bewältigung chronischer Krankheiten. Vandenhoeck & Ruprecht, Göttingen (1993)

Spielberger, C.D., R.L. Gorsuch, R.E. Lushenne: State-trait-Anxiety-Inventory Selbstbeurteilungs-Skala (S); In: Internationale Skalen für Psychiatrie. Hrsg.: CIPS - Collegium Internationale Psychiatriae Scalarum. Beltz Test GmbH, Weinheim (1986)

Studt, H.H., H. Haensel, H. Reiber: Die Sarkoidose in psychosomatischer Sicht. Vortrag während der Jahrestagung der Deutschen Psychoanalytischen Gesellschaft am 3.10.1981 in Mannheim

Wurm, K.: Sarkoidose. Springer Verlag, Berlin (1983)

Zerssen, D.v.: Depressivitäts-Selbstbeurteilungsskala (S); In: Internationale Skalen für Psychiatrie. Hrsg.: CIPS-Collegium Internationale Psychiatrie Scalarum; Beltz Test GmbH, Weinheim (1987)

# Lebensqualität und Sarkoidose

**Prof. Dr. Franz Petermann, Dipl.-Psych. Dagmar Breuker, Bremen**

## 1. Lebensqualität

Der Begriff Lebensqualität ist in der sozialwissenschaftlichen Forschung seit längerem eingeführt - in der Medizin dagegen ist er verhältnismäßig neu. Aus medizinischer Sicht beschreibt Lebensqualität den gesundheitsbezogenen Aspekt des persönlichen Wohlbefindens und schließt sich der Gesundheitsdefinition der Weltgesundheitsorganisation an. Lebensqualität im positiven Sinn umfaßt demnach das psychische Befinden, die körperliche Verfassung, die sozialen Beziehungen und die Rollenerfüllung im Alltagsleben. Es handelt sich daher um ein mehrdimensionales Konzept, in dem

- funktionelle Behinderungen (z.B. Bewegungs- oder berufliche Einschränkungen),

- die psychosoziale Befindlichkeit (vor allem Angst und Depression),

- körperliche Beschwerden beziehungsweise Symptome und

- soziale Beziehungen betrachtet und in Beziehung zueinander gesetzt werden (vgl. Petermann, 1995).

Es geht also darum, inwieweit sich die Erkrankung(en) und ihre Behandlung(en) auf das Erleben und Verhalten der Betroffenen auswirken (Bullinger,

1994). Um dies festzustellen, werden die erkrankten Personen befragt, wie sie persönlich ihr Befinden und ihre körperliche, psychische und soziale Funktionsfähigkeit einschätzen. Diese Betrachtungsweise hat dazu geführt, daß im Bereich der Medizin von "gesundheitsbezogener Lebensqualität" gesprochen wird (vgl. Abb. 1). Gerade bei der gesundheitsbezogenen Lebensqualität wird deutlich, daß das positive Ausmaß nicht allein von dem Einzelnen abhängt, sondern auch von gesellschaftlichen Faktoren beeinflußt wird. Zu diesen Faktoren gehören beispielsweise die vorhandenen medizinischen Kenntnisse und Möglichkeiten, das bestehende Gesundheitssystem und die Kostenfinanzierung der Gesundheitsversorgung.

Bislang erstreckte sich die gesundheitsbezogene Lebensqualitätsforschung auf ausgewählte chronische Erkrankungen (z.B. Krebserkrankungen, Asthma). Gemeinsam ist ihnen, daß sie hinsichtlich ihres Verlaufs, ihrer Behandlungsmöglichkeiten und deren Auswirkungen sowie der psychosozialen Belastungen und Bewältigungsanforderungen bereits hinreichend beforscht wurden. Aus dieser krankheitsbezogenen Lebensqualitätsforschung ergaben sich unter anderem Fragebögen, die nur bei diesen Erkrankungen angewandt werden (z.B. Living with Asthma; s. Tab. 1).

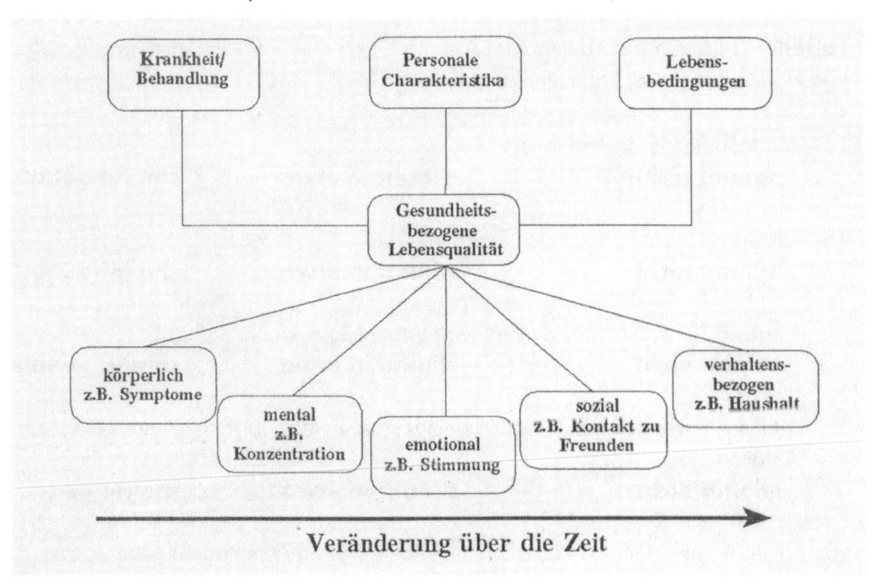


**Abb. 1:** Einflußfaktoren der Lebensqualität (vgl. Bullinger, 1994).

Jones (1988) beschreibt folgende Bereiche, in denen die Lebensqualität bei Asthmatikern beeinflußt sein kann:

- Die Atemnot schränkt die körperliche Beweglichkeit ein, wodurch der Asthmatiker von bestimmten Freizeitaktivitäten und Sozialkontakten ausgeschlossen sein kann.

- Husten und Auswurf können den Asthmatiker und seine Bezugspersonen beeinträchtigen. Treten die genannten Symptome beispielsweise nachts auf, können daraus Schlafstörungen und damit verbundene Leistungseinschränkungen auftreten.

- Die Benutzung von Dosieraerosolen - vor allem in der Öffentlichkeit - kann zu einer sozialen Isolation des Asthmatikers oder seiner Stigmatisierung als Kranker führen.

Diese Beispiele aus der Lebensqualitätsforschung verdeutlichen die zentrale Stellung der Krankheitsbewältigung und können zu einer Erweiterung des Behandlungsangebots führen: Zusätzlich zur Wissensvermittlung über die Erkrankung, Bedeutung von Symptomen, Behandlungsmöglichkeiten etc. werden die Patienten in ihren Bewältigungskompetenzen gestärkt und angeleitet, ihre Ressourcen (z.B. Aktivitäten, soziale Kontakte, Selbsthilfegruppen) kennen- und nutzen zu lernen.

---

**Tabelle 1:** Fragen des "Living with Asthma Questionnaire" - Beispiele aus der Kurzfassung (nach Hyland; vgl. Petermann & Bergmann, 1994).

---

15. Mir fällt die Hausarbeit leicht.
    _ **stimmt nicht** _ **stimmt in etwa** _ **stimmt genau**

18. Ich werde unruhig, wenn ich kurzatmig bin.
    _ **stimmt nicht** _ **stimmt in etwa** _ **stimmt genau**

27. Ich fühle mich so hilflos, weil ich eine Atemwegserkrankung habe.
    _ **stimmt nicht** _ **stimmt in etwa** _ **stimmt genau**

39. Meine Atemwegserkrankungen beeinträchtigen mich tatsächlich nur bei einem Anfall.
    _ **stimmt nicht** _ **stimmt in etwa** _ **stimmt genau**

40. Ich vertraue auf meine Fähigkeit, mit einem Husten-/Atemnotanfall fertig zu werden.
    _ **stimmt nicht** _ **stimmt in etwa** _ **stimmt genau**

---

## 2. Ziele und Aussagen der Lebensqualitätsforschung

Für die gesundheitsbezogene Lebensqualitätsforschung lassen sich nach Bullinger (1994) folgende Ziele formulieren:

- Verbesserung der Patientenbetreuung in der ambulanten und stationären Versorgung,

- Bewertung von Therapienebenwirkungen und Identifikation prognostischer Faktoren,

- Beschreibung und Dokumentation des Krankheitsverlaufs und der Therapie,

- Beurteilung des Rehabilitationsbedarfs,

- Auswahl alternativer Behandlungsstrategien und

- optimierte Verteilung der Ressourcen des Gesundheitswesens.

Wendet man diese allgemeinen Ziele auf die Sarkoidose an, wird deutlich, daß die Lebensqualitätsforschung einen sehr wichtigen Beitrag leisten kann: sie kann Aufschluß darüber geben, welche psychischen, sozialen und Umweltvariablen möglicherweise Einfluß auf den Verlauf der Erkrankung nehmen (vgl. Petermann, 1996). Ergebnisse der Lebensqualitätsforschung könnten sich auf der Handlungsebene wie folgt widerspiegeln:

- Da in der medikamentösen Behandlung unerwünschte Nebenwirkungen eine große Rolle spielen, können Kenntnisse über die Lebensqualität der Betroffenen dazu beitragen, das Verhältnis zwischen Symptomlinderung und unerwünschten Nebenwirkungen in der Behandlung besser zu beurteilen (vgl. Krischke, 1996).

- Die Fortschritte in der medizinischen Versorgung chronischer Krankheiten haben die Lebenszeiterwartung der Betroffenen verlängert - es muß jedoch diskutiert werden, ob dieses Ergebnis auch immer mit einer zufriedenstellenden Lebensqualität einhergeht (vgl. Petermann, 1995).

Jedes dieser Beispiele läßt sich auf die Sarkoidose beziehen: So könnte die Entscheidung darüber, in welcher Dosierung und für welchen Zeitraum Kortikoide verabreicht werden, neben den medizinischen Indikationen auch von Überlegungen über ihre Nebenwirkungen und Auswirkungen auf die subjektive Befindlichkeit des Betroffenen beeinflußt werden (vgl. Kaiser & Kley, 1992). Ob und wie sich die chronisch verlaufende Sarkoidose auf die Befindlichkeit und Lebensgestaltung der Betroffenen (z.B. Angst, depressive Verstimmungen, Freizeitaktivitäten, Berufstätigkeit) auswirkt und die Lebenszufriedenheit beeinflußt, kann mit Hilfe der Lebensqualitätsforschung untersucht werden.

Neben der Definition der Ziele müssen auch die Bereiche definiert und präzisiert werden, zu denen die Lebensqualitätsforschung relevante Aussagen treffen kann (vgl. Petermann, 1996). Die folgende Tabelle nennt die vier wichtigsten Bereiche, in denen Lebensqualitätsdaten praxis- und patientenrelevant genutzt werden können.
Am Beispiel von Untersuchungen an Asthmatikern läßt sich die Aussagekraft verdeutlichen: In der klinischen Praxis wird die Therapiebedürftigkeit eines Asthmatikers von dem Schweregrad der Erkrankung, gemessen am Lungenfunktionswert, abgeleitet. Wissenschaftliche Studien konnten belegen, daß sich ein statistischer Zusammenhang nur zwischen dem Lungenfunktionswert und Teilbereichen eines Lebensqualitätsfragebogens nachweisen lassen. Die Auswertung des Fragebogens ergab jedoch, daß sich anhand der erhobenen Lebensqualitätsdaten Asthmatiker mit leichten, mittelschweren und schweren Symptomen voneinander unterscheiden lassen. Damit wird deutlich, daß traditionell erhobene Werte der Lungenfunktion nur eine begrenzte Aussage über die Beeinträchtigung der Patienten erlauben (Petermann, 1995).
Obwohl die Lebensqualitätsforschung in den letzten Jahren expandierte wie kein anderes Gebiet - in einer aktuellen Literaturübersicht konnten ungefähr 25.000 Veröffentlichungen gefunden werden (vgl. Petermann, 1996)- liegen

**Tabelle 2:** Aussagenbereiche der Lebensqualitätsforschung (Petermann, 1995).

Therapiebedürftigkeit
- Erstellung differenzierter Belastungsprofile
- Auswahl geeigneter Therapiemaßnahmen

Evaluation des Therapieverlaufs
- Erreichung von Therapiezielen des Patienten
- Verlauf der Therapiemotivation

Abschätzung des Therapieerfolgs
- Einbezug multidimensionaler Aspekte
- Nebenwirkungen von pharmakologischen Behandlungen

Gesundheitsökonomische Analyse
- Welche Bedeutung besitzen Selbsthilfegruppen für die Erhaltung der Lebensqualität?
- Wie sieht eine kostengünstige Versorgung unter Berücksichtigung der Lebensqualität aus?

unseres Wissens keine Studienergebnisse zur sarkoidosespezifischen Lebensqualität vor. In Zusammenarbeit mit der Deutschen Sarkoidose-Vereinigung werden erstmals in Deutschland im Rahmen einer Fragebogenstudie Informationen zur gesundheitsbezogenen Lebensqualität bei Sarkoidosepatienten erhoben.

## 3. Erfassung der Lebensqualität

Aus den bisherigen Betrachtungen ist deutlich geworden, daß das Konzept "gesundheitsbezogene Lebensqualität" von verschiedenen Faktoren beeinflußt wird, die hinsichtlich ihrer Ausprägung und wechselseitigen Beeinflussung variieren. Dies bedeutet, daß die gesundheitsbezogene Lebensqualität individuell verschieden ausgeprägt ist. Um sie zu erfassen, müssen subjektive und persönliche Einschätzungen erhoben werden. Dazu werden standardisierte Fragebögen benutzt, die die für die Lebensqualität relevanten Informationen und Intensitäts-einschätzungen erheben, z.B. der SF-36 (Short Form-36; Stewart, Hays & Ware, 1988; s. Tab.3). Der Fragebogen kann in kurzer Zeit ausgefüllt werden und wurde bereits mehrfach in klinischen Studien eingesetzt. So ergab eine Untersuchung an 252 Asthmatikern, daß alle neun Bereiche des SF-36 signifikant mit dem Schweregrad des Asthmas und acht Bereiche mit dem Lungenfunktionswert korrelierten (Bousquet et al., 1994). Die engsten Beziehungen bestanden zwischen dem Schweregrad der Erkrankung und den Bereichen "Körperliche Funktion", "Schmerz" und "Allgemeine Gesundheitseinschätzung".
Die 36 Fragen erheben Informationen zu folgenden neun Bereichen:

- Körperliche Funktion,
- Rolle und körperliche Probleme,
- Soziale Funktion,
- Schmerz,
- Psychisches Wohlbefinden,
- Rolle und emotionale Probleme,
- Allgemeine Gesundheitseinschätzung,
- Vitalität und
- Änderung der Gesundheit.

## 4. Lebensqualität und medizinische Rehabilitation

Bei chronischen Krankheiten lassen sich verschiedene Ziele einer medizinischen Rehabilitation unterscheiden:

- die berufliche Wiedereingliederung (z.B. Wiedererlernen funktionaler Körperbewegungen),

- angemessener Umgang mit der Erkrankung (z.B. Symptommanagement, Medikamentengebrauch),

- Aktivierung der vorhandenen Ressourcen im Sinne einer generellen gesundheitlichen Stabilisierung (z.B. Sport- und Freizeitaktivitäten, Hilfe bzw. Unterstützung annehmen können) sowie

- Transfer der vermittelten Inhalte in

den Alltag des Patienten (z.B. regelmäßige Erholungspausen, Ernährungsumstellung).
Die Auflistung spiegelt das mehrdimensionale Konzept der gesundheitsbezogenen Lebensqualität wider - diesmal im Kontext der Rehabilitation. Die hohe Übereinstimmung mit expliziten Zielen der medizinischen Rehabilitation verdeutlicht eine weitere Möglichkeit: Lebensqualität als Bewertung der Effektivität therapeutischen Handelns. Die aufgelisteten Ziele lassen sich nur durch eine interdisziplinäre Betreuung der Betroffenen, zum Beispiel durch Ärzte, Psy-

**Tabelle 3:** Beispielfragen aus dem SF-36 (Stewart et al., 1988).

1. Wie würden Sie Ihren Gesundheitszustand im Allgemeinen beschreiben?

| | |
|---|---|
| Ausgezeichnet | 1 |
| Sehr gut | 2 |
| Gut | 3 |
| Weniger gut | 4 |
| Schlecht | 5 |

6. Wie sehr haben Ihre körperliche Gesundheit oder seelischen Probleme in den vergangenen 4 Wochen Ihre normalen Kontakte zu Familienangehörigen, Freunden, Nachbarn oder zum Bekanntenkreis beeinträchtigt?

| | |
|---|---|
| Überhaupt nicht | 1 |
| Etwas | 2 |
| Mäßig | 3 |
| Ziemlich | 4 |
| Sehr | 5 |

8. Inwieweit haben die Schmerzen Sie in den vergangenen 4 Wochen bei der Ausübung Ihrer Alltagstätigkeiten zu Hause und im Beruf behindert?

| | |
|---|---|
| Überhaupt nicht | 1 |
| Etwas | 2 |
| Mäßig | 3 |
| Ziemlich | 4 |
| Sehr | 5 |

chologen, Krankengymnasten und Sporttherapeuten, realisieren. Die umfassende Vermittlung von Wissen und Verhaltensmöglichkeiten wird als Patientenschulung bezeichnet. Im deutschen Sprachraum haben sich seit Ende der 80er Jahre die Bemühungen in der Entwicklung von Patienten-Schulungsprogrammen für verschiedene chronische Erkrankungen verstärkt (z.B. Asthma; vgl. Petermann, Niebank & Petro, 1995). Um die Umsetzung der vermittelten Inhalte in den Alltag gewährleisten zu können, müssen psychosoziale Maßnahmen das soziale Umfeld des Patienten und hier vor allem die Familie berücksichtigen. Nur so läßt sich als weiteres Ziel die soziale Integration des Rehabilitanden realisieren (Petermann, 1995).
Vergleicht man die bestehenden Rehabilitationsangebote für Asthmatiker mit denen für Sarkoidosepatienten, stellt sich von selbst die Frage: Wieso gibt es ein so breites und flächendeckendes Rehabilitationsangebot nicht auch für die Sarkoidose? Es bieten sich verschiedene Erklärungsmöglichkeiten an:

- Durch die Heterogenität des klinischen Erscheinungsbildes wird die Zuweisung in Rehabilitationseinrichtungen erschwert.

- Da sich bei dieser systemischen Allgemeinerkrankung die Granulome in verschiedenen Organen und Geweben bilden, sind ihre Auswirkungen unterschiedlich gravierend und werden unterschiedlich behandelt.

- Abhängig von der Manifestation sind sowohl die psychosoziale Belastung, der die Patienten ausgesetzt sind (z.B. für andere sichtbar, Einschränkung der Organfunktion), als auch die Möglichkeiten der Krankheitsbewältigung.

- Hinzu kommen individuelle Krankheitsverläufe und die Tatsache, daß die Erkrankung selbst noch relativ unbekannt ist.

## 5. Schlußfolgerungen

Es hat sich gezeigt, daß die gesundheitsbezogene Lebensqualität einen wichtigen Indikator für die Erfassung der Krankheitsschwere, die Bewertung der Therapie- und Rehabilitationsbedürftigkeit sowie der Effektivität der Behandlungsmaßnahmen bildet. Zur Erfassung der Lebensqualität wurde bereits eine Vielzahl von Instrumenten entwickelt, die krankheitsspezifisch oder allgemein Merkmale des Gesundheitszustandes erfassen. Bezogen auf die Sarkoidose ist festzuhalten, daß bislang keine Kenntnisse zur Lebensqualität, zu krankheitsspezifischen Belastungen und Bewältigungsanforderungen vorliegen. Daher konnten noch keine Konzepte zur psychosozialen Betreuung Sarkoidosekranker entwickelt werden.

**Literatur**


Bousquet, J., Knani, J., Dhivert, H., Richard, A., Chicoye, A., Ware, J.E. & Michel, F.B. (1994). Quality of life in asthma. American Journal of Respiratory and Critical Care Medicine, 149, 371-375.

Bullinger, M. (1994). Lebensqualität: Grundlagen und Anwendungen. In: F. Petermann & K.-C. Bergmann (Hrsg.), Lebensqualität und Asthma. München: Quintessenz.

Jones, P.W. (1988). Measuring the quality of life of patients with respiratory disease. In: S. Walter & R. Rosser, Quality of life: Assessment and application. Lancaster: MTP Press.

Kaiser, H. & Kley, H.K. (1992). Cortisontherapie. Stuttgart: Thieme.

Krischke, N.R. (1996). Lebensqualität und Krebs. München: Quintessenz.

Petermann, F. (Hrsg.)(1996). Lebensqualität und chronische Krankheit. München: Dustri.

Petermann, F. (1995). Lebensqualität durch Reha: der neue Maßstab. Prävention und Rehabilitation, 7, Suppl. 1, 30-35.

Petermann, F., Niebank, K. & Petro, W. (1995). Neuere Ergebnisse zur Patientenschulung bei Asthmatikern. In F. Petermann (Hrsg.), Asthma und Allergie. Göttingen: Hogrefe.

Petermann, F. & Bergmann, K.-C. (Hrsg.)(1994). Lebensqualität und Asthma. München: Quintessenz.

Stewart, A.L., Hays, R. & Ware, J.E. (1988). The MOS short-form general survey. Reliability and validity in a patient population. Medical Care, 26, 724-732.

# Lebensqualität bei Patienten mit Sarkoidose

**Prof. Dr. Franz Petermann, Bremen**
**Dr. Dagmar Breuker, Göttingen**

## 1. Einleitung

Körperliche Krankheiten mit chronischem Verlauf weisen eine Vielzahl psychosozialer Folgen auf. Unter psychosozialen Folgen versteht man sowohl spezifische Belastungen aufgrund der Krankheit und ihrer Behandlung als auch die subjektive Sicht des Patienten im Kontext der Krankheitsbewältigung. Bei der Sarkoidose ergeben sich aus der Patientensicht allein schon aus den

- Unsicherheiten im Rahmen der Diagnosestellung sowie der
- Unvorhersagbarkeit des Krankheitsverlaufes und der damit verbundenen realen Einschränkung der Lebensperspektive
- massive psychosoziale Belastungen.

Leider liegen bis heute keine systematischen Studien vor, die die psychosozialen Auswirkungen bei Sarkoidosepatienten analysieren. Verlaufsstudien, die sich mit den psychosozialen Auswirkungen in Beruf oder auf die Familie beschäftigen, fehlen völlig. Die wenigen Studien, die in den 90er Jahren durchgeführt wurden, sind aus methodischen und konzeptuellen Gründen nicht aussagekräftig. So untersuchten Klonoff und Kleinhenz (1993) den Einfluß von Streß und psychosozialen Faktoren (Angst,

Depression) an einer hochselegierten Stichprobe von nur 17 Sarkoidosepatienten. Noch problematischer sind Studien, die sich einem psychosomatischen Konzept verpflichtet fühlen, wie die Studie von Lange, Schüßler und Hüttemann (1995), die unter anderem Informationen zur Krankheitsbewältigung erhoben.

## 2. Zum Konzept der Lebensqualität

In den letzten Jahren wurde vor allem durch die umfassenden Studien aus der Psychoonkologie der Aspekt der Lebensqualität zur Bewertung chronischer Krankheiten herangezogen (vgl. Bullinger, 1996). Mit dem Konzept der Lebensqualität sollen dabei

- körperliche,
- emotionale,
- psychische und
- soziale Aspekte

des Wohlbefindens und der Funktionsfähigkeit aus der Patientensicht erfaßt werden. In Abgrenzung zum Alltagsbegriff „Lebensqualität" bezeichnet man dieses Konzept als „gesundheitsbezogene Lebensqualität". Mit diesem Konzept kann man nicht nur die Patientenperspektive angemessen berücksichtigen, sondern in Anlehnung an Volmer (1996) vor allem

- den Behandlungserfolg und
- die Behandlungsnotwendigkeiten unter gesundheitsökonomischen Dimensionen bewerten.

Vor diesem Hintergrund wird das Konzept der gesundheitsbezogenen Lebensqualität ein, wenn nicht der wichtigste Bewertungsmaßstab von Dienstleistungen im Gesundheitswesen. Das Konzept orientiert sich in seiner Begrifflichkeit an dem Gesundheitsbegriff der WHO, nach dem Gesundheit folgende Kerndimensionen umfaßt (vgl. Abb. 1; Mühlig & Petermann, 2000):

- körperliche Beschwerden (körperliche Gesundheit, Krankheitssymptome);
- Einschränkung der Aktivitäten im Alltag (Leistungs- und Funktionsfähigkeit, funktionaler Status, Aktivitätsgrad und Mobilität);
- soziale Beeinträchtigungen (soziale Funktionsfähigkeit und Integration); und
- psychische Belastungen (psychische Stabilität, emotionales Wohlbefinden und Stimmung).

Abbildung 1 gibt darüber hinaus an, welche Aspekte in die Bewertung der gesundheitsbezogenen Lebensqualität einfließen. Es sind hier vor allem die Behandlungszufriedenheit, die Bewertung des Gesundheitszustandes, die Krankheitsbewältigung (hier vor allem die Therapiemitarbeit/Compliance) und die soziale Unterstützung (Hilfe durch die Familie, Freunde und Bekannte).

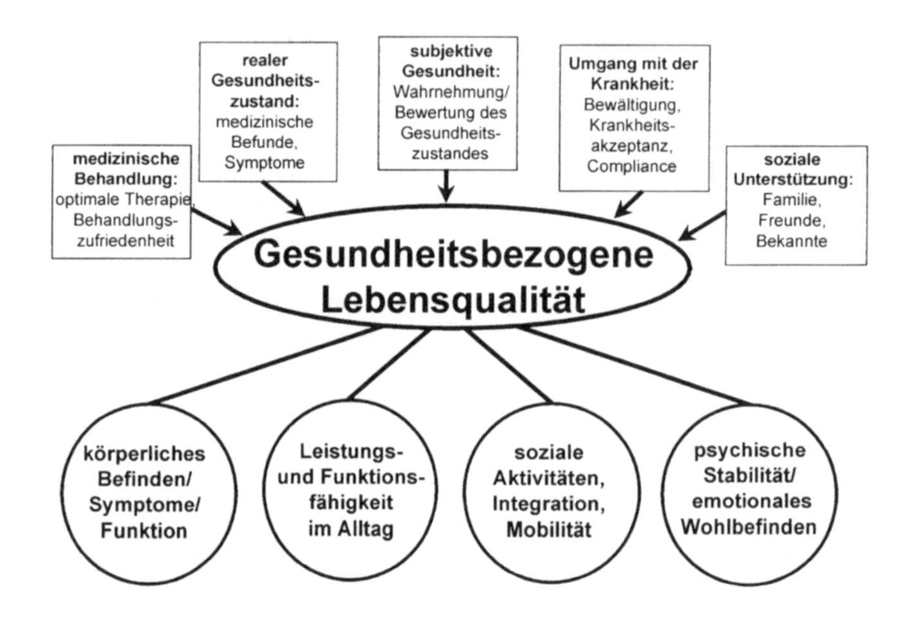


**Abbildung 1:** Zentrale Dimensionen und Einflußfaktoren der gesundheitsbezogenen Lebensqualität (aus Mühlig & Petermann, 2000).

### 3. Zur Erfassung der Lebensqualität

Lebensqualität wird durch aufwendig konstruierte psychometrische Meßverfahren erfaßt. Es handelt sich um theoretisch begründete, vielfach erprobte und nach statistischen Vorgehen analysierte Verfahren. Diese standardisierten Erfassungsbögen können als Interviews oder als Selbsteinschätzungsbögen (= Fragebögen) eingesetzt werden; meistens werden Patienten Fragebögen vorgelegt, die sie selbständig ausfüllen.

Bei der Erfassung der Lebensqualität müssen verschiedene Aspekte beachtet werden:

a. Möchte man die Lebensqualität einer Patientengruppe genau (spezifisch) erheben oder Patientengruppen (z.B. Asthmatiker und Sarkoidosepatienten) miteinander vergleichen?

b. Ist beabsichtigt, zwischen Patientengruppen Unterschiede herauszuarbeiten (also welche Patientengruppe ist am stärksten belastet) oder möchte man das Krankheitserleben im Zeitverlauf erfassen (z.B. in welchen Behandlungs-/Krankheitsphasen beklagen Sarkoidosepatienten eine besonders niedrige Lebensqualität)?

c. Möchte man lediglich ein Zustandsbild zu einem Krankheitszeitpunkt skizzieren oder genaue Prognosen über den Beschwerdeverlauf treffen?

d. Genügt ein globales (eindimensionales) Urteil zur Lebensqualität oder strebt man ein differenziertes Belastungsprofil (= mehrdimensionale Aussage) an?

Abbildung 2 verdeutlicht einige dieser Entscheidungen. In der nachfolgend zu berichtenden Studie wurde zu einem Erhebungszeitpunkt eine schriftliche Befragung von Sarkoidosepatienten mit einem

- mehrdimensionalen und
- krankheitsübergreifenden Verfahren

durchgeführt. Im deutschen Sprachraum liegen zwei Verfahren dazu vor, die gut erprobt sind: der SF-36 (in der deutschen Fassung von Bullinger & Kirchberger, 1998) und der WHO-QOL (in Deutschland vor allem in der Kurzform des Euro-QOL verbreitet). Da 1995 le-

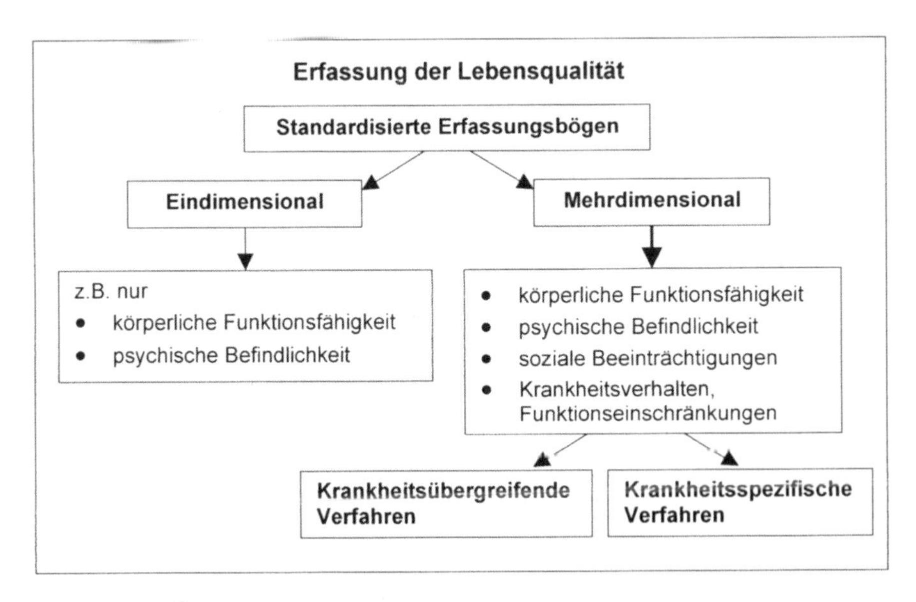


**Abbildung 2:** Übersicht über standardisierte Verfahren zur Erfassung der Lebensqualität.

diglich ausreichend Erfahrungen mit dem SF-36, der Short-Form 36, seitens des Zentrums für Rehabilitationsforschung der Universität Bremen vorlagen, wurde dieser Fragebogen eingesetzt; seit 1998 liegt dieser Fragebogen publiziert vor und seit 1997 erproben wir eine Kurzform, die zwölf Fragen umfaßt (SF-12). Der SF-12 sollte bei der Betreuung von Sarkoidosepatienten routinemäßig zukünftig eingesetzt werden.

## 4. Die Sarkoidose-Studie 1995

Diese Studie wurde mit Unterstützung des Bundesministeriums für Gesundheit (vgl. Petermann, Breuker, Mönch, Loos & Kirsten, 1997) und der Deutschen Sarkoidose-Vereinigung e.V. realisiert. An dieser offenen Studie nahmen 245 Patienten teil, die durchschnittlich seit mehr als zehn Jahren an Sarkoidose erkrankt sind; wobei die Patienten am häufigsten einen Lungenbefall auswiesen (62%).

Der SF-36 umfaßt als mehrdimensionaler Fragebogen acht Aspekte, die wie folgt umschrieben werden können:

- Körperliche Funktionsfähigkeit (KFUNK): Ausmaß, in dem der Gesundheitszustand körperliche Aktivitäten wie Selbstversorgung, Gehen, Treppen steigen, bücken, heben und mittelschwere oder anstrengende Tätigkeiten beeinträchtigt;
- körperliche Rollenfunktion (KROLL): Ausmaß, in dem der körperliche Gesundheitszustand die Arbeit oder andere tägliche Aktivitäten beeinträchtigt, zum Beispiel weniger schaffen können als gewöhnlich;
- Vitalität (VITAL): Sich energiegeladen und voller Schwung fühlen versus müde und erschöpft;
- Körperliche Schmerzen (KSCHMERZ): Ausmaß an Schmerzen und Einfluß der Schmerzen auf die normale Arbeit, sowohl im als auch außerhalb des Hauses;
- soziale Funktionsfähigkeit (SOZFUN): Ausmaß, in dem der körperliche Gesundheitszustand oder emotionale Probleme normale soziale Aktivitäten beeinträchtigen;
- emotionale Rollenfunktion (EROLL): Ausmaß, in dem emotionale Probleme die Arbeit oder andere tägliche Aktivitäten beeinträchtigen;
- psychisches Wohlbefinden (PSYCH): Allgemeine psychische Gesundheit, einschließlich Depression, Angst, emotionale und verhaltensbezogene Kontrolle, allgemeine positive Gestimmtheit;
- allgemeine Gesundheit (ALLGES): Persönliche Beurteilung der Gesundheit, einschließlich aktueller Gesundheitszustand, zukünftige Erwartungen und Widerstandsfähigkeit gegenüber Erkrankungen.

Ein hoher Wert auf einer Skala steht für eine hohe Lebensqualität in diesem Bereich. Abbildung 3 stellt die Skalenmit-

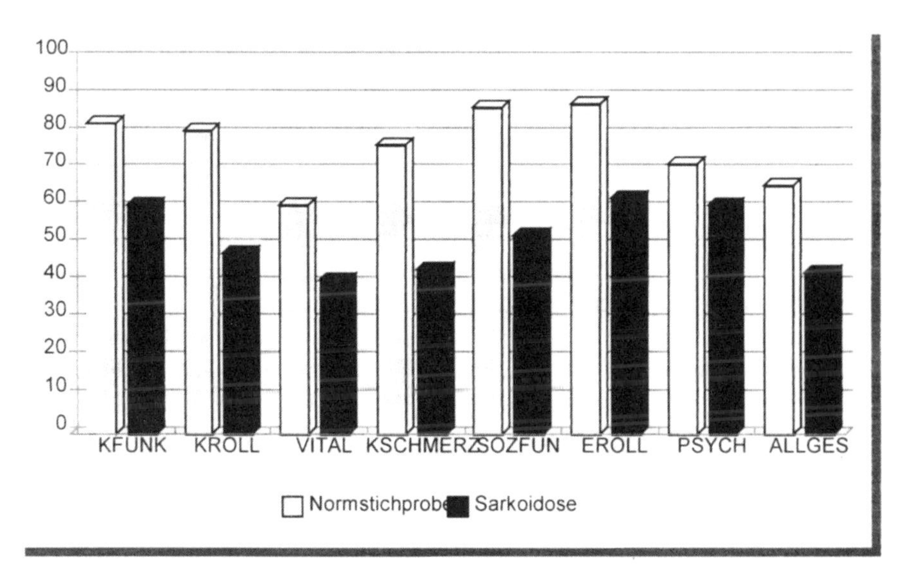


**Abbildung 3:** Skalenwerte für die befragten Sarkoidosepatienten und die gesunde Normstichprobe (vgl. Breuker, 1997; Breuker et al., 1998).

telwerte der befragten Sarkoidosepatienten den Normwerten der deutschen Normstichprobe des SF-36 gegenüber. Alle acht Mittelwertunterschiede erwiesen sich als signifikant ($p<0,01$), dies bedeutet, daß die Unterschiede statistisch bedeutsam sind und nicht zufällig zustande kamen. Die Sarkoidosepatienten schätzten das Ausmaß ihrer Lebensqualität signifikant geringer ein als die Normstichprobe, deren Werte als Ausmaß der Lebensqualität von gesunden Menschen angesehen werden.

Für die Gesamtstichprobe zeigte sich, daß bei vier Skalen (KROLL, ALLGES, VITAL, KSCHMERZ) die Einschätzung der Probanden unterhalb des Skalenmittels (<50) liegt. Diese Skalen bilden sich aus Fragen, die körperbezogene Beeinträchtigungen und negative Konsequenzen des körperlichen Zustandes erfragen (KROLL, KSCHMERZ) oder eine Bewertung der körperlichen Befindlichkeit (ALLGES, VITAL) verlangen. Dieses Ergebnis weist darauf hin, daß sich die befragten Sarkoidosepatienten besonders in ihrer körperbezogenen Befindlichkeit und Leistungsfähigkeit deutlich beeinträchtigt erleben (vgl. Petermann et al., 1997; Breuker, Mönch, Petermann, Kirsten & Loos, 1998).

## 5. Schlußfolgerungen

Die vorliegende Studie zeigt an, daß und in welcher Form schriftlich befragte Sarkoidosepatienten eine verringerte Lebensqualität angeben. Die Unterschiede beziehen sich auf eine gesunde Normstichprobe und müssen aufgrund der hochselegierten und heterogenen Patientengruppe vorsichtig interpretiert werden. Die erzielten Ergebnisse müssen auch deshalb relativiert werden, da bis heute kein krankheitsspezifischer Erfassungsbogen für Sarkoidosepatienten vorliegt. Einen solchen zu entwickeln – und zwar für die verschiedenen Untergruppen der Sarkoidosepatienten – dürfte die wichtigste Fragestellung bilden. Da wir bereits mit dem globalen SF-36 eine verringerte Lebensqualität festgestellt haben (vgl. auch neuere internationale Studien: de Vries, Drent, Van Heck & Wouters, 1998; Drent et al., 1998; Wirnsberger et al., 1998) lohnt dieser Forschungsaufwand für die Zukunft. Lebensqualitätsdaten werden als wichtige Planungs- und Entscheidungsgrundlage unser Gesundheitswesen in den nächsten Jahren verändern. Empirische Ergebnisse zu den krankheitsspezifischen Auswirkungen sind dafür zentral.

## Literatur

Breuker, D. (1997). Lebensqualität und Krankheitsbewältigung bei Sarkoidose. Marburg: Tectum.

Breuker, D., Mönch, W., Petermann, F., Kirsten, D. & Loos, U. (1998) Lebensqualität und Krankheitsbewältigung – Selbstauskünfte von Patienten mit Sarkoidose. Zeitschrift für Klinische Psychologie, Psychiatrie und Psychotherapie, 46, 304-315.

Bullinger, M. (1996). Trends in der internationalen Lebensqualitätsforschung. In F. Petermann (Hrsg.), Lebensqualität und chronische Krankheit (5-28). München: Dustri.

Bullinger, M. & Kirchberger, I. (1998). Der SF-36-Fragebogen zu Gesundheitszustand. Göttingen: Hogrefe.

de Vries, J., Drent, M., Van Heck, G.L. & Wouters, E.F. (1998). Quality of life in sarcoidosis: a comparison between members of a patient organisation and a random sample. Sarcoidosis vasculitis and Diffuse Lung Diseases, 15, 183-188.

Drent, M., Wirnsberger, R.M., Breteler, M.H., Kock, L.M., de Vries, J. & Wouters, E.F. (1998). Quality of life and depressive symptoms in patients suffering from sarcoidosis. Sarcoidosis vasculitis and Diffuse Lung Diseases, 15, 59-66.

Klonoff, E.A. & Kleinhenz, M.E. (1993). Psychological factors in sarcoidosis: The relationship between life stress and pulmonary function. Sarcoidosis, 10, 118-124.

Lange, C., Schüßler, G. & Hüttemann, U. (1995). Psychosomatische Aspekte bei der Sarkoidose. Pneumologie, 49, 14-19.

Mühlig, S. & Petermann, F. (2000). Asthma bronchiale: Erfassung der Lebensqualität. In F. Petermann & P. Warschburger (Hrsg.), Asthma bronchiale. Göttingen: Hogrefe.

Petermann, F. & Breuker, D. (1996). Lebensqualität und Sarkoidose. In Deutsche Sarkoidose-Vereinigung e.V. (Hrsg.), Sarkoidose. Fachbeiträge zum Krankheitsbild. Auf dem Weg zur Synektik (300-308). Neuss: Michulsky/Nienhuys.

Petermann, F., Breuker, D., Mönch, W., Loos, U. & Kirsten, D. (1997). Chronische Sarkoidose. Studie zur Erfassung der Lebensqualität und Krankheitsbewältigung. Schriftenreihe des Bundesministeriums für Gesundheit, Band 88. Baden-Baden: Nomos.

Volmer, T. (1996). Lebensqualität und Qualität in der Medizin: Ökonomische Bedeutung und Nutzen eines Beurteilungskriteriums. In F. Petermann (Hrsg.), Lebensqualität und chronische Krankheit (273-298) München: Dustri.

Wirnsberger, R.M., de Vries, J., Breteler, M.H., van Heck, G.L., Wouters, E.F. & Drent, M. (1998). Evaluation of quality of life in sarcoidosis patients. Respiratory Medicine, 92, 750-756.

# Wer oder was kann meinen Gesundheitszustand beeinflussen? – Patienten mit chronischer Sarkoidose geben Auskunft über ihre Kontrollüberzeugungen

**Dr. Dagmar Breuker,**
**Dr. Robert Gücker**
**Göttingen,**
**Dr. Wolfgang Mönch,**
**Recklinghausen**

## 1. Einleitung

Berichte von Patienten, die sich an die Zeit der Diagnosestellung erinnern, verdeutlichen häufig, daß die Diagnose "Sie haben eine Sarkoidose!" mit vielen Fragen und Befürchtungen auf Seiten der Patienten einhergeht. Viele hatten vorher niemals von einer solchen Erkrankung gehört und fragten sich, was es damit auf sich hat: Kann die Krankheit geheilt werden? Wie lange werden die Beschwerden bleiben? Welche Behandlungsmöglichkeiten gibt es? Wie gehen andere Patienten mit dieser Erkrankung um?

Häufig berichten Patienten mit einer Sarkoidose auch, daß für sie eine sehr schwierige Lebensphase mit den ersten Symptomen und der dann zum Teil sehr viel später gestellten Diagnose begann. So beschreibt eine 28jährige Frau, bei der im Sommer 1997 eine akute Sarkoidose diagnostiziert wurde, ihre damalige Situation wie folgt:

*„... Ich war wie vor den Kopf geschlagen. Nachdem ich wochenlang sehr starke Schmerzen in den Gelenken hatte, die besonders heftig morgens beim Aufstehen waren, und für die die Ärzte, die ich aufsuchte, keine Erklärungen hatten, bekam ich zu hören: "Sie haben eine akute Sarkoidose!" Ich hatte das Wort noch niemals gehört und überhaupt keine Vorstellung, was das sein sollte. Der Arzt erklärte mir dann, daß es sich um eine Krankheit handelt, die in ihrer akuten Form die Lungen, die Haut und die Gelenke betreffen würde. Manchmal würde diese Krankheit auch chronisch werden. Ich bekam es richtig mit der Angst, weil diese Schmerzen wollte ich nun wirklich nicht mein Leben lang behalten. Aber mir wurde gesagt, ich sollte mich erst einmal beruhigen, man müsse abwarten. Ich sollte alle 6 Wochen zur Kontrolle kommen und Tabletten gegen die Schmerzen würden mir auch verschrieben werden. Diese Warterei hat mir zu schaffen gemacht, alle paar Wochen zum Arzt und immer das Hoffen, daß es weggeht. Und jedes Mal die Enttäuschung wenn es hieß "Es hat sich nichts verändert!" Ich hab mich so hilflos gefühlt, wollte irgend etwas tun, damit es schneller besser wurde..."*

Der Wunsch etwas zu tun, daß zur Verbesserung des Gesundheitszustandes beiträgt, beschreibt den Wunsch, den Gesundheitszustand kontrollieren zu können. Dabei haben Menschen verschiedene Annahmen oder Überzeugungen darüber, bei wem oder was diese Kontrolle liegt. In der Psychologie wird dies allgemein als Kontrollüberzeugung und bezogen auf den Gesundheitszustand als Gesundheitskontrollüberzeugung bezeichnet (vgl. Bengel, 1993). Es werden drei verschiedene Kontrollüberzeugungen unterschieden:

- Bei einer **internalen Gesundheitskontrollüberzeugung** (im folgenden auch Internalität genannt) ist eine Person davon überzeugt, daß sie selber durch ihr eigenes Verhalten ihren Gesundheitszustand beeinflussen kann.

- Eine **sozial-externale Gesundheitskontrollüberzeugung** (nachfolgend auch als soziale Externalität bezeichnet) liegt bei Menschen vor, die davon überzeugt sind, daß ihr Gesundheitszustand von anderen Personen, zum Beispiel Ärzten, beeinflußt wird.

- Sind Menschen dagegen davon überzeugt, daß allein der Zufall, das Schicksal oder Gott Einfluß auf Ihren Gesundheitszustand nehmen können, wird dies als **fatalistisch-externale Gesundheitskontrollüberzeugung** (im folgenden auch fatalistische Externalität genannt) bezeichnet.

Dabei wird Kontrollüberzeugungen ein Einfluß auf das Verhalten zugesprochen. In verschiedenen Studien ergab sich, daß internal orientierte Personen mehr Verantwortung für ihren Gesundheitszustand übernehmen und auch mehr gesundheitsrelevantes Verhalten zeigen als Personen mit einer externalen Orientierung. Dies drückt sich beispielsweise in einer höheren Bereitschaft aus, Informationsbroschüren oder andere Materialien, die sich auf Gesundheit beziehen, anzufordern (vgl. Bengel, 1993).

Galt zunächst eine internale Gesundheitskontrollüberzeugung als die angemessenste Kontrollüberzeugung zur Erhaltung beziehungsweise Wiederherstellung der Gesundheit, hat sich in den letzten Jahren ein differenzierteres Bild ergeben. So konnte in Untersuchungen an Patienten mit chronischen Erkrankungen gezeigt werden, daß diese eine höhere Externalität (sozial und fatalistisch) haben als gesunde Erwachsene. Dies wird mit der Tatsache erklärt, daß Patienten mit chronischen Erkrankungen zur Erhaltung ihres Gesundheitszustandes häufig das medizinische System in Anspruch nehmen müssen. Inzwischen wird davon ausgegangen, daß für die Interaktion mit dem medizinischen Versorgungssystem internale und externale Gesundheitskontrollüberzeugungen benötigt werden (Bengel, 1993): Erkrankte Menschen müssen sowohl eigeninitiativ tätig werden als auch die Behandlungsvorschläge von Medizinern befolgen. Dabei kann sich die Eigeninitiative auf die Beschaffung von Informationen zu der Erkrankung, den Eintritt in eine krankheitsbezogene Selbsthilfe-Initiative oder die Veränderung von Lebensgewohnheiten beziehen.

In den vergangenen Jahren wurden Patienten mit verschiedenen chronischen Erkrankungen hinsichtlich ihrer Kontrollüberzeugungen untersucht (z.B. Multiple Sklerose: Macleod & Macleod, 1998; chronisches Müdigkeitssyndrom: Ray, Jefferies & Weir, 1997; chronische Schmerzen: Keel, Schmid & Wirz, 1997; Nilges, 1992). So wurden beispielsweise zur Überprüfung des klinischen Eindrucks, daß Schmerzpatienten über eine eher niedrige Internalität bei deutlicher fatalistischer Externalität und sehr starker sozialer Externalität verfügen, in einer Studie 704 Patienten mit chronischen Schmerzerkrankungen zu ihren Kontrollüberzeugungen hinsichtlich Krankheit und Gesundheit befragt (vgl. Nilges, 1992). Der klinische Eindruck bestätigte sich durch die Selbstauskünfte: Die befragten Schmerzpatienten hatten im Vergleich zu Gesunden eine niedrigere Ausprägung in ihrer internalen, eine leicht erhöhte Ausprägung in der sozial-externalen und eine deutlich höhere Ausprägung in der fatalistisch-externalen Gesundheitskontrollüberzeugung.

## 2. Befragung von Patienten mit chronischer Sarkoidose

Welche Gesundheitskontrollüberzeugungen Patienten mit einer chronischen Sarkoidose haben, wurde bislang nicht untersucht. Ähnlich wie bei chronischen Schmerzpatienten wird in der Literatur wiederholt ein klinischer Eindruck beschrieben, der auf gesundheitsspezifische Kontrollüberzeugungen dieser Patientengruppe rückschließen läßt. Wurm (1983) beschreibt Sarkoidosepatienten als Menschen mit wenig Neigung zum Klagen und einer *bemerkenswerten Kooperation mit dem Arzt*. Böttger (1982) zeichnet folgendes Bild:

„Der Kontakt mit ihnen ist gut. Sie pflegen ihre Arzneimittel (...) *regelmäßig und ohne Kontrolle einzunehmen,* sind bereit, sich ohne Murren trotz der damit verbundenen Belastung wiederholten Nachuntersuchungen zu stellen, nehmen Wiederholungsbehandlungen bei Rezidiven als *offensichtlich nicht zu vermeiden* ohne lange Diskussionen und ohne deprimiert zu sein auf sich" (Böttger, 1982, S. 78; Hervorhebungen durch Autoren).

Dieser klinische Eindruck legt die Vermutung nahe, daß Patienten mit chronischer Sarkoidose eine sehr deutliche Ausprägung der sozial-externalen, eine erhöhte Ausprägung der fatalistisch-externalen und eine geringe Ausprägung der internalen Gesundheitskontrollüberzeugung aufweisen (Gücker, 1999). Um diese Hypothese zu überprüfen, wurde mit Unterstützung der Deutschen Sarkoidose-Vereinigung e.V. und der Abteilung Klinische Psychologie und Psychotherapie (Frau Prof. Kröner-Herwig), Georg-Elias-Müller-Institut für Psychologie der Universität Göttingen, eine postalische Patientenbefragung durchgeführt. Es wurde ein Fragebogen zusammengestellt, der neben Fragen zu soziodemographischen und krankheitsbezogenen Daten unter anderem auch einen standardisierten Fragebogen zur Erhebung der gesundheitsspezifischen Kontrollüberzeugungen enthielt. Der *Fragebogen zur Erhebung von Kontrollüberzeugungen zu Krankheit und Gesundheit* (KKG; Lohaus & Schmitt, 1989) besteht aus 21 Items, die als Ich-Aussagen formuliert sind. Auf einer sechsstufigen Antwortskala (6= „trifft sehr zu" bis 1= „trifft gar nicht zu") geben die Probanden das Ausmaß ihrer Zustimmung zu diesen Aussagen an. Jeweils sieben Items des Fragebogens bilden die drei Skalen internale, sozial-externale und fatalistisch-externale Kontrollüberzeugung. Zur Einordnung der Ergebnisse liegen Angaben für Patienten mit verschiedenen Erkrankungen sowie für Gesunde vor.

Als Reaktion auf einen Aufruf zur Teilnahme an der Untersuchung in der Zeitschrift der Deutschen Sarkoidose-Vereinigung e.V. meldeten sich 578 interessierte Sarkoidosepatienten, denen ein Fragebogen zugeschickt wurde. Von 435 Probanden wurde der Fragebogen ausgefüllt zurückgeschickt, was einer Rücklaufquote von 75% entspricht. In die Auswertung konnten 408 Fragebögen (93,4%) aufgenommen werden. Im folgenden werden erste Ergebnisse vorgestellt, die sich ausschließlich auf die 367 Studienteilnehmer beziehen, die eine chronische Sarkoidose als Erkrankungsform angegeben haben.

Aufgrund der Vorgehensweise zur Gewinnung der Stichprobe haben die nachfolgend berichteten Ergebnisse nur eingeschränkte Gültigkeit: Die befragten Patienten stellen eine sehr spezielle Untergruppe von Sarkoidosepatienten dar, nämlich diejenigen, die sich aktiv um Informationen und Kontakte zu anderen Menschen mit ihrer Erkrankung bemühen. Dieser Umgang mit der Erkrankung legt die Vermutung nahe, daß bei diesen „organisierten Patienten" die internale Gesundheitskontrollüberzeugung stärker ausgeprägt ist als bei nicht-organisierten Sarkoidosepatienten.

**Stichprobe**

Von den 367 Probanden mit subakuter und chronischer Sarkoidose waren 233 (63,5%) Frauen und 134 (36,5%) Männer. Das durchschnittliche Alter beträgt 48,25 (SD=11,95) Jahre. Eine Schwerbehinderung aufgrund der Sarkoidose gaben 169 (46%) Probanden an und 64 (17,4%) Befragte hatten aufgrund der Sarkoidose einen Antrag auf Erwerbsunfähigkeit gestellt. Von den 367 Probanden waren 98,6% Mitglieder der Deutschen Sarkoidose-Vereinigung e.V..

Die Diagnosestellung lag im Durchschnitt 10,01 (SD=9,26) Jahre zurück, das Alter zum Zeitpunkt der Diagnose lag im Mittel bei 38,32 (SD=11,13) Jahren. Zum Zeitpunkt der Befragung waren bis zu 10 Organe von der Sarkoidose betroffen, am häufigsten wurden die Lunge und Lymphknoten genannt (vgl. Tab. 1).

**Tabelle 1:** Organbefall zum Zeitpunkt der Befragung.

| Organe | Häufigkeiten |
|---|---|
| Lunge | 307 |
| Lymphknoten | 84 |
| Luftröhre | 71 |
| Haut | 70 |
| Augen | 61 |
| Knochen | 55 |
| Nervensystem | 48 |
| Muskulatur | 44 |
| Leber | 43 |
| Herz | 31 |
| Milz | 28 |
| Speicheldrüsen | 19 |
| Gastrointestinaltrakt | 17 |
| Andere Organe, z.B. Schilddrüse | 44 |

**Ergebnisse**

Die Auswertung der Antworten zu den 21 Fragen des KKG erfolgte gemäß den Anweisungen des Handbuches. Es wurden Mittelwerte für die Skalen Internalität (KKG-I), soziale Externalität (KKG-S) und fatalistische Externalität (KKG-F) berechnet. Die Mittelwerte der Sarkoidosestichprobe wurden mit Skalenmittelwerten von Referenzstichproben verglichen (vgl. Abb.1).

Die durchgeführten statistischen Tests zur Überprüfung der Unterschiede der Skalenmittelwerte ergaben, daß Sarkoidosepatienten

- im Vergleich zu Gesunden eine signifikant – also statistisch bedeutsame – niedrigere internale Kontrollüberzeugung haben (p<0,05),
- im Vergleich zu Patienten mit Diabetes mellitus und Patienten mit Asthma bronchiale eine signifikant niedrigere internale Kontrollüberzeugung haben (p<0,01),
- eine signifikant niedrigere sozial-externale Kontrollüberzeugung als Patienten mit Diabetes mellitus und als Patienten mit Asthma bronchiale haben (p<0,01) und
- daß Sarkoidosepatienten eine signifikant höhere fatalistisch-externale Kontrollüberzeugung als Patienten mit Diabetes mellitus und Patienten mit Asthma bronchiale haben (p<0,01).

Um zu überprüfen, ob es einen Zusammenhang zwischen den Kontrollüberzeugungen und soziodemographischen bzw. krankheitsbezogenen Daten bei den befragten Sarkoidosepatienten gibt, wurden Korrelationen berechnet. In Tabelle 2 sind die signifikanten, also statistisch bedeutsamen Ergebnisse zusammengestellt. Aufgeführt ist auch der Korrelationskoeffizient r, der die Stärke des Zusammenhangs ausdrückt.

**Tabelle 2:** Signifikante Zusammenhänge zwischen der Ausprägung der Kontrollüberzeugungen und ausgewählten soziodemographischen bzw. krankheitsbezogenen Daten.

| **Psychosoziale Merkmale** | **Anzahl befallener Organe** | **Alter bei Befragung** | **Alter bei Diagnose** | **Zeitraum seit Diagnose** |
|---|---|---|---|---|
| Internale Kontrollüberzeugung | | | | |
| Sozial-externale Kontrollüberzeugung | | | | |
| Fatalistisch-externale Kontrollüberzeugung | | N=359 r=0.1 p<0,01 | N=359 r=0.14 p<0,05 | |

## Diskussion

Die nachfolgende Diskussion der Ergebnisse erfolgt unter Berücksichtigung der bereits berichteten eingeschränkten Gültigkeit der Daten, die erste empirisch erhobene Selbsteinschätzungen von Sarkoidosepatienten zu gesundheitsbezogenen Kontrollüberzeugungen darstellen. Sie sind jedoch als erste Erkenntnisse zu werten, die in der klinischen Praxis zu einem erweiterten Verständnis von Sarkoidosepatienten dienen können.

Für die befragte Stichprobe wurde das Verhältnis von Frauen zu Männern mit 1,77:1 berechnet. Dieses Verhältnis entspricht den Angaben zum Verhältnis von an Sarkoidose erkrankten Frauen und Männern von Scharkoff (1993). Die Angaben zur anerkannten Schwerbehinderung aufgrund der Sarkoidose (46% der Befragten) sowie zur Beantragung der Erwerbsunfähigkeit wegen der Erkrankung (17,4% der Befragten) lassen den Schluß zu, daß in der untersuchten Stichprobe die Erkrankung zu teilweise gravierenden Beeinträchtigungen und Behinderungen geführt hat, wenn auch angenommen werden muß, daß die Sarkoidose nicht in allen Fällen den alleinigen Grund für eine Schwerbehinderung oder Erwerbsunfähigkeitsberentung darstellt. Die Angaben zum Organbefall unterstützen die Annahme einer zum Teil gravierenden Beeinträchtigung aufgrund der Sarkoidose, wobei die Antworten gerade zum Lungenbefall in ihrer Validität als eingeschränkt gelten müssen: Es ist anzunehmen, daß auch eine Vergrößerung der bihilären Lymphknoten von den Patienten häufig mit einem Befall der Lunge assoziiert wird, *ohne* daß krankheitsbedingte Veränderungen des Lungengewebes vorliegen.

Der Vergleich der Ausprägungen hinsichtlich der internalen, sozial-externalen und fatalistisch-externalen Kontrollüberzeugung zwischen den befragten Sarkoidosepatienten und einer gesunden Referenzstichprobe zeigt, daß sich die Probanden von gesunden Personen allein durch eine signifikant geringere internale Kontrollüberzeugung unterscheiden. Dies bedeutet, daß Sarkoidosepatienten in geringerem Ausmaß als gesunde Menschen davon überzeugt sind, Kontrolle über ihren Gesundheitszustand zu haben; sie schreiben aber anderen Personen (z.B. Ärzten) nicht mehr Kontrollmöglichkeiten zu, als Gesunde dies tun – obwohl sie aufgrund ihrer Erkrankung häufiger Kontakt mit Ärzten haben.

Die Auskünfte der Sarkoidosepatienten lassen den Schluß zu, daß sie andere Personen, zum Beispiel behandelnde Ärzte, nicht als wesentlichen Einflußfaktor auf den Verlauf ihrer Erkrankung wahrnehmen. Der Vergleich mit den Werten zweier anderer klinischer

Stichproben unterstützt diese Annahme. Es zeigt sich, daß Sarkoidosepatienten signifikant niedrigere internale und sozial-externale Kontrollüberzeugungen aufweisen als Patienten mit Asthma bronchiale oder Diabetes mellitus. Möglicherweise sind die berichteten Unterschiede auf Charakteristika der Erkrankungen zurückzuführen: Während Asthmatiker und Diabetiker erleben, daß die Kontrolle ihres Zustandes bei Ihnen selbst (z.B. durch Umstellung der Ernährung, Allergenkarenz, selbständige Medikamentendosierung,) und ihren Ärzten (Verordnung zum Teil lebensnotwendiger Medikamente) liegt, sind Sarkoidosepatienten aufgrund der guten Spontanremissionsraten ihrer Krankheit häufiger zu einer abwartenden Haltung aufgerufen. Durch wiederholte Untersuchungen wird der Verlauf der Krankheit kontrolliert, bei Bedarf erfolgt eine medikamentöse Behandlung. Als Substanz der Wahl werden Kortikoide in unterschiedlicher Applikationsform eingesetzt.

Darüber hinaus weisen Sarkoidosepatienten sogar eine wesentlich stärkere fatalistisch externale Kontrollüberzeugung als Patienten mit anderen chronischen Erkrankungen auf, was bedeutet, daß sie dem Zufall, dem Schicksal oder anderen Mächten mehr Kontrolle über ihren Zustand zuschreiben als sich selbst oder anderen Personen.

Auf der Basis dieser Selbstauskünfte von Sarkoidosepatienten muß der beschriebene klinische Eindruck, den Patienten mit dieser Erkrankung bei ihren Behandlern hinterlaßen, relativiert werden: Die befragten Sarkoidosepatienten wiesen keine ausgeprägte sozial-externale Kontrollüberzeugung auf, wie sie die Darstellungen des klinischen Eindrucks nahelegen (Gücker, 1999). In dem Ausmaß der Überzeugung, daß andere Personen ihren Gesundheitszustand beeinflussen können, gleichen Sarkoidosepatienten gesunden Personen. Die in der Literatur berichtete Kooperationsbereitschaft kann auch als Hinweis auf den Wunsch, durch aktives Handeln an einer Verbeßerung des Zustandes mitzuarbeiten, angenommen werden – was auf eine internale Kontrollüberzeugung schließen läßt.

Da die Ergebniße der Korrelationsberechnungen auf keine signifikanten Zusammenhänge zwischen a) dem Zeitraum seit Diagnosestellung und b) der Anzahl betroffener Organe und den verschiedenen Skalen des KKG weisen, scheint die Art der Kontrollüberzeugung bei den befragten Patienten nicht von der Dauer der Erkrankung oder der Anzahl betroffener Organe beeinflußt zu sein. Signifikante positive Zusammenhänge ergaben sich zwischen dem Alter der Person und der fatalistisch-externalen Kontrollüberzeugung sowie zwischen dem Alter bei Diagnosestellung und der fatalistisch-externalen Kontrollüberzeugung. Dies bedeutet, daß höheres Alter – sowohl bei der Diagnosestellung als auch bei der Befragung – mit höheren Werten auf der Skala KKG-F einhergehen. Die Ergebnisse zu korrelativen Zusammenhängen sind jedoch kritisch zu hinterfragen: Die alleinige Betrachtung des Signifikanzniveaus lässt nur die Aussage zu, daß ein statistisch bedeutsamer Zusammenhang vorliegt. Erst die Höhe des Korrelationskoeffizienten lässt eine weitere Beurteilung zu. Die aufgeführten Koeffizienten sind in ihrer Höhe als unbefriedigend zu bezeichnen, deutliche Zusammenhänge zwischen den Variablen ergaben sich nicht.

**Literatur**


Bengel, J. (1993). Gesundheit, Risikowahrnehmung und Vorsorgeverhalten. Göttingen: Hogrefe.

Böttger, D. (1982). Sarkoidose. Leipzig: Ambrosius Barth.

Gücker, R. (1999). Krankheitsspezifische Kontrollüberzeugungen bei Sarkoidose. Universität Göttingen: Unveröffentlichte Diplomarbeit.

Keel, P., Schmid, A. & Wirz, R. (1997). Langzeitverlauf nach Teilnahme an einem integrierten Behandlungsprogramm für therapieresistente Schmerzen am Bewegungsapparat. Der Schmerz, 11, 165-171.

Lohaus, A. & Schmitt, G. M. (1989). Fragebogen zur Erhebung von Kontrollüberzeugungen zu Krankheit und Gesundheit (KKG). Handanweisung. Göttingen: Hogrefe.

Macleod, L. & Macleod, G. (1998). Control cognitions and psychological disturbance in people with contrasting physically disabling conditions. Disability and Rehabilitation, 20, 448-456.

Nilges, P. (1992). Schmerz und Kontrollüberzeugungen. In E. Geissner & G. Jungnitsch (Hrsg.), Psychologie des Schmerzes (123-131). Weinheim: Psychologie Verlags Union.

Ray, C., Jefferies, S. & Weir, W. R. (1997). Coping and other predictors of outcome in chronic fatigue syndrome: A 1-year follow-up. Journal of Psychosomatic Research, 43, 405-415.

Scharkoff, T. (1993). Epidemiologie der Sarkoidose. Pneumologie, 47, 588-592.
Wurm, K. (1983). Sarkoidose. Stuttgart: Thieme.

**Abbildung 1**: Vergleich der Ausprägungen auf den Skalen des KKG zwischen verschiedenen Stichproben.

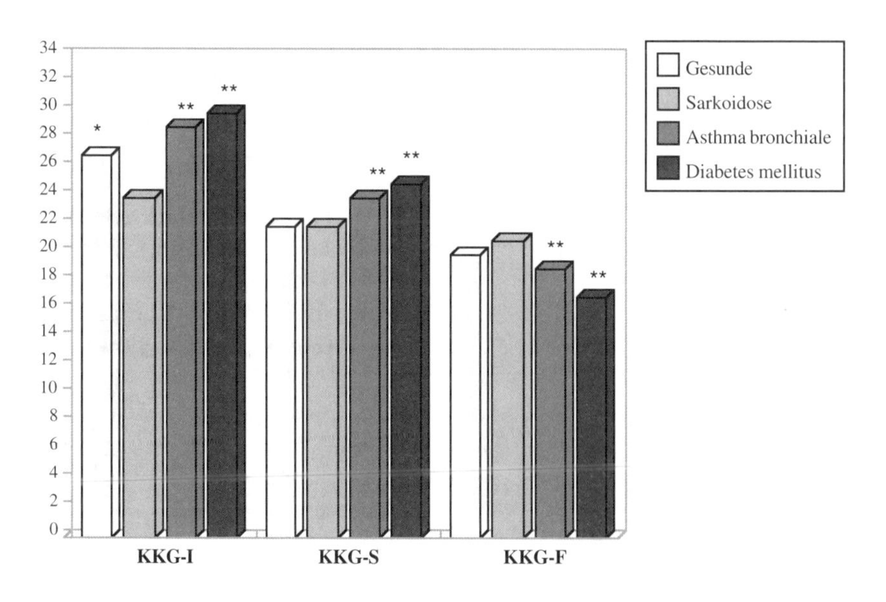


* p<0,05 ** p<0,01

# Neue Anhaltspunkte für die ärztliche Gutachtertätigkeit beim Grad der Behinderung

**Ministerialrat Dr. med. Norbert Rösner, Bonn**

**Aus: Der medizinische Sachverständige, Ausgabe 6/1996, 173-181**
**Gentner Verlag Stuttgart**

**Mit freundlicher Genehmigung des Gentner Verlag, Stuttgart**

Nach ausführlicher Überarbeitung der „Anhaltspunkte für die ärztliche Gutachtertätigkeit im sozialen Entschädigungsrecht (SER) und nach dem Schwerbehindertengesetz (SchwbG)" liegen diese nun in der neuen Fassung vor. Auch die „Anhaltspunkte" für die Sarkoidose haben Änderungen erfahren. Im nachfolgenden Artikel von N. Rösner und G. Raddatz erfahren Sie Näheres zum Verfahren, zu Funktionseinschränkungen von betroffenen Organen und einzelne Änderungen. Wir danken den Autoren und dem Gentner Verlag Stuttgart, daß wir dies auszugsweise abdrucken durften aus der Erstveröffentlichung in der Zeitschrift „Der medizinische Sachverständige" Ausgabe 6/1996 Seiten 173-181.

## Allgemeine Bemerkungen zu den neuen „Anhaltspunkten"

Die Gliederung der neuen „Anhaltspunkte" in die Teile A bis C ist auf Wunsch aller Anwender zur leichteren Orientierung beibehalten worden.

Im Teil A finden sich in den Nummern 1 bis 15 nach wie vor die **gemeinsamen Grundsätze für die Durchfüh-**

**rung von Begutachtungen** im SER und nach dem SchwbG, in den Nummern 16 bis 25 die Erläuterungen von Grundbegriffen und in Nummer 26 die GdB/ MdE-Tabelle. Teil B (Nummern 27 bis 34) enthält die Rechtsgrundlagen für Begutachtungen nach dem SchwbG sowie die Voraussetzungen für Nachteilsausgleiche.

Teil C umfaßt in den Nummern 35 bis 52 Rechtsgrundlagen und besondere Begriffe und Erläuterungen aus dem SER und in den Nummern 53 bis 143 die Kausalitätsbeurteilungen bei den einzelnen Krankheitszuständen. Es ist gelungen, Neues sinnvoll in Bestehendes zu integrieren (z.B. das Immunsystem in die bisherige Nr. 26.16 „Blut und blutbildende Organe"). Auf die Schaffung von gesonderten Kapiteln zu den Bereichen „Transplantationen" und „maligne Tumoren" wurde verzichtet. **Die entsprechenden Begutachtungshinweise finden sich in den jeweiligen organbezogenen Abschnitten.**

Maßstab für die Überprüfung aller bisherigen GdB/MdE-Werte und für die Bewertung aller neu aufgenommenen Gesundheitsstörungen waren die in der Verwaltungsvorschrift Nr. 5 zu § 30 BVG genannten Mindestvomhundertsätze für äußere Körperschäden, die den Chrakter einer Rechtsnorm haben, und der Vergleich mit anderen Behinderungen, deren GdB/MdE-Beurteilungen sich über Jahre hinweg als sachgerecht erwiesen hatten. Unter Beachtung der Mindestvomhundertsätze ist es vereinzelt vorgekommen, daß Behinderungen höher beurteilt werden mußten, als dies ihre tatsächlichen Auswirkungen – im Vergleich zu ähnlichen Gesundheitsstörungen – heute erwarten ließen. So wird z.B. ein künstlicher After ohne Komplikationen weiterhin mit einem GdB/ MdE-Wert von 50 beurteilt, obwohl nach Aussagen aller diesbezüglich erfahrenen Sachverständigen ein Wert von 30 angemessener gewesen wäre.

Bei der Überprüfung aller bisherigen GdB/MdE-Positionen ergab sich, daß rund 82% der Werte auch weiterhin als sachgerecht angesehen wurden. Etwa 5% der bisherigen Werte wurden erhöht und nahezu der gleiche Prozentsatz herabgesetzt. Etwas über 7% der bisherigen GdB/MdE-Positionen entfielen.

### Zu den Begriffen „Minderung der Erwerbsfähigkeit" (MdE) und „Grad der Behinderung" (GdB)

sei darauf hingewiesen, daß sich die MdE auf die Auswirkungen eines Mangels an funktioneller Intaktheit in allen Lebensbereichen und nicht nur auf Einschränkungen im allgemeinen Erwerbsleben bezieht und insofern den Grad der Behinderung wiedergibt.

Aus diesem Grund ist jetzt klargestellt worden: MdE und GdB werden nach den gleichen Grundsätzen bemessen. Sie unterscheiden sich lediglich dadurch, daß die MdE kausal (ursachenbezogen) nur auf Schädigungsfolgen, der GdB hingegen final auf alle Gesundheitsstörungen unabhängig von ihrer Ursache bezogen sind. **Beide Begriffe haben die Auswirkungen von Funktionsbeeinträchtigungen in allen Lebensbereichen und nicht nur im allgemeinen Erwerbsleben zum Inhalt. Sie sind ein Maß für die körperlichen, geistigen, seelischen und sozialen Auswirkungen einer Funktionsbeeinträchtigung aufgrund eines Gesundheitsschadens.**

### Sogenannte Alterserscheinungen

Nach § 3 Abs. 1 SchwbG setzt die Annahme einer Behinderung eine Regelwidrigkeit gegenüber dem für das Lebensalter typischen Zustand voraus, was bedeutet, daß „Alterserscheinungen" nicht als Behinderung beurteilt werden können. Diese gesetzliche Vorschrift hat zu der Vermutung Anlaß gegeben, daß es sich bei allen im Alter auftretenden Krankheiten um „Alterserscheinungen" handele und daß diese Leiden deshalb nicht bei der GdB-Beurteilung berücksichtigt werden könnten. Um dieses Mißverständnis auszuräumen, ist neu formuliert worden. Es wird nunmehr unter Hinzufügung eindeutiger Beispiele zwischen physiologischen und pathologischen Veränderungen im Alter unterschieden. Nur pathologische Veränderungen können als Behinderung angesehen und damit bei der GdB/MdE-Beurteilung berücksichtigt werden. Zudem wird ausdrücklich darauf hingewiesen, daß die **in der MdE/GdB-Tabelle aufgeführten Werte altersunabhängige (auch trainingsunabhängige) Mittelwerte darstellen.**

### Gesamt-MdE/GdB

Für die Bildung des Gesamt-MdE/GdB-Grades sind nunmehr in Nummer 19 typische Beispiele für die Fallkonstellationen genannt worden, in denen die Auswirkungen der einzelnen Funktionsbeeinträchtigungen voneinander unabhängig sind, sich besonders nachteilig auswirken, sich überschneiden oder sich überhaupt nicht verstärken. Außerdem ist der Hinweis aufgenommen worden, daß die Beurteilung der Auswirkungen verschiedener Funktionsbeeinträchtigungen in ihrer Gesamtheit unter Berücksichtigung ihrer welchselseitigen Beziehungen zueinander eine ärztliche Gesamtschau erfordert, die sozialmedizinische Erfahrungen voraussetzt.
Eine Hilfe ist für die Berücksichtigung leichter Behinderungen mit einem GdB/MdE-Grad von 10 gegeben worden: Es ist jetzt klargestellt, daß GdB/MdE-Gra-

de von 10 nur in Ausnahmefällen (z.B. hochgradige Schwerhörigkeit eines Ohres bei schwerer beidseitiger Einschränkung der Sehfähigkeit) zu einer wesentlichen Zunahme des Ausmaßes der Gesamtbehinderung führen können.

## Heilungsbewährung

Der Grundsatz, daß bei Leiden, die zu Rezidiven neigen (insbesondere z.B. nach der Entfernung von malignen Tumoren) die GdB/MdE-Beurteilung unter dem Gesichtspunkt der Heilungsbewährung erfolgt, ist beibehalten worden. Die Heilungsbewährung berücksichtigt in zutreffender Weise die regelhaften – vor allem psychischen – Auswirkungen solcher Leiden in allen Lebensbereichen und vermeidet, daß sich die Betroffenen aufwendigen, in der Praxis nicht zu realisierenden Zusatzbegutachtungen unterziehen müssen. Nach der Entfernung maligner Tumoren ist im Zeitraum der Heilungsbewährung wie bisher von einer Schwerbehinderung auszugehen. Allerdings wird die Dauer der Heilungsbewährung jetzt differenzierter beurteilt.

## Blindheit und hochgradige Sehbehinderung

Die Begriffe „Blindheit" und „hochgradige Sehbehinderung" in Nummer 23 der „Anhaltspunkte" sind geändert worden. Als blind wird künftig neben dem Behinderten, dem das Augenlicht völlig fehlt, auch der angesehen, dessen Sehschärfe auf keinem Auge und auch nicht bei beidäugiger Prüfung mehr als 1/50 beträgt oder bei dem Störungen des Sehvermögens, die dieser Beeinträchtigung gleichzuachten sind, vorliegen. Als hochgradig sehbehindert gilt derjenige, dessen Sehschärfe auf keinem Auge und auch nicht bei beidäugiger Prüfung mehr als 1/20 beträgt oder bei dem hinsichtlich des Schweregrades gleichzuachtende Störungen der Sehfunktion vorliegen. Damit sind beide Begriffe etwas eingeengt worden. Nach Aussage aller Sachverständigen ist es erforderlich, die Sehschärfe nicht wie früher nur einäugig, sondern auch beidäugig zu prüfen. Sind die Ergebnisse beider Prüfungsarten unterschiedlich, so ist der Bewertung die beidäugige Sehschärfe als Sehschärfewert des besseren Auges zugrunde zu legen. Dies entspricht den von der Deutschen Ophthalmologischen Gesellschaft herausgegebenen Richtlinien, die auch bei der gutachtlichen Beurteilung von Blindheit bzw. hochgradiger Sehbehinderung nach dem Bundessozialhilfegesetz zugrunde gelegt werden.

## Wesentliche Änderungen und Ergänzungen in der GdB/MdE-Tabelle

Ein Schwerpunkt bildet das Kapitel „Nervensystem und Psyche". Hier sind die Hinweise zur Beurteilung des GdB/MdE-Grades von Hirnschäden mit verschiedenartigen Folgeerscheinungen in der Vergangenheit oft mißverstanden worden, da von der Vorstellung ausgegangen wurde, daß in jedem Fall die einzelnen Folgeerscheinungen getrennt zu bewerten (Nr. 26.3 B) seien. In den neuen „Anhaltspunkten" ist deshalb klarer als bisher beschrieben, daß es bei der Beurteilung von Hirnschäden primär auf die unter A genannte Gesamtbewertung der Leistungsbeeintächtigungen ankommt, wobei zu beachten ist, daß der in den allgemeinen Hinweisen genannte Basis-GdB/MdE-Wert von 20 mit einbezogen ist, so daß bereits die Feststellung von geringen Leistungsbeeinträchtigungen ausreicht, einen GdB/MdE-Grad von wenigstens 30 oder von 40 anzusetzen.

Die unter B genannten Kriterien können nur bei isoliert vorkommenden oder führenden Syndromen für die Beurteilung herangezogen werden, wobei ebenfalls der Basis-GdB/MdE-Wert von 20 mit eingeschlossen ist. Würde der Gutachter beim Vorliegen mehrerer Folgeerscheinungen einer Hirnschädigung bei der Gesamtbewertung des Hirnschadens jeweils die im Abschnitt B angegebenen Einzel-GdB/MdE-Grade berücksichtigen, würde er den Basiswert mehrfach mit einbeziehen und somit zu einer zu hohen Bewertung gelangen. Deshalb wird in den neuen „Anhaltspunkten" ausdrücklich darauf hingewiesen, daß der Abschnitt B beim Vorliegen mehrerer Syndrome eines Hirnschadens immer nur eine „ergänzende Hilfe zur Beurteilung" darstellt.

Die Kapitel „Hör- und Gleichgewichtsorgan" und „Mundhöhle, Rachenraum und obere Luftwege" stellen einen weiteren Schwerpunkt dar. Zur Ermittlung des prozentualen Hörverlustes sind die maßgebenden Tabellen aufgenommen worden. Wichtigste Grundlage für die Beurteilung von Hörschäden bleibt der sprachaudiometrische Befund. Die Bewertung erfolgt jetzt jedoch unter Berücksichtigung des gewichteten Gesamtwortverstehens nach FELDMANN, womit die Verständnisquoten bei geringeren Lautstärken stärker bewertet werden.

Nach Bestimmung des Hörverlustes erfolgt die Ermittlung der GdB/MdE-Werte wie bisher nach der MdE-Tabelle der Deutschen Gesellschaft für HNO-Heilkunde, Kopf- und Halschirurgie. In dieser Tabelle sind die Eckwerte für einseitige und beidseitige Taubheit angehoben worden: Bei einseitiger Taubheit beträgt der GdB/MdE-Grad jetzt 20 statt bisher 15, bei beidseitiger Taubheit 80 statt bisher 70. Für die beiderseitige hochgradige Schwerhörigkeit ergibt sich jetzt ein Wert von 50, wodurch die Schwierigkeiten bei der Anerkennung des Merkzeichens „RF" vermieden werden.

Neu sind Bewertungskriterien für den Tinnitus. Geändert wurden die Kriterien für die Beurteilung des Stotterns und der funktionellen und organischen Stimmstörungen. Bei beiden gehen die GdB/MdE-Werte nunmehr bis 50, wobei außergewöhnliche psychoreaktive Störungen oder Atembehinderungen zusätzlich zu bewerten sind.

Nach Überarbeitung der „Anhaltspunkte für die ärztliche Gutachtertätigkeit im sozialen Entschädigungsrecht (SER) und nach dem Schwerbehindertengesetz (SchwbG)" liegen diese nun in der neuen Fassung vor. Auch die „Anhaltspunkte" für die Sarkoidose haben Änderungen erfahren. Im Artikel von N. Rösner und G. Raddatz erfahren Sie Näheres zum Verfahren, zu Funktionseinschränkungen von betroffenen Organen und einzelnen Änderungen.

In Teil I wurden bereits neben allgemeinen Bemerkungen zu den „Anhaltspunkten", die Begriffe „Minderung der Erwerbsfähigkeit" (MdE) und „Grad der Behinderung" (GdB) erläutert, die Abgrenzung von „sogenannten Alterserscheinungen" diskutiert, Beispiele für die Bestimmung des „Gesamt-MdE/GdB" besprochen,

## Die Neufassung der „Anhaltspunkte" für die Sarkoidose lautet:

**Der GdB/MdE-Grad richtet sich nach der Aktivität mit ihren Auswirkungen auf den Allgemeinzustand und nach den Auswirkungen an den verschiedenen Organen (vor allem thorakale Lymphknoten und Lunge, aber auch weitere Organe wie z.B. Leber, Milz, Herz, Augen, ZNS, Haut).**

**Bei chronischem Verlauf mit klinischen Aktivitätszeichen und Auswirkungen auf den Allgemeinzustand ist ohne Funktionseinschränkung von betroffenen Organen ein GdB/MdE- Grad von 30 anzunehmen. Funktionseinschränkungen betroffener Organe sind zusätzlich zu berücksichtigen.**

**Bei Defektzuständen kommt es allein auf die funktionellen Ausfallserscheinungen an.**

Die „Anhaltspunkte für die ärztliche Gutachtertätigkeit" vom Bundesministerium für Arbeit und Sozialordnung sind gegen eine Schutzgebühr von DM 27,- plus Versandkosten zu beziehen über Köllen Druck und Verlag GmbH, Ernst-Robert-Curtius-Str. 14, 53117 Bonn, Fax 0228/9898222.

sowie die Thematik „Heilungsbewährung" vertieft, bevor wesentliche Änderungen und Ergänzungen in der GdB/ MdE-Tabelle angesprochen wurden; etwa bei „Blindheit und hochgradiger Sehbehinderung" oder weiteren Organen, die auch bei der Sarkoidose betroffen sein können. Nach „Nervensystem". „Hör- und Gleichgewichtsorgan" und „Mundhöhle, Rachenraum und obere Luftwege" knüpft der Teil II dort an und geht dann auf das Verfahren bei der Ursachenbeurteilung von Erkrankungen ein.

Erwähnenswert zu Kapitel **„Brustkorb, tiefere Atemwege und Lungen"** (Nr. 26.8) sind vor allem die neuen Kriterien zur Beurteilung bei Schlaf-Apnoe-Syndrom und die überarbeiteten Hinweise zur Bewertung des Bronchialasthmas bei Kindern.

Aus dem Kapitel **„Herz- und Kreislauf"** (Nr. 26.9) ist hervorzuheben, daß bei der Beurteilung der Leistungsbeeinträchtigung des Herzens jetzt auch besondere Kriterien für Kinder und Säuglinge hinzugefügt wurden.

Nach Herzinfarkt ist nach den übereinstimmenden Aussagen aller gehörten sachverständigen Kardiologen eine GdB/ MdE-Beurteilung unter dem Gesichtspunkt der Heilungsbewährung nicht mehr zu begründen. Die Beurteilung richtet sich hier künftig nach der verbliebenen Leistungsbeeinträchtigung des Herzens.

Nach Herzklappenersatz ist der GdB/ MdE-Grad – wie bisher – nicht niedriger als 30 zu bewerten. Hinzugefügt wurde der Hinweis, daß dieser Wert eine Dauerbehandlung mit Antikoagulantien einschließt.

Völlig neu gefaßt wurden die Kriterien zur Beurteilung von Herzrhythmusstörungen. Auch hier richtet sich der GdB/ MdE-Grad vor allem nach der Leistungsbeeinträchtigung des Herzens. Eine besondere Bewertung gibt es nur noch bei anfallsweise auftretenden hämodynamisch relevanten Rhythmusstörungen (z.B. paroxysmale Tachykardien) ohne Leistungsbeeinträchtigung.

Das Kapitel **„Verdauungsorgane"** ist von GdB/MdE-Reduzierungen am stärksten betroffen, weil die Auswirkungen bei vielen unterschiedlichen Funktionsbeeinträchtigungen durch Fortschritte in der medizinischen Wissenschaft verringert werden konnten. So wird z.B. eine Totalentfernung des Magens ohne Beeinträchtigung des Kräfte- und Ernährungszustandes künftig je nach Beschwerden nur noch mit GdB/MdE-Werten von 20 bis 30 beurteilt, während früher dabei stets von einer Schwerbehinderung auszugehen war.

Differenzierter und damit sachgerechter ist die Beurteilung der Auswirkungen bei Colitis ulcerosa und Morbus Crohn: Die Beurteilungsstudien sind exakter abgegrenzt, die GdB/MdE-Spannen geringer und die mit dem Leiden verbundenen Folgeerscheinungen werden stärker als bisher berücksichtigt; nach wie vor können GdB/ MdE-Werte von 100 erreicht werden.

Die wichtigsten Ergänzungen und Änderungen in **„Haltungs- und Bewegungsorgane, rheumatische Krankheiten"** bilden die Kriterien zur Begutachtung entzündlich-rheumatischer Krankheiten der Gelenke und/ oder der Wirbelsäule (z.B. Bechterew-Krankheit) und von Kollagenosen und Vaskulitiden.

Maßstäbe zur Beurteilung von Wirbelsäulenschäden, die sich in Zukunft vor allem an den Kriterien Verformung, rezidivierende oder anhaltende Bewegungseinschränkung, Instabilität und rezidivierende oder anhaltende Wirbelsäulensyndrome orientieren. Die GdB/ MdE-Werte sind im Bereich von 0 bis 40 ohne Spannen angegeben. Für Behinderungen mit besonders schweren Auswirkungen sind Spannen von 50 bis 70 bzw. 80 bis 100 vorgesehen. Damit werden gerade bei den Funktionsbeeinträchtigungen, die gutachtlich oft zu beurteilen sind, Fehleinschätzungen weitgehend ausgeschlossen.

## Wichtige Änderungen und Ergänzungen bei den Kausalitätsbeurteilungen im sozialen Entschädigungsrecht

Im Kapitel „Ursachenbegriff" wurde der Begriff „Gelegenheitsursache" exakter definiert, um seinen Mißbrauch einzuschränken. Eine „Gelegenheitsursache" kann nur dann angenommen werden, wenn ein Gesundheitsschaden mit Wahrscheinlichkeit auch ohne das angeschuldigte Ereignis durch ein alltäglich vorkommendes Ereignis zu annähernd derselben Zeit und in annähernd gleichem Ausmaß eingetreten wäre.

Im Kapitel **„Kannversorgung"** ist der wichtige – aber leicht zu übersehende – Hinweis aus dem Rundschreiben des Bundesministeriums für Arbeit (BMA) vom 22.3.1995 aufgenommen worden, daß bei den Leiden, für die eine allgemeine Zustimmung erteilt worden ist, diese Zustimmung nur für eine Anerkennung im Sinne der Entstehung gilt. Damit ist gleichzeitig zum Ausdruck gebracht worden, daß alle Leiden, bei denen eine Anerkennung im Sinne der Verschlimmerung vorgesehen ist, dem BMA zur Zustimmung im Einzelfall vorgelegt werden müssen. Die Liste der Leiden, die bisher schon regelhaft der Zustimmung des BMA im Einzelfall bedurften, ist erheblich erweitert worden (z.B. um primäre dilatative Kardiomyopathie, MALT-Lymphom, Kollagenosen, Vaskulitiden).

Weiterhin gilt, daß auch bei anderen selteneren und nicht genannten Leiden eine „Kannversorgung" in Betracht kommen kann.

Im Kapitel „Kausalitätsbeurteilung bei Infektionskrankheiten" sind 12 neue Infektionskrankheiten hinzugekommen (z.B. Hepatitis C, D, E, HIV-Infektion, Borreliose bzw. Lyme disease, Syphilis, alveoläre und zystische Echinokokkose). Bei der Poliomyelitis wurde der wichtige Hinweis aufgenommen, daß sich nach paralytischen Erkrankungen auch nach Latenzzeiten bis zu Jahrzehnten ein Post-Poliomyelitis-Syndrom entwickeln kann. Ein kausaler Bezug auf das Post-Poliomyelitis-Syndrom wird auch bei der Entwicklung einer amyotrophischen Lateralsklerose und einer spinalen progressiven Muskelatrophie genommen.

Sehr intensiv wurde das Kapitel „Schutzimpfungen" diskutiert. Neben vier neuen Schutzimpfungen (gegen Hepatitis A, Hepatitis B, Haemophilus influenzae-b, Frühsommer-Meningoenzephalitis) wurden wichtige Ergänzungen bei den Schäden nach Impfungen gegen Poliomyelitis, Masern, Influenza, Pertussis, Diphterie und Mumps aufgenommen. So heißt es z.B. bei den Impfschäden nach Masern-Schutzimpfung mit Lebendimpfstoff: „Akut entzündliche Erkrankungen des ZNS bedürfen einer besonders sorgfältigen diagnostischen Klärung. Ein ursächlicher Zusammenhang mit der Impfung kommt in Betracht, wenn die Erkrankung innerhalb von 7 bis 14 Tagen nach der Impfung aufgetreten ist, eine Antikörperbildung nachweisbar war und andere Ursachen der Erkrankung ausscheiden. Wenn Krampfanfälle innerhalb der ersten postvakzinalen Woche auftraten, können diese in keinem ursächlichen Zusammenhang mit der Impfung stehen, da in diesem Zeitraum das Impfvirus noch zu keiner Virämie geführt hat."

Zur Kausalitätsbeurteilung bei Multipler Sklerose hat sich überraschend ergeben, daß die bisherigen Kriterien für die Anerkennung dieses Leidens im Sinne der „Kannversorgung" auch weiterhin als zutreffend angesehen werden müssen. Als weitere exogene Schädigungsfaktoren, die eine „Kannversorgung" begründen können, wurden jedoch Elektrotraumen mit Stromverlaufsrichtung über das Rückenmark hinzugenommen.

Durch die Kenntnis der Bedeutung einer Infektion mit Helicobacter pylori für die Entstehung der chronischen Gastritis vom Typ B, einzelner Geschwüre und des Geschwürleidens des Magens und Zwölffingerdarms ist das Kapitel „Erkrankungen des Magens und des Zwölffingerdarms" neu formuliert worden.

Auch das Kapitel „Diabetes mellitus" ist infolge neuer medizinisch-wissenschaftlicher Erkenntnisse neu formuliert worden. Bemerkenswert ist, daß der insulinabhängige Diabetes mellitus (Typ-I-Diabetes) nunmehr auch in die „Kannversorgung" hineingenommen wurde. Außer einer genetischen Disposition, die jedoch von geringer Penetranz ist, kann die Ätiologie dieser Diabetesform nämlich noch nicht als hinreichend geklärt angesehen werden. Es wird aber diskutiert, daß bei entsprechender Disposition u.a. bestimmte Infekte (vor allem pankreotrope Viren) und toxische Substanzen einen Autoimmunprozeß auslösen, der im Laufe von etwa einem halben Jahr bis zu mehreren Jahren – bei Kindern auch in etwas kürzeren Fristen – zur Entwicklung eines insulinabhängigen Diabetes mellitus führen kann. Demgegenüber kommt eine Anerkennung des nicht-insulinab-hängigen Diabetes mellitus (Typ-II-Diabetes) als Schädigungsfolge nur selten in Betracht, da hierbei die Penetranz der Erbanlage größer ist und durch das Hinzutreten schädigungsfremder Faktoren (z.B. Fettsucht, Hypertriglyzeridämie) die Insulinresistenz begünstigt wird.

## Schlußbemerkung

Die Ausführungen zu Änderungen und Ergänzungen der neuen „Anhaltspunkte" geben nur einen kleinen Ausschnitt dessen wieder, was die „Anhaltspunkte" an Neuem bringen. Vieles, was den Autoren weniger wichtig schien, bleibt unerwähnt, kann aber für andere durchaus von besonderem Interesse sein. Dieser Aufsatz kann und soll den Ärzten, die bei allen Begutachtungen im SER und nach dem SchwbG diese Begutachtungsgrundsätze zu beachten haben und auch allen anderen Interessierten ein genaues Studium dieser Neuausgabe nicht ersparen. Nur so ist gewährleistet, daß die neuen „Anhaltspunkte" eine weitere Vereinheitlichung der Begutachtung sicherstellen und daß sie dazu beitragen, Fehler, die in der Vergangenheit gemacht wurden, zu vermeiden.

# Sozialmedizinische Aspekte der Sarkoidose

**Prof. Dr. Johannes Siegrist, Düsseldorf**

**Vortrag auf dem Immunologischen Sarkoidose Symposium REHA 1995, Düsseldorf**

Dieser abschließende Beitrag des Symposiums befaßt sich nicht mit den biomedizinischen Aspekten des Krankheitsbildes „Sarkoidose", sondern vielmehr mit der psychosozialen Situation des von einer chronischen Krankheit betroffenen Patienten. Er widmet sich damit Aspekten des Krankseins eher als der Krankheit, obwohl gezeigt wird, daß auch für eine therapeutisch erfolgreiche Arzt-Patient-Beziehung eine Ergänzung und Kombination dieser beiden Aspekte von Bedeutung ist.

Während es nach den bisher vorliegenden Recherchen nur wenige wissenschaftliche Untersuchungen zu den sozialmedizinischen und psychosozialen Aspekten der von Sarkoidose betroffenen Patientinnen und Patienten gibt, lassen sich die bei ähnlich schweren, mit ähnlichen Behinderungen einhergehenden chronischen Krankheitsbildern gewonnenen Erkenntnisse sicherlich in gewissem Umfang auf die hier zur Diskussion stehende Krankheitsproblematik übertragen.

Ausgangspunkt meiner Überlegungen ist die Annahme, daß man Krankheit nicht nur im Bezugssystem einer strukturalen, an organischen Läsionen orientierten Krankheitstheorie analysieren kann, sondern auch auf einer funktionalen Ebene. Dies bedeutet, daß Krankheitsprozesse, insbesondere solche einer längeren Pathogenese, als Ergebnis gestörter Kommunikation auf zellulärer Ebene, aber auch zwischen verschiedenen Organsubsystemen, interpretiert werden kann. In dieser Betrachtungsweise bildet der Organismus ein dynamisches System, das über eine Reihe zyklischer, rhythmischer Prozesse verfügt und in dem die feedback-gesteuerten Informationstransfers ein Gleichgewicht zwischen Umwelterfordernissen und Adaptionsmöglichkeiten des Organismus herstellen. Drei Kommunikationssysteme sind hierbei von herausragender Bedeutung: das neuronale System, das endokrine System und das Immunsystem. Alle drei Systeme sind durch höhere zentralnervöse Aktivität modulierbar. In den vergangenen 20 Jahren haben sich grundlegende Einblicke in die tiefreichende Bedeutung dieser zentralnervösen Modulation von Immunfunktion und neuro-hormonaler Aktivität ergeben. Sie verweisen darauf, daß Regulationsvorgänge im gesunden wie im kranken Organismus in sehr viel intensiverer Weise über das Zentralnervensystem gesteuert werden, als dies früher denkbar erschien. Damit zeigt sich aber auch, wie eng physikalisch hämische, ebenso wie symbolische, über das Spracherleben neokortikal vermittelte Informationen aus der Umwelt auf körperliche Regulationsvorgänge Einfluß nehmen. In diesem Sinne spricht man heute von einem sozio-psychosomatischen Verständnis funktionaler Krankheitsprozesse – eine Sichtweise, die der strukturalen, auf Morphologie und Organläsion fixierten herrschenden biomedizinischen Perspektive in manchen Punkten entgegengesetzt ist.

Besonders interessante wissenschaftliche Erkenntnisse stammen auch aus der neueren klinischen und grundlagenwissenschaftlichen Streßforschung. Heute ist bekannt, daß die limbischen Strukturen im Gehirn bei der Weiterleitung emotional getönter Information in das vegetative System eine maßgebliche Rolle spielen. Vor allem ist gezeigt worden, daß das Ausmaß wahrgenommener Kontrolle in einer potentiell bedrohlichen Situation darüber entscheidet, über welche Streßachsen im Organismus neuronale, endokrine und immunsystem-vermittelte Reaktionen ausgelöst werden. So gibt es heute eine Menge Belege für die Hypothese, daß Situationen eindeutigen Kontrollverlustes, erlebter Hilf- und Machtlosigkeit die Hypothalamus-Hypophysen-Nebennierenrinden-Achse aktivieren und damit zu einer vermehrten Ausschüttung von ACTH und Cortikosteroid-Hormonen führen. Als Folge dieser Stimulation wird u.a. die Immunkompetenz im Organismus verringert, die Aktivität natürlicher Killerzellen wird abgeschwächt, die zelluläre Immunantwort vermindert sich.

Lebensgeschichtliche Belastungen, wie schwere Trennungserlebnisse, Verlusterfahrungen, schwere Kränkungen etc. vermögen auf diese Weise, die Abwehrkräfte des Organismus zu schwächen und diesen für bestimmte Erkrankungen vulnerabel zu machen.

Auf der anderen Seite ist ebenfalls gezeigt worden, daß exzessive Verausgabungen infolge Überforderung, undosierten Leistungsstrebens etc. die Sympathikus-Nebennierenmark-Achse aktivieren mit entsprechenden „katabolen" hormonellen und kardiovaskulären Reaktionen. Exzessive Stimulation dieser Streßachsen führt insbesondere zu frühzeitigen Schädigungen des Herzkreislaufsystems.

Diese und viele verwandte, hier nicht im Detail darzustellende Erkenntnisse der Streßforschung haben eine Brücke geschlagen zwischen der vom Patienten subjektiv erlebten Belastungsrealität und dem naturwissenschaftlich faßbaren Krankheitsgeschehen. Diese Brücke genauer zu erfassen, ist die Aufgabe der sozial- und verhaltenswissenschaftlichen Grundlagenforschung in der Medizin, insbesondere der beiden Disziplinen Medizinische Psychologie und Medizinische Soziologie. In den vergangenen drei Jahrzehnten sind hierzu grundlegende Erkenntnisse erarbeitet worden. So ist es heute möglich, eine Reihe sozialer Risiko- und Schutzfaktoren zu benennen, die über die genannten Streßmechanismen der Entwicklung bestimmter chronisch/ degenerativer Erkrankungen Vorschub leisten, selbstverständlich im Verein mit genetischen Risiken sowie mit gesundheitschädigenden Lebensweisen. Zu solchen sozialen Risikosituationen zählen beispielsweise die Vereinsamung oder soziale Isolation, die Zugehörigkeit zu einer niedrigen sozio-ökonomischen Schicht, in der weniger Wahl- und Gestaltungsmöglichkeiten des Lebens gegeben sind und in denen die eigene Benachteiligung auf Schritt und Tritt erlebt wird. Zu den Risikosituationen gehören ferner bestimmte berufliche Belastungskonstellationen, so beispielsweise Tätigkeit an Arbeitsplätzen, die durch hohen Zeitdruck und zugleich geringen Entscheidungsspielraum gekennzeichnet sind, oder aber Arbeitsplätze, an denen ein Ungleichgewicht zwischen hoher geleisteter Verausgabung und vergleichsweise niedriger Belohnung erfahren wird. Es gibt aber auch soziale Schutzfaktoren, so insbesondere Erfahrungen guten, verläßlichen sozio-emotionalen Rückhalts in einer stabilen zwischen-menschlichen Beziehung, in einer Gruppe, der man sich zugehörig fühlt (sogenannter sozio-emotionaler Rückhalt).

Neben Risiko- und Schutzsituationen sind es auch Risiko- und Schutzdispositionen im einzelnen Menschen, welche zur Belastungs- bzw. Entlastungsproblematik im sozio-psycho-somatisch analysierten Krankheitsgeschehen beitragen. Während Merkmale wie Depressivität, starke Angstneigung, latente Feindseligkeit, exzessives Dominanzstreben nachweislich ungünstige Einflüsse auf die menschliche Gesundheit ausüben, vermögen andererseits bestimmte Eigenschaften wie Optimismus, Selbstwirksamkeitsglaube, stabiles Selbstwertgefühl etc. eine protektive Wirkung ausüben.

Psychosoziale Risiko- und Schutzfaktoren sind jedoch nicht nur bei der Abschätzung von Risiken, an einer chronisch-degenerativen Erkrankung zu leiden (z.B. koronare Herzkrankheit, bestimmte Krebskrankheiten, andere Immunsystem-vermittelte chronische Erkrankungen) von Bedeutung, vielmehr spielen sie eine mindestens ebenso wichtige Rolle bei der Vorhersage des weiteren Krankheitsverlaufs bei bereits Erkrankten. Es sind vor allem diese Erkenntnisse, die für die Arzt-Patient-Beziehung auch von ganz praktischer Bedeutung sind und auf die ich daher abschließend mit einigen Beispielen hinweisen möchte.

So zeigt eine neue amerikanische Studie bei einem Kollektiv von 222 Patienten ein vier- bis fünffach erhöhtes Sterberisiko im Sechsmonatszeitraum bei Patienten mit koronarer Herzkrankheit, die durch ausgeprägte depressive Zustände charakterisiert sind. Stärkere soziale Isolation in Kombination mit einer prekären sozioökonomischen Lage steigert das Sterberisiko weiter, auch nach Kontrolle der klinisch-medizinischen Risikofaktoren sowie der therapeutischen Maßnahmen. Eine andere, ebenfalls amerikanische Studie belegt, daß ältere Koronarpatienten, die über keine nennenswerte Quelle sozio-emotionalen Rückhalts verfügen, ein knapp dreifach erhöhtes Sterberisiko gegenüber denjenigen Kranken aufweisen, die über zwei und mehr Quellen sozio-emotionalen Rückhalts verfügen. Interessanterweise gilt diese Beziehung sowohl für die älteren wie auch für die jüngeren Patienten, für Männer ebenso wie für Frauen und schließlich nach statistischer Kontrolle des Schweregrades der Erkrankung.

Eine erste Interventionsstudie, die aus diesen Erkenntnissen praktische Konsequenzen zieht und Koronarpatienten nach ihrer Entlassung aus dem Akutkrankenhaus regelmäßig unterstützende psychosoziale Hilfen anbot, konnte belegen, daß diese Maßnahme einen günstigen Effekt auf die Überlebenswahrscheinlichkeit ausübte.

Ähnlich dramatisch sind die Ergebnisse einer Interventionsstudie bei Frauen mit metastasierender Brustkrebserkrankung zu werten: so gelang es, in einer zufällig ausgewählten Patientinnengruppe, die von Ärzten und Psychologen ein Jahr lang relativ intensiv durch unterstützende Gruppentherapie und

Selbsthypnose betreut wurde, die Überlebenszeit mit durchschnittlich 36,6 Monaten gegenüber einer gleich schwer und ansonsten biomedizinisch gleichbehandelten Kontrollgruppe von Patientinnen mit 18,9 Monaten um beinahe 100% zu erhöhen. Obwohl dies noch kein letztendlicher Beweis für eine kausale Verknüpfung zwischen psychosozialer Intervention und bösartigem Wachstumsprozeß bedeutet, weisen diese bahnbrechenden Studien doch in eine ganz neue Richtung patientenzentrierten Handelns. Hier zeigt sich, wie die lebensgeschichtliche Situation des Krankseins und die biomedizinisch erfaßbare Realität der Krankheit in der Arzt-Patient-Beziehung, im therapeutischen und betreuenden Prozeß zusammengeführt werden müssen, um den Erkrankten eine bestmögliche Behandlung zu gewähren.

Die referierten Erkenntnisse, die notwendigerweise kurz und selektiv bleiben mußten, verweisen auf die Notwendigkeit, auch im Bereich der Sarkoidose-Erkrankung nach einer solchen Synthese zu suchen und die gewonnenen Erkenntnisse zum Wohl der von der Krankheit Betroffenen in die Praxis umzusetzen.

# Sarkoidose und Sozialmedizin

**Dr. med.
Rudolf Hermann Freericks,
Neuss**

## Sich aus fremden Leiden eigene Sorgen bereiten (Hippokrates)

Wer sich mit chronischen Krankheiten befasst und um eine solche handelt es sich bei der Sarkoidose, wird feststellen, dass sich in den letzten Jahren ein teils dramatischer Umbruch in der sozialmedizinischen Einschätzung chronischer Krankheiten entwickelt. Nicht nur werden die Regeln, Richtlinien und Leitlinien immer weiter verschärft und enger ausgelegt. Auch das Bild des chronisch Kranken unterliegt einem Wandel zur reinen Funktionsbeurteilung.

Viele Sarkoidose-Patienten merken dies an Ihren Kämpfen mit den sozialmedizinischen Institutionen, Rentenversicherungsträgern und Versorgungsämtern. Wer chronisch krank ist, hat immer mehr Hürden zu überwinden und macht sich nicht beliebt. Krankheitsverhalten, Sozialverhalten und psychologische Beurteilungen nehmen in vielen Berichten einen großen Raum ein und führen häufig zur Eingrenzung der Möglichkeiten, einem kranken Menschen, gerecht zu werden. Hierbei werden zunehmend auch körperliche Leiden zu seelischen Problemen erklärt und der chronisch Kranke damit allein gelassen. Beides gehört zusammen und sollte auch als solches gewürdigt werden. Erschwerend kommt hinzu, dass die Sarkoidose mit Ihren Symptomen durch alle medizinischen Fächer geht, aber nur gesamthaft beurteilt werden kann. Sie ist eben nicht nur ein Thema der Lungenheilkunde, obwohl sie nach wie vor durch eine Röntgenuntersuchung des Brustkorbs meistens entdeckt wird.

**Sarkoidose im sozialen Entschädigungsrecht**

Glücklicherweise hat die Novellierung der Anhaltspunkte für das ärztliche Gutachterwesen dem systemischen Charakter und der chronischen Aktivität der Sarkoidose Rechnung getragen und damit nicht nur die Funktionsausfälle gewürdigt. Bei Versorgungsämtern, Medizinischen Diensten und manchen Sachverständigen spricht sich dies nur langsam herum.

In den Anhaltspunkten für die ärztliche Gutachtertätigkeit 1996 findet sich nachfolgende Bewertung der Sarkoidose:

**Der GdB/MdE-Grad richtet sich nach der Aktivität mit ihren Auswirkungen auf den Allgemeinzustand und nach den Auswirkungen an den verschiedenen Organen (vor allem thorakale Lymphknoten und Lunge, aber auch weitere Organe wie z.B. Leber, Milz, Herz, Augen, ZNS, Haut).**

**Bei chronischem Verlauf mit klinischen Aktivitätszeichen und Auswirkungen auf den Allgemeinzustand ist ohne Funktionseinschränkung von betroffenen Organen ein GdB/MdE-Grad von 30 anzunehmen. Funktionseinschränkungen sind zusätzlich zu berücksichtigen.**

**Bei Defektzuständen kommt es allein auf die funktionellen Ausfallserscheinungen an.**

**Wichtige Zeichen der klinischen Aktivität sind:**

Die Zeichen und die Symptome der Sarkoidose hängen davon ab, welches Organ beteiligt ist und wie ausgeprägt. Von allen Organen kann die Sarkoidose ausgehen. Viele Patienten mit Symptomen haben Beschwerden im Bereich des Respirationstraktes, klagen über Schmerzen der Augen, Hautveränderungen, Gelenkschmerzen, Muskelschmerzen, starkes Schwitzen, systemische Symptome wie Fieber, Gewichtsverlust oder allgemeines Schwächegefühl. Bindehautreizung, trockene Schleimhäute und immer wieder rezidivierende Infekte werden häufig angegeben. Oft entwickeln sich auch ein Asthma und eine Allergie. Eine über lange Zeit durchgeführte Cortisontherapie ist ebenfalls ein indirektes Zeichen der Aktivität der Erkrankung. Nicht zu übersehen sind daneben die Folgen einer jahrelangen Einnahme des Cortisons an der Haut, den Augen und den Gelenken sowie die Entwicklung von Fettsucht oder Diabetes. Schließlich können unter der Cortisontherapie unter anderem schwere Depressionen vorkommen. Nebenwirkungen von Methotrexat und Azathioprin dürfen ebenfalls nicht unberücksichtigt bleiben.

In den Anhaltspunkten 1996 findet sich außerdem die nachfolgende Bewertung der **Krankheiten der Atemwege mit dauernder Einschränkung der Lungenfunktion:**

**- geringen Grades**
das gewöhnliche Maß übersteigende Atemnot bei mittelschwerer Belastung, mittelschwere körperliche Arbeiten; statische und dynamische Messwerte der Lungenfunktionsprüfung bis zu 1/3 niedriger als die Sollwerte. Blutgaswerte im Normbereich. 20-40

**- mittleren Grades**
das gewöhnliche Maß übersteigende Atemnot bereits bei alltäglicher leichter Belastung: statische und dynamische Messwerte der Lungenfunktionsprüfung bis zu 2/3 niedriger als die Sollwerte. Respiratorische Partialinsuffzienz. 50-70

**- schweren Grades**
Atemnot bereits bei leichtester Belastung oder in Ruhe; statische oder dynamische Messwerte der Lungenfunktionsprüfung um mehr als 2/3 niedriger als die Sollwerte, respiratorische Globalinsuffizienz. 80-100

Wichtig bei dieser graduellen Einteilung ist die andauernde Einschränkung der Lungenfunktion. Es wird ein Bemessungsrahmen angegeben mit einer unteren und oberen Begrenzung. Es sollte daher begründet werden, warum der Bemessungsrahmen im oberen oder unteren Bereich ausgelotet wird. Aufgrund der unterschiedlichen Sollwerte gilt dabei vereinbarungsgemäß, daß z.B bei der Vitalkapazität erst ein Wert unter 80% der Norm als pathologisch anzusehen ist.

Zur weiteren Differenzierung dienen die Untersuchungen der Blutgase in Ruhe und bei Belastung sowie der Diffusion, die die Effizienz der Atmung beurteilen. Sie geben weitere Hinweise für die Auslotung des Bemessungsrahmens und sind wichtige Parameter.

Zu berücksichtigen ist allerdings, daß deutlich eingeschränkte Werte der Spirometrie, der Bodyplethysmografie und der Atemmechanik nicht linear gleichzeitig von einer pathologischen Veränderung der Blutgaswerte begleitet werden müssen und umgekehrt. Erst die Belastungsuntersuchung der Oxyergometrie und der Spiroergometrie geben hier eine weitere Tiefenschärfe zur Beurteilung. So kann eine leichte andauernde Einschränkung der Lungenfunktion geringen Grades bei der Sarkoidose gleichzeitig von einer erheblichen Einschränkung des Sauerstoffdruckes im Blut begleitet sein und nicht, wie es in den Anhaltspunkten steht, mit Blutgaswerten im Normbereich. Dies ist für die Beurteilung und spätere Begründung der graduellen Einteilung des Bemessungsrahmens wichtig zu diskutieren und zu begründen. Einer der häufigsten Fehler liegt in der Unterschätzung dieser Parameter. Unter Cortison wird fast immer ein zu guter Wert der Lungenfunktion und der Blutgase gemessen. Auch hier ist die Längsschnittbeurteilung der Funktionswerte im Verlauf der Erkrankung notwendig.

Ein weiterer Fehler ist immer wieder angelegt in der Stadieneinteilung nach Wurm mit drei Stadien oder der amerikanischen Einteilung, die von vier Stadien ausgeht. Es handelt sich bei diesen Einteilungen nicht um eine Graduierung der klinischen Aktualität und Einschränkung, sondern um eine rein deskriptive Beschreibung des Röntgenbildes des Brustkorbes. Es gibt drastisch auffällige Röntgenbilder zum Beispiel im Stadium III nach Wurm mit nur geringer Einschränkung der Lungenfunktion und der Blutgase und umgekehrt. Dies ist zwar nicht die Regel aber gleichwohl zu beachten.

Die Sarkoidose ist eine systemische Erkrankung und eben nicht nur eine Erkrankung der Lunge. Auch an eine Herzbeteiligung ist zu denken. Es können alle anderen Organsysteme in einer bestimmten statistisch bekannten Reihenfolge befallen und anhand der Anhaltspunkte oder der Behinderten-Tabelle eingestuft werden. Die richtige Tiefenschärfe in der Beurteilung zu finden und den Bemessungsrahmen auszufüllen ist schwer, da wir häufig nur die Eisbergspitze der Erkrankung erkennen können.

**Sarkoidose im Rentenrecht**

Während im Rahmen der versorgungsrechtlichen Beurteilung der Sarkoidose relativ eindeutige Vorgaben durch die Anhaltspunkte 1996 gemacht werden, die zum ersten Mal auch die Aktivität der Sarkoidose zusätzlich zu den Funktionsausfällen berücksichtigen, ist dies im Rentenrecht bei der Beurteilung der Sarkoidose für die Feststellung einer Erwerbsunfähigkeit nicht wesentlich anders, aber durch die langen Verläufe der Erkrankung, die häufigen Behandlungen mit ihren den Verlauf maskierenden Medikamenten, insbesondere Corticoide und Immunsuppressiva wie Ciclosporin A, Azathioprin und Methotrexat auch nicht leichter. Diese Pharmaka haben einen zum Teil erheblichen Einfluss auf das Krankheitsgeschehen sowohl positiv wie auch negativ aufgrund Ihrer Nebenwirkungen.

Wichtig ist sowohl bei der retrograden als auch der anterograden Längsschnittbeurteilung daher die Medikamenten-Anamnese. Viele Sarkoidosen werden unter diesen Medikamenten insbesondere in der Phase der Cortisontherapie zu positiv beurteilt. Die frische immunologische Entzündung verschwindet unter Corticoiden sehr rasch, ohne dass dies über den weiteren Verlauf der Erkrankung eine klare Beurteilung zuließ. Hier werden immer wieder Aussagen in einer Tragweite gemacht, die dem Krankheitsbild und damit dem Patienten nicht gerecht werden. Es kann auch ein hochpathologischer Röntgen-Befund der Lunge erhoben werden, ohne eine wesentliche Einschränkung des Lungenfunktionsbefundes.

Analog zur Beurteilung des Morbus Hodgkin und der Non-Hodgkin-Lymphome kann man auch bei der Sarkoidose die Allgemein-Symptome unter einer A- und B-Symptomatik führen, damit diese häufigen übersehenen Symptome auch gewürdigt werden. Vielfach werden die Symptome wie Fieber, reduzierter Allgemeinzustand, Gelenkschmerzen und Abgeschlagenheit nicht mit berücksichtigt. Das führt dann, wenn man sich nur an den Organbefunden orientiert – und dies ist leider in vielen Gutachten so – zum Teil zu drastischen nicht sachgerechten Beurteilungen.

Auch die Einnahme des Cortisons mit seinen schweren Nebenwirkungen an vielen Organen ist zu berücksichtigen. Das gleiche gilt für Ciclosporine und Methotrexat, die zum Beispiel eine Niereninsuffizienz oder Leberfibrose verursachen können. Auch langwierige und schwierig zu behandelnde Depressionen werden unter Cortison immer wieder übersehen. Der in seinem Schwerpunkt tätige Internist muss sich auf seine allgemeininternistische Ausbildung zurückbesinnen und im Grunde jedes Organ gedanklich mitbedenken, das im Rahmen der Erkrankung der Sarkoidose beteiligt sein könnte und so die systemische Erkrankung Sarkoidose mit Ihren Allgemeinsymptomen, Ihrer Aktivität – ob in Remission oder Progression – in Beziehung setzen zu den bestehenden Funktionsausfällen. Beides muss schlüssig dargelegt werden können, um eine nachvollziehbare Beurteilung der Entwicklung der gesamten Erkrankung begreifbar zu machen.

**Verhalten von Arzt und Patient im Gutachtenverfahren**

Zur sozialmedizinischen Beurteilung einer Krankheit gehören zumindest zwei, der Patient und der Arzt. Der Arzt sollte in der Lage sein, ohne vorgefasste Meinung, die Krankheit vom Patienten her zu denken und versuchen, sich in ihn hineinzuversetzen. Nur dann kann er unter Würdigung der medizinischen und technischen Befunde als sachverständiger Berater des Patienten, eines Gerichtes oder eines Rentenversicherers dem Patienten gerecht werden. Ein paar auf ein Papier gekritzelte Diagnosen und Befunde sind nicht hilfreich. Wichtig ist die Längsschnittbeurteilung sowohl für die Vergangenheit als auch für das, was sich für die Zukunft der Erkrankung entwickeln könnte. Er sollte tunlichst von juristischen Beurteilungen und moralischen Bewertungen Abstand nehmen. Permanentes Hinweisen auf das eigene Können und Wissen sind genauso wenig sinnvoll wie das Herabsetzen des Vorgutachters. Eitelkeit, vorgefasste Meinungen und notorische Rechthaberei reduzieren den Wert eines Gutachtens besonders. Auch besonders exotische und interessante Diagnosen helfen der Aufklärung des Sachstandes nicht. Je erfahrener der Arzt, desto vorsichtiger ist er in seinen Beurteilungen und desto sicherer ist seine Stellungnahme, denn substantiiert

Stellung nehmen muß er. Eigentlich benötigt der Arzt nur seine medizinische Hermeneutik: Zuhören und sich etwas sagen lassen.

Das gleiche gilt für den Patienten. Er sollte in der Lage sein, seine Krankheit zu benennen mit Ihrem Beginn, dem Verlauf und der Medikation. Eigentlich sollte er sich zu Beginn der Erkrankung die wesentlichen Befunde notieren und kopieren. Vor allen Dingen sollte er ein Tagebuch über die Symptome im Zusammenhang mit der Behandlung und den Untersuchungen führen. Arztbesuche und klinische Behandlungen im Zusammenhang mit der Diagnostik sind mit genauen Daten zu versehen. Ein augenärztlicher Befund ist wichtig. Ebenfalls wichtig sind Röntgenbilder, Funktionsbefunde des Gasaustausches und der Lungenfunktion, Laborunteruntersuchungen wie BSG, CRP, ACE und LZM sowie eine Elektrophorese, ein Differen-tialblutbild und Blutzuckeruntersuchungen der letzten Jahre. Die synoptische Darstellung dieser Befunde mit Angabe von Zeit und Ort sowie dem Namen des Untersuchers oder der Klinik ist für den Gutachter sehr wichtig. Ebenfalls ist alles von Bedeutung, was der Patient für wichtig hält. Gute Mitarbeit des Patienten ist besser als das Aggravieren von Symptomen. Dies schadet eher und stört das Vertrauen, das auch der Arzt in seinen Patienten haben muss, um zu einer gerechten Wertung zu kommen. Für die sozialmedizinische Untersuchung ist primär wichtig, was der Patient selbst schildert und berichtet, erst dann kommen die Fremdbefunde von anderen Ärzten.

Bei allem Verständnis auch für außerschulische und schulmedizinische Methoden der Diagnostik müssen diese anerkannt und nachvollziehbar sein. Viele Bescheinigungen und Atteste haben schon so manchen Patienten in langwierige und mit großer Verbissenheit geführte Verfahren gebracht und ihn damit in der wichtigen Annahme und Hinnahme der Erkrankung behindert.

Der Arzt ist kein Wunscherfüller für Versorgungswünsche und kein Halbgott in Weiß, auch wenn sich manche Ärzte immer noch so benehmen und manche Patienten, die zu einer sozialmedizinischen Untersuchung kommen, dies gerne hätten, weil sie dann nicht selbst nachdenken und Sorge tragen müssen.

Des weiteren ist der Arzt kein Gesundheitspolizist, auch wenn die derzeitige Gesellschaftspolitik dies gerne hätte und den allgemeinen Rahmen in der medizinischen Beurteilung einer chronischen Erkrankung immer enger ziehen möchte, so daß eine gerechte auf den ganzen Menschen in seiner Verletzlichkeit und seinen chronischen Erkrankungen bezogene Beurteilung immer schwerer gemacht wird.

Sich aus fremden Leiden eigene Sorgen bereiten gilt daher auch in der Sozialmedizin. Diese Sorgen zu erleichtern oder ertragen zu lernen, ist ein Grundgedanke der Selbsthilfe.

# Begutachtung der Sarkoidose

**Prof. Dr. med. Dennis Nowak,
München**

**Aus: Sarkoidose UpDate 2000
277-286,
Herausgegeben von
Prof. Dr. Detlef Kirsten,
Prof. Dr. Helgo Magnussen
Interpneu Verlag, Großhansdorf**

**Mit freundlicher Genehmigung
des Interpneu Verlages,
Großhansdorf**

## 1. Einführung

Die Begutachtung der Sarkoidose – wie auch anderer Erkrankungen – findet an der Schnittstelle zwischen Medizin, Verwaltungspraxis und Rechtswissenschaft statt. Für den Gutachter ist es zunächst wichtig zu prüfen, ob tatsächlich eine Sarkoidose vorliegt oder beispielsweise etwa eine Tuberkulose oder andere Granulomatose. Bei den sozialmedizinischen Überlegungen sind gute Kenntnisse nicht nur des Krankheitsbildes Sarkoidose und seiner vielfältigen Manifestationen vonnöten, sondern auch der juristischen Zusammenhänge [2,3].

## 2. Begriffsbestimmung

### 2.1. Befundberichte

Diese dienen primär dem Informationsaustausch der beteiligten Ärzte. Oftmals finden sie jedoch Verwendung in einem späteren Entscheidungsverfahren, z.B. vor Versorgungsämtern und Gerichten. Es besteht eine Auskunftspflicht des behandelnden Arztes gegenüber den zuständigen Sozialleistungsträgern (§ 203 SGB VII). Deshalb sollen erhobene Befunde, basierend auf verschiedenen diagnostischen Möglichkeiten, nachvollziehbar beschrieben werden. Dies bedeutet insbesondere, daß auch Meßergebnisse (ggf. unter Angabe der Sollwerte) genannt werden. Befundberichte sollten jedoch gutachterliche Gesichtspunkte nicht vorwegnehmen.

Die klare Trennung zwischen Befundbericht und Gutachten muß stets beachtet werden. Im Schwerbehindertenrecht wird allerdings seitens des Sozialgerichtes neben den Fragen nach Befunden im Rahmen einer „Zusatzfrage" mitunter auch eine kurze gutachterliche Stellungnahme, z.B. zum Grad der Behinderung gestellt. Sofern diese Zusatzfragen seitens des Gerichtes überlegt gestellt und seitens der Ärzte sorgfältig und vollständig beantwortet werden, kann dies oft zur Klärung von offenen Streitfragen und zur Beendigung eines Rechtsstreites führen.

## 2.2. Atteste

Atteste sind ärztliche Bestätigungen eines medizinischen Sachverhaltes, die der Patient für Behörden und für andere Institutionen benötigt, ggf. um sozialmedizinische Maßnahmen zu ermöglichen. Der Inhalt eines Attestes muß der Wahrheit entsprechen. Ärzte und andere approbierte Medizinalpersonen, welche ein unrichtiges Zeugnis über den Gesundheitszustand eines Menschen zum Gebrauch bei einer Behörde oder Versicherungsgesellschaft wider besseres Wissen ausstellen, werden mit Freiheitsstrafe bis zu zwei Jahren oder mit Geldstrafe bestraft (§ 278 StBG).

Ein Problem besteht darin, daß Befindlichkeitsstörungen – so auch bei der Sarkoidose – oftmals bislang nur unzureichend objektivierbar sind.

## 2.3. Gutachten

Diese zielen auf die objektive Bewertung eigener und/oder fremderhobener klinischer und medizintechnischer Befunde aufgrund allgemeiner Erfahrungssätze des Fachgebietes des Gutachters ab. Die zu bewertenden Befunde (technische Daten wie Röntgenbilder, Lungenfunktion etc.) müssen besonders hohe Qualitätsanforderungen erfüllen. Der Gutachter sollte sich hierbei auf Empfehlungen beziehen, die den bestmöglichen aktuellen Konsensus unter Fachleuten darstellen. Es gilt dabei nicht: „In dubito pro aegroto". Richtlinien beinhalten durchaus einen gutachterlichen Ermessensspielraum. Ein von der geltenden Lehrmeinung abweichendes Urteil muß diesen Tatbestand feststellen und bedarf einer besonders ausführlichen Begründung.

# 3. Begutachtung der Sarkoidose

Entsprechend dem Verfahrensinhalt ist das vorliegende Kapitel wie folgt nach Bedeutung der einzelnen Gebiete gegliedert:

- Begutachtung der Sarkoidose im Krankenversicherungsrecht
- Begutachtung der Sarkoidose im Schwerbehindertenrecht

- Begutachtung der Sarkoidose im Rentenrecht
- Begutachtung der Sarkoidose im Sozialen Entschädigungsrecht
- Begutachtung der Sarkoidose im Berufskrankheitenrecht

### 3.1. Begutachtung der Sarkoidose im Krankenversicherungsrecht

*Arbeitsunfähig* ist ein Versicherter, wenn er infolge einer Krankheit nicht mehr – oder nur unter der Gefahr der Verschlimmerung der Krankheit – die zuletzt ausgeübte Tätigkeit ausüben kann. Der Tatbestand der Arbeitsunfähigkeit bezieht sich auf eine konkrete Tätigkeit. Der attestierende Arzt muß sich demnach ein Bild über Art und Umfang der tätigkeitsbedingten Anforderungen und Belastungen machen (Richtlinien des Bundesaußchußes Ärzte/Krankenkassen).
Die berufliche Basis kann sehr entscheidend für die Frage der Arbeitsunfähigkeit sein. Im Zweifelsfall kann die Krankenkasse vom attestierenden Arzt um eine entsprechende Information zur beruflichen Basis gebeten werden.
Arbeitsunfähigkeit kann auch vorliegen, wenn bei einer Rückkehr zum Arbeitsplatz mit einer Verschlimmerung der Erkrankung zu rechnen ist. Medizinische Vorteile und soziale Nachteile müssen bei der Entscheidung bedacht werden. Eine vom Patienten (wegen einer erwünschten langen "AU") abgerungene „großzügige" Attestierung, dass bestimmte Belastungen nicht mehr zumutbar sind, kann für den Betreffenden auch nachteilige Folgen haben. Denn ein Arbeitgeber kann (bei bestimmten weiteren Umständen) kündigen, wenn kein dem Gesundheitszustand angemessener Arbeitsplatz mehr angeboten werden kann.
Bei der akuten Sarkoidose kann eine Arbeitsunfähigkeit aus einem Krankheitsgefühl, Fieber, einer Sprunggelenksarthritis sowie einem schmerzhaften Erythema nodosum resultieren. Bei der chronischen Lungensarkoidose ist die Lungenfunktion oft auch bei eindrucksvollem Röntgenbefund nur wenig eingeschränkt. Krankheitsgefühl, Abgeschlagenheit und allgemeine Leistungsminderung können hier jedoch vorkommen. Für einen negativen Einfluß körperlicher und inhalativer Belastungen auf den Krankheitsverlauf gibt es keinen Anhalt. Arbeitsunfähigkeit ist bei chronischen Formen der Sarkoidose damit nur selten gerechtfertigt.
Eine dauerhafte pulmonale Leistungseinschränkung kann sich in Form einer Restriktion, der Erniedrigung der Diffusionskapazität, einer reduzierten ergometrischen Belastbarkeit, in fortgeschrittenen Fällen in einer pulmonalen Hypertonie, einem Cor pulmonale und Rechtsherzinsuffizienz manifestieren. Hinsichtlich einer Erwerbsminderung hat ein Gutachter aus dem Ausmaß des Funktionsschadens das positive und negative Leistungsbild abzuleiten.

### 3.2. Begutachtung der Sarkoidose im Schwerbehindertenrecht

Als *Behinderung* ist die Auswirkung einer nicht nur vorübergehenden Funktionsbeeinträchtigung anzusehen, die auf einem regelwidrigen körperlichen, geistigen oder seelischen Zustand beruht und einen GdB von wenigstens 10 bedingt. Das Ausmaß der Behinderung wird mit dem Grad der Behinderung (GdB) bemessen. *Regelwidrig* ist der Zustand, der von dem für das Lebensalter typischen abweicht. Als *nicht nur vorübergehend* gilt ein Zeitraum von mehr als sechs Monaten. Aus dem GdB-Grad ist nicht nur auf das Ausmaß der Leistungsfähigkeit zu schließen. Der GdB ist grundsätzlich unabhängig vom ausgeübten oder angestrebten Beruf zu beurteilen. Die Anerkennung von Berufs- oder Erwerbsunfähigkeit durch einen Rentenversicherungsträger oder die Feststellung einer Dienstunfähigkeit oder Arbeitsunfähigkeit erlauben keine Rückschlüsse auf den GdB-Grad, wie umgekehrt aus dem GdB-Grad nicht auf die genannten Leistungsvoraussetzungen anderer Rechtsgebiete geschlossen werden kann.

Die Abschätzung des GdB wird entsprechend den Anhaltspunkten für die ärztliche Gutachtertätigkeit im sozialen Entschädigungsrecht und nach dem Schwerbehindertengesetz [1] wie folgt vorgenommen:

### 3.2.1. Anhaltspunkte zur Bemessung des GdB in Prozent von Einhundert

Der GdB-Grad richtet sich nach der Aktivität mit ihren Auswirkungen auf den Allgemeinzustand und nach den Auswirkungen an den verschiedenen Organen (vor allem thorakale Lymphknoten und Lunge, aber auch weitere Organe wie z.B. Leber, Milz, Herz, Augen, ZNS, Haut).

Bei *chronischem Verlauf* mit klinischen Aktivitätszeichen und Auswirkungen auf den Allgemeinzustand ist ohne Funktionseinschränkung von betroffenen Organen ein GdB-Grad von 30 anzunehmen, Funktionseinschränkungen betroffener Organe sind zusätzlich zu berücksichtigen. Bei Defektzuständen kommt es allein auf die funktionellen Ausfallserscheinungen an.

Hinsichtlich der funktionellen Auswirkungen auf den Atemtrakt erfolgt eine Orientierung üblicherweise an nachstehender, nicht diagnose-spezifischer Einstufung für Krankheiten der Atmungsorgane, sofern eine dauernde Einschränkung der Lungenfunktion vorliegt:

- **Geringgradige Einschränkung**
das gewöhnliche Maß übersteigende Atemnot bei mittelschwerer Belastung (z. B. forsches Gehen [5-6 km/h], mittelschwere körperliche Arbeit); statische und dynamische Messwerte der Lungenfunktionsprüfung bis zu 1/3 niedriger als die Sollwerte, Blutgaswerte im Normbereich 20-40

• **Mittelgradige Einschränkung**
das gewöhnliche Maß übersteigende Atemnot bereits bei alltäglicher leichter Belastung – (z. B. Spazierengehen [3-4 km/h], Treppensteigen bis zu einem Stockwerk, leichte körperliche Arbeit); statische und dynamische Meßwerte der Lungenfunktionsprüfung bis zu 2/3 niedriger als die Sollwerte, respiratorische Partialinsuffzienz 50-70

• **Schwergradige Einschränkung**
Atemnot bereits bei leichtester Belastung oder in Ruhe; statische und dynamische Meßwerte der Lungenfunktionsprüfung um mehr als 2/3 niedriger als die Sollwerte, respiratorische Globalinsuffzienz 80-100

Folgen lungenchirurgischer Eingriffe sind entsprechend zu bewerten.

Wichtig ist es besonders in diesem Zusammenhang, die Sarkoidose als *Multiorganerkrankung* zu sehen und die GdB-Bemessung nicht allein auf eine pulmonale Funktionsbeeinträchtigung zu beziehen. D. h., daß beispielsweise die Einschätzung des Befalls des Myokards, des ZNS, der Haut oder des Auges wiederum entsprechend den Anhaltspunkten [1] vorgenommen wird. Auch psychische Auswirkungen (am ehesten im Sinne psychoreaktiver Störungen klassifizierbar und hinsichtlich des GdB abschätzbar) sind zu berücksichtigen [4]. Liegen *mehrere Funktionsbeeinträchtigungen* vor, so sind zwar Einzel-GdB-Grade anzugeben; bei der Ermittlung des Gesamt-GdB-Grades durch alle Funktionsbeeinträchtigungen dürfen jedoch die einzelnen Werte nicht addiert werden. Auch andere Rechenmethoden sind für die Bildung eines Gesamt-GdB-Grades ungeeignet. Maßgebend sind die Auswirkungen der einzelnen Funktionsbeeinträchtigungen in ihrer Gesamtheit unter Berücksichtigung ihrer wechselseitigen Beziehungen zueinander. Bei der Gesamtwürdigung der verschiedenen Funktionsbeeinträchtigungen sind unter Berücksichtigung aller *sozialmedizinischen Erfahrungen* Vergleiche mit Gesundheitsschäden anzustellen, zu denen in der Tabelle feste GdB-Werte angegeben sind.

Ein Gesamt-GdB-Grad von 50 kann beispielsweise nur angenommen werden, wenn die Gesamtauswirkung der verschiedenen Funktionsbeeinträchtigungen so erheblich ist wie etwa beim Verlust einer Hand oder eines Beines im Unterschenkel, bei einer vollständigen Versteifung großer Abschnitte der Wirbelsäule, bei Herz-Kreislauf-Schäden oder Einschränkungen der Lungenfunktion mit nachgewiesener Leistungsbeeinträchtigung bereits bei leichter Belastung, bei Hirnschäden mit mittelschwerer Leistungsbeeinträchtigung usw.
Bei der Beurteilung des Gesamt-GdB-Grades ist in der Regel von der Funktionsbeeinträchtigung auszugehen, die den höchsten Einzel-GdB-Grad bedingt, und dann im Hinblick auf alle weiteren

Funktionsbeeinträchtigungen zu prüfen, ob und inwieweit hierdurch das Ausmaß der Behinderung größer wird, ob also wegen der weiteren Funktionsbeeinträchtigungen dem ersten GdB-Grad 10 oder 20 oder mehr Punkte hinzuzufügen sind, um der Behinderung insgesamt gerecht zu werden.

### 3.3. Begutachtung der Sarkoidose im Rentenrecht

Im Rentenrecht gibt es u. a. die Feststellung von Berufsunfähigkeit, Erwerbsunfähigkeit und Rehabilitationsmaßnahmen.

#### 3.3.1. Berufsunfähigkeit (BU)

Eine BU-Rente (bei BU und EU gibt es keine Angaben in Von-hundert-Sätzen) wird gewährt, wenn aus gesundheitlichen Gründen die Erwerbsfähigkeit *auf weniger als die Hälfte* derjenigen eines Gesunden mit ähnlicher Ausbildung, ähnlichen Kenntnissen und Fähigkeiten herabgesunken ist und eine zumutbare Verweisungstätigkeit nicht vorhanden ist. Anders ausgedrückt: Berufsunfähig ist ein Versicherter, dessen Leistungsfähigkeit aus gesundheitlichen Gründen so gemindert ist, daß er weder in seinem bisherigen Beruf noch in einem anderen zumutbaren Verweisungsberuf die Hälfte seines Verdienstes eines vergleichbaren Arbeitnehmers erzielen kann.
Es gehen in die Definition der BU auch erhebliche *nicht-medizinische Erwägungen* ein, insbesondere die der *Verweisbarkeit.*

#### 3.3.2. Erwerbsunfähigkeit (EU)

Erwerbsunfähig ist, wer eine Erwerbstätigkeit nicht mehr in gewisser Regelmäßigkeit ausüben kann (unabhängig von der Höhe der möglichen Einkünfte) oder aus dieser nur geringfügige Einkünfte erzielen kann. Die Definition *gewisse Regelmäßigkeit* und *geringfügige Einkünfte* sind durch BSG-Urteile umrissen und ändern sich gelegentlich, weswegen Einzelheiten hier nicht im Detail ausgeführt werden. Bei „geringfügigen Einkünften" wird auf eine „Bezugsgröße" verwiesen, wobei diese sich aus dem durchschnittlichen Entgelt aller Rentenversicherten im Vorjahr errechnet. Als „geringfügige Einkünfte" werden 1/7 hiervon angesehen.

Wenn jemand noch vollschichtig arbeitet, schließt dies Erwerbsunfähigkeit aus (außer er tut dies z. B. „auf Kosten seiner Gesundheit"). EU liegt nur vor, wenn berufsfördernde oder medizinische Reha-Maßnahmen nicht mehr erfolgversprechend sind.

Ungewöhnlich schwere Verlaufsformen der Sarkoidose mit ausgeprägter klinischer Symptomatik, Notwendigkeit langfristiger Steroidtherapie (mit entsprechenden Nebenwirkungen) sowie irreversiblen fibrotischen Veränderungen können Berufs- und Erwerbsunfähigkeit bedingen, ggf. auf Zeit.

### 3.4. Begutachtung der Sarkoidose im Sozialen Entschädigungsrecht

Das soziale Entschädigungsrecht hat folgende Zielsetzung: Wer einen Gesundheitsschaden erleidet, für dessen Folgen die staatliche Gemeinschaft in Abgeltung eines besonderen Opfers oder aus anderen Gründen nach versorgungsrechtlichen Grundsätzen einstehen muß, hat ein Recht auf notwendige Maßnahmen zur Erhaltung, Besserung und Wiederherstellung der Gesundheit und Leistungsfähigkeit und eine angemessene wirtschaftliche Versorgung (Nachteilsausgleich). Prinzipiell folgt das soziale Entschädigungsrecht dem Kausalitätsprinzip. Im Sinne einer *„Kannversorgung"* besteht im sozialen Entschädigungsrecht die Möglichkeit, nach § 1 Abs. 3, Satz 2 BVG eine Gesundheitsstörung als Schädigungsfolge anzuerkennen, wenn die zur Anerkennung einer Gesundheitsstörung als Folge einer Schädigung erforderliche Wahrscheinlichkeit nur deshalb nicht gegeben ist, weil über die Ursache des festgestellten Leidens in der medizinischen Wissenschaft Ungewissheit besteht. Hierzu wird in den Anhaltspunkten [1] ausdrücklich auch die Sarkoidose gezählt. Es wird dort angeführt:

„Wissenschaftlich werden neben genetischen auch exogene Faktoren diskutiert. Allerdings sprechen alle in der medizinischen Wissenschaft gesammelten Erfahrungen dafür, daß für die Manifestation und den Verlauf der Krankheit körperliche Belastungen (auch schwererer Art und über Monate andauernd) keine ursächliche Bedeutung erlangen können. Eine relevante Ungewissheit besteht noch hinsichtlich der Auswirkung 1. infektiöser oder anderer Krankheiten, die die Immunitätslage nachhaltig verändern. 2. extremer und langdauernder Belastungen, wie sie etwa unter Gefangenschafts-, Internierungs- oder Hafteinflüssen vorkommen. Haben solche Umstände als Schädigungstatbestände vorgelegen, sind die Voraussetzungen für eine „Kannversorgung" als gegeben anzusehen, wenn die ersten Symptome der Sarkoidose während der Einwirkung der genannten Faktoren oder längstens 6 Monate danach aufgetreten sind."

Die Bemessung des Schadens erfolgt mit der Bezeichnung „MdE", deren Zahlenwerte den GdB-Angaben in den Anhaltspunkten [1] entsprechen.

### 3.5. Begutachtung der Sarkoidose im Berufskrankheitenrecht

Da die Ätiologie der Sarkoidose nach wie vor unbekannt ist und ein Zusammenhang mit beruflichen Einflüssen (einschließlich außergewöhnlicher körperlicher und seelischer Belastungen) nicht belegt ist, spielt die Sarkoidose im Unfallrecht keine Rolle.

Bei Patienten mit einer Sarkoidose ist differentialdiagnostisch stets an eine *Berylliose* zu denken, wenn anamnestisch eine relevante Exposition vorliegt: Beryllium, ein silberweißes Metall, wird überwiegend durch Schmelzelektrolyse aus Berylliumchlorid oder durch Reduktion mit Magnesium aus Berylliumfluorid gewonnen. Es kommt in der Natur als Phenakit (BeSiO4), Chrysoberyll (BeAlO2) und Smaragd vor. Berylliumoxid wird zur Herstellung hoch-feuerfester Geräte und Materialien sowie keramischer Farben verwendet. Berylliumfluorid findet bei der Aluminium-Schweißpulverherstellung und andere Berylliumverbindungen bei der Herstellung von Spezialporzellan, Glühkörpern und Leuchtstoffen Verwendung; im letzteren Fall benutzt man jetzt vielfach andere ungiftige Stoffe. Berylliumlegierungen sind wegen ihrer praktisch unbegrenzten Haltbarkeit und Berylliumgläser wegen ihrer besonderen Strahlendurchlässigkeit von Bedeutung; auch in der Kernreaktor- und Raketentechnik spielen Beryllium und seine Verbindungen eine wichtige Rolle. Gefahrenquellen sind insbesondere das Verarbeiten trockener, staubender Berylliumverbindungen, hauptsächlich das Mahlen und Abpacken, in etwas geringerem Maße das Gewinnen des Berylliums aus seinen Erzen und Zwischenprodukten. Gesundheitsgefährdend sind auch Arbeitsplätze, an denen Beryllium oder seine Verbindungen in Dampfform auftreten. Bezüglich der klinischen und labortechnischen Abgrenzung (Beryllium-Lymphozyten-Transformationstest!) sei auf den Abschnitt von J. Müller-Quernheim in diesem Buch verwiesen. Sofern der begründete Verdacht auf eine Berylliose vorliegt, ist jeder Arzt verpflichtet, eine Berufskrankheitenanzeige bezüglich einer BK 1110 an den Träger der gesetzlichen Unfallversicherung oder an den Gewerbearzt zu erstatten.

**Literatur**

[1] Bundesministerium für Arbeit und Sozialordnung. Anhaltspunkte für die ärztliche Gutachtertätigkeit im sozialen Entschädigungsrecht und nach dem Schwerbehindertengesetz. Bonn: Köllen Druck und Verlag (1996)

[2] Freericks R H: Sozialmedizinische Aspekte und ärztliche Begutachtung der Sarkoidose. In: Deutsche Sarkoidose-Vereinigung (Hrsg.): Sarkoidose – Fachbeiträge zum Krankheitsbild. Neuss (1996), S. 316-321

[3] Kroidl R, Nowak D, Seysen U. Bewertung und Begutachtung in der Pneumologie. Empfehlungen der Deutschen Gesellschaft für Pneumologie und der Deutschen Atemwegsliga. Stuttgart: Thieme Verlag, 2. Auflage (2000)

[4] Smoller JW, Pollack MH, Otto MW, Rosenbaum JF, Kradin RL. Panic anxiety, dyspnea, and respiratory disease. Theoretical and clinical considerations. State of the art. Am J Respir Crit Care Med 154 (1996) 6-17

# Laboruntersuchungen zur Diagnostik und Verlaufsbeurteilung der Sarkoidose

**Prof. Dr. med. Almuth Pforte, Hans-Peter Hauber, Hamburg**

## Einleitung

Die Sarkoidose ist eine granulomatöse Systemerkrankung, deren Ursache derzeit unbekannt ist. In über 80% der Fälle sind die Lunge und mediastinale Lymphknoten betroffen. Die Erkrankung kann sowohl als akuter Krankheitsfall als auch in der chronischen Verlaufsform auftreten. Da ein Großteil insbesondere der akuten Formen keine Therapie benötigt, ein kleinerer Anteil der Patienten aber behandelt werden muß, ist das Interesse an geeigneten, einfach meßbaren und möglichst im Blut bestimmbaren Markern zur Beurteilung des Krankheitsverlaufs sehr groß. Dies ist auch wichtig im Hinblick auf die Entscheidung zu einer evt. Behandlung mit Kortisonpräparaten. Techniken wie das Röntgenbild oder die Computertomographie der Lunge und die Lungenfunktionsprüfung erfassen den Entzündungsprozeß in der Lunge nicht immer genau genug. Im folgenden soll deshalb nach einem kurzen Überblick über die Pathophysiologie (Mechanismen der Entzündung) und die Symptome eine Übersicht über die Laboruntersuchungen im Rahmen der Diagnostik und Verlaufsbeurteilung der Sarkoidose gegeben werden. Dabei soll zunächst auf die Parameter aus der bronchoalveolären Lavage und anschließend auf Marker im Blut eingegangen werden. Neben länger bekannten Parametern, die z. T. bereits einen festen Platz in der Routinediagnostik der Sarkoidose haben, werden auch neuere erwähnt, die z. T. gerade auf ihre Eignung hin geprüft werden.

**Pathophysiologie**

Trotz intensiver Bemühungen konnte die Ursache der Sarkoidose bisher nicht geklärt werden.

Man geht heute davon aus, daß es mehrere Ursachen gibt, die letztendlich in eine gemeinsame Endstrecke der Enzündung münden (11). Durch moderne Techniken ist es aber gelungen, einen tieferen Einblick in die Mechanismen der Entzündung (Pathophysiologie) zu gewinnen. Da die Beteiligung der Lunge mittels bronchoalveolärer Lavage (BAL, Verfahren bei dem Kochsalzlösung in die Lunge gespritzt und zurückgesogen wird, um Zellen zu gewinnen) für klinische und wissenschaftliche Untersuchungen hervorragend zugänglich ist, soll die Pathophysiologie modellhaft an der Lunge dargestellt werden.

In der betroffenen Lunge sammeln sich vermehrt Abwehrzellen wie Makrophagen und T-Lymphozyten an. Das Zusammenspiel der Makrophagen und T-Zellen ist für die entzündlichen Mechanismen von entscheidender Bedeutung. Das derzeitige Verständnis der Pathophysiologie bezieht T-Zellen, Makrophagen der Lunge und das Netzwerk der verschiedenen Botenstoffe (Zytokine, Wachstumsfaktoren) ein (6). Diese beiden Zellarten haben u. a. auf der Zelloberfläche einen stärkeren Besatz mit sog. Rezeptoren (vergleichbar mit Antennen) für Signale von außen. Diese Signale stellen Eiweißmoleküle dar und werden u. a. als Wachstumsfaktoren und Zytokine bezeichnet.

Bei den T-Zellen findet sich bei der Sarkoidose ein erhöhter Anteil von sog. CD4+ Zellen. Diese Zellen geben Interleukin-2 (ein Zytokin) ab und weisen bestimmte charakteristische Muster im Besatz mit Rezeptoren auf. Aus Untersuchungen des T-Zellrezeptors (wichtig für das Erkennen fremder Moleküle, sog. Antigene) kann geschlossen werden, daß sich die Immunantwort bei der Sarkoidose gegen ein oder mehrere bisher unbekannte Antigen(e) richtet (11).

Die Makrophagen der Lunge setzen Zytokine wie z. B. Interleukin-1 (IL-1), Tumornekrosefaktor-a (TNFa) und Interleukin-6 (IL-6) frei. Die beteiligten Zellen sezernieren eine Reihe von Botenstoffen, die entzündungsfördernd sind, sog. proinflammatorische Zytokine. Diese bewirken die Entzündung und unterhalten sie. Die Schlüsselrolle scheint dabei das Zytokin Interleukin-12 (IL-12) zu spielen. IL-12 fördert die Freisetzung pro-inflammatorischer Zytokine, die die Entzündung aufrechterhalten und die zur Granulomentstehung beitragen (11).

Obwohl viele pro-inflammatorische Zytokine durch Abwehrzellen der Lunge gebildet werden, weisen viele Patienten nur diskrete Symptome auf, was auf die Aktivierung gegenregulatorisch entzündungshemmender sog. antiinflammatorischer Mechanismen zurückzuführen sein könnte (6,11). Wichtige entzündungshemmende Botenstoffe sind Interleukin-10 (IL-10) und Transforming Growth Factor-b (TGFb).

**Symptome**

Da die Sarkoidose prinzipiell jedes Organ betreffen kann, hängen die Symptome vom Befall der Organe und dem Ausmaß der Funktionseinschränkung ab. Eine auch prognostisch wichtige Einteilung erfolgt in eine asymptomatisch akute, chronische pulmonale sowie eine extrapulmonale Form (4). Asymptomatische Sarkoidosen werden meist zufällig bei einer Röntgenuntersuchung des Thorax aus anderem Grund diagnostiziert. Die akute Form dagegen tritt mit Symptomen wie Fieber, Gelenkentzündungen (Polyarthritis), Augenentzündung (Uveitis), Vergrößerung der Lymphknoten der Lunge (bihilärer Lymphadenopathie) und Erythema nodosum (schmerzhafte rötliche Knötchen der Haut v. a. am Schienbein) auf (Synonym: Löfgren Syndrom). Beschwerden bei der pulmonalen Form (Lungenbeteiligung) sind v. a. Husten und Dyspnoe. Besonders bei den chronischen Formen finden sich auch schwere Verläufe mit einer ungünstigeren Prognose. Die klinischen Symptome der extrapulmonalen Sarkoidose hängen von dem Organbefall (z. B.: Haut, Leber, Herz, Knochen) ab.

**Laborparameter**

Die Entzündungsaktivität der Sarkoidose kann im Verlauf der Erkrankung unterschiedlich stark sein, so daß es für den behandelnden Arzt z. T. schwierig ist, eine Therapieindikation zu stellen, inbesondere wenn klare Indikationen wie z. B. eine Erhöhung des Kalziumspiegels im Blut (Hyperkalzämie) oder Funktionsstörungen lebenswichtiger Organe fehlen. In der Regel erfolgt die Aktivitätsbeurteilung durch die Verlaufsbeobachtung. Dabei berücksichtigt der Arzt die Symptome, die Lungenfunktion inklusive Messung der Diffusionskapazität, das Röntgenbild des Thorax, ggf. die Computertomographie des Thorax und verschiedende Parameter im Blut. Als wichtiges Instrument hat sich darüberhinaus die bronchoalveoläre Lavage (BAL), die im Rahmen einer Bronchoskopie durchgeführt wird, mit der Bestimmung des CD4/CD8-Quotienten erwiesen.
In den letzten Jahren sind zahlreiche Blutparameter zur Aktivitätsbestimmung herangezogen worden. Dabei werden im wesentlichen solche Substanzen bestimmt, die von Zellen des Immunsystems im Rahmen der Enzündung als sog. Botenstoffe oder Mediatoren abgegeben werden. Manche Parameter werden routinemäßig bestimmt (z. B.: ACE) wäh-

rend andere z. Zt. wissenschaftlich untersucht werden (z. B.: lösliches CD14), um zu prüfen, ob ein klinischer Einsatz sinnvoll ist.

**Bronchoalveoläre Lavage (BAL)**
Die BAL ist ein komplikationsarmes Verfahren, daß schnell und sicher einen Überblick über die Verteilung der Entzündungszellen in den Alveolen (Lungenbläschen) liefert (1). Bei der Sarkoidose finden sich typischerweise erhöhte Lymphozytenanteile von normal 10% bis auf über 50% (6). Da aber eine Reihe von anderen Erkrankungen mit einer Erhöhung der Lymphozyten in der BAL einhergeht (z. B.: die Berylliose, die exogen allergische Alveolitis, virale Infekte) hat sich die Bestimmung des CD4/CD8-Quotienten als hilfreich erwiesen. Dieser Quotient wird aus der Anzahl der CD4+ Zellen (sog. Helferzellen) und CD8+ Zellen (sog. Suppressorzellen) gebildet. Er nimmt bei der Sarkoidose in der Regel erhöhte Werte von 2,0 bis über 12,0 an (6). Allerdings ist er nicht in allen Fällen erhöht. 10% der Patienten haben CD4/CD8-Quotienten von unter 1,0. Stark erhöhte Quotienten finden sich v. a. bei akuten Formen der Sarkoidose, während er bei chronischen Formen nur moderat erhöht ist. Bei einer Erhöhung des CD4/CD8-Quotienten kann bei passender klinischer Symptomatik auf eine Biopsie zur Diagnosesicherung unter Umständen verzichtet werden (1). Bei 50 bis 60% aller Patienten kann die Diagnose durch die BAL vor einer Biopsie, die von einer geringen, aber nicht unerheblichen Komplikationsrate begleitet ist, gestellt werden. Die Aussagekraft der BAL für die Verlaufsbeurteilung der Erkrankung ließ sich bisher nicht ausreichend belegen (8,10).

In der BAL werden darüber hinaus Interleukin-2- und Transferrin Rezeptoren auf T-Zellen (Interleukin-2-Rezeptor) und Lungenmakrophagen (Transferrin-Rezeptor) bestimmt, da diese beiden Rezeptoren bei einer Sarkoidose vermehrt gebildet werden.

**Serumparameter**
Blutkörperchensenkungsgeschwindigkeit (BSG) und C-reaktives Protein (CRP)
Beide Parameter stellen Marker für entzündliche Aktivität im Körper dar. Das CRP steigt insbesondere bei akuten Entzündungen an und fällt relativ schnell nach der akuten Phase wieder ab. Die BSG hingegen ist sowohl bei akuten als auch bei chronischen Entzündungen erhöht. Die Höhe der BSG und des CRP im Blut hängen demnach auch von der Aktivität der Sarkoidose ab. Beide Parameter sind aber zu unspezifisch, so daß sie keine geeigneten Marker für die Sarkoidose sind.

**Kalzium**
Eine Erhöhung des Kalziumspiegels im Blut (Hyperkalzämie) tritt in ca. 10% der

Fälle auf (9). Ursache der Hyperkalzämie hierfür ist die Produktion von Vitamin D durch aktivierte Makrophagen. Es ist davon auszugehen, daß Vitamin D die zelluläre Immunantwort beeinflußt. Dafür sprechen Beobachtungen, in denen eine vermehrte Expression von Vitamin-D-Rezeptoren auf aktivierten Lymphozyten und Makrophagen gefunden wurde.

Es ist wichtig, regelmäßige Kontrollen des Kalziumspiegels im Blut durchzuführen, um eine Hyperkalzämie rechtzeitig zu erkennen und zu therapieren, um eine Verkalkung der Niere (Nephrokalzinose), die Ausbildung von Nierensteinen oder sogar ein Nierenversagen zu verhindern. Die Hyperkalzämie ist eine klare Indikation zur Therapie mit Kortikosteroiden. Bei Therapieresistenz sollten andere Ursachen einer Hyperkalzämie ausgeschlossen werden (9).

Obwohl auf eine Hyperkalzämie als Komplikation einer Sarkoidose sehr geachtet wird, wird einer vermehrten Ausscheidung von Kalzium im Urin (Hyperkalziurie) weit weniger Aufmerksamkeit geschenkt. Dabei sollte berücksichtigt werden, daß eine Hyperkalziurie dreimal häufiger vorkommt.

Angiotensin Converting Enzyme (ACE)
Der Blutspiegel von ACE wird seit langem zur Aktivitätsbeurteilung der Sarkoidose herangezogen seit der Beschreibung erhöhter Blutspiegel bei Sarkoidose durch Liebermann im Jahre 1975 (3). ACE wandelt im Körper Angiotensin I in Angiotensin II um. Dieses Hormon bewirkt eine Engstellung der Gefäßmuskulatur und eine vermehrte Kochsalzanreicherung im Körper. Da ACE von Makrophagen produziert wird, gilt der ACE-Spiegel als indirekter Marker für die Granulomlast des Körpers (6,7). Allerdings ist das ACE gerade bei der akuten Form nicht bei allen Patienten im Blut erhöht. Wichtig ist zu berücksichtigen, daß ACE bei einer Reihe von anderen Erkrankungen erhöht sein kann. Gesteigerte ACE-Blutspiegel wurden bei der Tuberkulose, beim Asthma bronchiale, bei Tumoren, bei Lungenentzündung, bei Bluthochdruck, bei Diabetes mellitus, bei Asbestose, bei Berylliose, bei Silikose und bei Morbus Gaucher beschrieben. Auf der anderen Seite können Medikamente, wie z. B. ACE-Hemmer die ACE-Spiegel beeinflussen, so daß diese Untersuchung unter entsprechender Therapie nicht aussagekräftig ist. Unter der Therapie mit Kortikosteroiden wird in der Regel ein Abfall des ACE-Spiegels beobachtet.

**Neopterin**

Neopterin wird als Zwischenprodukt des Guanosintriphosphatstoffwechsels (Baustein für RNS-Synthese) freigesetzt und spiegelt die Aktivierung von Monozyten und Makrophagen wieder. Erhöhte Neopterinserumspiegel finden sich in 70% der Fälle. Auch bei anderen entzündlichen Erkrankungen, insbesondere bei chronischen Entzündungen und im Rahmen einer HIV-Infektion, werden erhöhte Neopterinwerte im Blut gefunden. Trotzdem hat sich die Bestimmung der Neopterinkonzentration im Blut als nützlicher Parameter zur Beurteilung der Monozyten/Makrophagen-Aktivität im Verlauf der Sarkoidose erwiesen (7).

### Lysozym

Lysozym wird von Makrophagen freigesetzt und gibt damit die Granulomlast des Körpers wieder (7). Dieses Eiweißmolekül ist ein Abwehrstoff des Organismus bei einer Reihe von Erkrankungen. Ein Anstieg dieses Parameters im Blut (in 60 bis 70% der Fälle) zeigt die entzündliche Aktivität an. Allerdings kommt es auch bei Tuberkulose, bei Gehirnhautentzündungen, bei Tumoren, bei bestimmten Leukämieformen u.a zu einer erhöhten Lysozymkonzentration im Blut.

### Carboxypeptidase N

Carboxypeptidase N im Blut gibt wie Lysozym die Granulomlast des Körpers wieder. In Studien konnte eine Erhöhung des Blutspiegels bei Sarkoidose nachgewiesen werden. Dieser Parameter wird bisher nicht routinemäßig bestimmt (7).

### Solubler Interleukin-2-Rezeptor (sIL-2-R)

Aktivierte T-Zellen geben eine lösliche Form des Interleukin-2-Rezeptors in das Blut ab. Die Blutspiegel sind bei der Sarkoidose ebenso wie bei einer Reihe entzündlicher Erkrankungen erhöht, außerdem bei manchen Tumoren. Auch in der BAL Flüssigkeit findet sich sIL-2-R. Die Aktivität der aktivierten Makrophagen und Lymphozyten wird vom sIL-2-R-Blutspiegel reflektiert, der auch mit der klinischen Aktivität korreliert (7). Ein Wiederanstieg der Konzentration im Blut (z. B. nach einer Therapiepause) deutet ein erneutes Aufflammen der Entzündung an.

### Solubles ICAM-1 (sICAM-1)

ICAM-1 (intercellular adhesion molecule-1) ist ein sog. Adhäsionsmolekül, das dem Kontakt von Zellen untereinander ermöglicht. Es wird von einer Reihe von Zellen (Zellen der unteren Atemwege, Zellen der Gefäße) gebildet. Das Molekül kann von der Zelloberfläche abgeschilfert werden und ist dann in löslicher Form (sICAM-1) im Blut oder in der BAL nachweisbar (7). Sowohl Zellen des Immunsystems als auch Epithelzellen scheinen für die sICAM-1-Spiegel im Blut verantwortlich zu sein. In einer Studie fand sich ein Zusammenhang zwischen sICAM-1 im Blut und der Lungenfunktion. Ob dieser Parameter routinemäßig bestimmt werden sollte, müssen weitere Untersuchungen zeigen.

### Andere Parameter

Beim Abbau von Purinen (Bausteine der Erbsubstanz bzw. der DNS) spielt das Enzym Adenosindeaminase (ADA) eine wichtige Rolle. Es kommt in zahlreichen

Geweben des Körpers vor. Im Rahmen einer Immunantwort steigt der Blutspiegel infolge der Differenzierung und Vermehrung der Lymphozyten an, so z. B. bei Tuberkulose, Lepra oder anderen chronischen granulomatösen Erkrankungen wie der Sarkoidose (7). Bei der Sarkoidose finden sich in 70 bis 80% der Patienten erhöhte Blutspiegel.
Viele immunologische Beobachtungen und feingewebliche Untersuchungen sprechen dafür, daß Typ II Alveolarepithelzellen (eine Zellart, die die Lungenbläschen auskleidet) in die Entzündungsmechanismen bei der Sarkoidose eingebunden sind. Diese Zellen exprimieren KL-6. KL-6 ist ein Eiweißstoff mit Zuckerkomponente. Erhöhte Blutspiegel finden sich bei Patienten mit Sarkoidose aber auch anderen Lungenerkrankungen wie der idiopathischen Lungenfibrose oder der exogen allergischen Alveolitis. Die Blutspiegel korrelieren dabei mit dem Muster der Alveolitis in der Computertomographie und zellulären Parametern in der BAL (7). Es bleibt abzuwarten, ob KL-6 ein klinischer Wert als Marker im Blut zukommen wird.
1999 wurde in einer Studie beschrieben, daß exhaliertes Stickstoffoxid (eNO) in der Ausatemluft bei Sarkoidose erhöht ist und nach erfolgreicher Kortisontherapie absinkt (5). Es muß allerdings erst durch weitere Studien geprüft werden, ob eNO als Marker bei der Diagnosestellung und in der Verlaufsbeurteilung von klinischer Bedeutung ist.

**Zusammenfassung**

Trotz ungeklärter Ursache haben die immunologischen und molekularbiologischen Untersuchungsergebnisse in den letzten Jahren viel zum Verständnis der entzündlichen Abläufe bei der Sarkoidose beigetragen. Das Zusammenspiel von Monozyten/Makrophagen insbesondere mit den T-Zellen führt zu Veränderungen in der Expression und Produktion zahlreicher Rezeptoren, Adhäsionsmoleküle, Zytokine und anderer Proteine. Diese lassen sich in der BAL und im Blut nachweisen. Bisher gibt es keinen einzelnen absolut spezifischen Marker, mit dem eine eindeutige Unterscheidung zwischen einer aktiven und inaktiven Sarkoidose möglich wäre. Eine Übersicht gibt Tabelle 1. Da es sich bei der Sarkoidose nach dem heutigen Verständnis wie eingangs erwähnt nicht um eine einzelne Krankheit zu handeln scheint, sondern um eine gemeinsame Endstrecke im Reaktionsmuster auf bestimmte bisher unbekannte Agenzien, ist dies auch nicht verwunderlich. Nichtsdestotrotz existieren eine Reihe von Markern wie z. B. die CD4/CD8-Rate oder auch das ACE und im weiteren Sinne auch der sIL-2-R, die sich in der klinischen Routine zur Diagnostik und auch Verlaufsbeurteilung der Sarkoidose bewährt haben. Andere Marker wie z. B. das Serumkalzium stützen die Entscheidung zu einer Therapie. Bisher gibt es für das Vorgehen im Rahmen der Diagnostik der Sarkoidose keine bindenden

Leitlinien, sondern nur Empfehlungen. Die Deutsche Gesellschaft für Pneumologie empfiehlt als obligate diagnostische Maßnahmen: Röntgenbild des Thorax, Lungenfunktionsdiagnostik, EKG, Tuberkulintest, ACE, BSG, Blutbild, Leberenzyme, Kalzium, augenärztliche Untersuchung, BAL oder Organbiopsie, ggf. Mediastinoskopie (2). Neben den Standardparametern zur Verlaufsuntersuchung (körperliche Untersuchung, Blutbild mit Differentialblutbild, Elektrolyte, Leberenzyme, Kreatinin, Lungenfunktion mit Diffusionskapazität, Röntgenbild des Thorax, BAL) ist es sinnvoll die Serumkonzentrationen für ACE, Neopterin und sIL-2-R zu bestimmen. Mit diesen drei Markern gelingt eine Abschätzung der Krankheitsaktivität.

### Weiterführende Literatur

1 Costabel U.: CD4/CD8 ratios in bronchoalveolar lavage fluid: of value for diagnosing sarcoidosis? Eur. Respir. J. 10, 2699-2700 (1997).

2 Deutsche Gesellschaft für Pneumologie: Empfehlungen zur Diagnostik und Therapie der Sarkoidose. Pneumologie 52, 26-30 (1998).

3 Liebermann J.: Elevation of serum angiotensin converting enzyme levels in sarcoidosis. Am. J. Med. 59, 365-372 (1975).

4 Moller D. R.: Systemic Sarcoidosis in Fishman´s Pulmonary Diseases and Disorders. Third Edition. McGraw-Hill (1989).

5 Moodley Y. P., R. Chetty, U. G. Lalloo: Nitric oxide levels in exhaled air and inducible nitric oxide synthase immunolocalization in pulmonary sarcoidosis. Eur. Respir. J. 14, 822-827 (1999).

6 Müller-Quernheim J.: Klinische und immunbiologische Betrachtungen zur entzündlichen Aktivität der Sarkoidose. Pneumologie 50, 40-48 (1996).

7 Müller-Quernheim J.: Sarcoidosis: clinical manifestations, staging and therapy (part II). Respir. Med. 92, 140-149 (1998).

8 Poulter L. W., G. A. Rossi, L. Bjermer, U. Costabel, D. Israel-Biet, H. Klech, W. Pohl, G. Velutti: The value of bronchoalveolar lavage in the diagnosis and prognosis of sarcoidosis. Eur. Respir. J. 3, 943-944 (1990).

9 Sharma O. P.: Vitamin D, Calcium and Sarcoidosis. Chest 109, 535-539 (1996).

10 Turner-Warwick M., W. McAllister, R. Lawrence, A. Britten, P. L. Haslam: Corticosteroid treatment in pulmonary sarcoidosis: do serial lavage lymphocyte counts, serum angiotensin converting enzyme measurements and gallium-67 scans help management? Thorax 41, 903-913 (1986).

11 Zissel G., J. Müller-Quernheim: Sarcoidosis: historical perspective and immunopathogenesis (part I). Respir. Med. 92, 126-139 (1998).

**Tabelle 1: Wichtige Laborparameter der Sarkoidose in der bronchoalveolären Lavage und im Serum**

| **Bronchoalveoläre Lavage** | **Literatur** |
|---|---|
| CD4/CD8-Rate | 1,6,7 |
| | |
| **Serum** | |
| Kalzium | 9 |
| Angiotensin Converting Enzyme | 3,6,7 |
| Neopterin | 7 |
| Lysozym | 7 |
| Carboxypeptidase N | 7 |
| Solubler Interleukin-2-Rezeptor | 7 |
| Solubles ICAM-1 | 7 |
| Adenosindeaminase | 7 |
| KL-6 | 7 |
| | |
| Exhaliertes NO | 5 |

**Abbildung 1: Diagnostik Sarkoidose**
Abbildung aus: Hauber H.-P., Pforte A.: Laboruntersuchungen im Rahmen der Diagnostik und Verlaufsbeurteilung der Sarkoidose. Atemw.-Lungenkrkh. 27/1 2001, 5-13

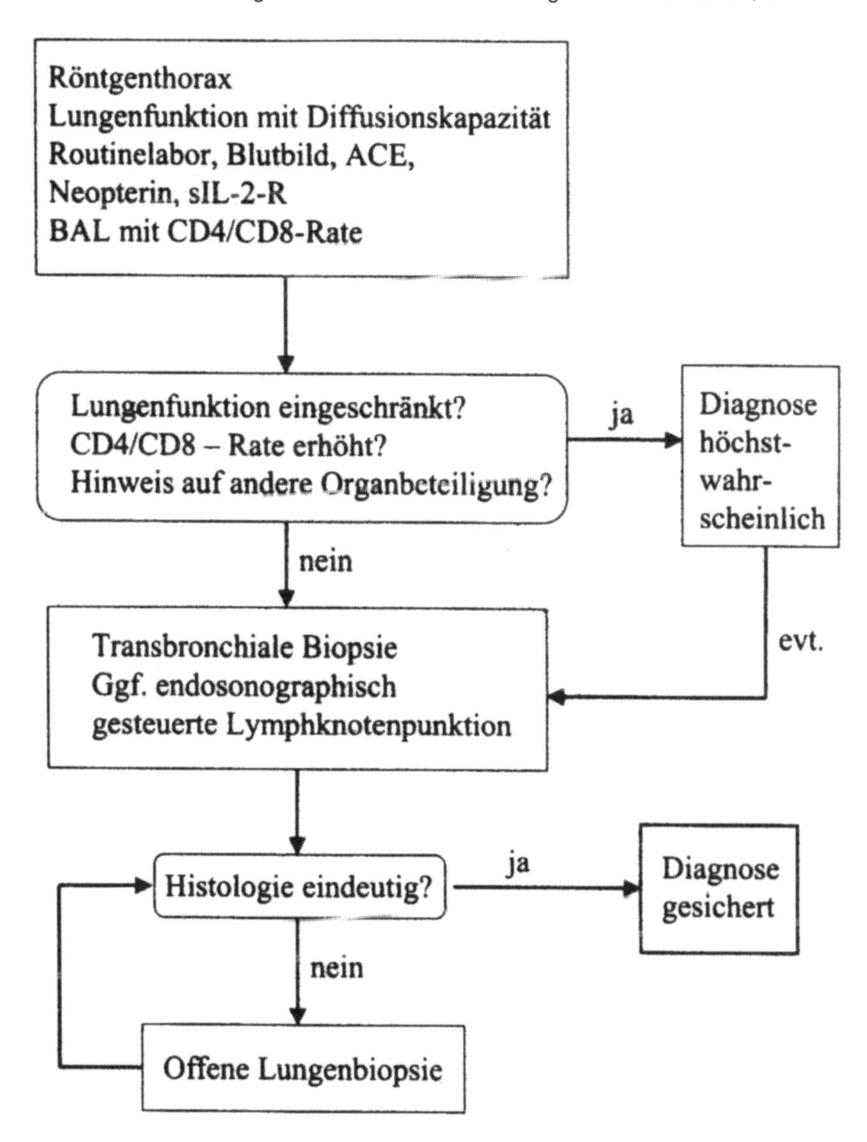

# Differentialdiagnostik Berylliose/ Sarkoidose bei einem Zahntechniker

**Prof. Dr. med. Joachim Müller-Quernheim, Dr. rer. nat. Gernot Zissel,, Prof. Dr. med. Dr. med. vet. E. Vollmer, Prof. Dr. M. Schlaak, Borstel**
**Prof. Dr. R. Schopf, Mainz**

**Dtsch. med. Wschr. 121 (1996), 1462-1466**
**Georg Thieme Verlag Stuttgart-New York**



Anamnese und klinischer Befund: Bei einem 21jährigen symptomfreien Zahntechniker wurde eine Sarkoidose diagnostiziert. Wegen eines voranschreitenden Verlustes der Vitalkapazität und der CO-Transferkapazität sowie unproduktiven Hustens wurde 2 Jahre später die Indikation zur Prednisolontherapie gestellt, die erst 14 Jahre später beendet werden konnte. Nachträglich wurde eine Exposition gegenüber berylliumhaltigen Stäuben in zahntechnischen Labors bekannt, die vor der Diagnose der Sarkoidose eingesetzt und 16 Jahre angedauert hatte. Klinisch (unproduktiver Husten, Dyspnoe) und im Thoraxröntgenbild (bihiläre Lymphadenopathie, retikulonoduläre Zeichnung) wurden bei dem inzwischen 40jährigen sarkoidosetypische Veränderungen beobachtet.

**Untersuchungen:** Vital- und Diffusionskapazität waren erniedrigt, der Serumspiegel des angiotensinkonvertierenden Enzyms (14 U/l) und des Neopterins (5,8 mg/l) erhöht. Der Beryllium-Lymphozytentransformationstest der mononukleären Zellen des peripheren Blutes ließ nach einer In-vitro-Kultur mit Beryllium-Sulfat einen erhöhten Stimulationsindex (2,3) erkennen; auch der Beryllium-Intrakutantest fiel positiv aus. Damit konnte 9 Jahre nach Ende der Exposition noch eine Sensibilisierung gegenüber Beryllium nachgewiesen werden.

**Folgerung:** Der Nachweis einer Exposition, ein sarkoidosetypisches Bild und Röntgenbefunde zusammen mit dem Nachweis einer Beryllium-Sensibilisierung führen auch noch nach Ende der Exposition zur Diagnose einer Berylliose.

Die Berylliose wird bei dafür empfänglichen Personen durch Kontakt mit berylliumhaltigem Staub ausgelöst. Es existieren zwei Erscheinungsformen: die chronische Berylliose, deren Pathomechanismus eine zellvermittelte Immunreaktion (Typ IV nach Gell und Coombs) ist und die akute, toxische, die durch eine massive Berylliumsulfat-Staubexposition, meist beim Schmelzen im Prozeß der Beryllium-Gewinnung, ausgelöst wird. Die akute Form wird in Deutschland nicht mehr beobachtet, da hier seit 1945 Beryllium nicht mehr geschmolzen wird. Aufgrund der zunehmenden Bearbeitung berylliumhaltiger Metallegierungen wird die chronische Berylliose jedoch weiterhin gefunden. Sie wird durch die Inhalation geringer Mengen berylliumhaltigen Staubes an den unterschiedlichsten Arbeitsplätzen verursacht. Wegen des immunologischen Pathomechanismus reichen dabei bei empfänglichen Personen (23) minimale und nur kurze Expositionen aus (16, 17), um eine Sensibilisierung mit nachfolgender Berylliose zu induzieren. Klinisch ist die chronische Berylliose von einer Sarkoidose nicht zu unterscheiden (16). Anhand einer Kasuistik soll die Problematik bei der Differentialdiagnose aufgezeigt werden.

## Kasuistik

*Anamnese*
Der Patient begann im Alter von 15 Jahren eine vierjährige Zahntechnikerlehre und wurde danach zum Grundwehrdienst eingezogen. Sein Befinden war nicht beeinträchtigt; das Röntgenbild des Thorax ergab einen Normalbefund. Während seines zweijährigen Wehrdienstes war der Patient ebenfalls als Zahntechniker tätig. Die Entlassungsuntersuchung zeigte jedoch als Zufallsbefund im Thorax-Röntgenbild eine bihiläre Lymphadenopathie. Der Tuberkulin-Test war negativ, im Sputum wurden keine säurefesten Stäbchen gefunden, und die histologische Untersuchung eines Leber-Biopsates erbrachte einen Normalbefund. 2 Jahre später stellte sich ein unproduktiver Husten ein. Daher wurde eine Prednisolon-Therapie (60mg/d, dann schrittweise Dosisreduktion) eingeleitet, die zu einer Rückbildung des radiologischen Befundes führte. Die Therapie wurde nach 6 Monaten bei Wohlbefinden des Patienten beendet.

3 Jahre später trat bei dem mittlerweile 26jährigen Patienten erneut unproduktiver Husten auf. Die Lungenfunktionsuntersuchung ergab eine restriktive Ventilatiosstörung (Vitalkapazität 82%) und eine Partialinsuffizienz der Atmung unter Belastung (Abfall des paO2 bei 50 W um 16 mm Hg.). In einem transbronchial gewonnen Biopsat wurden charakteristische, nicht-verkäsende epitheloidzellige Granulome nachgewiesen, so daß nach Ausschluß anderer Ursachen eine Sarkoidose diagnostiziert wurde. Das Röntgenbild des Thorax ließ einen Lungenparenchymbefall ohne Lymphadenopathie erkennen (radiologischer Typ III). Eine Prednisolon-Therapie wurde erneut durchgeführt. Im darauffolgenden Jahr wurde ein radiologischer Restbefund in Form einer strahlenförmigen Induration im rechten Mittel-/Unterfeld beobachtet; der Patient fühlte sich wohl. Die Therapie mit 10 mg/d wurde noch ein weiteres Jahr fortgeführt, wobei die Gründe für diese Vorgehensweise nicht mehr ermittelt werden konnten. Nach Absetzen verschlechterte sich der radiologische Befund wieder. Ein Jahr später traten eine pulmonale Symptomatik und eine Nephrolithiasis links mit normalem Blut-Calcium-Spiegel auf, so daß erneut eine Therapieindikation vorlag.

Da im Krankheitsverlauf eine behandlungsbedürftige Aktivität der Erkrankung immer mit einem erhöhten ACE-Wert vergesellschafter war, wurde trotz konstanten radiologischen Befundes und trotz Wohlbefindens wegen wiederholt erhöhter ACE-Aktivitäten eine Erhaltungstherapie mit 12,5 mg Prednisolon über 4 weitere Jahre durchgeführt. Ein Jahr nach Therapieende kam es wieder zu einem Rezidiv mit behandlungsbedürftiger Symptomatik in Form von unproduktivem Husten, Dyspnoe, Reduktion der Vitalkapazität und Rückgang des C0-Transferfaktors. Eine Therapie wurde in gleicher Weise durchgeführt. Bei gutem Befundrückgang wurde die Corticosteroidedosis reduziert. Bei einer Dosis von 12,5 mg/d stellte sich ein Weiteres Rezidiv ein, was erneut eine Erhöhung der Dosis auf den Ausgangswert erforderlich machte. Dies wiederholte sich ein weiteres Mal, so daß die Therapie erst 14 Jahre nach der erstmaligen Behandlung beendet werden konnte. Diesmal wurde eine dauerhafte Remission erreicht. Zwischenzeitlich war eine Beryllium-Exposition bekannt geworden, und jetzt wurden bei dem 40jährigen Patienten im therapiefreien Intervall Untersuchungen vorgenommen, um die Differentialdiagnose Berylliose zu klären. Der Patient war Raucher seit seinem 19. Lebensjahr und kam zum Zeitpunkt der jetzigen Diagnostik auf etwa 32 Packungsjahre.

Während der Lehrzeit, der Berufstätigkeit bei der Bundeswehr und der sich anschließenden Berufstätigkeit als Zahntechniker war der Patient mit großer Sicherheit über mindestens 16 Jahre bei unzureichenden Arbeitsschutzmaßnahmen inhalierbaren Beryllium-Stäuben exponiert. Messungen zur Staubkonzentration am Arbeitsplatz zu den relevanten Zeiten waren nicht vorgenommen worden. Die Exposition ließ sich jedoch von der Verwendung der Beryllium-haltigen Legierungen ableiten.

**Klinischer Untersuchungsbefund**

Die körperliche Untersuchung ergab einen regelrechten Befund. Vergrößerte Lymphknoten waren nicht nachweisbar; über den Lungen wurde ein vesikuläres Atemgeräusch auskultiert. Zu diesem Zeitpunkt berichtete der Patient von einer Belastungsdyspnoe und eingeschränkter körperlicher Belastbarkeit ohne Verschlechterungstendenz über die letzten Jahre.

**Klinisch-chemische Befunde**

Erhöht waren die serologischen Aktivitätsparameter der Sarkoidose: Angiotensin-konvertierendes Enzym (ACE) mit 141 U/l (Norm <55 U/l) und Neopterin mit 5,8 ng/ml; (<3ng/ml) (6). Die Konzentration des sezernierten Interleukin-2-Rezeptors lag mit 826 U/ml (<900 U/ml) (14) am oberen Ende des Normbereichs, so daß serologisch eine entzündliche Aktivität wie bei Sarkoidose festgestellt werden konnte.

**Ergänzende Untersuchung**

Die histologische Untersuchung eines transbronchialen Biopsates ergab peripheres Lungenparenchym mit bindegewebig eingescheideten, nicht-verkäsenden epitheloidzelligen Granulomen ohne Hinweis auf mehrkernige Riesenzellen oder Riesenzellen vom Fremdkörpertyp. Die bronchoalveoläre Lavage erbrachte einen Lymphozytenanteil von 29 % mit einem CD4/CD8-Verhältnis von 2,4. Der Beryllium-Lymphozytentransformationstest (BeLT) der Zellen aus der bronchoalveolären Lavage fiel grenzwertig positiv aus. Nachgewiesen wurde jedoch eine ausgeprägte Stimulation der Lymphozyten zur Freisetzung von Interleukin 2, die eine entzündliche Aktivierung der Zellen anzeigt, wie sie auch bei der Sarkoidose beobachtet wird (15).

Der BeLT der mononukleären Zellen des peripheren Blutes ließ nach einer In-vitro-Kultur mit Beryllium-Sulfat in den Dosierungen 100, 10 und 1 uM eine Transformation der Zellen erkennen, die mit einem Stimulationsindex von 3,2 deutlich über dem Hintergrundwert lag und etwa 33 % einer Kontrollstimulation mit Lektin ausmachte. (Abb. 1) Eine solche Invitro-Proliferation mononukleärer Zellen wird nur nach einer In-vitro-Sensibilisierung beobachtet, so daß dieser Test die Sensibilisierung eindeutig belegte (13).

Wegen der widersprüchlichen Befunde der BeLT aus der bronchoalveolären La-

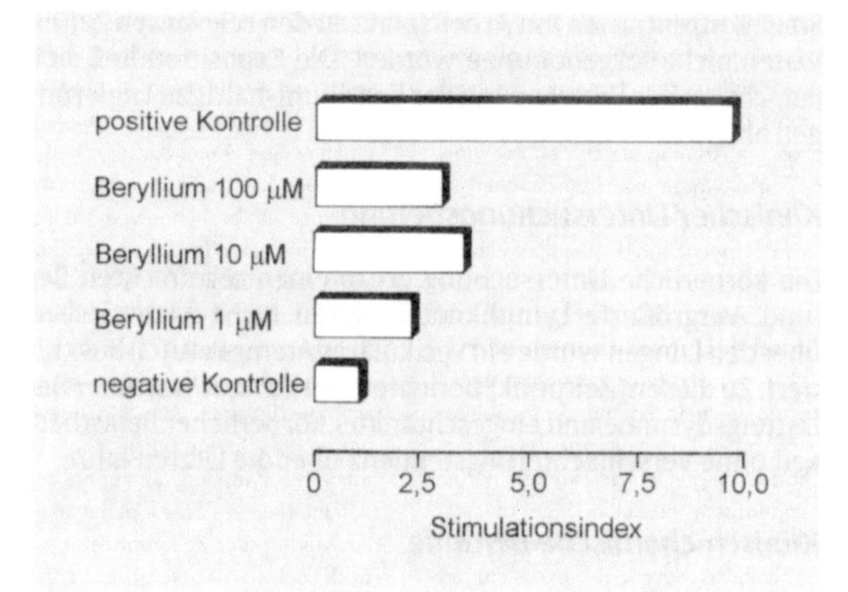


vage und dem peripheren Blut wurde ein Intrakutantest mit 0,1 ml Beryllium-Sulfat in den Konzentrationen 0,05%, 0,01% und 0,005% durchgeführt. Nach 4 Tagen wurde eine dosisabhängige papulöse, erythematöse Reaktion mit einem Durchmesser von 6 mm bei 0,05% und einem Durchmesser von 3 mm bei 0,01% beobachtet. Histologisch war im Probeexzisat eine dermale perivaskuläre T-Zell-reiche Infiltration ohne nennenswerte B-Zell- oder Makrophagenanteil erkennbar. Granulomatöse Gewebereaktionen wurden nicht gesehen. Nach 4 Wochen waren die positiven Reaktionen noch tastbar, und ein Probeexzisat ließ nun ein unspezifisches Granulationsgewebe mit epitheloidzelligen Granulomen erkennen. Diese positive granulomatöse Reaktion beweist die Sensibilisierung gegenüber Beryllium (24).

**Therapie und Verlauf**

In den folgenden beiden Jahren kam es wiederum zu behandlungsbedürftigen Rezidiven mit unproduktivem Husten. Belastungsdyspnoe, radiologischer Befundverschlechterung und weiterem Fortschreiten der restriktiven Ventilationsstörung und der Gasaustauschstörung, so daß der Patient erneut mit Prednisolon in der oben angegebenen Weise behandelt wird. Eine Meldung an die Be-

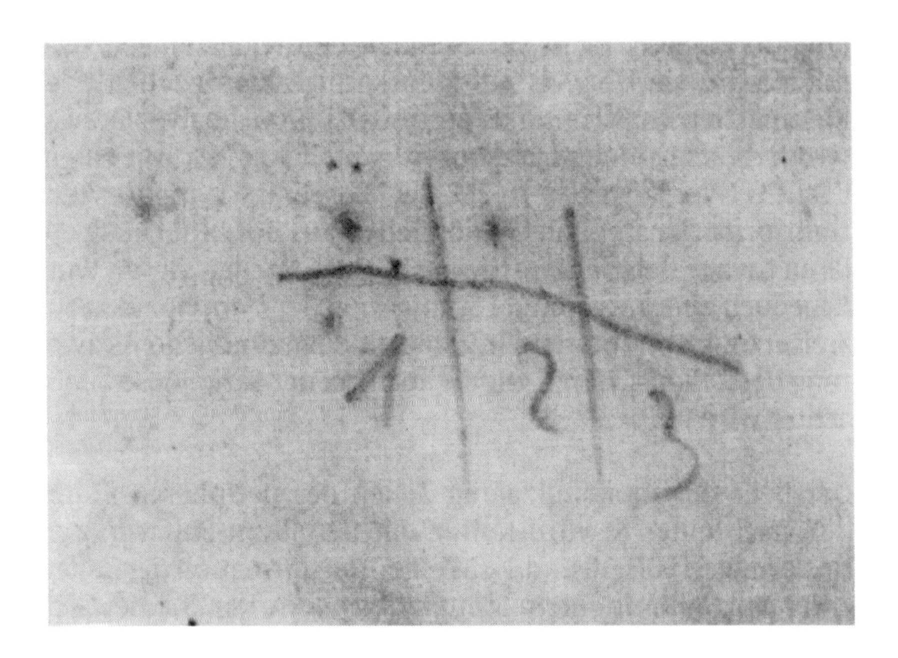


rufsgenossenschaft wurde veranlaßt; die Entscheidung steht noch aus.

## Diskussion

Die chronische Berylliose, ausgelöst durch Inhalation berylliumhaltiger Stäube, ist eine pulmonale und systemische Granulomatose, zu deren Diagnose in der Literatur (7,27) zahlreiche Kriterien gefordert werden:

1. Symptome und radiologische Befunde, die für die Diagnose einer Sarkoidose sprächen,
2. der Nachweis einer Beryllium-Exposition,
3. der histologische Nachweis epitheloidzelliger Granulome,
4. der Nachweis einer Beryllium-Sensibilisierung und
5. der Nachweis des Berylliums im Gewebe oder im Urin, zum Beispiel mit der Laser-Mikrosonden-Massenanalyse.

Der Beryllium-Nachweis wird nicht von allen Autoren gefordert (12). Diese Untersuchungen sind aufwendig und nur an wenig Zentren durchführbar. Darüber hinaus existieren keine Untersuchungen, die die Sensitivität dieser Methoden an größeren Kollektiven klar darlegen.

Die Schwierigkeit der Differentialdiagnose zwischen Sarkoidose und Berylliose besteht darin, daß für beide Krankheiten keine pathognomischen Befunde existieren und etliche Differentialdiagnosen ausgeschlossen werden müssen (16). Da sich Sarkoidose und Berylliose klinisch und immunbiologisch gleichen, kann nur eine detaillierte Berufsanamnese mit Hinweisen auf eine Beryllium-Exposition zur Verdachtsdiagnose einer Berylliose führen (27). Die Diagnose Berylliose kann nur gestellt werden, wenn eine Beryllium-Sensibilisierung nachgewiesen ist. Hierzu eignen sich der Beryllium-Lymphozytentransformationstest (BeLT) und verschiedene Hauttests (3,13,24). In unserem Fall war der Intrakutantest in klassischer Weise positiv und dokumentierte die Sensibilisierung. Der einfach durchführbare Hauttest birgt jedoch die Gefahr, daß das eingebrachte Beryllium-Salz zu einer Sensibilisierung führt und dann möglicherweise einen falschen positiven Befund erbringt. Im Gegensatz zu Beryllium-Fluorid und Beryllium-Oxid besteht für Beryllium-Sulfat diese Gefahr nicht (28), so daß dieser Test zur Klärung der Differentialdiagnose gut geeignet ist (24).

Der BeLT wird von anderen Autoren vorgezogen, und es wird berichtet, daß bei der Verwendung von Zellen aus der bronchoalveolären Lavage eine höhere Sensitivität erreicht wird. Deshalb führten wir zunächst einen solchen Test durch. Bei Berylliose-Patienten, die rauchen, oder Patienten mit nur wenigen Lymphozyten in der Lavage ist jedoch der BeLT aus der bronchoalveolären Lavage häufiger falsch negativ (8), so daß wir den erhaltenen falschen negativen Befund auf das Zigarettenrauchen des Patienten zurückführen müssen. Der BeLT ist hochspezifisch, seine Sensitivität wird jedoch diskutiert. Ringversuche ließen erkennen, daß die Sensitivität bei etwa 60% angenommen werden muß (C. Saltini, Modena, persönliche Mitteilung). Andere Autoren folgern jedoch aus ihren epidemiologischen Studien, daß die Sensitivität über 90% liegt (9, 10). Sie empfehlen daher, zunächst einen BeLT mit mononukleären Zellen des peripheren Blutes und bei negativem Befund mit Zellen der bronchoalveolären Lavage durchzuführen (8, 16).

In der USA existieren Referenzzentren für den BeLT, die ein standardisiertes Protokoll verwenden. Dort wird das Ergebnis als positiv bewertet, wenn mindestens zwei von sechs Stimulationsindizes über dem Maximalwert der Kontrolle liegen. Da ein größeres Kontrollkollektiv bei uns noch nicht untersucht wurde, haben wir als Schwellenwert den Mittelwert der Hintergrundtransformation plus zwei Standardabweichungen angenommen. Wir nutzen einen photometrischen Test zur Messung der Transformation, dessen Sensitivität sich von den radioaktiven Tests nicht unterscheidet, jedoch beim

Stimulationsindex niedrigere Zahlenwerte liefert (29); daß muß beim Vergleich mit den Literaturdaten berücksichtigt werden (8, 16).

Die differentialdiagnostischen Möglichkeiten werden durch die Tatsache erweitert, daß Aluminium- und andere Metallstäube ebenfalls sarkoidoseähnliche Krankheitsbilder hervorrufen können (4, 21). Auch hier kann der Nachweis einer Sensibilisierung weiterführen, da auch die Aluminiumverbindungen im Lymphozytentransformationstest zu einer Reaktion führen.

Eine Sensibilisierung tritt nur bei einem Teil der Beryllium-Exponierten ein, etwa bei 1-5% und je nach Arbeitsplatz erkranken 3-16% manifest (11). Expositionen, die zu einer Erkrankung führten, können Berichten zufolge (17) auch in der Nachbarschaft der berylliumverarbeitenden Industrie, in Wäschereien, die berylliumstaubhaltige Arbeitskleidung reinigen und bei Familienangehörigen von Exponierten auftreten. Eine arbeitsmedizinische epidemiologische Studie ergab, daß von den Sensibilisierten bei einem zweijährigen Fortbestehen der Exposition etwa die Hälfte granulomatöse Veränderungen in der Lunge erkennen lassen (9). Die Empfänglichkeit wird durch einen speziellen Genotypus des HLA-DPB1 determiniert, bei dem sich an Position 69 eine Glutaminsäure befindet. 97% der Berylliose-Patienten haben diesen Genotypus, der in der Bevölkerung nur zu 30% auftritt (23). Der genaue Pathomechanismus, wie Beryllium eine chronische Granulomatose auslöst, ist bisher nicht geklärt. Es existieren Hinweise, daß Beryllium als Hapten eine spezifische Immunantwort hervorruft (25) und als eine Art „Adjuvans" Makrophagen zu autoimmunen Reaktionen aktiviert (20, 22).

Es ist wichtig, Expositionen und Sensibilisierungen zu erfassen, da unabhängig von Ausmaß und Dauer (<1 Monat) der Exposition noch Jahre später eine Erkrankung auftreten kann (11), die dann wegen des geringen Ausmaßes der beruflichen Exposition als Sarkoidose fehldiagnostiziert werden kann. Für beide Krankheiten ist nur eine Ausschlußdiagnose möglich, und man könnte argumentieren, daß es bei unseren Patienten bei Beryllium-Sensibilisierung am Arbeitsplatz dennoch zu einer schicksalhaften Sarkoidose gekommen ist. Dieses Argument ist nicht mit letzter Sicherheit zu entkräften. Laut Statistiken liegt in Deutschland die Sarkoidose-Inzidenz bei den 20- bis 40jährigen bei etwa 18/100 000 (=0,018%) (26). Die Morbidität der Beryllium-Exponierten schwankt zwischen 3 und 16%, was zu einer 150- bis 800fach höheren Wahrscheinlichkeit der Diagnose Berylliose führt (11). Die Beurteilung der Prognose der Berylliose schwankt in der Literatur von gut (27) bis zu einer Letalität von

25% (16). Ob eine frühzeitige Karenz der Sensibilisierten die Prognose verbessert, ist nicht bekannt (11,16).

Im Gegensatz zur akuten Berylliose handelt es sich bei der chronischen Berylliose nicht um ein toxisches, sondern um ein allergisches Krankheitsbild. Daher sind die maximalen Arbeitsplatzkonzentrationen (MAK) für die Beurteilung irrelevant. Schon bei Konzentrationen weit unter dem MAK-Wert werden Sensibilisierungen hervorgerufen; ein Schwellenwert ist daher bisher nicht bekannt (16). Eine genetische Disposition wurde kürzlich beschrieben, und es ist zu vermuten, daß weitere existieren (23). Die Abwesenheit des Basenaustausches in Position 69 des Gens für HLA-DPB1 kann daher beim heutigen Kenntnisstand nicht zur Diagnostik herangezogen werden. Für die Diagnose ist der Nachweis der Exposition und einer Sensibilisierung unabdingbar. Sind diese Kriterien nicht erfüllt, so ist eine Berylliose ausgeschlossen (8, 12, 16).

Immunbiologisch äußern sich Berylliose und Sarkoidose identisch. Wie bei der Sarkoidose werden bei der Berylliose eine lymphozytäre Alveolitis mit einem erhöhten CD4/CD8-Verhältnis, aktivierte Lymphozyten und Alveolarmakrophagen, die eine Reihe Zytokine u.a. Interleukin-2 (IL-2) freisetzen (2, 15), und eine Erhöhung des ACE-Spiegels beobachtet (18). Eine erhöhte IL-2-Freisetzung der Lymphozyten war hier ebenfalls nachweisbar, ebenso wie ein erhöhter ACE-Serumspiegel. Der einzige spezifische immunbiologische Unterschied ist die Sensibilisierung gegenüber Beryllium. Daher wird in der USA bei gefährdeten Arbeitsplätzen der BeLT als Vorsorgeuntersuchung eingesetzt (11). Neben der metallverarbeitenden und chemischen Industrie existieren in Deutschland Arbeitsplätze mit Beryllium-Exposition in der Zahntechnik, in der Luft- und Raumfahrtindustrie, der chemischen Industrie (Katalysatoren), in Edelsteinschleifereien und beim Schleifen von Röntgenblenden.

Typischerweise werden bei der Sarkoidose und der Berylliose eine restriktive Ventilationsstörung und eine Gasaustauschstörung beobachtet. Nicht selten wird auch eine obstruktive Ventilationsstörung gefunden, die der Restriktion vorausgeht, und die auf die Berylliose zurückgeführt werden muß (19). Im beschriebenen Fall waren ebenfalls diese Veränderungen der Atemphysiologie festzustellen. Wie bei der Sarkoidose wird bei der Berylliose symptomatisch mit Corticosteroiden therapiert (8, 16). Darüber hinaus ist eine Expositionsprophylaxe unabdingbar. Wird diese versäumt, kommt es zu progredienten und fatalen Verläufen (11, 26, 27).

Nach unserer Erfahrung mit der geschilderten Kasuistik haben wir die Konsequenz gezogen, daß wir bei anamnestischen Hinweisen auf eine Beryllium-Exposition und einem granulomatösen Krankheitsbild den BeLT und/oder den Hauttest frühzeitig einsetzen. Dadurch stellten wir bei zwei weiteren Zahntechnikern, die den Beruf jedoch aus anderen Gründen bereits aufgegeben hatten, eine Sensibilisierung fest. Eine Berylliose als Berufskrankheit war bei diesen beiden Patienten nicht eingetreten. Bei einer dritten Zahntechnikerin konnten wir die Diagnose Berylliose stellen.

**Literatur**

1 Behbehani, K., D. Beller, E. Unanue: The effect of beryllium and other adjuvants on expression by macrophages. J. Immunol. 134 (1985), 2047-2049.

2 Bost, T.W., D. W. H. Riches, B. Schumacher, P. C. Carré, T. Z. Khan, J. A. B. Marinez, L. S. Newman: Alveolar macrophages from patients with beryllium disease and sarcoidosis express increased levels of mRNA for tumor necrosis factor- a and interleukin-6 but not interleukin-1ß. Amer. J, resp Cell. mol. Biol. 10 (1994), 506-513.

3 Curtis, G.: The diagnosis of beryllium disease, with special reference to the patch test. Arch. Indust. Health.19 (1959), 150-153.

4 de Vuyst, P., P. Dumortier, L. Schandené, M. Estene, A. Verhest, J. Yernault: Sarcoidlike lung granulomatosis induced by aluminium dusts. Amer. Rev. resp. Dis. 135 (1987), 493-497.

5 Eisenbud, M., J. Lisson: Epidemiologic aspects of beryllium-induced nonmalignant lung disease. A 30-year up-date. J. occup. Med. 25 (1983) 196-202.

6 Eklund, A., E. Blaschke: Elevated serum neopterin in sarcoidosis. Lung 164 (1986), 325-332.

7 Jones Williams, W.: Beryllium disease. In James, D. (Ed.): Sarcoidosis And Other Granulomatous Disorders (Dekker: New York 1994), 707-721.

8 Kreiss, K., F. Miller, L. S. Newman, E. A. Ojo-Amaize, M. D. Rossman, C. Saltini: Chronic beryllium disease. From the workplace to cellular immunology, molecular immunogenetics, and back. Clin. Immunol. Immunopathol. 71 (1994), 123-129.

9 Kreiss, K., M. M. Mroz, B. Zhen, J.W. Martyny, L. S. Newmann: Epidemiology of beryllium sensitization and disease in nuclear workers. Amer. Rev. resp. Dis. 148 (1993), 985-991.

10 Kreiss, K., L.S. Newman, M. M. Mroz, P.A. Campbell: Screening blood test identifies subclinical beryllium disease. J. occup. Med. 35 (1989), 603-608.

11 Kreiss, K., S. Wassermann, M. M. Mroz, L. S. Newman: Beryllium disease sreening in the ceramics industry. Blood lymphocytes test performance and exposure-disease relations. J. occup. Med. 35 (1993), 267-274.

12 Meyer, K.: Beryllium and lung disease. Chest 106 (1994), 942-946.

13 Mroz, M. M., K. Kreiss, D. C. Lezotte, P. A. Campbell, L. S. Newman: Reexamination of the Blood lymphocyte transformation test in the diagnosis of chronic beryllium disease. J. Allergy 88 (1991), 54-60.

14 Müller-Quernheim, J., S. Pfeifer, J. Strausz, R. Ferlinz: Correlation of clinical and immunologic parameters in the inflammatory activity of pulmonary sarcoidosis. Amer. Rev. resp. Dis. 144 (1991), 1322-1329.

15 Müller-Quernheim, J., C. Saltini, P. Sondermeyer, R. G. Crystal: Compartmentalized activation of the interleukin-2 gene by lung T-lymphocytes in active pulmonary sarcoidosis. J. Immunol. 137 (1986), 3475-3483.

16 Newman, L. S.: Beryllium disease and sarcoidosis. Clinical and laboratory links. Sarcoidosis 12 (1995), 7-19.

17 Newman, L. S., K. Kreiss: Nonoccupational beryllium disease masquerading as sarcoidosis. Identification by blood lymphocyte proliferative response to beryllium. Amer. Rev. resp. Dis. 145 (1992), 1212-1214.

18 Newman, L. S., R. Orton, K. Kreiss: Serum angiotensin converting enzyme activity in chronic beryllium disease. Amer. Rev. resp. Dis. 146 (1992), 39-42.

19 Pappas, G. P., L. S. Newman: Early pulmonary physiologic abnormalities in beryllium disease. Amer. Rev. resp. Dis. 148 (1993), 661-666.

20 Pfeifer, S., R. Barlett, J. Strausz, S. Haller, J. Müller-Quernheim: Beryllium-induces disturbances of the murine immunesystem reflect some phenomena observed in sarcoidosis. Int. Arch. Allergy 104 (1994), 332-339.

21 Readline, S., B. Barna, J. Tomashefski, J. Abraham: Granulomatous disease associated with pulmonary deposition of titanium. Brit. J. industr. Med. 43 (1996), 652-656.

22 Reeves, A.: Berylliosis as an auto-immune disorder. Ann clin. Lab. Sci. 6 (1976), 256-262.

23 Richeldi, L., R. Sorrentino, C. Saltini: HLA-DBP 1 glutamate 69. A genetic marker of beryllium disease. Science 262 (1993), 242-244.

24 Rietschel, R., J. Vowler jr.: Fishers Contact Dermatitis, 4th ed. (Williams & Wilkins: Baltimore 1995), 802.

25 Saltini, C., K. Winestock, M. Kirby, P. Pinkston, R. G. Crystal: Maintenance of alveolitis in patients with chronic beryllium disease by beryllium specific helper T cells. New Engl. J. Med. 320 (1989), 1103-1109.

26 Scharkoff, T.: Epidemiologie der Sarkoidose. Pneumologie 47 (1993), 588-592.

27 Sprince, N. L., H. Kazemi: Beryllium disease. In Fanburg, B. (Ed.): Sarcoidoses And Other Granulomatous Disease of the Lung. (Decker: Basel 1983), 453-468.

28 Tepper, L., H. Hardy, R. Chamberlin: Toxicity of Beryllium. (Elsevier: Amsterdam 1961), 103-107.

29 Wemme, H., S. Pfeifer, R. Heck, J. Müller-Quernheim: Measurement of lymphocyte proliferation. Critical analysis of radioactive and photometric methods. Immunobiol. 185 (1992), 78-89.

# Schnell progrediente Lungensarkoidose bei einer Zahntechnikerin

**In: Atemwegs- und Lungenkrankheiten, Jahrgang 22, S. 410-412 (1996)**

**Professor Dr. med. Ema Music**
**Universitätsinstitut für Lungenkrankheiten und Allergologie;**
**Golnik, Slowenien**

## Einleitung

Bei der Lungensarkoidose im jüngeren Alter erwartet man meistens spontan oder unter Therapie eine günstige Prognose, das heißt Regression. Hier stellen wir den Krankheitsverlauf der Sarkoidose bei einer Zahntechnikerin vor, wo es in 2 Jahren vom Initialstadium trotz der Therapie mit Kortikosteroiden zur schweren irregulären Lungenfibrose gekommen ist. Unter der Methotrexattherapie entwickelte sich außerdem eine invasive Lungenaspergillose als Komplikation.

## Fallbeschreibung

Anfang 1988 wurde uns die damals 36jährige Zahntechnikerin mit Belastungsdyspnoe zugewiesen. Nach der Vorgeschichte war sie bisher gesund und arbeitete von 1969 an als Zahntechnikerin. In den letzten 6 Monaten war sie müde, regelmäßig wiederkehrend hatte sie trockenen Husten, und als noch Belastungsdyspnoe auftrat, wurde sie ins Hospital eingewiesen. Sie entwickelte Febrilzustände, Arthralgien, Myalgien. Sie war gynäkologisch gesund und hatte eine 3-jährige Tochter. Sie war Nichtraucherin.

## Klinische und andere Untersuchungsbefunde

Bei der ersten Aufnahme war sie im Ruhezustand nicht dyspnoisch, Herz und Lungenauskultationsbefunde waren unauffällig, auch der Abdominalstatus war normal. Laborbefunde zeigten BSG 65mm/h, Hb 14,1 g/dl, Erythrozyten 4,58 x 109/l, Leukozyten 5,2 x 109/l, im Serum keine ANA, ENA, biochemische Serumwerte normal, Fibrinogen aber 5,7 g/l, Waaler-Rose negativ, Latextest positiv +++, ACE und Serumkomplement mäßig erhöht (39,2 U/l und 57,1 U/ml), Serumelektrophorese war normal und Tuberkulintest negativ.

Das Lungenröntgenbild (Abb. 1) zeigte diffuse retikulonoduläre Verdickungen des Interstitiums mit mehr ausgeprägten Veränderungen beidseitig peripher und in den Mittelfeldern. Bei den Funktions-

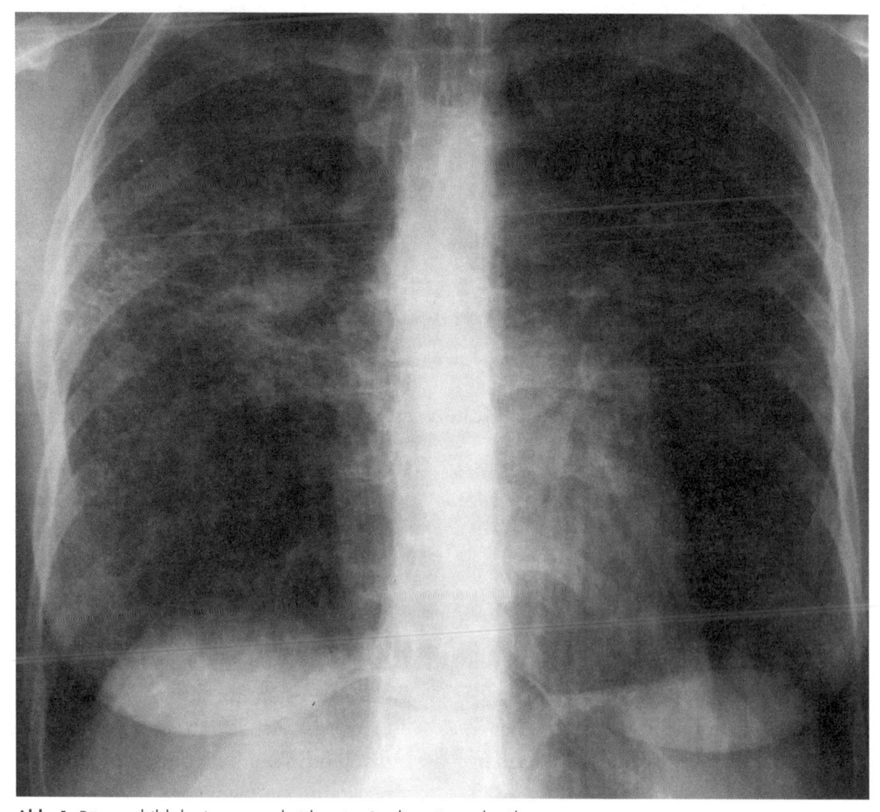

**Abb. 1:** Röntgenbild der Lungensarkoidose im Stadium II vor der Therapie.

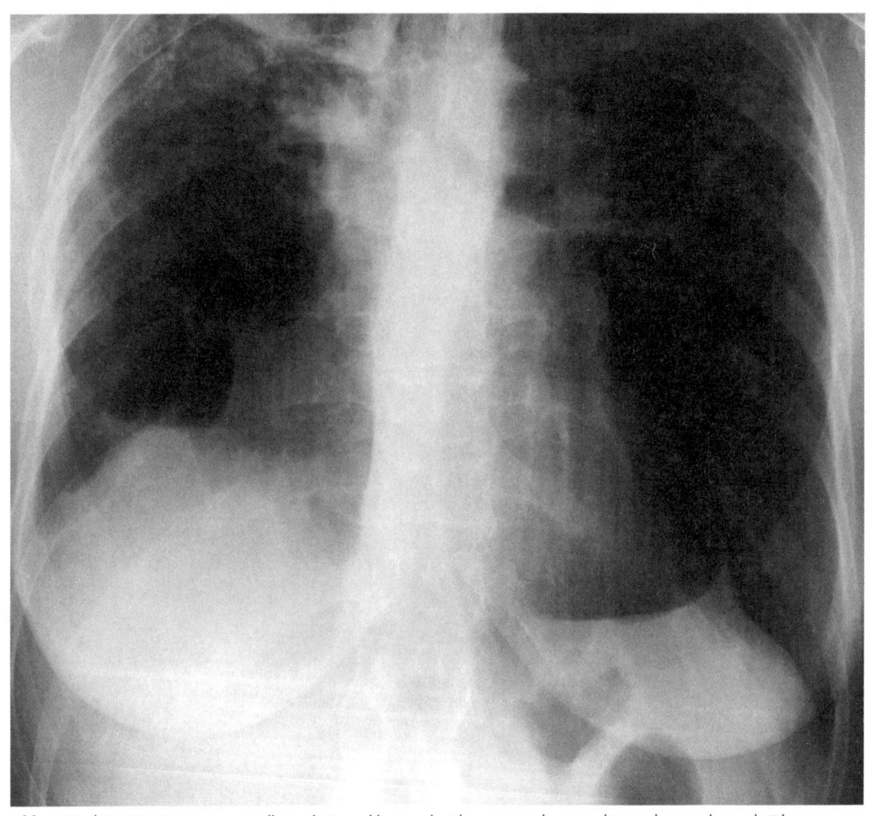

**Abb. 2:** Rechtsseitige Lungenaspergillose als Komplikation der Therapie und progrediente pleuropulmonale Fibrosierung.

tests war VC vermindert um 33%, Transferfaktor war 70% des Sollwertes. Die Blutgasanalyse war in Ruhe normal, bei Belastung betrug aber PaO2 8,34 kPa, PaCO2 4,5l kPa und die O2-Sättigung 91%.

Bronchoskopisch waren in der Bronchialschleimhaut 2mm große wässrig-gelbliche Prominenzen und zwischen diesen betonte Kapillarmuster zu sehen. Die Differentialzellzahl der BAL war 33% Alveolarmakrophagen, 64% Lymphozyten, 2% Eosinophile und 1% Basophile. Die Histologie der Bronchialbiopsie und der Transbronchiallungenbiopsie zeigte zahlreiche subepitheliale epitheloidzellige, teilweise fibrosierte Granulome mit Riesenzellen mit interstitieller Fibrosierung.

Es wurde Sarkoidose diagnostiziert und die Therapie mit Prednisolon und D-Penicillamin eingeführt.

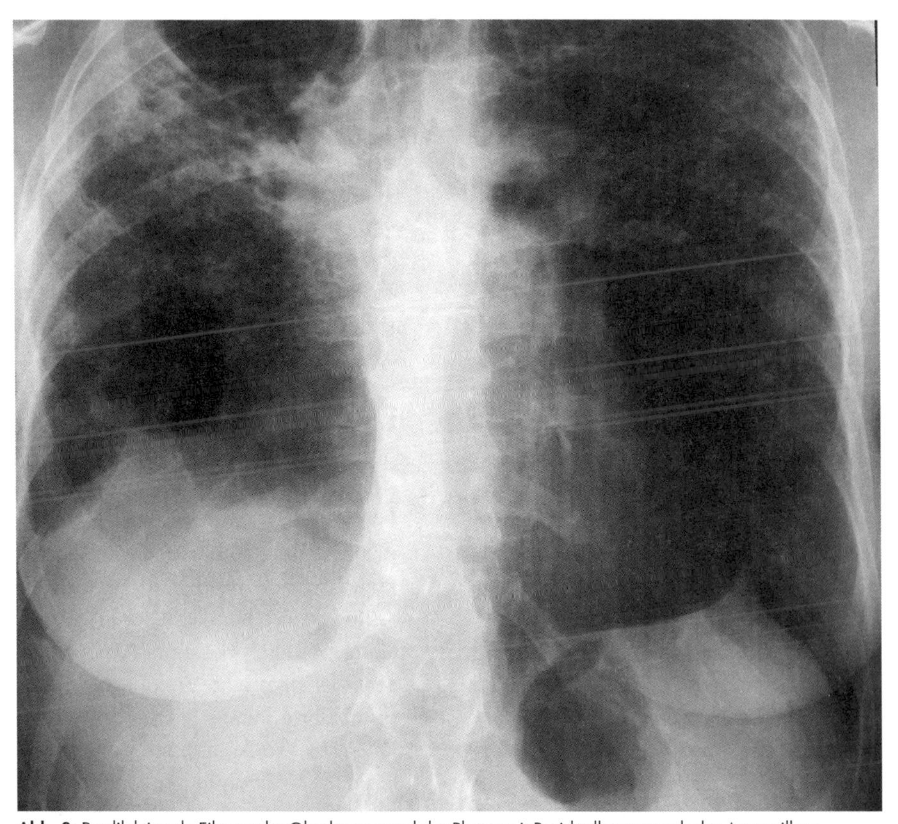

**Abb. 3:** Predilektionale Fibrose der Oberlappen und der Pleura mit Residualkavum nach der Aspergillose.

Bei der zweiten Aufnahme im März 1990 fühlte die Patientin immer noch Belastungsdyspnoe, Müdigkeit und hatte trockenen Husten. Trotz der Erhaltungsdosis 10 mg Prednisolon mit 600 mg D-Penicillamin zeigte auch das Röntgenbild progrediente interstitielle Fibrosezeichen und sogar pleurale Fibrose. Die Funktionsparameter verschlimmerten sich mit Verminderung der VC um 58%, FEV 1 um 55% und der Transferfaktor betrug nur noch 40% des Normalwertes. Wiederholte BAL ergaben 55% Alveolarmakrophagen, 41% Lymphozyten, 3% Neutrophile und 1% Eosinophile.

Als Therapie wurde die Prednisolondosis wieder erhöht und anstatt des D-Penicillamins Methotrexat eingeführt.

Bei der dritten Aufnahme Anfang 1992 war der Röntgenbefund unverändert, die Funktionswerte aber leicht verbessert mit Transferfaktor 54% des Sollwertes. Mit

Galliumszintigraphie waren Aktivitätszeichen der Inflammation im Thorax und in der Milz gefunden worden. Die Prednisolonerhaltungsdosis 10 mg wurde weitergeführt, nicht mehr aber Methotrexat.

Im Februar 1994 war die Patientin viermal hospitalisiert, diesmal im Febrilzustand und purulentem Sputum. Im Röntgenbild (Abb. 2) sah man eine fortgeschrittene Sarkoidose III und neue Infiltrate mit formiertem Aspergillom im rechten Oberlappen. Histologisch sicherte man eine mykotische Pneumonie, die mit Fluconazol behandelt wurde, während die Erhaltungsprednisolontherapie weitergeführt wurde. Neutrophile in der BAL wurden der Mykose zugeschrieben.

Im Mai 1995 war der Allgemeinzustand verbessert, röntgenologisch (Abb. 3) fand man eine Residualkaverne nach Aspergilloma. Die Lungenoberfelder blieben vernarbt mit Traktion des Mediastinums nach vorne und aufwärts und mit deutlicher Pleuralfibrose, besonders rechts. Die Lungenvolumina blieben vermindert um 55%, Transferfaktor bewegte sich um 50%. Blutgase in Ruhe sind normal und die Patientin weicht physischen Belastungen aus. Sie ist pensioniert worden und hat eine Dauertherapie mit 6 mg Prednisolon täglich.

**Diskussion**

Es handelt sich um den ungewöhnlichen Fall einer rasch progredienten Lungensarkoidose bei einer jungen Frau, die als Zahntechnikerin beschäftigt war. Die Therapie war vollständig erfolglos und verursachte eine Lungenaspergillose.

Ein solcher Krankheitsverlauf führte zur Differentialdiagnose der Berylliose, was bei zahntechnischer Arbeit vermutet werden kann [3]. In dieser Tätigkeit werden verschiedene Minerale und organische Substanzen inhaliert, wie z.B. Kobalt, Molybden, Nickel, Beryllium und Acrylate. So sind in diesem Beruf professionelle Zahntechnikerpneumokoniosen bekannt [3, 4], sowie auch Asthma und Berylliose. Wir konnten keine beruflich bedingte Noxe beweisen. Der atypische Verlauf der Sarkoidose führte immer wieder zur Vermutung, die Krankheit habe äußere Ätiologie. Mikroanalyse der Lungenbiopsie auf Minerale haben wir nicht ausgeführt, die könnte aber diagnostisch sein [4]. Acrylate, andere organische Substanzen und Mineralsalze können auch eine extrinsische allergische Alveolitis verursachen [1, 2, 5, 7, 8], die man nicht immer von der Sarkoidose unterscheiden kann. Wir hatten leider nach Parametern der allergischen Alveolitis nicht gesucht, weil die Diagnose der Sarkoidose leicht und überzeugend bestätigt war.

Die Therapie mit Prednisolon war wirkungslos, weshalb wir nach dem erfolglosen D-Penicillamin noch für 6 Monate Methotrexat beigefügt haben, was zu sekundärer Lungenaspergillose geführt hat, worüber schon vorher berichtet wurde [6].

## Schlußfolgerung

In vorgestelltem Fall mit der Vorgeschichte der Expositionen in der modernen Zahntechnik bleibt die offene Frage der richtigen Diagnose. Die Lungensarkoidose bleibt ätiopathogenetisch und prognostisch noch immer ungeklärt und eine unvorhersehbare Krankheit.

## Literatur

[1] Baur X.: Wirkung von Isocyanaten und anderen niedermolekularen Substanzen auf die Atemwege und das Immunsystem. Atemw.- Lungenkrkh. 21, 184 – 188 (1995).

[2] Baur X.: Hypersensitivity pneumonitis (extrinsic allergic alveolitis) induced by isocyanates. Clin. Immunol. 95, 1004 – 1010 (1995).

[3] Kotloff R.M., P.S. Richmann, K. Greenacre, M.D. Rossman: Chronic beryllium disease in a dental laboratory technician. A. Rev. Respir. Dis. 147, 205 – 207 (1993).

[4] Morgenroth K., H. Kronenberger, S. Tuengerthal, M. Schneider, J. Meyer-Sydow, M. Riemann, R.F. Kroidl, M. Amthor: Histologische Lungenbefunde bei Pneumokoniosen von Zahntechnikern. Prax. Pneumol. 35, 670 – 673 (1981).

[5] Music E., M. Tomsic, D. Logar: Goldsalzalveolitis bei Patienten mit rheumatoider Arthritis. Pneumologie 49, 367 – 372 (1995).

[6] O'Reilly S., P. Hartley, M. Jeffers, E. Casey, L. Claney: Invasive pulmonary aspergillosis associated with low dose methotrexate therapy for rheumatoid arthritis: a case report of treatment with itraconasol. Tub. Lung Dis. 75, 153 – 155 (1991).

[7] Schenker M.: Occupational lung diseases in the industrialising and industrialised world due to modern industries and modern pollutants. Tub. Lung Dis. 73, 27 – 32 (1992).

[8] Sennenkamp J.: Neue Kenntnisse über die exogen-allergische Alveolitis. Pneumologie 46, 96 – 100 (1992).

# Die Lunge und der Tonerstaub

**Univ. Doz.
Dr. Christine Armbruster,
Wien**

## Einleitung

Die Atemwege, von der Nase bis zu den Alveolen, kommen während einer 40-stündigen Arbeitswoche mit 14.000 Litern Luft in Kontakt. Körperliche Aktivität erhöht die Atemfrequenz und damit die Exposition gegenüber inhalativen Noxen auf bis das 12-fache [3].

Eingeatmete Partikel können zu verschiedensten, zum Teil chronischen Lungenerkrankungen führen. Die Variabilität der pulmonalen Erkrankungen ist in der unterschiedlichen Empfindlichkeit der exponierten Person zu suchen, welche im Polymorphismus der Gene und der damit verbundene Abwehrmechanismen begründet ist [4].

Die Erfassung einer Berufsassoziierten Noxe als Ursache für die Erkrankung des Respirationstraktes ist durch das verzögerte Auftreten von Symptomen erschwert. Die Diagnose einer derartigen Erkrankung des Lungenparenchyms basiert dabei auf der Anamnese, der physikalischen Krankenuntersuchung und auf radiologischen Befunden. Die histopathologische und mineralogische Untersuchung von Gewebsproben stellt den Zusammenhang zwischen Erkrankung und auslösendem Agens her. Hierbei erwies sich die röntgendisperse Strukturanalyse zur Detektion von anorganischen und organischen Substanzen in Gewebsproben als hilfreich.

Mehr als 3500 Mineralien und 77 Metalle sind potentielle Auslöser einer Lungengerüsterkrankung. Es existiert aufgrund eines multifaktoriellen Geschehens keine klare Dosis – Wirkungsbeziehung zwischen der Menge des inhalierten Staubes und der Ausprägung der Lungenerkrankung [8]. Auch die Art der Erkrankung des Respirationstraktes ist nicht einem Auslöser zuzuordnen, da ein und dasselbe Element unterschiedliche Veränderungen bedingen kann, wie dies zum Beispiel anhand des Kobalt und des Kupfers demonstriert werden konnte.

Toner werden bei Laserdruckern und Photokopierern als Druckerfarbe verwendet. Einkomponentensysteme bestehen aus drei Basiskomponenten:

1. Bindemittelharze (Styrol/Acrylat Copolymer)
2. Pigment (Ruß, Fe3O4, welches durch andere Metalle ersetzt werden kann) und
3. Additive (z.B. Kieselsäurederivate, welche Träger der elektrischen und mechanischen Eigenschaften des Toners sind).

In Zweikomponentensystemen sind "Carrier" (phärische Ferrite) hinzugefügt, die die Tonerpartikel zu der photoleitenden Schichte transportieren. Tonerstäube weisen herstellerspezifische Unterschiede in ihrer Zusammensetzung auf. Manche Produkte sind durch einen größeren Anteil an anorganischen Bestandteilen und damit durch einen höheren Gehalt an Metallen (wie Aluminium, Eisen, Titan, Mangan, usw.) charakterisiert.

Inhalation von Tonerstaub ist beim Wechsel des Toners und durch Emissionen aus Druckern und Kopiergeräten möglich. Gallardo und Mitarbeiter berichteten erstmals 1994 über das Auftreten einer Siderosilikose als Folge von inhaliertem Tonerstaub [5].

Ein gutes Beispiel für die fehlende Dosis-Wirkungsbeziehung bei inhalativen Noxen stellt die Geschichte eines 39-jährigen Mannes dar, welcher durch gelegentliche Expositionen gegenüber Tonerstaub eine granulomatöse Lungenerkrankung entwickelte [1].

**Fallbericht**

Zum Zeitpunkt der ersten Konsultation litt der Patient seit einem Jahr an trockenem Husten sowie Dyspnoe bei mäßiger körperlicher Belastung. Er arbeitete seit 18 Monaten als Computerfachmann bei einer Tageszeitung und war Nichtraucher.

Die physikalische Krankenuntersuchung sowie die Leber- und Nierenfunktionsparameter im peripheren Blut erbrachten ein unauffälliges Ergebnis. Der serologische Nachweis von antinukleären Faktoren und der Subsets nukleärer Antikörper verlief negativ.

Die Angiotensin-Converting-Enzyme (ACE)- Konzentration lag im Normbereich. Das Thoraxübersichtsröntgen in zwei Ebenen zeigte bilateral mikronoduläre Verschattungsareale sowie vergrößerte hiläre und mediastinale Lymphknoten (Abb.1). Mittels Lungenfunktionstest konnte eine Obstruktion vornehmlich der kleinen Bronchien (MEF25 65% des Sollwertes) nachgewiesen werden, die Diffusionskapazität für Kohlenmonoxid lag mit 60% des Sollwertes im pathologischen Bereich – ein Befund, welcher meist für eine

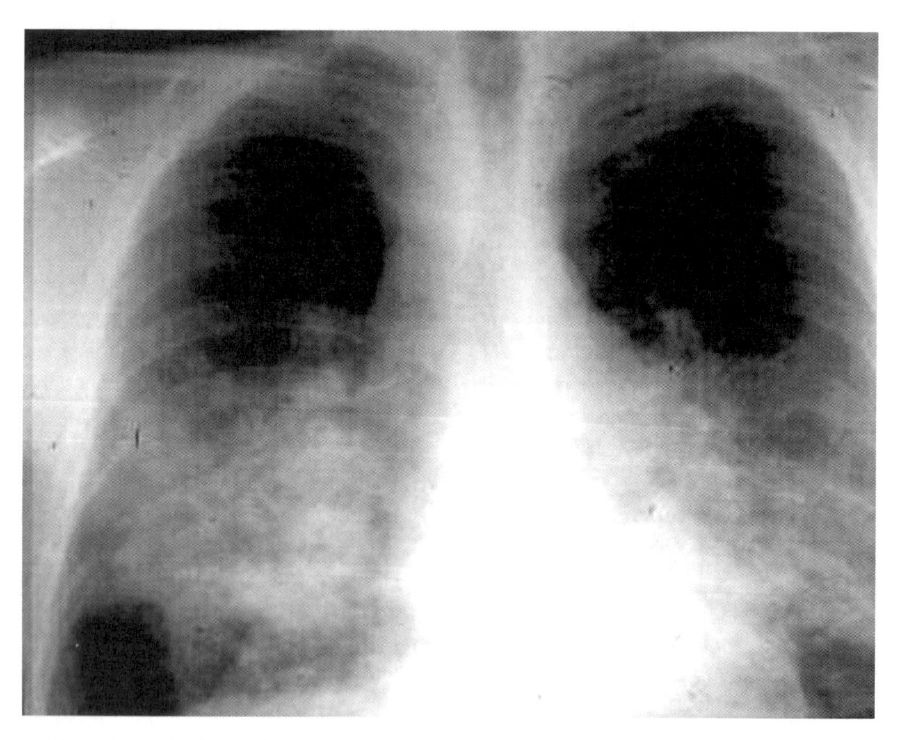

**Abb. 1:** Thoraxübersichtsröntgen (posterior-anterior). Bilaterale mikronoduläre Verschattungsareale, Vergrößerung der hilären und mediastinalen Lymphknoten

Störung des Gasaustausches an der alveolokapillären Membrane spricht. Eine restriktive Ventilationsstörung im Sinne einer Lungenfibrose lag nicht vor.

Als erste invasive diagnostische Maßnahme wurde eine Bronchoskopie in Allgemeinanästhesie mit bronchoalveolärer Lavage (BAL) und transbronchialer Lungenbiopsie durchgeführt. In der BAL-Flüssigkeit fanden sich 60% neutrophile Granulozyten, 30% Alveolarmakrophagen und 10% Lymphozyten (Abb.2)

Zur Abklärung der mediastinalen Lymphome wurde eine Mediastinoskopie herangezogen. Die histologische Aufarbeitung der Lungen- und Lymphknoten-

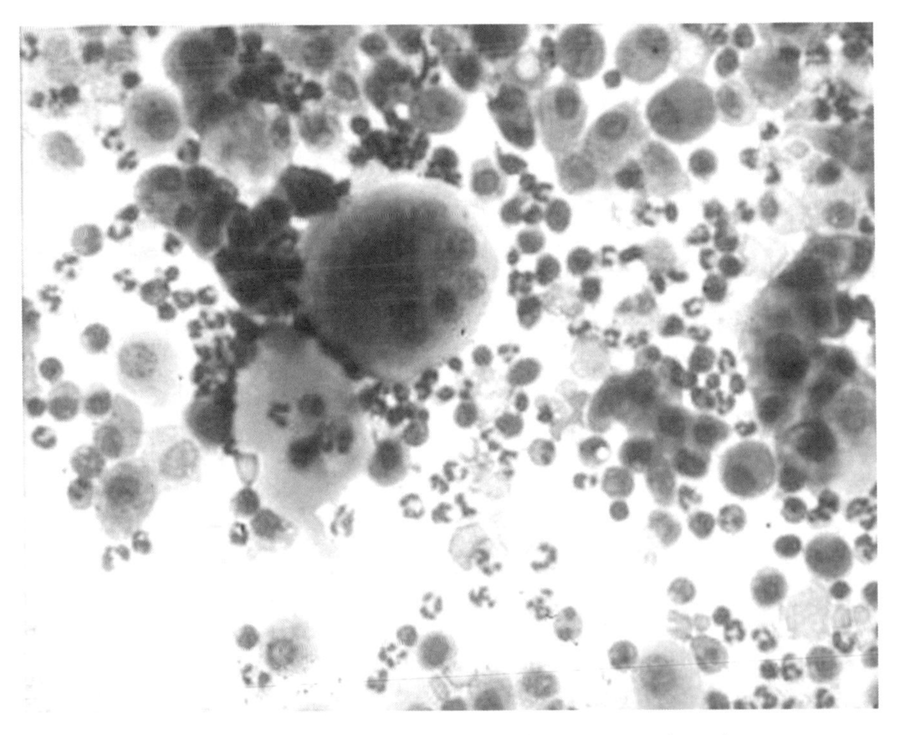

**Abb. 2:** Zytologisches Präparat der bronchoalveolären Lavage Flüssigkeit (May Grünwald Giemsa – Färbung, 60x). Überwiegen der neutrophilen Granulozyten (60%), bei 30% Alveolarmakrophagen

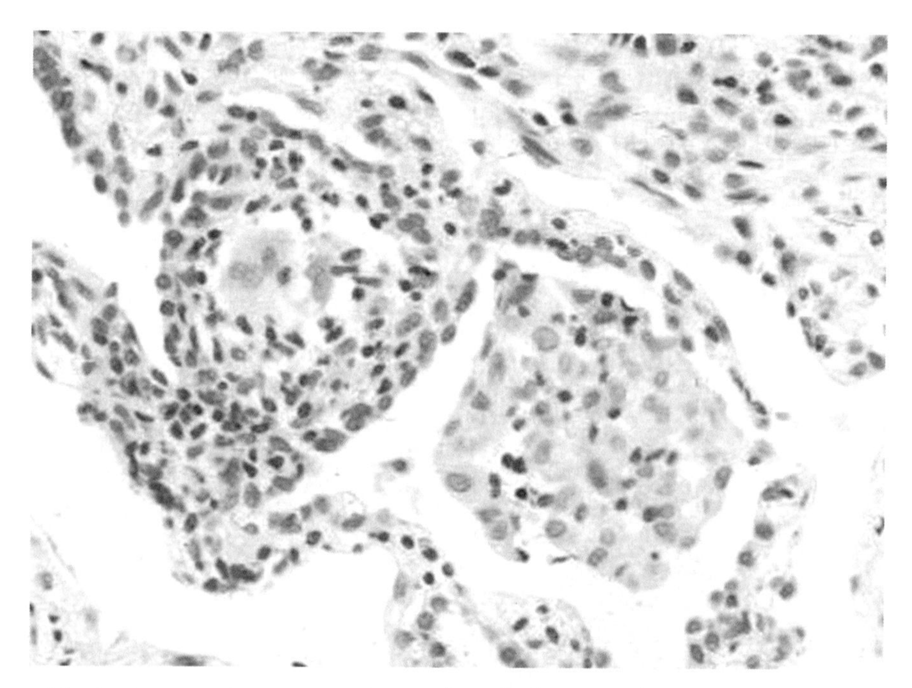

**Abb. 3:** Histologisches Präparat der transbronchialen Lungenbiopsie (Hämatoxylin-Eosin Färbung, 40x). Nicht-nekrotisierendes, epitheloidzelliges Granulom mit einer Riesenzelle vom Langhanstyp

biopsate erbrachte nicht-nekrotisierende, epitheloidzellige Granulome mit Riesenzellen vom Langhanstyp – ein Befund wie er unter Anderem typisch für eine Sarkoidose ist (Abb.3).
Erst die Untersuchung der Biopsate mittels röntgendisperser Strukturanalyse detektierte Kupfer in den Granulomen und stellte damit die Verbindung zur Inhalation von kupferhältigem Tonerstaub her (Abb.4) [9].

Die Gabe von Glucocorticoiden verbesserte die Lungenfunktion nach neun Monaten nur geringfügig, Veränderungen im Thoraxübersichtsröntgen waren nicht nachweisbar.

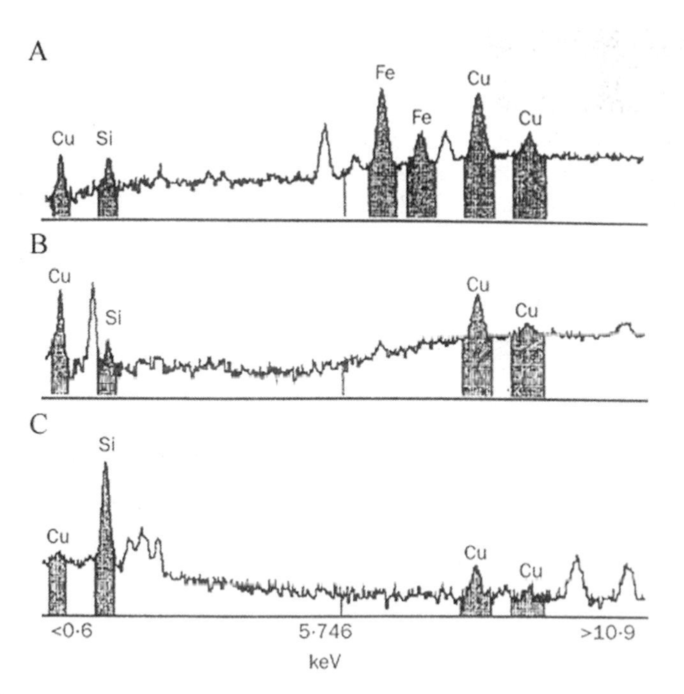


**Abb. 4:**
Spektrogramme der röntgendispersen Strukturanalyse.
**A**: Tonerstaub
**B**: Lungenbiopsat
**C**: Biopsie des mediastinalen Lympknotens
Cu = Kupfer; Si = Silizium; Fe = Eisen.

**Diskussion**
Die gesundheitschädigende Wirkung der Arbeit im Bergbau ist seit langem bekannt, nationale und internationale Programme betreffend Berufskrankheiten wurden aber erst 1970 ins Leben gerufen. Obwohl die Arbeitsbedingungen deutliche Verbesserungen erfuhren, ist das Wissen und Verständnis um die Toxikologie und Pathophysiologie vieler Stäube beschränkt. Neue Fälle von Mineral- und Metallinduzierten Erkrankungen zeigen, dass Arbeitnehmer zuweilen dem Irrtum unterliegen, dass Materialien, mit denen sie arbeiten, nicht gesundheitsschädigend sind (Beispiele

hierfür sind Juweliere und Zahntechniker). Weitere Studien belegen , dass Lungengerüsterkrankungen, welche primär als idiopathische Lungenfibrosen aufgefasst werden, mit der Inhalation von Stäuben assoziiert sein können [2,6,7]. 1963 wurden die Überempfindlichkeitsreaktionen von Coombs und Grell in die Typen I bis IV unterteilt. Bei Erkrankungen des Lungenparenchyms spielen die Überempfindlichkeitsreaktionen Typ III und IV eine entscheidende Rolle. Zellelemente, welche maßgeblich an diesen Entzündungsprozessen beteiligt sind, sind Alveolarmakrophagen, neutrophile Granulozyten und T-Lymphozyten. Wie bei der Sarkoidose können Typ III- (Uveitis, kutane Vaskulitis) und Typ IV-Reaktionen (Granulome) gleichzeitig ablaufen. Die Art und Ausprägung der entzündlichen Reaktion auf ein inhalatives Agens ist dabei von den genetisch determinierten Formen des Abwehrprozesses der betroffenen Person abhängig.

Die hohe Anzahl neutrophiler Granulozyten (60%) in der BAL-Flüssigkeit spricht bei dem hier präsentierten Patienten für eine Typ III-Reaktion auf eine exogene Noxe, welche neben einer Typ IV-Reaktion (in Form von Granulomen) vorlag.

Das Management berufsbedingter Erkrankungen des Lungenparenchyms besteht in erster Linie in der Expositionsprophylaxe, wie es das Tragen von Masken bei inhalativen Noxen darstellt. Glucocorticoide können als effektive Therapeutika zur Suppression von Entzündungsprozessen eingesetzt werden. Die Prävention zusätzlicher Erkrankungen durch Impfungen (wie zum Beispiel gegen Influenza- und Pneumokokken-Infektionen) ist ebenfalls ein Pfeiler in der Betreuung dieser Patienten.

**Literatur**

1 Armbruster, Christine, Dekan, G., Hovorka, A.: Granulomatous pneumonitis and mediastinal lymphadenopathy due to photocopier toner dust. Lancet 348 (1996) 690

2 Baumgartner, K.B., Samet, J.M., Coultas, D.B., Stidley, C.A., Hunt, W.C., Colby, T.V., Waldron, J.A.: Occupational and environmental risk factors for idiopathic pulmonary fibrosis. A multicenter case-control study. Am J Epidemiol 152 (2000) 307-315

3 Beckett, W.S.: Occupational respiratory diseases. N Engl J Med 342 (2000) 407-413

4 Chuwers, P., Barnhart, S., Blanc, P., Brodkin, C.A., Cullen, M., Kelly, T., Keogh, J., Omenn, G., Williams, J., Balmes, J.R.: The protective effect of betacarotene and retinol on ventilatory function in an asbestos-exposed cohort. Am J Respir Crit Care Med 155 (1997) 1066-1071

5 Gallardo, M., Romero, P., Sanches-Quevedo, M.C., Lopez-Caballero, J.J.: Siderosilicosis due to photocopier toner dust. Lancet 344 (1994)412-413

6 Hubbard, R., Lewis, S., Richards, K., Johnston, I., Britton, J.: Occupational exposure to metal and wood dust and aetiology of cryptogenic fibrosing alveolitis. Lancet 347 (1996) 284-289

7 Mapel, D.W., Coultas, D.B.: The environmental epidemiology of idiopathic interstitiul lung disease including sarcoidosis. Semin Respir Crit Care Med 20 (1999) 521-529

8 Mapel, D., Coultas, D.: Disorders due to minerals other than silica, coal, and asbestos, and to metals. In: Hendrick, D.J., Burge, P.S., Beckett, W.S., Churg, A., eds. Occupational disorders of the lung. W.B. Saunders 2002 163-190

9 Villard, T.G.: Vineyard sprayer`s lung. Am Rev Respir Dis 110 (1974) 545-555

# Langzeitbeobachtung bei nicht-steroidaler Sarkoidosetherapie (Eine unkonventionelle Ergänzung zur Cortisontherapie)

**Prof. H.C. Kümmell,**
**Dr. L. Fricke, P. Engelke,**
**A. Büssing**

**Abteilung für Innere Medizin**
**am Gemeinschaftskrankenhaus**
**Herdecke**

**Zusammenfassung:**
Die nicht-steroidale Sarkoidosetherapie auf anthroposophischer Grundlage (potenzierter Phosphor, Ferrum, Graphites und Viscum album-Extrakte) erbringt bei der chronischen Verlaufsform der Sarkoidose bei einer Anzahl von Erkrankten (70%) gleich gute Ergebnisse wie die Steroid-Therapie, die bei diesen Patienten durch sie ersetzt werden konnte. Sie hat keine nennenswerten Nebenwirkungen. Ihr Wirksamkeitsansatz liegt in der Anregung zur Spontanheilung.

**Einleitung:**
Die Sarkoidose ist eine granulomatöse Entzündung mit Multiorganbefall. Sie verläuft akut oder chronisch, von wenigen Monaten bis zu vielen Jahren. Die auslösende Ursache ist unbekannt. Die Standardtherapie erfolgt mit Corticosteroiden. Trotz vielfältiger neuer Forschungsergebnisse auf dem Felde der Immunologie [1, 4], hat sich diese Therapie nicht grundlegend geändert. Sie wird heute in schwierigen Fällen mit Methotrexat oder Azathioprin kombiniert zur Reduktion der häufig schweren Osteoporosen bei chronischer Steroidanwendung.

Von anderen Autoren wird über eine neue nicht-steroidale Therapie mit Pentoxifyllin in diesem Band berichtet.

Wir stellen hier eine andere, nicht-steroidale Therapie vor, die seit 1970 bei uns angewendet wird und die 1983 veröffentlicht wurde [6]. Da sie sich als Ersatz für oder in Kombination mit Cortison weiterhin bewährt hat, wird über den Zeitraum 1979 – 1997 jetzt erneut berichtet.

**Methode:**
Bei 136 Patienten mit einer gesicherten Sarkoidose wurden retrospektiv der Krankheitsverlauf und die Therapie erfaßt. Es wurden insgesamt mehr Patienten (ca. 200) behandelt, aber nur bei 136 war eine durchgehende Dokumentation vorhanden. Diese wurde von zwei der Autoren durchgeführt. Der Verlauf der Erkrankung wurde in vier Skalen eingeteilt: verschlechtert, unverändert, gebessert, geheilt. Als geheilt wurde betrachtet, wenn nach 3-jähriger Therapiepause kein Rezidiv aufgetreten war. Die übrigen Skalen sind Einschätzungen der behandelnden Ärzte.

**Spezifische Therapie:**
Die hier vorgestellte nicht-steroidale Sarkoidose-Therapie (Abb. 1) ist aus anthroposophischen Therapieprinzipien abgeleitet. Diese haben die Anregung des Gesamtorganismus zum Ziel. Gesamtorganismus heißt im weitesten Sinne physisch-physiologisch (resp. pathophysiologisch), seelisch und geistig. Die Medikamente werden nicht nur in ihrer physischen Wirkung erfaßt, sondern auch in ihrer Auswirkung auf die seelische und geistige Ebene. Die seelische Ebene kann man verkürzt als Denken, Fühlen und Wollen bezeichnen. Die geistige Ebene kann man kurz so charakterisieren, dass sich das Individuum auf dieser Ebene als eigenständige, sich selbst bestimmende Persönlichkeit erfaßt. Bei eingreifenden Therapien infolge schwerwiegender (meist chronischer) Erkrankungen haben wir es immer mit allen drei Ebenen zu tun. Und insbesondere die letzte ist eine wichtige Entität, da sie den eigenen Willen des Patienten betrifft.

Phosphor in potenzierter, nicht toxischer Form regt nach anthroposophischer Auffassung den Gesundungswillen des Patienten an. In der Überwindung des nicht mehr toxischen Phosphors gewinnt der Organismus die Aktivität, chronische Entzündungszustände zur Ausheilung zu bringen. Das gilt nicht nur für die Sarkoidose, sondern auch für andere chronische bronchopulmonale Erkrankungen. Der Phosphorstoffwechsel im Organismus ist ja als Energielieferant bekannt. Da Phosphor in höherer Konzentration toxisch ist, kann man diese nicht in beliebiger Weise steigern. Daher ist sein Einsatz zur Selbstregulierung bei den genannten Erkrankungen begrenzt. Kombiniert wird dieses Medikament mit potenziertem Eisen und Graphit, die beide die funktionelle Struktur der Lunge kräfti-

gen sollen. Sie sind ebenfalls nicht toxisch. Diese erste Stufe der Therapie reicht bei leichten Fällen oft aus. Einige Patienten berichten, dass die Infektanfälligkeit nachläßt, unabhängig von der positiven Wirkung auf die Sarkoidose. Eine Steigerung der Therapie erfolgt durch die zweite Stufe mit Mistelpräparaten. Bei ausgeprägter Sarkoidose kann auch mit beiden Stufen gleichzeitig begonnen werden.
Die Mistel in besonderer Präparation wird in der anthroposophischen Medizin in der Regel zur Tumorbehandlung eingesetzt (z.B. Iscador, Helixor und Abnobaviscum). Neben zytotoxischen hat sie immunmodulierende Wirkungen [2]. Von uns wird (als Standardtherapie) ein Präparat aus Kiefernmistel (Iscador P) subcutan (s.c.) injiziert. Wir beginnen einschleichend mit 0,1 oder 1 mg und injizieren 2 mal wöchentlich am Oberarm. Meistens übersteigen wir 5 mg bei der Sarkoidosetherapie nicht, aber Behandlungen mit 10 mg kommen vor. Wenn sich keine röntgenologisch abgesicherten Befundverbesserungen ergeben, kann versucht werden, mit sehr stark verdünnten Mistelpräparaten eine Reaktion zu erzielen [5] (z.B. Abnobaviscum Fraxini oder Betulae Stufe 5-Stufe 10, entspricht D5 bis D10).

**Ergebnisse:**
Von 136 der im Zeitraum von 1979-1997 bei uns behandelten Sarkoidose-

Nicht-steroidale Sarkoidose-Therapie
(anthroposophischer Ansatz)

1. Stufe: täglich oral
Phosphor $D_6$
Ferrum $D_6$ / Graphites $D_{15}$

2. Stufe: 2 x wöchentlich 1 Injektion
Mistel-Präparat
a) *Iscador*Pini
1 bis 5 mg
b) ABNOBAviscum Fraxini/
Betulae $D_5 - D_{10}$

**Abb. 1:** Nicht-steroidale Sarkoidose-Therapie.

Patienten konnten Daten bezüglich des Krankheitsverlaufes erhoben werden. Die überwiegende Mehrzahl der Patienten wiesen ein fortgeschritteneres Stadium auf (Abb. 2).
83 Patienten (61%) wurden bereits vor ihrer Vorstellung im GKH mit Cortison behandelt, 53 (39%) hatten kein Cortison erhalten (Abb. 3).
Bei unserer Behandlung stellte sich das Verhältnis umgekehrt dar: bei 97 Patienten (71%) konnte auf eine Cortison-Gabe verzichtet werden, während es bei 39 Patienten (29%) wegen Schwere und/

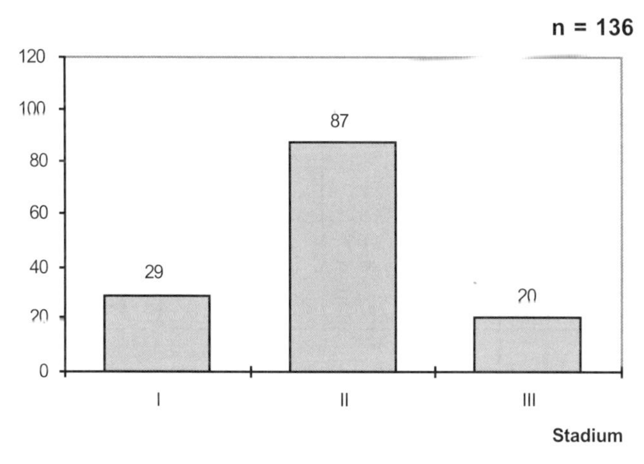


**Abb. 2:** Häufigkeitsverteilung der Sarkoidose-Stadien im GKH von 1979 bis 1997.

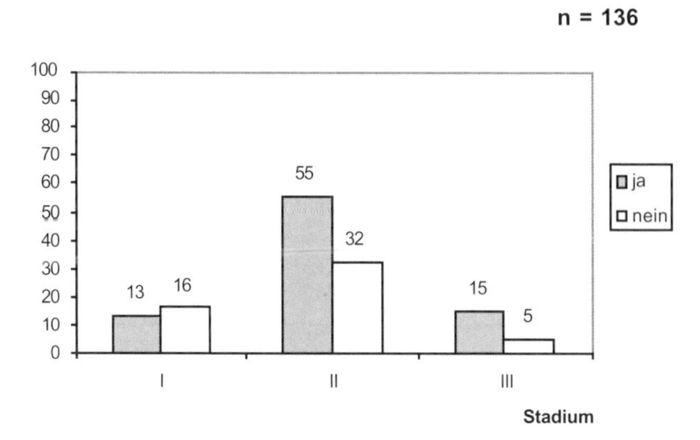


**Abb. 3:** Extern mit Cortison behandelte Sarkoidose-Patienten im GKH von 1979 bis 1997.

oder Ausdehnung der Erkrankung weitergegeben oder neu verordnet werden mußte (Abb. 4).
Abb. 5 zeigt, daß bei 79 von 136 Patienten (58%) Mistelpräparate eingesetzt wurden.

Hierbei beträgt die Anzahl der Patienten mit Besserung und/oder Heilung im Stadium II 56 (64%), unverändert sind 24 (28%), verschlechtert 7 (8%) (Abb. 6). Eine Verschlechterung im Stadium I betrifft eine zusätzlich extrapulmonale Beteili-

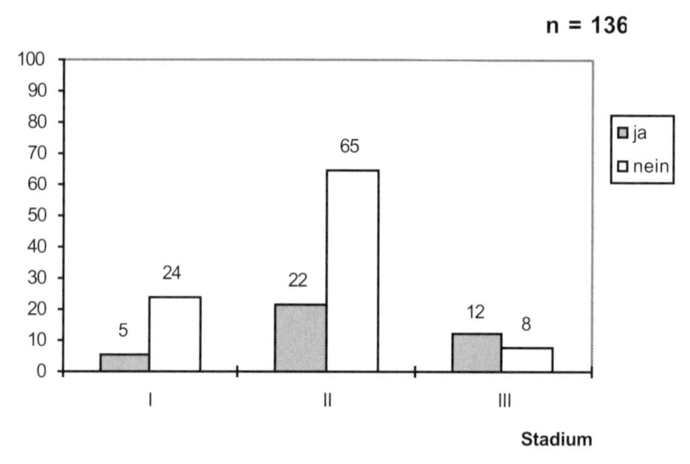


**Abb. 4:** Sarkoidose-Therapie mit Cortison im GKH von 1979 bis 1997.

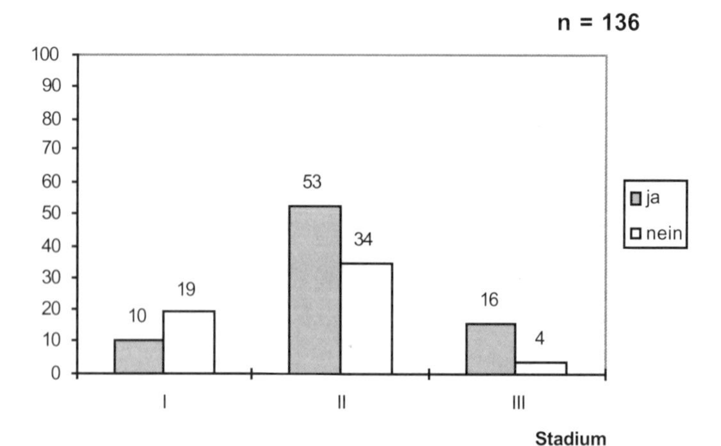


**Abb. 5:** Sarkoidose-Therapie mit Mistel im GKH von 1979 bis 1997.

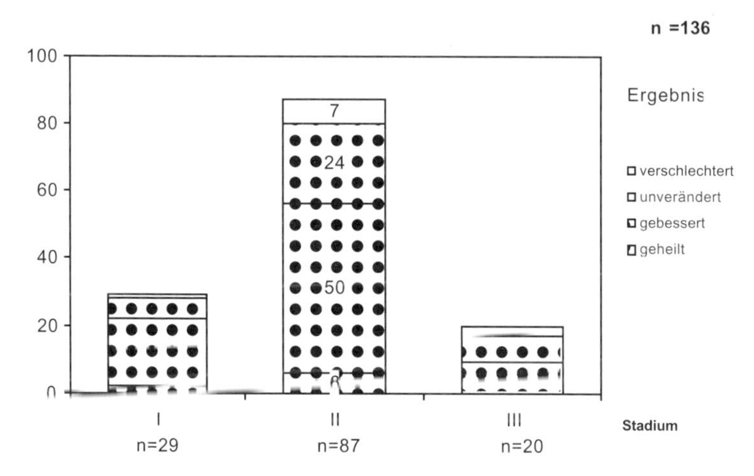


**Abb. 6:** Häufigkeitsverteilung der Sarkoidose-Stadien und Therapie-Ergebnisse im GKH von 1979 bis 1997.

gung (Hypercalcämie). Selbst im Stadium III sind noch Besserungen möglich.
Abb. 7 zeigt solche Patienten (n=32), die von außerhalb mit einer Cortisontherapie kamen und bei uns während und nach Ausschleichen des Cortisons mit Mistelextrakten behandelt wurden. Im Vergleich zum Gesamtkollektiv traten Verschlechterungen anteilmäßig zwar häufiger auf, so dass bei diesen Patienten Cortison wieder eingesetzt oder wegen der Nebenwirkungen auf eine andere Therapie ausgewichen werden mußte.

Zur weiteren Aufschlüsselung wurden die Patienten im Stadium II verglichen, die unter einer Dauertherapie mit Cortison standen. In Abb. 8 sind diese alle zusammengefasst (n=39). 21 (Abb. 8b) von diesen konnten in der Folgezeit vom Cortison abgesetzt und erfolgreich mit Mistel weiterbehandelt werden (s. Abb. 7 Stad. II), 18 (Abb. 8a) blieben wegen der Schwere und Ausdehnung weiterhin auf Cortison (sie sind daher nicht in Abb. 7 enthalten).. Die Therapieergebnisse unter Mistel-Therapie sind tendenziell besser als die unter Cortison-Dauer-Therapie. Auch bei den Patienten im Stadium III konnte eine leichte Besserung verzeichnet werden. Eine Verschlechterung wurde dabei in der Mistelgruppe in 3 Fällen beobachtet, in der Cortison-Gruppe bei 4 Patienten.
Bei chronischer Sarkoidose im Stadium II gelingt es, die Hälfte der Cortison-dauertherapierten Patienten erfolgreich auf eine Misteltherapie (einschl. Phosphor und Ferrum/Graphites) umzustellen.

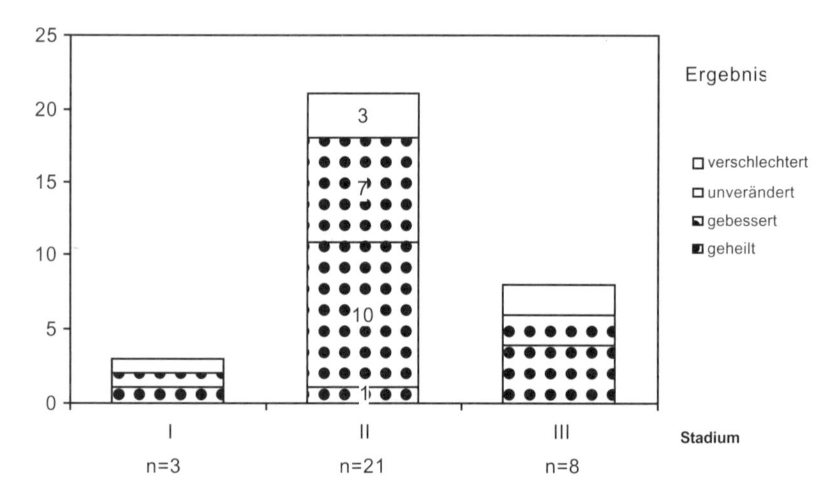


**Abb. 7:** Patienten mit Mistel-Behandlung statt Cortison im GKH von 1979 bis 1997.

**Diskussion:**

Die vorliegende retrospektive Erfassung (1979 – 1997) zeigt gute Ergebnisse einer nicht-steroidalen Therapie bei 136 Patienten mit gesicherter Sarkoidose. Es handelt sich um ein nicht-selektioniertes Krankengut, wobei vornehmlich Patienten im fortgeschrittenen Stadium behandelt wurden. Patienten im Stadium I, das in den meisten Kollektiven mit ca 50% aufgeführt wird [12], waren nur in geringer Zahl vertreten. Die Patienten der Stadien II und III waren bereits vortherapiert und haben sich wegen des Fortschreitens der Krankheit nach zusätzlichen oder anderen Therapien umgesehen. Zu unserem Kollektiv gehört somit nicht der Patient mit schneller Remission. Alle Patienten erhielten die Stufe I (Phosphor D6 und Ferrum D6/ Graphites D15), die Hälfte zusätzlich Mistelpräparate (Stufe II). In ca 50% der Fälle konnte Cortison durch diese Therapie ersetzt und in weiteren 20% vermieden werden. Die Misteltherapie findet ihre Hauptanwendung bei der Behandlung maligner Tumore. Neben zytotoxischen lassen sich auch immunmodulierende Effekte nachweisen [2]. Insbesondere für den hier auch verwendeten Mistellektin-freien, nicht-zytotoxischen Kiefernmistel-Extrakt Iscador P [3] ist eine in vitro-Aktivierung und Proliferation von CD4+ T-Helfer/Induktor-Lymphozyten und CD8+ CD14+

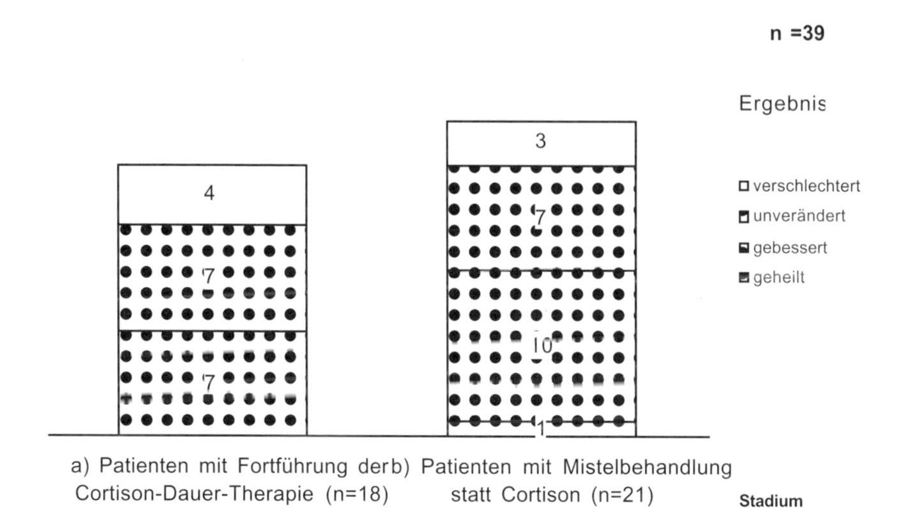


**Abb. 8:** Sarkoidose-Patienten des Stadiums II unter einer Dauertherapie mit Cortison im GKH von 1979 bis 1997.

Monozyten mit Freisetzung proinflammatorischer Zytokine nachgewiesen [9-11]. Die zugrundeliegenden Wirkmechanismen sind zur Zeit unklar.

Bei der Sarkoidose findet sich eine verminderte immunologische Aktivität im peripheren Blut und eine gesteigerte in den befallenen Organen, bei der Lunge im wesentlichen mit Vermehrung der Alveolar-Makrophagen und der Lymphozyten, insbesondere der CD4 T-Helfer/-Induktor-Lymphozyten. Daraus resultiert eine erhöhte Expression verschiedener Zytokine [1, 13], was zu sehr komplexen Wechselwirkungen führt, die hier im einzelnen nicht besprochen werden. Für die Misteltherapie bei Sarkoidose liegen immunologische Daten bisher nicht vor. Das Therapiekonzept der Mistel beinhaltet eine subtile entzündungsfördernde Aktivität, die den Organismus zur Überwindung des gestörten immunologischen Gleichgewichts anregen soll. Bei der Sarkoidosetherapie liegen die Dosierungen deutlich niedriger als bei der Therapie der malignen Tumore. Es wird wahrscheinlich eine Art von Selbstregulierung angestoßen, die die Spontanheilung fördert.

Im Gegensatz zur Cortisontherapie wirkt die Misteltherapie nicht akut, sie ist eine Langzeittherapie. Die hierunter eingetretene Rückbildung zeigt seltener Rezidive als eine durch Cortison erfolgte Rückbildung. Die erste Stufe der Therapie ist für leichtgradige Formen gut geeignet und zeigt durch Reduzierung der Infektanfälligkeit eine zusätzliche Wirkung. Ein Nachweis der Wirksamkeit von potenziertem Phosphor ist auf zellulärer Ebene bisher nicht erbracht. Ähnlich wie bei der Mistel wird am ehesten hier eine immunmodulierende Wirkung zu erwarten sein. Aus den anthroposophischen Therapieprinzipien läßt sich ableiten, dass potenzierter Phosphor auf alle chronifizierten Prozesse – vor allem chronische Entzündungen – in der Weise wirkt, dass der Organismus, resp. das Immunsystem, angeregt wird, den Entzündungsprozeß zu überwinden. Von daher kann man sagen, dass der Organismus durch diese Therapie konditioniert wird, eine Spontanheilung einzuleiten, während Cortison zwar die akuten Symptome unterdrückt, zur Anregung der „Selbstregenerierung" (Spontanheilung) aber nicht beitragen kann. So hilfreich das Cortison für die Akuterkrankung und für lebensbedrohliche Manifestationen (z. B. Auge, Herz, ZNS) bei chronischem Verlauf ist, so kritisch muß es aufgrund der Nebenwirkungen bei der Langzeitanwendung beurteilt werden. Daher stellt die hier vorgestellte nicht-steroidale Sarkoidosetherapie eine gute Alternative auch für fortgeschrittenere Stadien dar, und sie eignet sich auch zur Kombinationsbehandlung in der Ausschleichphase des Cortisons. An Nebenwirkungen sind bei der Mistel lediglich Lokalreaktionen an der Einstichstelle zu erwarten, es wird auch von sehr seltenen, allergischen Reaktionen berichtet, die wir bei der von uns empfohlenen Dosis und Applikationsweise bisher nicht beobachtet haben. Eine ungewöhnliche Nebenwirkung wurde von Schönhöfer et al.[8] bei einer Sarkom-Patientin beschrieben, die neben einem Echinacea-haltigen Medikament einen wässrigen Mistelextrakt injiziert bekam. Hierbei soll es danach zu einer akuten Sarkoidose gekommen sein, die jedoch unter Cortison-Behandlung zur Rückbildung geführt werden konnte. Bei den von uns behandelten Patienten konnten wir derartige Reaktionen nicht beobachten. Auch bei den Medikamenten der Stufe I haben wir keine Nebenwirkungen beobachtet. Beim Absetzen von Cortison halten wir eine lange Ausschleichphase ein (4 – 8 Wochen).

Schlußfolgernd läßt sich sagen, daß die Therapie mit Mistelpräparaten, potenziertem Phosphor (D6) und potenziertem Eisen und Graphit in der Sarkoidosetherapie einen wichtigen Platz einnimmt, besonders bei der chronischen Verlaufsform. Wir waren in der Lage, die allgemein übliche Cortison-Gabe einzuschränken oder auszusetzen.

**Literatur:**

[1] Müller-Quernheim, J. (1998): Sarcoidosis: immunopathogenetic concepts and their clincal application. Eur Respir J; 12, 716-738.

[2] Büssing, A. (1999) Biologische Wirkungen der Mistel. Zeitschrift für Onkologie 31: 35-43

[3] Büssing, A., und Schietzel, M. (1999) Apoptosis-Inducing properties of Viscum album L. extracts from different host trees correlate with their content of toxic mistletoe lectins. Anticancer Research 19, 23-28.

[4] Gross, W. L. (1991) Granulomatöse Entzündungen. In: Klinische Immunologie, H.H. Peter (Hrsg.). Urban & Schwarzenberg, München, Wien, Baltimore, S. 381-400.

[5] Kümmell, H.C. (1997) Patientendarstellung und Therapiefindung bei besonderem Sarkoidose-Verlauf. Merkurstab 3, 184-186.

[6] Kümmell, H.C., Buchner, C., Marx, C. (1983) Zur Frage der Therapiebeurteilung bei Sarkoidose. Rheuma-Medizin 5, 120-124.

[7] Martinet, Y., Menard, O., Vaillant, P., Vignaud, J.M., Martinet, N. (1996) Cytokines in human lung fibrosis. Arch Toxicol Suppl, 18, 127-139.

[8] Schönhöfer, S., Werner, B., Kuklinski, M., Zürner, P., Berg, P.A., Becker-Brüser, W.(1999) Arzneimitteltherapie 17, 282-284.

[9] Stein, G., Berg, P.A. (1994) Non-lectin component in a fermented extract from Viscum album L. grown on pines induces proliferation of lymphocytes from healthy and allergic individuals in vitro. Eur J Clin Pharmacol 47, 33-38.

[10] Stein, G.M., Berg, P.A. (1996) Evaluation of the stimulatory activity of a fermented mistletoe lectin-1 free mistletoe extract on T-helper cells and monocytes in healthy individuals in vitro. Arzneimittel-Forschung/Drug Research 46, 635-639.

[11] Stein, G.M., Meink, H., Durst, J., Berg, P.A. (1996) The release of cytokines by a fermented lectin-1 (ML-1) free mistletoe extract reflects differences in the reactivity of PBMC in healthy and allergic individuals and tumor patients. Eur J Clin Pharmacol 51, 247-252.

[12] Costabel, U. (1993) Intrathorakale Sarkoidose. In: Sarkoidose Fachbeiträge. Herausgeber Deutsche Sarkoidose Vereinigung e.V., 118-123.

[13] Zhang, K., Phan, S.H. (1996) Cytokines and pulmonary fibrosis. Biological Signals 5, 232-239.

# Sarkoidose – Format einer „unsichtbaren" Behinderung – Chronisch krank trotz gutem äußeren Erscheinungsbild

**Renate Braune, Meerbusch**
**Dr. rer. nat. Bernd Quadder, Ratheim**

Die Diskrepanz zwischen der Schwere der Sarkoidose-Erkrankung und dem guten äußerlichen Erscheinungsbild vieler Sarkoidose-Kranker ist seit je her Anlaß für Mißverständnisse, Vorurteile, Diskriminierung, Fehleinschätzungen und Benachteiligung im sozialen Umfeld, in der Familie, bei Freunden, im Verein, schwerwiegender bei Arbeitgebern und Kollegen, ja sogar bei Ärzten und medizinischen Gutachtern, Sozialrichtern und nicht zuletzt in der Öffentlichkeit, auf der Straße.

Auf der einen Seite kopflose Reaktionen, mangelndes Fingerspitzengefühl, Verständnislosigkeit, Unmut bis hin zu diffamierenden Äußerungen, auf der anderen Seite gekennzeichnet durch Müdigkeit und Kraftlosigkeit; ein immer engerer Gesichtskreis bis zum Rückzug, bis zur Sprachlosigkeit bei den Betroffenen.

Vor dem Hintergrund der Diagnose, eine Krankheit zu haben, bei der man nicht krank aussieht und für alle auch nicht krank wirkt, aber ungemein schnell negativ ins Gerede kommt, was als ergebende Folge soziale Konsequenzen auslöst.

**Die Problemfälle sozialer Benachteiligung sind vielfältig.**

Aus Angst vor Arbeitsplatzverlust wagen es Sarkoidose-Betroffene nicht, trotz schwerer Einschränkungen, den ärztlich geratenen Antrag auf GdB nach dem Schwerbehindertenrecht zu stellen.

Ein Richter beim Sozialgericht lehnte einen GdB-Antrag im Widerspruchsverfahren ab mit der Begründung, sie sind ja „nur Hausfrau", obwohl die eingeschränkte Lungenfunktion bereits zu dramatischen Leistungseinbrüchen geführt hatte, auch bei der sogenannten Hausfrauenarbeit und Kindererziehung.

Solche Leistungseinbrüche treffen meist auf das Unverständnis, sogar Unglauben der Umstehenden, seien es Kollegen oder Angehörige oder eben auch Sozialrichter.

Die Reha-Maßnahme einer schwer an Muskel- und Gelenksarkoidose in den Beinen Erkrankten wurde trotz mehrerer Gutachten der verschiedenen ärztlichen Fachrichtungen beständig vom Rentenversicherungsträger abgelehnt, bis die Patientin schließlich die Maßnahme selbst finanzierte, um Hilfe zu bekommen.

Als während der Belastungsuntersuchung in einer Rehabilitationsmaßnahme zur Begutachtung für den Rentenversicherungsträger einer Patientin wegen Schmerzen aufgrund der Gelenkbeteiligung der Sarkoidose sowie des geschwächten Allgemeinzustands die Knie versagten, wurden ihr diese vom Untersuchungspersonal auf dem Fahrradergometer immer wieder nach unten gedrückt, um überhaupt Messwerte zu erhalten, allerdings vorsätzlich manipulierte, und dies als Grundlage eines offiziellen Gutachtens.

Praktiken, die Sarkoidose-Betroffenen widerfahren sind ohne juristische Folgen, Anlässe drastischer Diskriminierung und Benachteiligung von Sarkoidose-Kranken, gegen die sich die Betroffenen nicht zu verwehren vermochten, oder ihre Hilferufe ungehört verhallten.

Eine große Reihe Beispiele finden Sie in den Erfahrungsberichten und Biographien, die im Dokumentationsteil zusammengestellt sind. Diese veranschaulichen beispielhaft die vielen kleinen und großen Steine des Anstosses, lassen damit Unsichtbares sichtbar werden, und sollen helfen, zum besseren Verständnis und gerechteren Umgang mit Sarkoidose-Kranken Anregung zu geben.

Mitgeteilte und wahrgenommene Erfahrungen sind die Basis für bewußte und gelebte Verbesserung und menschliche Gestaltung der Zukunft.

Die Sarkoidose "sieht man keinem an", wenn nicht gerade die Gesichtshaut (bei Hautsarkoidose) oder der Nasenknorpel (Lupus pernio bei Sarkoidose) befallen ist, Gesichtslähmungen bei Neurosarkoidose auftreten oder die Muskel- bzw. Nervensarkoidose die Bewegungsfreiheit einschränkt (Gehhilfen, Rollstuhl, Schwerstpflegefall liegend).

Die vielgestaltigen Funktionseinschränkungen und Leistungseinbußen von Sarkoidose-Kranken, die an inneren Organen betroffen sind, können sowohl bei akutem als auch chronischem Verlauf zur Einschränkung der Arbeitsfähigkeit führen oder können Anlaß zu einem Grad der Behinderung geben.

Wenn es den Erkrankten nicht gerade ins Gesicht geschrieben steht, führt dies oft zur Verkennung der Belastbarkeit, ebenso zur sozialen Ausgrenzung bis hin zum abgestempelt werden als Simulant/in.

Wie kann dieser vermeintliche, so tragische Widerspruch aufgelöst und anderen verständlich gemacht werden? Wie können sich Patienten erfolgreich wehren gegen solche Diskriminierung und Benachteiligung? Sich dieser Herausforderung zu stellen, diese Diskrepanz bewußt zu machen und nach Wegen aus diesem Dilemma zu suchen, hatte sich die Arbeitstagung in Konstanz, ermöglicht durch finanzielle Unterstützung des Bundesgesundheitsministeriums, vorgenommen. Wege zur öffentlichkeitswirksamen Darstellung dieser Diskrepanz und zur Vermittlung des Problembewußtseins zu entwickeln sowie Schritte zur sozialen Rehabilitation dieser Betroffenen zu erarbeiten waren ebenso im Fokus wie Wege zum Schutz der Betroffenen vor den Auswirkungen dieser sozialen Fehlbeurteilung vorzustellen.

Neben dem Zusammentragen des Erlebten und Erlittenen, neben Referaten zum Thema, kam es auch auf die eigene innere Wahrnehmung an in Rollensituationen und Gruppenarbeit, um Reaktionsweisen zu erproben und psychische Belastungen solcher Fehlbeurteilungen zu verarbeiten. Der Psychologe Volker Mainzer leitete die Tagung an diesem Punkt mit viel Einfühlungsvermögen.

Das Gruppenerleben des Miteinanderaustauschens mündete in den Versuch, gemeinsam die Mitte zu finden durch Schaffen eines Mandalas. Ein Mandala lebt aus der Mitte heraus, es entsteht aus der Mitte und strömt in sie zurück. Diese Mitte kann für unsere innere Mitte stehen und für das geistige Zentrum unseres Lebens. Zum Mandala waren die Materialien entsprechend der Jahreszeit gewählt. Eine große Anzahl Teelichter flackerten in der Oase der Besinnung.

Neben Methoden, in sich zu ruhen und innere Kraft zu schöpfen (siehe dazu den

Beitrag vom Psychologen Volker Mainzer zum Mandala) wurden Ansatzpunkte für eine öffentlichkeitswirksame Vermittlung der Problematik entwickelt, um Verständnis für die Betroffenen und die Krankheitsbelastungen zu wecken.

Sarkoidose-Erkrankte sind eigentlich eher aktive Menschen. Die Aktivitäten gehen nach Krankheitsausbruch allerdings mit Erschöpfungszuständen einher.
Beeinflußt wird dies durch eine Überreaktion des Immunsystems:

- ist aus den Fugen geraten,
- es kämpft wie ein Löwe,
- wie Don Quichotte gegen Windmühlen. Dies kann sich an allen Organen bemerkbar machen,
- also von Kopf bis Fuß.
  Und dann die bereits angesprochene Erschöpfung. Zeitweise ist sie so total,
- daß man ein Abschleppseil benötigt.
  Dazu kommen Gliederschmerzen, alle Knochen können weh tun,
- gleich einer Marionette.

Einerseits ist das gesamte Niveau/Format aller genannten Behinderungen unsichtbar, andererseits müßte man allen zurufen: „Schaut her, laßt Euch überzeugen, Sarkoidose ist nicht ansteckend, niemand muß einen großen Bogen machen".

**Denkanstöße**
Die Dominanz der unsichtbaren Symptome sollte der Public Relations Berater und Trainer Dr. Detlef Bittner erhellen. Durch wechselseitige Anregung zeichneten sich viele mit dem Ausgangsproblem zusammenhängende Aspekte ab. In relativ kurzer Zeit wurden erfragt, erfaßt:
„Was haben Sie schon gemacht im Bereich Öffentlichkeitsarbeit/Kommunikation?"
Im Kontext dazu: „Wie könnten andere Sarkoidose sehen?" z.B. im Bereich der Arbeitswelt?

Die Wahrnehmung aus Sicht des Erkrankten ist eine Zitterpartie. Die Kollegen/innen, Mitarbeiter/innen sehen es gar nicht, kennen es überhaupt nicht, haben es vorher noch nie gehört. Es folgt die Zuschreibung „krank" und eine Weile übt man sich in „Schonhaltung", bringt Verständnis auf.

Jedoch bei anhaltender (chronischer) Situation fällt das Wort „Simulant" immer häufiger. Der Erkrankte wird als belastend empfunden, Ängste tauchen auf, es könte etwas dran sein, vielleicht ist die Krankheit ja doch ansteckend, also lieber die Person meiden und Abstand gewinnen.

Insgesamt wird gelitten unter den widersprüchlichsten Empfindungen, welche die Gesellschaft einem Krankheitszustand mit multisystemischem Charakter entgegenbringt. Umgekehrt jedermann fürchtet im Geschehen „den Ausfall" und denkt an Eigenschutz.

Im Beitrag von Dr. Bittner sind die Vorgehensweisen und Techniken der Öffentlichkeitsarbeit (PR – Public Relations) zusammengestellt.

**Ansatzpunkte, Wege aus der Diskrepanz-Falle**

Eine Blitzlicht-Runde gab sich einer Traumphase, einer Zukunfts-Werkstatt hin, um ein Ereignis (Event) zu finden und aufzuzeigen, wie kommen wir von der Phantasie zur Realitätsphase. Einstimmiger Tenor:

- wir müssen als Sarkoidose-Kranke mehr von und über uns reden,
- stillschweigend wird man sonst übergangen.

**Der/Die Einzelne**

Er/Sie muß zur Erkenntnis gelangen:

- die Krankheit selber zu managen, selber den Weg beschreiten,
- einen Zuhörer/in suchen, finden,
- sich mitteilen.

Dazu gehört es, den Mut zu haben,

- auszubrechen,
- die Beschwerden zu transportieren aus einer Partnerschaft oder Beziehung u.U. hinüber in eine Gruppe/Gemeinschaft (siehe Selbsthilfe), um Gewissensnöte und Ängste abzubauen im Umfeld
- Angehörige, Freunde, Nachbarn,
- Beruf und Freizeit.

A und O ist, ins Gespräch zu kommen, im Gespräch zu bleiben und durch gemeinsames Tun und Erlebtes sich und anderen den Rücken stärken.

Was ist sichtbar geworden?
Was ist unsichtbar geblieben?

Viele Gefühle wurden geäußert, das war beabsichtigt, sowohl für die geistige wie für die seelische Ebene. Die Gefühle sollten Anlaß geben, sich mit ihnen zu beschäftigen – **es ist höchste Zeit, Sarkoidose als Format einer oft unsichtbaren Behinderung zum Ansehen zu verhelfen.**

# Persönliche Erfahrungen mit der Krankheit Sarkoidose

Die folgenden Erfahrungsberichte verdeutlichen die Individualität der Krankheit Sarkoidose. Schwierigkeiten bei der Diagnose prägen fast alle Krankengeschichten, dies geht einher mit einem differenzierten Beschwerdebild. Betroffene geben Einblick – und tragen so auf ganz persönliche Art und Weise zur Aufklärung über diese immer noch wenig bekannte Krankheit bei.

Die Veröffentlichung erfolgt anonym. Den Herausgebern sind die Autorinnen und Autoren bekannt.

# Wenn der Alltag ausgebremst wird
# Die Erschöpfung schränkt Arbeitsfähigkeit und Lebenslust ein

Ich bin ein Mensch mit Gefühlen, Ängsten, Hoffnungen und Sehnsüchten. Und leider auch mit dieser Krankheit namens Sarkoidose. Sie hat nicht nur durch ihre Symptomatik, sondern auch einfach durch ihr Dasein mein Leben verändert.

Das erste mal hat mir die Sarkoidose vor etwa 3 1/2 Jahren ihr Gesicht gezeigt, wenn auch noch nicht ihren Namen. Seltsame Kribbelparästhesien in den Beinen ließen mich zunächst an meinem Verstand zweifeln. Doch schließlich rang ich mich durch, damit zu einem Neurologen zu gehen; auch wenn ich nicht recht wußte, wie ich ihm erklären sollte, wo mein Problem lag.

Doch netterweise nahm er mich ernst – was mir selbst noch schwer viel – und wir starteten den ersten stationären Klinik-Check. Auch wenn die MRT-Bilder deutlich Granulome zeigten, konnte eine Diagnose nicht eindeutig gestellt werden. Zwar geisterte das Wort MS durch den Raum, doch man entschied sich, das Ganze als eine unspezifische Erscheinung abzutun – das komme schon mal vor. Außerdem zeigte „Wundermittel Kortison" schnell die gewünschte Wirkung. Die Symptome verschwanden. Als braver, fortschrittsgläubiger Mensch glaubte ich die Sache damit erledigt und machte in altem Stil weiter. Das hieß: Arbeit, Arbeit, Arbeit.

Es dauerte ein Jahr, bis es zum zweiten Mal wesentlich energischer „Hallo" sagte. Doch zunächst brachte ich das nicht mit der Geschichte vom letzten Sommer in Verbindung. Denn diesmal ging es mit schweren Gleichgewichtsstörungen und rechtsseitigen starken Gehöreinschränkungen einher. Da war der Gang zum HNO – Arzt naheliegend. Dieser konnte zwar die Symptome feststellen, aber keine Begründung liefern. Er dokterte aber dennoch munter drei Wochen lang mit schweren Antibiotika und sonstigen Mittelchen an mir herum. Erster Einbruch der Arztgläubigkeit meinerseits.

Zum Glück sah eine Freundin und Krankenschwester meine sich derweil eingestellte rechtsseitige Gesichtslähmung. Sie brachte mich unmittelbar in die Notaufnahme der hiesigen Uni-Klinik. Dort hatte ich dann auch noch das Glück durch ihre Beziehungen an der Notaufnahmeärztin vorbei zu rutschen, die mich zunächst mit der Diagnose „Mumps" wieder nach Hause schicken wollte. Die Folge: drei Wochen Diagnostik. MS, kein MS, MS, kein MS. Spannung. Dann fand man im Mediastinum einen geschwollenen Lymphknoten. Mediastinoskopie. Diagnose: Sarkoidose. Nicht 100 %, aber sehr wahrscheinlich.

Sarkoidose? Nie gehört. Zwar die Mahnung des Chefarztes, daß damit nicht zu spaßen sei. Aber doch der Glaube, nach der weiteren Kortisoneinnahme werde schon alles vorüber gehen. Der Versuch eine Selbshilfegruppe zu finden, scheiterte zunächst. Informationen gab es keine. Also schluckte ich wieder brav mein Kortison (viel zu wenig, wie mir erst später klar wurde) und war überzeugt, nie wieder davon zu hören, denn nun wußte man ja was es war, und es war nicht MS. So ein Glück ....

1 Jahr später: Ätsch, da bin ich wieder. Und so ging es dann weiter. Ein paar Monate Ruhe, dann ein neuer Schub. Augen, Sensibilität in verschiedenen Körperregionen, Gleichgewichtssinn usw., mal das eine, mal das andere. Mal mehr Kortison, mal weniger. Und jedesmal wird der Gesamtstatus nach dem Schub und seiner Behandlung durch einen ordentlichen Kortisonstoß etwas schlechter. Und jedesmal ist ein neuer Schub eine neue Überraschung. Immer wieder glaube ich, hoffe ich, das war's. Schade eigentlich.

Und so langsam treten die ersten richtigen Einschränkungen auf. Vor allem diese Erschöpfung! Die Unsicherheit auf den Beinen, das Hören und Sehen hat sich auch nie wieder so ganz regeneriert. Beim Sport klappte es erst nicht mehr so gut, und schließlich mußte er sogar aufgegeben werden. Das Kortison, Cushing Syndrom etc. kratzt am Selbstbewußtsein. Soziale Kontakte werden schwierig. Verständnis und Rücksichtnahme fehlt manchmal. Auch bei der Arbeit. Nur Mitleid hilft wenig, eher im Gegenteill.

Das schlimmste ist eindeutig die Erschöpfung. Sie trifft mich wirklich am härtesten. Einfach nicht mehr so zu können, wie ich es gewohnt war, wie ich es gerne hätte – und wie man es von mir erwartet. Manchmal habe ich die Nase echt voll. Stundenlange Aufenthalte im Wartezimmer und bei Ärzten machen es schwer, neben der Krankheit ein „normales Leben" mit all seinen Verpflichtungen zu meistern. Das gibt mir manchmal den Rest.

Dann ein Jahr lang der Versuch, Kortison durch Thalidomit zu substituieren. Mit dem Ergebnis, dass ich noch erschöpfter bin. Das Lebensgefühl sinkt weiter rapide. Am Ende des Jahres setzen wir Thalidomit als Fehlschlag ab.

Dann zur Zeit ein neuer Versuch neue Wege zu beschreiten. Ich mache eine Psychotherapie, um mit den Auswirkungen der Erkrankung besser zurecht zu kommen. Außerdem die Aufnahme einer ganzheitlichen, homöopatischen Therapie und der Beginn einer Körpertherapie, die mich ein gutes Stück zurück zu meinem Körper gebracht hat. Ich weiß nicht, ob es endgültig helfen wird, aber ich weiß, daß ich mich z. Zt. damit wesentlich besser fühle, als ich es in den letzten 3 Jahren unter Kortison, Thalidomit, Trental usw. getan habe. Und auch wenn jemand „wissend" und herablassend behauptet, das sei ja nur ein Placebo-Effekt ohne wissenschaftlichen Hintergrund, so muß ich sagen, daß auch das letzten Endes ein Effekt und es mir nach all dem völlig gleichgültig ist, wie die Hilfe zustande kommt. Hauptsache es hilft und beschert mir nicht mehr Probleme als ich vorher hatte.

Kopf hoch und weiter.

# Gefährliche Fehldiagnose Sarkoidose wird oft nicht umfassend erkannt

„April, April, der macht was er will." Dieses Wettermotto konnte im Frühjahr 1990 durchaus für meinen Körper gelten – ich verstand ihn nicht mehr.
Erste Anzeichen: Nach einigen naßkalten Regentagen scheint heute die Sonne von einem strahlend blauen Himmel. Ich befinde mich mit dem Auto auf der Heimfahrt von der Schule; die ungewohnte Wärme im Auto macht mich sehr müde. Ich kann nur mit Mühe die Augen offen halten. Sind das die Auswirkungen einer Frühjahrsmüdigkeit? Eigentlich müßte ich doch nach den Osterferien erholt sein!

Nach dem Mittagessen muß ich mich sofort hinlegen. Ich schlafe 2 Stunden tief und fühle mich nach dem Aufwachen immer noch müde und abgeschlagen. Was ist nur mit mir los? Hat dieser unangenehme Zustand auch etwas mit dem vermehrten Auftreten von Herzstolpern in der Nacht zu tun? Ich muß mich doch einmal beim Arzt gründlich untersuchen lassen!

Sechs Wochen später schildere ich meine Symptome einem Internisten – dieser war zwischenzeitlich im Urlaub. Er schlägt eine umfangreiche Blutkontrolle und ein Belastungs–EKG vor, daß dann die Arzthelferin durchführt. Ein flüchtiger Blick des Arztes auf die Ergebnisse – alles in Ordnung. Auf die extreme Müdigkeit angesprochen, meint er, daß er auch ab und zu müde sei. Auf eine Thoraxröntgenaufnahme wird im beiderseitigen Einvernehmen – leider – verzichtet. Alles ok., ich bin gesund – das glaube ich zumindest!

Herbstferien – Wanderzeit. Der goldene Oktober beschert uns wunderschöne Tage, die ich mit meiner Frau zu Wanderungen im nahegelegenen großen Waldgebiet nutze. Doch was ist nur mit mir los? Ich bin nicht fit, beim Bergaufgehen bekomme ich Luftnot, ich muß öfters stehen bleiben. Meine Frau geht immer voraus. Ich kann nur mit Mühe mithalten. Bereits im Sommerurlaub im Allgäu hatte ich ähnliche Probleme. Ich hatte mir vorgenommen, einige Berggipfel zu besteigen, daraus war aber nichts geworden, schon beim leichten Anstieg bekam ich Schwierigkeiten – Atembeschwerden, schwere Beine und zeitweilig Herzstolpern.

Zwei Wochen später – es ist mittlerweile November – ich gehe mit dem Schulleiter zu einem Unterrichtsbesuch in den vierten Stock. Oben angelangt, bin ich völlig außer Atem. Daraufhin die erstaunten Blicke meines Chefs: "Was ist denn mit Ihnen los?" – Wenn ich das nur selbst wüßte ... Ich spüre, wie meine Leistungsfähigkeit von Tag zu Tag abnimmt. An einem Samstag arbeite ich am Ausbau unseres Gästezimmers. Die letzten fünf Meter langen Holzprofile sind an der Decke zu befestigen – eine anstrengende Arbeit. Mit Hilfe meiner Frau gelingt die Arbeit. Danach bin ich total fertig: ich bekomme nur schwer Luft, mein Herz schlägt stark und unruhig. Das ist das Zeichen, ich muß unbedingt zum Arzt!

Dem Hausarzt schildere ich meine Symptome. Er macht einen Lungenfunktionstest und ein Ruhe–EKG. Nach der Auswertung gibt er mir eine gute und eine schlechte Nachricht: Die Lungenfunktionsbestimmung habe keinerlei Einschränkungen ergeben. „An der Lunge haben Sie garantiert nichts." Ein Irrtum, wie sich später herausstellen sollte! Beim EKG zeigt sich ein ausgeprägter AV – Block I. Grades. Was heißt das? Der Arzt erklärt mir Aufbau und Funktion der elektrischen Reizleitung am Herzen und daß bei mir die Überleitungszeit vom Sinus– zum AV– Knoten stark verlangsamt sei. Dies müßte in einem Langzeit – EKG überprüft werden.

Mit einem Internisten/Kardiologen vereinbart er sofort eine solche Untersuchung; wegen der Dringlichkeit von Samstag auf Sonntag. Ich bin verunsichert und beunruhigt, hoffe aber, daß ich mit ein paar Tabletten in der nächsten Woche wieder fit bin. Am nächsten

Morgen habe ich Unterricht, der ohne Komplikationen verläuft. Aber auf dem Heimweg, auf dem Weg zum Parkplatz bekomme ich urplötzlich einen starken Schwindelanfall. Alles dreht sich um mich herum. Ich habe das Gefühl in Ohnmacht zu fallen. Ich halte mich an einem Zaun fest, versuche tief durchzuatmen und warte bis der Anfall vorbei ist. Langsam gehe ich weiter zum Auto, setze mich auf den Sitz und spüre: Das war ernst! Vorsichtig und mit erhöhter Konzentration fahre ich nach Hause.

Dort wartet viel Arbeit auf mich, da ich unsere alte Küche abbauen will. Ich kann aber keine schwere Arbeit mehr leisten. Leichtere Gegenstände kann ich noch in den Keller tragen, danach muß ich mich mindestens zehn Minuten ausruhen, wegen Luftnot und Herzrhythmusstörungen, bis ich wieder etwas in Angriff nehmen kann. Den Abbau der großen Küchenteile müssen meine Frau und ein Freund vollziehen. Ich merke stündlich, wie Kraft und Lebensenergie schwinden. Ich bekomme Angst – mein Optimismus schwindet. Mit Hoffen und Bangen erwarte ich das Ergebnis des 24-Stunden-EKG's.

Am Sonntagnachmittag um 14 Uhr ist es soweit. Ich stehe mit meiner Frau vor der Arztpraxis des uns unbekannten Kardiologen. Er wertet zuerst das EKG aus und untersucht mich dann lange und ausführlich. Herzsonografie und ein weiteres Ruhe-EKG. Seine Miene ist ernst, er spricht nur wenig. Nach drei Stunden erklärt er uns, daß ich dringend einen Herzschrittmacher bräuchte und gleich morgen ins Krankenhaus müßte. Die Ursache für die Reizleitungsstörungen (AV – Block II. Grades) hat er nicht herausfinden können, er hat jedoch einen Verdacht auf eine Herzmuskelentzündung.

Nach dieser Aussage bin ich zuerst einmal total schockiert. Mit 48 Jahren einen Herzschrittmacher zu bekommen, das kann ich mir einfach nicht vorstellen. Ich war doch immer gesund und von meiner Konstitution und Lebensweise waren Herzprobleme nicht zu erwarten. Im Auto weine ich erst einmal. „Warum??? – Was ist mit mir los?"

Vor dem Zubettgehen bekomme ich wieder Schwindelanfälle. Im Liegen geht der Puls auf ca. 35 Schläge pro Minute zurück. Ich fühle mich sehr unwohl, große Angst steigt in mir hoch. Meine Frau versucht den Hausarzt zu erreichen – vergeblich. Nach einiger Zeit stabilisiert sich mein Zustand wieder. Unruhig schlafe ich ein.

Im Klinikum am nächsten Morgen werden viele spezielle Eingangsuntersuchungen gemacht. Schon in der Mittagszeit bestätigt mit der Stationsarzt, daß ich einen Herzschrittmacher benötige. Warum? Die Ursache bleibt unklar.

„Vorzeitiger Altersverschleiß", wie der Stationsarzt meint, daran kann ich nicht glauben. Am nächsten Tag erfolgt eine routinemäßige Thoraxröntgenaufnahme. Der Chefarzt der Röntgenabteilung will mich sprechen. Er fragt mich, ob ich in letzter Zeit Probleme mit der Lunge gehabt hätte. Ich erzähle ihm meine Geschichte. Daraus kann er aber keine Rückschlüsse auf die streifig-fleckige Zeichnungsvermehrung im Röntgenbild ziehen. Die Durchführung einer Bronchoskopie ist daher angezeigt.

Der Chefarzt legt nach allen Untersuchungen fest, daß ich den „Rolls Royce unter den Schrittmachern" bekäme, zuvor aber die Bronchoskopie durchzuführen sei. Es kommt aber dann doch anders. Beim Duschen in der Mittagszeit wird mir plötzlich wieder schwindelig, ich werde bewußtlos und wache nach einigen Sekunden auf dem Boden der Duschwanne wieder auf. Ich war nicht verletzt, aber angstbesetzt. Was war passiert? Als Folge dieses Ereignisses werde ich an einen Monitor zur Kontrolle angeschlossen, ich darf das Bett ohne Begleitung nicht mehr verlassen. In der darauffolgenden Nacht löst der Monitor dauernd Alarm aus, weil meine Pulsfrequenz langsam von ca. 50 Schlägen pro Minute auf teilweise unter 20 absackt. Ich merke, daß meine „Lebensgeister" schwinden, ich bin voller Angst und wütend zugleich, da trotz wiederholtem Notruf kein Arzt erscheint. Die Nachtschwester scheint selbst beunruhigt und schaut dauernd nach mir.

Am Morgen, es ist ein Samstag, erscheint um 8 Uhr der diensthabende Oberarzt. Voller Wut schildere ich ihm den Verlauf der letzten Nacht, mit der Forderung, noch heute einen Schrittmacher zu bekommen. Er bestätigt die sofortige Notwendigkeit einer Schrittmacherversorgung. Allerdings ist Wochenende. Deswegen ist es nur möglich, einen außenanliegenden Schrittmacher vorübergehend zu legen, bevor am Montag die eigentliche Schrittmacherimplantation erfolgen kann. Ich bin mit dem Verfahren einverstanden.
Zwei Tage später erfolgt die eigentliche Implantation des DDD-Schrittmachers unter örtlicher Betäubung. Eine Elektrode wird in die rechte Herzkammer gelegt, eine zweite Elektrode wird im rechten Vorhof fixiert. Diese „Verschraubung" verläuft nicht ohne Hindernisse, die Meßwerte sind lange nicht in Ordnung. Die Gespräche der beteiligten Ärzte untereinander kann ich gut verstehen. „Hoffentlich machen die alles richtig!" – das ist mein immerwiederkehrender Gedanke. Endlich, nach fast zwei Stunden ist alles überstanden, die anschließenden Tests zeigen die einwandfreie Funktion des neuen Schrittmachers. Darüber bin ich sehr froh.

Noch steht aber die Bronchoskopie aus. Was habe ich nur an der Lunge? Eine

Woche später wird diese mit einer bronchoalveolären Lavage und transbronchialer Biopsie durchgeführt. Als Komplikation stellt sich durch die Biopsie ein Pneumothorax ein, der sich im weiteren spontan zurückbildet, mir aber zuerst große Probleme und Angst bereitet. Die Information der Ärzte darüber ist spärlich und unvollkommen.

Die Histologie ergibt den Befund einer granulomatösen Entzündung mit Langhans-Riesenzellen im Sinne einer Sarkoidose an der Lunge im Stadium II. Die Lavage bestätigt dieses Ergebnis. Die Ärzte erklären mir das Ergebnis der Untersuchungen als Morbus Boeck. Dieser sei derzeit zwar nicht behandlungs-, jedoch kontrollbedürftig. Ich bin zuerst erleichtert „nur" einen Morbus Boeck zu haben, eine für mich völlig neue Krankheit. Um mehr über diese Erkrankung zu erfahren, besorge ich mir aus einem Lehrbuch für Internisten eine Kopie. Mich beunruhigt dabei die Feststellung, daß Sarkoidose auch andere Organe, wie z.B. das Herz befallen kann. Sollte hier bei mir ein Zusammenhang zwischen Lungen- und Herzbeteiligung bestehen? Ich spreche den Chefarzt daraufhin an. Er verneint dies aus seiner Sicht. Ein gravierender Irrtum, wie sich später herausstellt. Leber und Augen werden noch kontrolliert, ohne besonderes Ergebnis. Im Abschlußbericht, unterschrieben vom Chefarzt, Oberarzt und Stationsarzt, steht zur Sarkoidose der Lunge, daß „bei fehlender Beteiligung anderer Organe" eine medikamentöse Therapie nicht erforderlich sei. Zwei fachkompetente Professoren kommentieren diese Aussage später als „im Sinne eines ärztlichen Kunstfehlers" und als „Hammer".

Ich bin zunächst einmal froh, das Krankenhaus nach vier Wochen ohne weitere Therapie verlassen zu können, freue mich auf Weihnachten. Im März gehe ich zur Kur in ein Sanatorium, in der Hoffnung, daß mein „Boeck" sich dadurch bessert.

Leider zeigt die Kontrolluntersuchung im Klinikum im April 1991 nicht die erhoffte Besserung. Im Gegenteil, unter Belastung treten vermehrt schnelle Herzrhythmusstörungen auf und der Schrittmacher blockiert im Verhältnis 2:1 bei einer Frequenz von 132/min. Ich reklamiere dies, im Belastungs-EKG zeigt sich tatsächlich dieser Effekt. Der Schrittmacher wird umprogrammiert, doch zu Hause bei der Gartenarbeit stelle ich fest, daß die Blockierung unter Belastung noch besteht. Ich bin sehr frustriert. Ich studiere mehrmals die Beschreibung des Schrittmachersystems. Dabei stelle ich fest, daß bei meiner vorgenommenen Programmierung der Schrittmacher so reagieren muß und die Umprogrammierung im Klinikum wertlos war.

Über meinen Ärger berichtete ich auch in der Schule. Ein Kollege erzählt mir daraufhin, daß er einen Freud habe, der als Oberarzt in einem nahegelegenen Krankenhaus als Kardiologe tätig sei und sich auf Schrittmacher spezialisiert habe. Ob er ihn zu meinem Problem einmal befragen sollte? Ich bin sofort dafür und kann mit besagtem Arzt telefonieren. Ich registriere sofort seine Kompetenz und gewinne schon am Telefon Vertrauen zu ihm. Am Schluß des Gespräches erwähne ich noch beiläufig, daß bei mir eine Lungensarkoidose festgestellt wurde. Daraufhin seine spontane Bemerkung: „Dann weiß ich auch, woher Sie ihre Herzprobleme haben." Ich bin über diese Bemerkung sehr erstaunt. Seine Antwort erscheint mir aber logisch, denn wenn bis jetzt keine andere Ursache für die Reizleitungsstörungen am Herzen gefunden wurde, dann ist doch wahrscheinlich die Sarkoidose dafür verantwortlich, die sich ja auch am Herzen manifestieren kann.

Einige Tage später bin ich zur ersten Kontrolluntersuchung bei diesem Arzt. Ich fühle mich sofort sicher und gut aufgehoben. Das Schrittmacherproblem ist schnell durch Umprogrammierung gelöst. Leider wird bei den Untersuchungen festgestellt, daß sich die Situation am Herzen weiter verschlechtert hat – es war nun ein AV-Block III. Grades (totale Reizleitungsblockade) ohne Kammerersatzrhythmus eingetreten. Das heißt: volle Abhängigkeit vom Schrittmacher – ich bin entsprechend schockiert. Der Arzt will die Einleitung einer Cortisontherapie überprüfen, um weitere Schäden am Herzen zu vermeiden. Dies wird von einem Sarkoidose-Experten bestätigt. Nun soll eine Corticoidtherapie weitere Gefahren begrenzen.

Ich bin gleichzeitig erleichtert und beunruhigt, daß endlich der Zusammenhang zwischen Lungen- und Herzbeteiligung deutlich ist und eine Therapie eingeleitet wird. Die Situation am Herzen verbessert sich aber anfangs nicht. Im Gegenteil, es treten vermehrt tachykarde (schnelle) und bedrohliche Herzrhythmusstörungen auf, die mit Antiarrhythmika nur schwer in den Griff zu bekommen sind und eine Erhöhung der Cortisondosis notwendig machen.

Die erste Thoraxröntgenaufnahme nach einem Vierteljahr zeigt eine deutliche Remission der Sarkoidose in der Lunge. Nach einem weiteren Vierteljahr, im November 1991, wird bei einer Schrittmacherkontrolle im Krankenhaus festgestellt, daß die AV-Blockierung am Herzen nicht mehr besteht, das Herz schlägt wieder von alleine, ich bin nicht mehr schrittmacherabhängig! Ein toller Erfolg der Cortisontherapie und ein indirekter Beweis für die Tatsache eine sarkoidosebedingten Herzbefalls. Ich bin zuerst einmal sehr glücklich!

Sieben Jahre später: Das Krankheitsgeschehen ist weiterhin vorhanden. Besonders im Frühjahr und Herbst registriere ich oft starke „Krankheitsschübe" – wenn sich nicht gerade die Cortisondosis auf hohem Niveau befindet. Dabei treten extrem starke Müdigkeitsphasen und Konzentrationsstörungen tagsüber auf – schon morgens kann ich am Schreibtisch einschlafen. Bei geringen körperlichen Belastungen kommt es zu Schweißausbrüchen und Rhythmusstörungen, nachts dagegen im Bett friere ich. In einer akuten Phase habe ich außerdem starke Gelenk- und Gliederschmerzen. Abkürzen kann ich eine solche Situation nur durch deutliche Erhöhung der Cortisondosis.

Die Jahre der kontinuierlichen Cortisoneinnahmen hinterlassen aber auch deutlich ihre Spuren – nicht nur äußerlich über Vollmondgesicht, Stiernacken und Stammfettsucht. Der Muskelschwund, besonders in den Oberschenkeln, macht sich im täglichen Leben, etwa beim Treppen steigen, unangenehm bemerkbar und kann nur durch eiweißreiche Ernährung und regelmäßige Krankengymnastik einigermaßen aufgehalten werden. Der festgestellte deutliche Knochenschwund wird erfolgreich mit einer Calcium-Fluor-Therapie behandelt. Der erhöhte Augeninnendruck (Glaukom – Grüner Star) ist nur schwer mit drei verschiedenen Augentropfen (6 mal am Tag) auf Normalwerte einstellbar. Ein beginnender Grauer Star wird möglicherweise später operativ zu behandeln sein.

Trotz aller dieser und weiterer Nebenwirkungen des Cortisons bleibt es „das Mittel der Wahl", einschließlich seit zwei Jahren zusätzlich Imurek. Die Nebenwirkungen muß ich in Kauf nehmen, um das Herz zu schützen. Jede Cortisonreduzierung führte zu Reizleitungs- und ventrikulären Rhythmusstörungen. Die Mindestcortisondosis, die gerade noch die Herzsituation einigermaßen stabil hält, mußte in den letzten Jahren laufend erhöht werden und liegt derzeit bei 25mg Prednisolonäquivalent. Als nach einem Rezidiv auch ein Cortisonstoß nichts mehr half, die Reizleitung „tot" blieb, wurde ich endgültig schrittmacherabhängig. Es ist anzunehmen, daß Vernarbungen das Reizleitungssystem vollkommen unterbrochen haben.

Trotzdem werde ich weiter, vielleicht lebenslang Cortison benötigen. Zum einen soll eine Herzschwäche durch weitere Vernarbungen verhindert werden, zum anderen ist da noch das Problem mit den ventrikulären Tachykardien – schnelle, bedrohliche Rhythmusstörungen aus den Herzkammern. Wenn ich die letzten Jahre gedanklich an mir vorbeiziehen lasse, dann muß ich feststellen, daß sich meine persönliche, subjektiv empfundene Situation langsam, aber kontinuierlich verschlechtert hat. Die Anzahl und die Dosis der Medikamente gegen die Granulombildung bei der Sarkoidose, gegen die Herzrhythmusstörung und die Nebenwirkungen des Cortisons haben sich erhöht. Das persönliche Leistungsvermögen hat sich, trotz guter Schrittmacherversorgung, stetig verschlechtert. Beruflich bin ich an der Grenze meiner Leistungsfähigkeit angelangt.

Wo bleibt die Hoffnung? Ich bin Realist genug, um meinen derzeitigen Zustand objektiv einschätzen zu können. Ich lebe im „Heute" und versuche mit den krankheitsbedingten Symptomen und Einschränkungen zurecht zu kommen. Trotzdem, einen Funken Hoffnung bewahre ich mir für die Zukunft. Danke allen, die mir dabei helfen!

# Auf Irrwegen zur richtigen Diagnose Nach vier Jahren stand es fest: Sarkoidose

Die ganzen Jahre über fühlte ich mich schlecht. Ich hatte Schweißausbrüche, Husten, erhöhte Temperatur und suchte deshalb auch einige Male meinen Hausarzt auf. Doch dieser stellte nichts Bemerkenswertes fest. Als Ursache vermutete er eine zu große Streßbelastung. Und tröstete mich mit der Aussicht auf die in absehbarer Zeit bevorstehende Rente.

Doch mein Zustand verschlechterte sich drastisch. Ich fühlte mich nicht mehr belastbar. Die Beschwerden waren ständig vorhanden: Müdigkeit, Husten, Schleim im Hals, leichtes Fieber, Schweißausbrüche, Atemnot, Atemgeräusche (Rasseln), Herzstolpern, Magenbeschwerden, Druckschmerz im Rücken, Kribbeln im Rücken, Kopf und Gesicht. Zudem zeigten sich in den Armbeugen kleine Knötchen.

Zwischen den Jahren 1993 und 1997 hatte ich 18 x eine Regenbogenhautentzündung. Gegen die akuten Schübe der Iritis wurde ich mit Cortison behandelt. Ich befand mich auch stationär in einer Augenklinik. Die Behandlung wurde dort ebenfalls mit hohen Cortisongaben und

Cortisoninjektionen in die Augäpfel vorgenommen. Trotz aufwendiger Untersuchungen wurde die Ursache der Erkrankung nicht gefunden. In der Zwischenzeit unterzog ich mich auch einer Blasenoperation, die leider nicht optimal verlief.

Im August 1997 suchte ich dann erneut meinen Hausarzt auf. Ich trug ihm alle Beschwerden vor. Er untersuchte mich und schickte mich umgehend zum Röntgen der Lunge.

Die Röntgenfachärztin teilte mir dann im Flur des Institutes mit: „Fibrose, aber das wissen Sie ja sicher schon", und übergab mir die Röntgenaufnahmen. Mit Bericht und Röntgenbildern erschien ich wieder beim Hausarzt. Er schickte mich sofort zum Lungenfacharzt wegen des Verdachts auf Sarkoidose. Dieser bestätigte die Diagnose und stellte fest, es sei schon sehr schlimm.

Die nächsten Stationen:
Am 17.09.1997 diverse Untersuchungen: Röntgen, EKG, Atemfunktion, Blut u.s.w. beim Lungenfacharzt.
Am 22.09.1997 Bronchoskopie und Lungengewebsentnahme unter Vollnarkose ambulant in einer Fachklinik.
29.09.1997: die Ergebnisse liegen vor. Nun kann die Therapie beginnen. Es gibt keine Alternative zum Cortison. Täglich 32 mg schaffen mir schon nach einer Woche Erleichterung. Nach 3 Wochen die erste Kontrolluntersuchung - Röntgen, Durchleuchten, Lungenfunktionstest und Blutuntersuchungen.

Untersuchungen dieser Art finden in Abständen von 3-4 Wochen statt.

Mein Gesundheitszustand verbessert sich merklich, die Ergebnisse der Untersuchungen auch. Die Cortisongabe wird daraufhin langsam verringert. Nach 6 Monaten dann: die erste Medikamentenpause von einer Woche. Doch mein Zustand verschlechtert sich wieder. Die Befunde nach Untersuchung sind wieder schlechter, das heißt: erneut Cortison.

Nach 3 Monaten versuche ich erneut eine Medikamentenpause. Die Beschwerden werden schlimmer. Dazu kommt Hautsarkoidose, außerdem Knötchen auf der Lunge. Die Augen sind zum Glück nicht betroffen. Dann wieder Cortison.

Auf und Ab, ab September 1998 versuche ich es erneut ohne Cortison. Mein Zustand verschlechtert sich, ebenfalls die Untersuchungsbefunde.

Nach vierwöchiger Cortisonpause wieder erhöhte Menge Cortison. Fest steht: es geht nicht ohne Medikamente. Die Nebenwirkungen des Cortisons sind bei mir folgende: aufgedunsenes Gesicht, Gewichtszunahme und häufig starke Spannungskopfschmerzen.

Ich hoffe immer noch sehr, daß ich auch mal ohne Medikamente beschwerdefrei leben kann.

# Tausend und eine Beschwerde Keineswegs märchenhaft ist die Vielzahl der Symptome

Beschwerden, die ich heute auf die Sarkoidose zurückführe, habe ich schon seit meinem 15. Lebensjahr. Bereits damals, 1953, habe ich mir nachts wochen- und monatelang buchstäblich die Lunge aus dem Hals gehustet. Häufig hatte ich so starke Ohrenentzündungen, daß Sekret an den Ohren herunterlief. Oft bildeten sich auch juckende Pickel und kleine Geschwüre in den Ohren. Ebenfalls oft quälte mich eine so starke Angina, daß hühnereigroße Schwellungen am Hals sichtbar waren. Operation, Behandlungen – aber keine tiefergehende Diagnose, keine Heilung.

Als Einzelkind hatte ich viel Ruhe, wurde im Haushalt nicht eingespannt und konnte früh zu Bett gehen. So hielten sich meine Erschöpfungszustände noch in Grenzen. Andernfalls hätten sich die weiter aufgeführten Beschwerden sicher viel eher bemerkbar gemacht. 1964 entwickelte sich an einem linken Oberschenkel ein eitriges Geschwür. Der gesamte Oberschenkel war knallrot und fest entzündet. OP und vierwöchiger Krankenhausaufenthalt. Sonst nichts.

1965 heiratete ich und wir zogen 1966 in unser Haus. Zwei Tage danach hatte ich beide Fußgelenke stark entzündet, fühlte mich elend und todkrank. Gleichzeitig gingen immer wieder Schauer durch meinen Körper, kombiniert mit starken Gleichgewichtsstörungen, so daß ich mich aus Angst kaum bewegen mochte. Es war so schlimm, daß wir in die Notaufnahme fuhren. Ich blieb einige Wochen im Krankenhaus. Es wurde gefragt und gefragt, aber nichts diagnostiziert. Auch die Untersuchungen bei einem Neurologen verliefen erfolglos. Trotzdem sollte ich in die Psychiatrische Klinik nach Münster. Dies lehnten wir ab. Gott sei Dank! Ich war einige Monate krank geschrieben.

Die Beschwerden verringerten sich nicht. Dazu kam, daß sich mein Unterkiefer manchmal völlig ausrenkte, er stellte sich weit nach rechts. Dies war schmerzhaft und überaus unangenehm, und es dauerte lange, bis dieser Zustand sich wieder normalisierte. Eine lange Behandlung mit Valium und Librium schloß sich an. Zwei Jahre später plagte mich vorne am rechten Unterschenkel ein großes Geschwür. Die Narbe ist markstückgroß. Die Heilung zog sich fast ein Jahr lang hin.

Jahrelang litt ich unter Allergien, die sich besonders am Hals, im Nacken, im Gesicht und an den Armen bemerkbar machten. Ich wurde mit Kortisonsalben behandelt. Einen Facharzt suchte ich nicht auf, da die bisherigen Arztbesuche im Laufe der Jahre nichts ergeben hatten und ich mich total frustriert fühlte.

Ich habe wirklich geglaubt, ich würde mich anstellen und hätte nichts.

1970 kam unsere Tochter zur Welt. Seit der Zeit bemerkte ich Muskelschwund bei mir. Ich konnte im Sitzen keinen Kaffee einschenken und oft nicht kauen. Ich fand es sehr beunruhigend, habe aber wieder keinen Arzt aufgesucht. Gedämpft durch die vielen vorherigen Arztbesuche, die nie etwas konkretes gebracht hatten. Ich war ja laut Blut-, Urin-, Blutdruckuntersuchung etc. immer kerngesund.

Ebenfalls hatte ich jahrelang starke Menstruationsschwierigkeiten. Laut Frauenarzt durch Hormone in den Griff zu bekommen – es hat nicht geklappt. Nach mindestens 5 Ausschabungen im Laufe der Zeit dann OP Anfang der 90er. Dazwischen hatte ich Mitte der 70er eine Eileiterschwangerschaft und wurde im 2. Monat operiert. Ich fühlte mich krank und kaputt. Lag fast nur, hatte Fieber, Gleichgewichtsstörungen. Der Arzt nannte als Ursache eine klitzekleine Entzündung am Eileiter.

Seit 1978 plagten mich zeitweise asthmatische Beschwerden. Zwischenzeitlich hatte ich mehrere Gelenkentzündungen, besonders am rechten Arm. Diagnostiziert wurde Sehnenscheidenentzündung. Im stillen hatte ich aber meine Zweifel. Heute weiß ich, daß die Gelenkentzündung – wie damals an den Füßen – sicher von der Sarkoidose herrührten. Seit der Geburt meiner Tochter war ich neun Jahre „nur" Hausfrau und Mutter. Ich denke, durch den ruhigen Lebenswandel hielten sich die Beschwerden in Grenzen. Sie waren nicht schwach, aber ich konnte meine Pflichten darauf einstellen. Ab Oktober 1979 wurde ich wieder berufstätig – als Schulsekretärin.

1980 hatte ich an den Beinen bis zu den Knien herauf starke, geschwürartige Allergien. Diagnose – trotz Facharztbesuche – gleich Null. Zwischenzeitlich wurde mir der Blinddarm entfernt. Seit dieser OP war ich mehr als angeschlagen. Ich wußte, daß diese Narkose der Auslöser war und sagte es meinem Arzt. Ich fuhr mit dem Rad zur Arbeit, mußte es aber häufig schieben – vor Erschöpfung und vor Angst, herunterzufallen. Ich bin mit Fieber und Halsentzündung arbeiten gegangen. Ein Antibiotikum jagte nun das andere. Pfeiffersches Drüsenfieber wurde vermutet, aber nicht bestätigt. Eine Gürtelrose plagte mich, die durch Behandlung wieder ausheilte.

Im Sommerurlaub 1987 hatte ich so starke Asthmabeschwerden, daß ich einen Arzt aufsuchte, aber keine wirksamen Medikamente bekam. Ich wollte meiner Familie den Urlaub nicht verderben und bin geblieben – aber ich dachte, ich überstehe das nicht. Auch die Gleichgewichtsstörungen waren sehr stark. Gleichzeitig waren meine Augen so sehr beeinträchtigt, daß ich niemanden erkennen konnte, nur verschwommene Umrisse. Zuhause besserte sich der Zustand nicht. Jede Nacht hustete ich mir die Lunge aus dem Leib. Abends hatte ich Angst, daß ich die Nacht nicht überstehen würde.

Dann ging nichts mehr - Intensivstation. Kortisonpflichtiges Asthma wurde festgestellt. Seitdem nehme ich ununterbrochen Kortison in entsprechend hohen Dosierungen. Heute komme ich kaum unter 20 mg Kortison und muß dieses nach einer gewissen Zeit wieder auf mindestens 80 mg erhöhen. Trotzdem hatte ich im Unterbewußtsein immer das Gefühl, dass ich kein Asthma wie die übrigen Patienten hatte. Heute weiß ich, daß es damals sicher schon mit der Sarkoidose zusammenhing.

Laufend hatte und habe ich abends und nachts erhöhte Fieberwerte. Dies erwähnte ich beim Arzt öfters, nichts herausgekommen. Gleichzeitig erwähnte ich die Beschwerden besonders in den Waden. Es arbeitete darin so stark, daß es außen sichtbar war. Auch dies habe ich heute noch. Es ist unangenehm und die Beine sind geschwächt. Ich bin auf leicht holprigen Wegen einfach umgefallen, auch durch die Gleichgewichtsstörungen, die Sprunggelenkbeschwerden und den dadurch bedingten schlechten Halt.

Nach einer Asthmaschulung kam ich besser mit der Krankheit zurecht. Waren bisher durch die Kortisoneinnahme meine Werte nicht immer in Ordnung, so habe ich durch gezielte Ernährungsumstellung keinen Mangel mehr an Kalium, Calcium oder Magnesium. Ich versuche mich stoffwechselgerecht zu ernähren und habe Erfolg.

Zwischenzeitlich hatte ich im Laufe der Jahre immer wieder die genannten Beschwerden. Besonders mein Kopf war befallen, dies verstärkte sich immer mehr. Augenrötung, Brennen und Schriemen. Starkes Rauschen im Kopf – oft hatte ich das Gefühl, es würden sich starke Beulen am ganzen Kopf bilden. Die Ärzte haben nie etwas festgestellt. Rechts an der Stirn bildete sich ein dickes Horn – es wurde weggemeißelt. Das gleiche Problem hatte ich einige Jahre später wieder an der gleichen Stelle, es sollte auch weggemacht werden. Bei erhöhter Kortisoneinnahme verschwand es von allein.

Dann konnte ich mir keine Dauerwelle mehr machen lassen. Mindestens 20 Jahre lang hatte ich damit keine Probleme gehabt. Jetzt bekam ich davon so schlimme Schwellungen und Allergien an Kopf und Gesicht, daß ich damit zum Notarzt mußte. Ich war am ganzen Körper krank und zerschlagen. Krankenschein – wieder einmal.

Nun versuchte ich, mit so wenig Kortison wie möglich auszukommen. Immer noch im Glauben, es nur gegen mein Asthma zu nehmen. Prompt verstärkten sich die Beschwerden. Die Muskelbeschwerden so, daß ich kaum laufen, Treppen oder ins Auto steigen konnte. „Mein Gott, sie läuft wie eine 80jährige Frau." – so sagte man im Büro.
Meine Augen waren rot wie bei einem Kaninchen. Die Augenärztin erkannte, daß dies an einer Krankheit von innen lag, und vermutete Rheuma. Ich sollte in die Rheumaklinik zu einer Untersuchung. Doch die Untersuchung dort ergab nichts. Wenn es schlimmer würde, sollte ich wiederkommen. – Noch schlimmer? Ich ging, enttäuscht wie immer.

Dann bekam mein Hausarzt einen Nachfolger – einen Internisten. Mit starken Asthmabeschwerden wollte ich eine Überweisung zum Facharzt. Ich bekam die Überweisung nicht. Er erkannte den Schweregrad nicht. Ich kam die 300 Meter nicht einmal nach Hause und mußte mich auf die Bordsteinkante setzen. Da ich mein Asthma im Laufe der Jahre ganz gut behandeln konnte, habe ich auf keine Überweisung mehr bestanden und das Kortison selbst entsprechend erhöht. Im Krankenhaus bekam ich ja nichts anderes – allerdings unter Aufsicht.

Bei weiteren Arztbesuchen war ich so erschöpft, daß ich mich am liebsten auf den Boden gelegt hätte, auf dem Stuhl konnte ich mich kaum halten. Der Hausarzt sagte nur: „Was soll ich denn machen?“ Meine Antwort: „Sie sind doch der Arzt!“, und ich ging nicht eher, bis er etwas unternahm. Ich kam öfters an den Tropf, besser wurde nichts.

Wenn ich mich zwischendurch vor Erschöpfung auf das Sofa legte, hatte ich das Gefühl, jemand zieht mich von unten mit einem Magneten an. Ich war dann oft nicht ansprechbar und meine Familie bekam mich kaum wach. Einige Male war mein ganzer Körper für Sekunden wie gelähmt. Ich war nicht in der Lage, Arme und Beine zu bewegen und mir brach vor Entsetzen der Schweiß aus. Ich hatte Angst, daß dieser Zustand bleiben würde, dachte schon an künstliche Ernährung usw. Ich habe mit niemanden darüber gesprochen, auch mit keinem Arzt.

Dann schließlich wurde ich überwiesen. Es folgten Untersuchungen beim Orthopäden. Er wiegelte ab, Schmerz nicht eingrenzbar. Da ich von den Zehen bis zum Kopf Schmerzen hätte, sei ich bei ihm falsch. Ich sollte Rheumamittel nehmen. Ohne genaue Diagnose habe ich dies abgelehnt. Dann könnte es ja nicht so schlimm sein, meinte der Orthopäde. Ich bekam trotzdem Fango, Massage und Einzelgymnastik verschrieben. Trotz Fieber und Schmerzen schleppte ich mich dort nach der Arbeit hin. Keine Besserung.

Dann zum Neurologen. Ich mußte die Arme ausstrecken, über den Strich gehen, etc., nur eine Muskelmessung wurde nicht gemacht. Ich bekam Psycho-Mittel. Diese nahm ich dann. Da sich der Zustand nicht besserte, habe ich sie wieder abgesetzt. Weitere Beschwerden waren Migräne, grippeähnliche Zustände, häufig unkontrollierte und grundlose Weinzustände, Depressionen, Übelkeit bis hin zum Erbrechen. Auch bin ich oft überall angeeckt, an Türen, Betten, etc. Dadurch hatte ich nicht nur blaue Flecken, sondern auch blutige Hauabschürfungen besonders an den Armen, und unzählige Narben. Ich tapste dabei unkontrolliert von rechts nach links, ähnlich wie ein Seemann. Zeitweise lasse ich auch alles fallen und zerbreche dadurch viel Geschirr.

Stark beeinträchtigen mich auch das Ohrensausen und Ohrenklingeln, und besonders das Doppeltsehen. Handarbeiten und Lesen sind zeitweise nicht möglich. Oft hatte ich das Gefühl, die rechte Gesichtshälfte sei dicker und würde kribbeln, und als ob das rechte Auge und die Wange dabei herabhingen. Im

Ruhestand schlugen meine Beine unkontrolliert aus, ich konnte es nicht steuern. Häufige Zahn- und Zahnfleischbeschwerden ließen mich im Laufe der Jahre immer wieder den Zahnarzt aufsuchen. Auch hier keine Diagnose – wie sollte es auch anders sein.

Auch hatte ich Krämpfe besonders im Bauchbereich. Wenn ich mich bücken wollte, krampfte es sich dort zusammen, vergleichbar mit Darmverschlingungen. Oft bildeten sich auch Luft oder Gase im Bauch- und Darmbereich. Zu Hause und bei Spaziergängen mit nur meinem Mann konnte ich diese, oft geräuschvoll, entleeren. Aber in Gesellschaft quälte ich mich dabei sehr. Weitere Krämpfe traten an Händen und Füßen sowie am Hals auf. Häufig hatte ich auch Angstzustände. Oft schimpfe und schreie ich mit meiner Familie herum, die sehr viel Verständnis aufbringt. Jeder andere Partner wäre schon gegangen.

Ein weiteres Problem zu beschreiben kostet mich Überwindung, aber der Vollständigkeit meines Berichtes wegen, und weil ich dies als nicht normal und krank empfand, tue ich es doch. Ich war schon als junge Frau während unserer Ehe sehr „zurückhaltend", habe mich aber nicht getraut darüber zu sprechen, obwohl ich mir häufig vornahm, den Arzt danach zu fragen. Im Laufe der Ehejahre kühlte sich diese eigentlich dazugehörige Selbstverständlichkeit bei mir immer mehr ab und ich bin dankbar, daß ich so einen verständnisvollen Mann habe.

Beunruhigend finde ich auch meine zeitweise Vergeßlichkeit, die mich sogar Alzheimer befürchten lässt. Hierbei habe ich das Gefühl, daß sich dies bei erhöhter Kortisoneinnahme bessert – ich habe dann längst nicht so viele „Aussetzer" .

Sicher habe ich viele Beschwerden im Laufe der Jahre vergessen oder verdrängt, und das Ausmaß der Beschwerden kann man sowieso nicht in Worte fassen. Jedesmal zum Urlaubsbeginn war ich gesundheitlich so stark angeschlagen, daß ich am Urlaubsort oft ins Krankenhaus eingeliefert wurde.

In meiner Not habe ich einen Kurantrag gestellt. In der Hoffnung, daß man dort etwas feststellt. Der Antrag lief noch, als ich wieder Sprunggelenkentzündung bekam. Nun wechselte ich den Hausarzt. Ich nahm mir vor, so lange den Arzt zu wechseln, bis man mir helfen konnte. Ich sagte mir: „Und wenn ich um die ganze Welt gehe und unser Haus dabei draufgeht."

Total aufgelöst und heulend saß ich nun bei einer neuen Ärztin. Sagte, daß ich zwar wegen der Sprunggelenkentzündung käme, aber das dies wohl eine Folgeerscheinung sei und ich weit ausholen müßte. Sie nahm sich Zeit – stundenlang – zum Leidwesen der wartenden Patienten. Aber sie sah meine Not und handelte.

Am nächsten Tag mußte ich zur Muskelmessung – ambulant zum Neurologen ins Krankenhaus. Man tippte dort auf MS und ich wurde stationär untersucht. Der Assistenzärztin dort habe ich die Diagnose „Sarkoidose" zu verdanken.

Ich wurde buchstäblich auf den Kopf gestellt. Zur Untersuchung wurde auch ein Muskel aus dem Oberschenkel geschnitten. Mit noch höherer Kortisontherapie wurde ich entlassen. Für mich brach eine Welt zusammen. Ich war im festen Glauben, wenn man etwas feststellt, kann man es auch heilen. Warum mußte ich noch eine bleibende Krankheit haben? Mit dem Asthma konnte ich mich lange nicht abfinden, und nun dies.

Zur histologischen Abklärung kam ich noch in ein anderes Krankenhaus. Es wurden weitere Untersuchungen vorgenommen – mit dem gleichen Ergebnis. Dann wurden mir zur Untersuchung Lymphknoten hinter der Lunge entfernt. Auch hier wurde die Sarkoidose bestätigt. Es sollte das Stadium noch genauer ermittelt werden. Man war sich nicht ganz einig zwischen Stadium I und II. Am rechten Auge wurde auch die Sarkoidose festgestellt.

Ich bin davon überzeugt, daß ich u.a. die Neuro-Sarkoidose habe. Auch wenn die Untersuchungen dies nicht bestätigen. Meine Beschwerden und die Berichte darüber in den Sarkoidose- Nachrichten lassen mich darauf schließen.

Immer wieder ein Auf und Ab all der vorher genannten Beschwerden. Ein Krankenschein folgte dem anderen. Ich bin auch fast 1 Jahr lang ohne Unterbrechung bei der Arbeit ausgefallen. Oft bin ich morgens zur Ärztin – sie hat mir hoch Kortison gespritzt – dann zur Arbeit. Ich hatte zwischenzeitlich keinen Lebensmut und fragte mich, wozu ich auf der Welt sei. Ich bin eigentlich ein lebensbejahender Mensch und verstand mich nicht.

Wegen der dauernden Beschwerden, Krankenscheine und hohen Kortisontherapien habe ich vor ca. 3 Jahren einen Rentenantrag gestellt, über die Gewerkschaft des öffentlichen Dienstes. Nach 3 Verhandlungen beim Sozialgericht und etlichen Untersuchungen hatte ich im Juli 98 Erfolg, aber nicht wegen der Sarkoidose, sondern wegen des schweren Asthmas.

Ich bin froh, daß ich mit den enormen Beschwerden nur noch die nötigen Hausarbeiten erledigen muß. Die Belastung, den Beruf nicht 100% ausführen zu können, wurde einfach zu groß. Ebenfalls war es mir unangenehm, wenn ich aus Krankheitsgründen immer wieder ausfallen mußte. Wenigstens diese Belastung ist ja nun Gott sei Dank vorbei.

# Ängste, Fragen, Unsicherheit Der Krankheitsverlauf ist nicht vorhersehbar

Im Sommer 1992, der Großteil meiner Eigenleistungen am Hausbau war erbracht, hatte ich nachts nach dem Verlegen von Bodenfliesen Wadenkrämpfe in beiden Beinen. Ich dachte, das seien nur Anzeichen einer Überlastung und hoffte auf Besserung nach Abschluß der Arbeiten. Zurück blieben Schmerzen im linken Schienbein, wegen der ich Anfang 1993 meinen Hausarzt aufsuchte. Das Röntgenbild ergab einen positiven Befund, und so wurde ich zur Abklärung zu einem Orthopäden überwiesen.

Die weitere Diagnostik führte zu einem unklaren Bild, der Orthopäde diskutierte mit mir verschiedene Tumorerkrankungen. Das Knochenszintigramm ließ mit erheblicher Wahrscheinlichkeit auf ein Osteoklastom (Riesenzellentumor, brauner Tumor) schließen. Meine Ängste überschlugen sich, ich sah mich bereits ohne mein linkes Bein und setzte mich mit Todesphantasien auseinander. Zur histologischen Abklärung wurde eine Gewebsentnahme empfohlen. In der verzweifelten Hoffnung auf Abklärung stimmte ich zu. Im ärztlichen Bericht der PE wurde Anfang März 93 handschriftlich der Verdacht „Sarkoidose“ notiert.

Damit konnte ich absolut nichts anfangen.

Ich wurde zum Lungenfacharzt überwiesen. Dessen Diagnose: Sarkoidose Stadium I/II? Es erfolgte dann eine ambulante Bronchoskopie in einem Fachkrankenhaus. Diese Untersuchung bestätigte den Verdacht auf Sarkoidose II. Nun begann mein Bemühen, diese unbekannte und seltene Erkrankung zu verstehen. Meine ersten Telefonkontakte zu bekannten Ärzten erbrachten nicht viel. So machte ich mich auf die Suche und landete in einer Klinik mit pneumologischer Abteilung. Dort hatte ich endlich ein gutes Gefühl und Vertrauen zu den behandelnden Ärzten. Nachdem die Diagnose zu „99%" sicher war, ging es mir um die Therapie. Ich hatte große Vorbehalte und Ängste gegenüber einer Steroidtherapie. Nach ausführlichen Abklärungsgesprächen akzeptierte ich die Indikation und stimmte zu: 4 – 6 Wochen täglich 40 mg Prednisolon, danach stufenweise Dosisreduktion bis zu einer Erhaltungsdosis zwischen 10 und 20 mg täglich. Geplante Therapiedauer etwa ein halbes Jahr.

Ich war erleichtert, weil kein Tumorbefund vorlag. Doch wie würde der Verlauf dieser Erkrankung Sarkoidose sich gestalten? Es gab keine befriedigende Antwort. So ging ich im Spätjahr für 4 Wochen zu einer Heilbehandlung. Dort erfuhr ich von der Deutschen Sarkoidose – Vereinigung und trat bei. Meine Entlaßmedikation war 7,5 mg Prednisolon. Diese Dosis wurde im weiteren Verlauf reduziert und nach ca. zwei Jahren ausgeschlichen. Halbjährliche Kontrolluntersuchungen wurden wegen des guten Befundes auf jährliche umgestellt. Dennoch versetzte mich jeder anstehende Arztbesuch beim Lungenfacharzt in Unruhe.

So lebe ich seither in der Hoffnung auf einen günstigen Verlauf meiner Sarkoidose. In meiner Lebensqualität fühle ich mich bisher wenig eingeschränkt. Doch die Angst bleibt: wie wird es weitergehen? Manche Symptome stimmen mich nachdenklich: zuweilen Kurzatmigkeit, sporadisch Engegefühle in der Brust, momentan Schälen der Haut an den Fingerkuppen. Offene Fragen bleiben: Sind das Anzeichen einer Krankheit mit vielen Gesichtern? Wie wird sich die Sarkoidose auf meine Arbeitsfähigkeit auswirken? Werde ich meine Familie weiter ernähren können? Wie sieht eine gesunde Lebensführung mit dieser Krankheit aus? Was sind Auslöser bzw. Risikofaktoren für neue Schübe der Erkrankung? Worauf muß ich achten?

# Auf und Ab der Beschwerden Sarkoidose kann immer wieder ausbrechen

Bis zum Frühjahr 1985, ich war damals 33 Jahre, konnte ich ein lebensfrohes, optimistisches und von wenigen gesundheitlichen Problemen geprägtes Leben führen. Ich war seit 1 1/2 Jahren verheiratet, lebte im eigenen Haus und hatte ca. ein Jahr zuvor die Zukunftsaussichten meiner guten beruflichen Situation durch einen Arbeitsplatzwechsel noch verbessert. In den ersten Monaten 1985 spürte ich zunehmend gesundheitliche Probleme und erstmals die Erfahrung eines diffusen Krankheitsbildes. Konkrete Beschwerden konnte ich meinem Hausarzt damals nicht vortragen. Merkbar waren eine Veränderung des Gesamtzustandes, insbesondere der Abfall der körperlichen Leistungsfähigkeit, schnelle Ermüdung, Energiemangel, nächtliche Schweißausbrüche, Schlaflosigkeit.

Blut- und weitere allgemeine Untersuchungen brachten keine Erkenntnisse, eine bereits bei der ersten Untersuchung durchgeführte Thoraxaufnahme wurde wohl zuerst falsch beurteilt. Ein kleiner Knubbel machte mich dann nervös. Beim morgendlichen Waschen hatte ich diese zunehmende kleinflächige Verdickung im linken Oberarm festgestellt. Doch aus Furcht vor möglicherweise sehr ernsten Konsequenzen verdrängte ich das zunächst. Erst nach einigen Wochen erwähnte ich die Veränderung gegenüber meinem Arzt. Die chirurgische Entfernung der angenommenen Fettgeschwulst zeigte einen stark entzündeten Lymphknoten, die histologische Untersuchung wies auf Tbc oder Morbus Boeck hin. Zum ersten Mal hatte ich diesen Krankheitsnamen gehört. „Noch Glück gehabt, ich hätte aufgrund des Aussehens des Lymphknotens auf eine bösartige Krankheit gewettet" sagte mir der Chirurg bei der Eröffnung des Ergebnisses. Tbc–Tests beim Internisten fielen negativ aus, einfache Lungenfunktionstests ergaben keine nennenswerten Befunde. Die anschließenden Thoraxaufnahmen, die detaillierten Lungenfunktionstests und die Bronchoskopie in einer Lungenfachklinik brachten keine Klarheit.

Gegen die Überzeugung aller anwesenden Ärzte erklärte mir der kurz vor dem Ruhestand stehende Professor: Beweise habe er nicht, aber er diagnostiziere eindeutig einen Boeck. Eine Galliumszintigraphie war ohne jede Aussage. Eine medikamentöse Behandlung war nicht angezeigt. In kurzen Abständen wurden die Thoraxaufnahmen und die Funktionstests, sowie nach jeweils sechs Monaten die Bronchoskopie wiederholt. Im Frühjahr 1986 bestätigte sich dann die Diagnose des Professors aufgrund der gesunkenen Funktionswerte, des Röntgenstadiums zwei – drei und des Ergebnisses einer Lavageuntersuchung.

Während dieser gesamten Zeit war mein gesundheitlicher Zustand sehr instabil. Es gab zunehmend Momente, in denen ich mir eine Besserung nicht mehr vorstellen konnte. Auch dass die Diagnose über ein Jahr hinweg noch unsicher war, mußte ich psychisch erst einmal verkraften. Zunehmend traten Migräneanfälle mit Sehstörungen auf, äußerst unangenehm war auch ein monatelanges heftiges Brennen und Jucken in der unteren Gesichtshälfte. Der Arbeitstag wurde zeitweilig zur Qual. Die letzten Stunden des Tages konnte ich oft nur mühsam überwinden. Und abends war es mir unvorstellbar, wie der nächste Tag physisch zu bewältigen wäre. An Freizeitaktivitäten nach einem Arbeitstag war gar nicht mehr zu denken, denn der Körper verlangte nach langen Ruhepausen.

Aufgrund der schließlich gesicherten Diagnose wurde umgehend eine Cortison–Therapie eingeleitet. Mein Gesamtzustand besserte sich daraufhin relativ schnell. Die Tablettendosis wurde nach und nach verringert und nach ca. ein Jahr ganz abgesetzt. In den nächsten zwei – drei Jahren erfolgten in einer Lungenfachklinik Kontrolluntersuchungen in kurzen Abständen. Die gesundheitliche Befindlichkeit stabilisierte sich von zunächst täglichen Schwankungen bis hin zu mehrmonatigen Phasen mit durchaus gutem Befinden, gefolgt von Abstürzen in den Zustand des Krankheitsausbruches, die dann ebenfalls monatelang anhielten. Die Ausschläge dieser Phasen glätteten sich im Zeitverlauf zunehmend. Über Jahre hinweg konnte ich wieder ein fast normales Leben führen. Auch wenn die körperliche Leistungsfähigkeit der früheren Jahre natürlich nicht mehr erreichbar war. Bereits geringe körperliche Belastung führte zu Kurzatmigkeit, schneller Ermüdung und Energielosigkeit. Phasen von Schlaflosigkeit blieben erhalten, dazu kam eine unangenehme innere Nervosität, die sich im Laufe der Jahre tendentiell verstärkte und sich bis heute nicht mehr zurückgebildet hat. Zunehmend hing mein Befinden von Witterungsumschlägen ab. Aber im Vergleich zum Zustand im Frühjahr 1985 hatte das Leben wieder bedeutend an Qualität gewonnen. Die Kontolluntersuchungen konnten auf ein Jahr ausgedehnt werden.

Die Gewöhnung an die Phasen besseren und schlechteren Zustands wurden mir in 1996 zum Verhängnis. Eigentlich hätte der intensivere schlechtere Zustand auffallen müssen. Aber wie bisher immer hatte ich gehofft, daß bald wieder bessere Monate anbrechen würden. Eine Vorsorgeuntersuchung beim Hausarzt brachte erheblich verschlechterte Nierenwerte, vor allem einen überhöhten Kreatininwert. Doch einen Zusammenhang mit der Sarkoidose und der diagnostizierten Niereninsuffizienz wollte der Nephrologe nicht sehen. Mein Gesamtzustand verschlechterte sich und näherte sich demjenigen zu Krankheitsbeginn. Um Klarheit zu bekommen, handelte ich schnell. Eine Reihe von Untersuchungen wurde angesetzt: Die Thorax–Aufnahme und die Funktionstests in der Lungenklinik zeigten eine klare Verschlechterung. Die Sarkoidose war wieder aktiv.

„Die sofortige Einleitung einer Cortison–Therapie wird auch die Nierenwerte schnell normalisieren." Dies war die Meinung des Lungenfacharztes, dem die Zusammenhänge schnell klar waren. Und wirklich – die Nierenwerte normalisierten sich bereits nach wenigen Tagen. Allerdings wurde in den folgenden Monaten gegenüber dem ersten Auftreten der Krankheit ein anderer Verlauf festgestellt:

Das Ausschleichen und Absetzen des Cortisons ließ die Krankheit jetzt sofort wieder aktiv werden. Seit mehr als zwei Jahren und mindestens noch mittelfristig kann ich ohne Cortison–Einnahme nicht auskommen. Ob wohl jemals wieder?

Bei einer Arzt–Patienten–Begegnung 1997 in Baden–Baden erfuhr ich zum ersten Mal von Zusammenhängen zwischen Aufenthalten in voller Sonne und Funktionseinschränkungen der Niere bis zum Nierenversagen infolge Insuffizienz und Hypercalcämie. Daraufhin wurde mir vom Nephrologen nur sehr eingeschränkter Aufenthalt in der Sonne angeraten.

Eine Reha–Maßnahme wurde mir im Frühjahr 1997 überraschend schnell genehmigt. Aus wirtschaftlichen Gründen in einem BfA–Haus im Südschwarzwald, wenige Kilometer neben einer Heilstätte mit hervorragender Kompetenz in der Sarkoidose–Behandlung. Knapp daneben ist auch vorbei – wie wahr. Die Bemühungen des gesamten dortigen Personals erkenne ich vorbehaltlos an. Wer aber wie ich lange die Versuche verschiedenster Ärzte beobachtet hat, eigene Unkenntnis und Unsicherheit zu überdecken, kann die Überforderung im Umgang mit dem speziellen Krankheitsbild Sarkoidose schnell erkennen.

Das Wiederaufflackern der Krankheit läßt mich nachdenken: Welche Lebensumstände oder – Verhaltensweisen waren dafür ausschlaggebend? Habe ich mich zu sicher und zu gesund gefühlt? In 1992/1993 habe ich neben gleichbleibendem Arbeitspensum über 1 Jahr hinweg eine schwierige und arbeitsreiche berufliche Qualifikationsmaßnahme durchgezogen. Im Anschluß daran habe ich mir weitere berufliche Verantwortung aufbürden lassen. Zahle ich jetzt einfach den Preis für meine persönliche Unvernunft? Oder waren andere Faktoren maßgebend? Ich lebe in einem Fertighaus – spielen die möglichen vielfältigen chemischen Substanzen im Wohnklima eine Rolle? Sind die zwischenzeitlich teilweise verheerenden Umweltschäden und Luftverunreinigungen mit Schuld? Oder wird der Verlauf einfach von den mir mitgegebenen Anlagen – ohne oder mit persönlichen Einflußmöglichkeiten – bestimmt?

Ich habe den relativ stabilen gesundheitlichen Zustand in den Jahren von 1995 bis heute nicht wieder erreicht. Aber ich habe mich durchgerungen und habe das Arbeitspensum im Beruf erheblich zurückgefahren. Das ist natürlich mit Einkommensverlusten verbunden – die Frage, was sich der Mensch leisten können muß, beantworte ich für mich heute restriktiver als früher. Unstreitig hat mein Leben trotz der bestehenden Einschränkungen an Qualität erheblich gewonnen.

Ich habe einen Antrag auf Anerkennung als Schwerbehinderter gestellt. Ohne mich in Einzelheiten anzuhören, wurde von Ärzten des Versorgungsamtes – deren Kenntnisse über den Verlauf einer Sarkoidose–Erkrankung ich öffentlich in Frage stellen möchte – nach Aktenlage systematisch entschieden. Deprimierend, aber nicht mehr neu. Die Forschungstätigkeit über Erkrankungen, die soziale und gesellschaftliche Beurteilung und Einordnung der Erkrankten und die dem Betroffenen zukommende oder nicht zukommende Behandlung werden mehr und mehr nach wissenschaftlichen und fiskalischen Grundsätzen entschieden. Durch derartige Entwicklungen fühlt man sich oft neben den Beschwernissen der Krankheit isoliert und alleingelassen.

# Mehlstaub und unregelmäßiger Schlafrhythmus
# Berufsbedingte Belastungsfaktoren können die Sarkoidose verschlimmern

Ich bin Bäckermeister, Jahrgang 1962, verheiratet und Vater eines kleinen Sohnes. Wie mein Beruf zum Krankheitsverlauf steht, wäre interessant zu untersuchen. Feinster Mehlstaub belastet die Atmungsorgane und die Unterbrechung des Schlafrhythmus – fünf Stunden nachts, ein bis zwei Stunden nachmittags – kann vielleicht auch Auswirkungen auf mein Immunsystem haben. Eine Studie mit den Charaktergenen, wie ich sie auf einem Seminar kennenlernte, wäre sicher aufschlußreich.

Doch zu den Anfängen: Meine Sarkoidose kam 1991 zuerst mit einer Gürtelrose an der rechten Stirnhälfte zum Vorschein.

Einen Gebirgsurlaub im Sommer mußte ich nach 4 Tagen abbrechen. Ich bekam hohes Fieber, Hypercalcämie und nahm 7 kg an Gewicht ab. Zuerst wurde vom Notdienst und später vom Hausarzt auf Herpes Simplex getippt. Nachdem sich mein Zustand weiter verschlechtert hatte, wurde ich zum Facharzt (Hämatologe und Internist) überwiesen, der mich dann nach einer Magenspiegelung zur weite-

ren Untersuchung an eine Lungenklinik überwies.
Röntgenaufnahme, Lungenfunktionsmessung, Blutuntersuchung und Lavage mit Gewebeentnahme – nach diesen Untersuchungen wurde dann die Sarkoidose festgestellt. Die sich anschließende Therapie bestand aus 80 mg/Tag Kortison. Mein Gesundheitszustand besserte sich daraufhin sofort. Insgesamt war ich zehn Wochen krankgeschrieben. Die Diagnose wurde nach ca. vier Wochen gestellt. Nach ungefähr einem Jahr kam es wieder zu einem Rezidiv, wobei wiederum mit Kortison behandelt wurde. Meine Sarkoidose wurde chronisch.
Jetzt kommt es nach einer Kortisonbehandlung von ca. einem Jahr immer wieder zu Rezidiven. Die Gürtelrose (Herpes Zoster) stellt sich ab und zu wieder ein. Der direkten Sonne darf ich nicht ausgesetzt sein. Durch die ständige Kortisongabe entwickelte sich bei mir ein grüner Star, deshalb muß ich täglich Augentropfen nehmen. Meine Brillengläser sind sehr stark: R = 9,0 /L = 16 Dioptrien. Als Nebenwirkung des Kortisons tritt Nagel- und Hautpilz auf, seine Bekämpfung darf ich nicht vernachlässigen. Bei Kortisonsenkung stellt sich eine quälende Müdigkeit ein, die ganz besonders bei meinem Beruf sehr hinderlich ist. Dies ist eine merkliche Herabsetzung der Lebensqualität. Als ich den Hausarzt auf meine Müdigkeit aufmerksam machte, bekam ich nur die lapidare Antwort, er wäre nach acht Stunden Arbeit auch müde. Zu diesem Zeitpunkt wurde bei einer Blutuntersuchung meines Internisten ein ACE – Wert von 256 Meßpunkten gemessen – ein in dieser Höhe noch nie dagewesener Wert.
Im Bekanntenkreis werde ich mehr oder weniger als Simulant dargestellt. Eine bei allen Betroffenen bekannte Tatsache. Dies belastet mich und ist für meine Psyche nicht gerade förderlich. Die ständigen Rezidive zehren langsam an meinen Nerven. Letztes Jahr kam es noch zu einer Fazialisparese an meiner linken Gesichtshälfte, die mit Kortisongaben (100 mg/Tag ) nach zwei Wochen abklang. Auf Grund dessen wurde eine Computertomographie meines Kopfes veranlaßt, wobei die Arzte ein größeres Granulom feststellten. Zur sicheren Feststellung riet man mir zu einer Punktion, die ich noch nicht durchführen ließ. Das Granulom hat sich seitdem noch nicht verändert.
Obwohl ich bei meinem Internisten in guten Händen bin, konnten wir die Rezidive nicht verhindern. Er hatte bisher schon mehrere Sarkoidosepatienten zur Behandlung.
Im Moment bin ich wieder beim Absetzen des Kortisons (2,5 mg/Tag). Den Allgemeinzustand kann ich durch regelmäßiges Waldjogging verbessern. Ich versuche meine Krankheit nicht zu ernst zu nehmen und mit Erholungswochenenden (z. B. Sarkoidosetreffen wie Baden-Baden, Fischbach und kirchliche Exerzitien) neue Kraft zu schöpfen.

# Wenn das soziale Abseits droht – Sarkoidose-Patienten werden häufig als Simulanten betrachtet

Meine Füße wurden von einem Tag auf den anderen doppelt so gross. Das war Pfingsten 1997. Auch farblich setzten sie sich vom Rest des Körpers ab, und meine Knöchel schwollen stark an. Es wurde so schmerzhaft, das ich kaum noch gehen konnte. Deshalb fielen mir die anderen Symptome gar nicht so auf. Luftnot und große rote Flecken auf den Beinen, die ich bis dahin für Mückenstiche gehalten hatte. Meine Hausärztin schickte mich an die Uniklinik in die Rheumatologie. Dort wurde sofort richtig "Sarkoidose I, Löfgren Syndrom" diagnostiziert. Mir wurden hohe Cortisondosen verordnet.

Es wurde besser, aber ging nie richtig weg. Die Luftnot war manchmal unerträglich, meine Knöchel schmerzten weiter. 1998 war ich zweimal stationär zur Bronchoskopie und jedesmal waren die Befunde in Ordnung. Das hieß für die Lungenärzte soviel wie gesund. Im Oktober 1998 war ich zur REHA.

Nach der REHA ging es mir sehr gut. Die Meeresluft und die sportliche Bewegung hatten mich fast kuriert. Keine schmerzenden Knöchel mehr, die Luftnot war auch besser. Ich war zufrieden, es konnte nur noch aufwärts gehen. Cortison habe ich aber nie sehr lange genommen, weil der Befund nach den Bronchoskopien immer in Ordung war. Es wurde mir auch von Seiten der Ärzte immer wieder bestätigt, das ich nur Geduld bräuchte, die Sarkoidose würde sich in den allermeisten Fällen selber ausheilen.

Doch es wurde wieder schlechter.

Vor Weihnachten hatte ich beruflich viel zu tun und dachte zuerst an Überarbeilung, als mir die Luft knapp wurde. Dazu kamen Kopfschmerzen, Übelkeit, Gelenkschmerzen, Durchfall. Ich war immer schlapp und müde. Nach dem Weihnachtsgeschäft begann ich dann wieder meine Arztodyssee aufzunehmen. Zwei Wochen wurde ich in der Klinik durchgecheckt – CT, Magen-, Darmspiegelung, Ultraschall u. a. Mit dem Ergebnis, dass ich jetzt eine "Sarkoidose II" habe. Außerdem fand man nebenbei Kalkablagerungen in der Niere und ein vergrößertes Herz. Was, wie mir die Ärzte bestätigten, ganz normal bei einer Sarkoidose sei. Jetzt bin ich verunsichert, geht das so weiter? Innerhalb von drei Jahren ist mein Lungenbefund schlechter geworden. Was kommt als nächstes? Ich habe inzwischen mit vielen Ärzten gesprochen. Alle erklären mir ausführlich die Symptome, aber ansonsten kommt nur Vertröstung nach dem Motto "Abwarten und Tee trinken".

Ich bin erst 34 Jahre alt und bin jetzt schon mehrere Wochen im Jahr nur durch eine Erkrankung arbeitsunfähig! Dazu kommen die Nebenwirkungen des Cortisons, die bei mir auch bei geringer Dosierung ziemlich unangenehm sind. Beim Lesen eines Berichtes in der Mitgliedszeitung der Deutschen Sarkoidose-Vereinigung begann ich zu begreifen, das ich auch in den letzten zwei Jahren schon wieder Probleme mit der Sarkoidose hatte, dass ich das nur nicht hatte wahrhaben wollen. Denn obwohl mir die Ärzte nach der Bronchoskopie immer bestätigten, dass meine Lunge „o. B." sei, war immer noch eine zeitweise starke Luftnot vorhanden. Meine Lungenärztin gab mir zu verstehen, das ich etwas zuviel Gewicht hätte und deshalb wäre die Luft knapp. Bei einer Größe von 160 cm wiege ich 75 kg. Damit bin ich zwar korpulent, aber nicht so schlimm, das man keine Einkaufstüten mehr bis in den 2. Stock bekommt. Auch dauert es sehr lange, bis sich die Atmung wieder normalisiert hat.

Meine Umwelt reagiert oft sehr befremdlich auf meine Erschöpfung. Unverständnis schlägt mir entgegen. Jeder möchte zwar wissen, was es mit der Erkrankung auf sich hat, aber Verständnis mit der langen Arbeitsunfähigkeit hat eigentlich niemand so richtig. Ihre Überzeugung: "Sie sieht doch ganz gut aus, da kann die doch arbeiten gehen". Die Erkrankung selbst ist mir nun mal nicht anzusehen.

## Lebensmut bewahren
## Trotz Einschränkungen und Beschwerden ist eine positive Einstellung wichtig

In den Herbstferien des Jahres 1986 verlebte ich meinen Jahresurlaub in Kärnten – wir wollten wandern. Doch das Laufen fiel mir sehr schwer, die Gelenke waren oft geschwollen, ich mußte immer häufiger stehen bleiben beim Bergangehen. Die ersten Anzeichen der Sarkoidose – noch lange nicht als solche erkannt.

Ende des darauffolgenden Jahres hatte ich meine zweite Stimmband-Operation. Danach verspürte ich sehr starke Kopfschmerzen, direkt auf dem Schädeldach, sowie Augenschmerzen und beim Durchatmen schlimmste stechende Beschwerden hinter dem Brustbein.

Zunächst glaubte ich an Beschwerden in Zusammenhang mit den beiden Operationen, die innerhalb von acht Wochen durchgeführt worden waren.

Im Februar 1987 hatte ich dann schlimmste Gelenkbeschwerden sowie häufig Luftnot. Der zunächst aufgesuchte Orthopäde – aufgrund der geschwollenen Gelenke – führte unter anderem

Rheumatests durch. Da alles negativ war, wurde ich mit einer Spritzenserie behandelt, die keine endgültige Heilung, aber Linderung brachte.

Eine Woche später konnte ich morgens nicht mehr auftreten, die Gelenke waren geschwollen, zudem hatte ich starke Luftnot.

Mein Internist hatte nach Anfertigung der Thoraxaufnahmen gleich den Verdacht geäußert, im Klinikum wurde dieser bestätigt: Löfgren-Syndrom.

Das Jahr 1987 verlief mit immer wiederkehrenden Schmerzen sowie allgemeiner Schwäche.

Ein kurzzeitiger Medikationsversuch mit Kortison über vier Monate hinweg brachte Linderung, ebenfalls eine 1jährige anschließende Behandlung bei einer Fachärztin für Homöopathie.

Es kehrte dann vorübergehend Ruhe ein, jedoch blieb die geringere Belastbarkeit.

Im Jahr 1994 dann ein erneuter Schub – nach sieben Jahren. Ich beantragte eine Kur, die nach neun Monaten umfangreicher Korrespondenz mit der BfA schließlich abgelehnt wurde. Das Jahr 1995 verbrachte ich mit einer Kortisonbehandlung, die mir Linderung meiner schlimmen Gelenk- und Knochenbeschwerden brachte, immer auch im Hinblick auf meine Berufstätigkeit, die ich keinesfalls verlieren wollte.

Im Februar 1996 konnte ich Dank meiner Krankenkasse einen vierwöchigen Kur-Aufenthalt verbringen, nachdem ich zwischenzeitlich bereits privat eine Kur finanziert hatte. Dies brachte mir Besserung meiner Schmerzsymptomatik sowie meines Allgemeinzustandes.

Im Jahr 1998 mußte ich mich erneut zwei Operationen unterziehen. Meine gesundheitliche Verfassung ist seit dieser Zeit instabil. Die Füße schwellen ständig mehr an, die Belastbarkeit ist gegenüber dem Vorjahr erheblich gesunken, nachts plagen mich oft Luftnot und Schlaflosigkeit, eine Durchschlafphase gibt es gar nicht mehr.

Trotz allem habe ich meine positive Einstellung zum Leben nicht verloren – auch ein ganz wichtiger Faktor, der zur Verbesserung der Lebensqualität beiträgt.

# Soziale Rehabilitation und soziale Kompetenz durch Selbsthilfe bei Sarkoidose

**Bettina Hell,**
**Dr. Bernhard Borgetto**
**Institut für Sozialmedizin der Universität Freiburg**

Sarkoidose: Unbekannte Ursache - Probleme bei der Diagnostik – keine Alternativen in der Therapie – Multiorgan- bzw. Systemerkrankung – Möglichkeit ungünstiger Prognosen ...

So stellt sich die Erkrankung Sarkoidose auf den ersten Blick dar. Jedem wird bei solchen Worten klar, das die Krankheit Auswirkungen in vielen Lebensbereichen der Betroffenen haben kann: funktionelle Behinderungen, die Bewegungs- und berufliche Einschränkungen mit sich bringen, körperliche Beschwerden, Beeeinträchtigung des psychischen Befindens durch Ängste und Depressionen.

Auch hier kann man von Synektik sprechen, einem Zusammenspiel von Auswirkungen, das insgesamt eine beachtliche Beeinträchtigung der Lebensqualität mit sich bringt, eine Einschränkung der Teilnahme am Leben in der Gesellschaft. Welche Rolle kann hier die soziale Rehabilitation spielen?

Rehabilitation bedeutet im ursprünglichen Sinne „Wiedereinsetzung in einen früheren Stand." Als der Begriff 1844 durch von Buss in Sozialpolitik und Staatsrechtslehre eingeführt wurde, verstand man darunter die Wiederherstellung der „Lebenstüchtigkeit gesundheitsgeschädigter Menschen" (zitiert nach Borgetto 1995).

Im heutigen Sozialgesetzbuch wird vom Recht des Rehabilitanden auf Hilfe gesprochen, die notwendig ist, ihm einen „seinen Neigungen und Fähigkeiten entsprechenden Platz in der Gemeinschaft zu sichern" (BAR 1998 SGB I).

Man unterscheidet weiter medizinische, berufliche, schulische und soziale Rehabilitation, wobei jede Art von Rehabilitation andere Zielsetzungen verfolgt: die medizinische Rehabilitation strebt die optimale Wiederherstellung der Gesundheit an, die berufliche Rehabilitation dient der Ermöglichung der Erwerbstätigkeit, die schulische Rehabilitation soll Kindern eine üblicherweise erreichbare Bildung garantieren.

Soziale Rehabilitation als eine Art Restkategorie, mit ergänzenden und sonstigen Leistungen, soll dagegen „einen angemessenen Platz in der Gesellschaft einzunehmen" gewährleisten. (Bundesarbeitsgemeinschaft für Rehabilitation BAR 1998)

Hier fällt auf, daß das Ziel der sozialen Rehabilitation eigentlich dem Ziel der Rehabilitation allgemein sehr nahe kommt – man kann die soziale Rehabilitation als übergeordnetes Ziel begreifen, für dessen Erreichung die medizinische, berufliche und schulische Rehabilitation sinnvolle, aber nicht notwendige Voraussetzungen sind. Sie sind wünschenswert, aber eine soziale Rehabilitation muss auch bei irreparablen Körperbehinderungen oder unheilbaren Krankheiten angestrebt werden. Medizinische, berufliche und schulische Rehabilitation sind auf ein Funktionieren des Individuums in der Gesellschaft ausgerichtet, aber eine Wiederherstellung der Arbeitsfähigkeit reicht in einer Zeit der Massenarbeitslosigkeit wohl nicht aus, um Lebensqualität, um „einen Platz in der Gesellschaft wiederzufinden" (vgl. Borgetto 1995).

Soziale Rehabilitation spielt somit gerade bei Krankheiten wie der Sarkoidose eine Rolle, bei denen die zur Zeit mögliche Therapie eine medizinische und damit auch die berufliche Rehabilitation nicht langfristig und in keinem Fall 100%ig garantieren kann. Das «trotz oder mit der Krankheit leben lernen» ist also ein wichtiges Ziel der sozialen Rehabilitation.

Wer aber soziale Rehabilitation definieren und dabei über die Formulierung „einen über das Wiederfinden eines Platzes in der Gesellschaft wiederfinden" hinaus kommen definieren will, stösst auf ein Problem der Nicht-Standardisierbarkeit : Jeder von uns hat seine eigene Vorstellungen von dem Platz, den er oder sie in der Gesellschaft einnehmen möchte, jeder hat seine eigenen Prioritäten. Geld, Status, Bildung, Freundeskreis, Familie haben für jeden eine ganz unterschiedliche Bedeutung. Eine Einschränkung unserer Fähigkeiten, unserer «Lebenstüchtigkeit» durch eine chronische Krankheit wird unser Leben stark beeinflussen.

Bei der Sarkoidose sind diese Einschränkungen vielfältig, je nachdem, welches Organ betroffen ist, sind die Auswirkungen ganz unterschiedlich. Darüber hinaus ist unsere Wahrnehmung dieser Einschränkungen wegen unterschiedlicher Prioritäten sehr verschieden – jemand der gerne kreativ tätig ist oder Musik hört, wird sich von einer Einschränkung in seinen Bewegungen durch eine verminderte Lungenfunktion oder Beteiligung des Herzens und der Gelenke weniger betroffen fühlen. Für jemanden, der gerne reist oder Sport treibt, wird dagegen eine Beeinträchtigung des Hörvermögens eine geringere Rolle spielen. Jeder Betroffene muss daher für sich selbst individuell die Ziele seiner sozialen Rehabilitation definieren, sei es, sich allein um seinen Haushalt kümmern zu können, eine Ausbildung zu machen, sich mit seinem Freundeskreis zu treffen oder mit seinen Enkeln spielen zu können.

Um soziale Rehabilitation zu erreichen, muss sich der oder die Betroffene selbst mit seinen Bedürfnissen und Neigungen auseinandersetzen, seine eigenen Prioritäten erkennen, bevor ein Ziel definiert werden kann. Krankheit bedeutet Einschränkung und definiert die Ausgangsbedingungen neu, bietet aber dadurch die Möglichkeit zur Neuorientierung.

Die Erkenntnis, dass es kaum etwas gibt, was völlig oder überhaupt nicht realisiert werden kann, hilft bei der Setzung realisierbarer Ziele.

Für den Umgang mit Vorraussetzungen und deren Umsetzbarkeit sind aber soziale Kompetenzen notwendig, die man manchmal erst durch die Krankheit lernt, die aber nicht direkt mit der Krankheit zusammenhängen.

Patienten, die sich erfolgreich mit ihrer Krankheit auseinandersetzen, kann es durchaus passieren, dass sie ein soziales Leben entwickeln, das sie vorher nicht hatten, zum Beispiel in einer Selbsthilfegruppe.

Hier kann Krankheit zum Auslöser werden, nicht für einen sozialen Rehabilitations-, sondern für einen Habilitationsprozess, ein Prozess, in dem wir soziale Kompetenzen erlangen, die vor der Krankheit nicht vorhanden waren.

Die notwendigen sozialen Kompetenzen zu haben oder alleine zu entwickeln, ist eines der Probleme, auf die man bei seiner Krankheitsbewältigung stösst. Das erklärt die so unterschiedlichen Fähigkeiten einzelner Patienten, mit ihrer Krankheit umzugehen. Die Selbsthilfegruppe ist einer der Orte, an dem solche Kompetenzen erlangt oder gefördert werden können. Gegenüber der professionellen Hilfe, wie zum Beispiel durch einen Psychotherapeuten, bietet sie den Vorteil, dass hier die eigenen Ressourcen aufgebaut werden – man hilft sich selbst und gegenseitig, anstatt sich helfen zu lassen.

Die Selbsthilfegruppe bietet die Möglichkeit, Ängste, Befürchtungen auszudrücken und dabei Gesprächspartner zu haben, die die Situation aus eigener Anschauung kennen.

Man kann die Selbsthilfegruppe hier als Ort begreifen, der „therapeutische" Interventionen zwischen Laien stattfinden lässt, wobei sich das „therapeutisch" auf ein personengebundenes Talent bezieht, das nicht auf erlernten Verfahren beruht, die vom professionellen Psychotherapeuten angewandt werden. Bestimmte, in einer von einem Professionellen geleiteten Therapiegruppe zu beobachtende Wirkprinzipien und Konzepte finden sich in den Interaktionen innerhalb einer Selbsthilfegruppe wieder (siehe Matzat 1999):

- Modell-Lernen (Bandura 1976): in der Selbsthilfegruppe können wir von denjenigen lernen, die uns ähnlich sind, indem wir hilfreiche Strategien zur Krankheitsbewältigung übernehmen und andere vermeiden.
- Verbalisierung emotionaler Inhalte (Rogers, 1978, 1983): oft erleben Gruppenmitglieder ihre Gruppe als den einzigen Ort, wo sie wirklich ehrlich über ihre Krankheit sprechen können, da Ärzte nicht die Zeit zum Zuhören haben und man die Familie nicht noch mehr belasten möchte.
- Identifikatorische Resonanz (Moeller, 1978, Kap. 4): durch die wechelseitige Identifikation geht der innere Zusammenhang einer Selbsthilfegruppe über Kameradschaft und Solidarität hinaus, man trägt „gemeinsam seine Last" und es bildet sich ein neues Netzwerk von Beziehungen aus.

Man kann dennoch nicht davon ausgehen, daß die Teilnahme an einer Selbsthilfegruppe die unter Umständen notwendige Psychotherapie ersetzen kann, da es ohne die Anleitung durch den geschulten Therapeuten nicht zum gezielten Einsatz der jeweils für den einzelnen wichtigen Interventionen kommt. Wenn überhaupt ist der gruppendynamische Prozess der Selbsthilfegruppe mit einer professionell geleiteten Gruppentherapie vergleichbar, hier kann es zu jeweils ähnlichen Erfolgen kommen. Eine Einzeltherapie ist mit einer Selbsthilfegruppe vor allem hinsichtlich der Gerichtetheit der Interventionen und der Vielzahl der möglichen therapeutischen Instrumente gar nicht vergleichbar.

Neben den eher psychotherapeutischen Wirkungen von Selbsthilfegruppen, gibt es auch eine positive Wirkung durch soziale Unterstützung. Charakteristika sozialer Unterstützung sind nach House (1981, zitiert nach Siegrist 1995): „(1) Emotionaler Rückhalt (Wertschätzung, Zuneigung, Vertrauen, Interesse, Zuwendung), (2) Rückhalt durch Anerkennung (Bestätigung, Feedback, positiver sozialer Vergleich), (3) Rückhalt durch Information (Rat, Vorschläge, Handlungsanweisungen, geteiltes Wissen) und (4) Instrumentaler Rückhalt (Hilfe durch zeitliche Präsenz, [Mit-]arbeit, finanzielle Mittel)." Inzwischen ist durch eine Vielzahl von Studien nachgewiesen, dass soziale Unterstützung sich bei vielen chronischen Erkrankungen positiv auf Mortalität und Morbidität auswirkt. Am besten sind diese Zusammenhänge bei Herzerkrankungen untersucht, es liegen aber auch Forschungsergebnisse hinsichtlich Krebserkrankungen, Depressionen und anderen Erkrankungen vor (zur Übersicht vgl. House 1989, Siegrist 1995). Die Teilnehmer können einander soziale Unterstützung geben, Lösungsmöglichkeiten austauschen.

Die Zugehörigkeit zu einer Gruppe erlöst den Betroffenen aus der Isolation und die aktive Teilnahme befreit aus der Situation des Kontrollverlustes, der in der Stressforschung als ein wesentlicher Belastungsfaktor gewertet wird (vgl. das Konzept des Health Locus of Control, zur Einführung siehe Siegrist 1995, Härtel 1997). Anstatt die Krankheit passiv zu erdulden, handelt man aktiv. Dieses soziale Handeln als Teil der Gesellschaft erleben die Betroffenen als positiv gegenüber einer Situation, in der sie ohnmächtig leiden. Dadurch verändert sich die subjektive Bewertung der Belastung durch die Krankheit, was nicht nur direkten Einfluss auf die Lebensqualität, sondern auch über stressempfindliche Mechanismen des Nerven- und Immunsystems Einfluss auf das physische Krankheitsgeschehen zu haben scheint (vgl. Siegrist 1995 und in diesem Band).

Eine Selbsthilfegruppe bietet hier die Vorteile von sozialen Schutzfaktoren, wie sie in der Stressforschung definiert werden, wie zum Beispiel den sozioemotionalen Rückhalt einer Gruppe, und vermindert gleichzeitig die Wirkung der Risikosituationen wie Depression, Angst, Isolation und Ohnmacht.

Die Auseinandersetzung in der Gruppe mit den gemeinsamen Problemen ist eine Möglichkeit, sich über die eigenen Neigungen und Prioritäten klar zu werden, sein persönliches Ziel der sozialen Rehabilitation zu setzen.

Die Qualität der Auseinandersetzung in der Gruppe wird durch die Gruppenmitglieder selbst gestaltet. Im Gegensatz zu einer Gruppentherapie, in der die Qualität der Gruppenarbeit und das Ergebnis für die Teilnehmer zu einem Grossteil von der Qualität der Anleitung durch den Therapeuten abhängen, gilt hier der Grundsatz der Selbstbestimmung, was Vor- und Nachteile mit sich bringt.

Wer Erfahrungen mit Selbsthilfegruppen hat, in denen kaum konstruktive Arbeit geleistet wird, weil niemand Anregungen einbringt oder in denen alles durch eine dominante Person bestimmt wird, wer befürchtet, sich nur mit den eigenen, sondern auch noch mit den Problemen zehn anderer Betroffener auseinandersetzen zu müssen, oder einfach nie in der Gruppe zu Wort kommt, hat sicherlich Recht, wenn er von einer Teilnahme an einer solchen Gruppe absieht.

Wer als chronisch Kranker eine Selbsthilfegruppe sucht, kann sich mit wenigen Fragen ein Bild über die Arbeit der Gruppe machen:

- Wie regelmässig trifft sich die Gruppe, wie regelmässig ist die Teilnahme der einzelnen Mitglieder?
- Gibt es Regeln, nach denen die Diskussion geführt wird, das Wort erteilt wird und wie werden diese respektiert?
- Wie werden neue Mitglieder in die Gruppe integriert?
- Gibt es eine klare Vorstellung über die gemeinsame Zielsetzung der Gruppe, Konsens über die Organisation in Selbsthilfe-Dachverbänden oder nicht, über Öffentlichkeitsarbeit?
- Sprechen Mitglieder über die Vorteile und positiven Entwicklungen, die die Teilnahme an der Gruppe für sie mit sich gebracht hat?
- Wird eine gezielte Ausrichtung auf die erreichten Ziele, auf positive Entwicklungen und Lösungsmöglichkeiten in der Gruppe betrieben, oder gilt die Aufmerksamkeit den Schwierigkeiten, den negativen Erlebnissen?
- Und natürlich: Fühle ich mich in der Gruppe wohl?

Gerade die gezielte Ausrichtung auf positive Erlebnissse und Lösungsmöglichkeiten, die in einem Modellprojekt innerhalb einer Fibromyalgie-Selbsthilfegruppe in Mannheim erprobt wurde, zeigte dort ermutigende Ergebnisse (vgl.: Rheuma-Liga Baden-Württemberg 1999, Borgett/Mühlbacher/Hell 2000).

In der Mannheimer Gruppe fand systematisch am Anfang jeder Gruppensitzung eine Runde statt, in der jeder über etwas Positives, einen persönlichen Erfolg berichtete, den das Gruppenmitglied seit dem letzten Treffen erlebt oder erreicht hatte.

Eine solche Vorgehensweise in der Gruppe, eine positive Fokussierung, ermutigt die Mitglieder, gezielt nach positivem Erleben zu streben und vermeidet ein «Jammern in der Gruppe», ein Phänomen, was viele (zu Recht) als Argument gegen die eigene Teilnahme an einer Selbsthilfegruppe vorbringen.

Sicherlich können die oben genannten Fragen nicht für alle Selbsthilfegruppen positiv beantwortet werden, man (die Selbsthilfegruppe) sollte sie als Facetten einer Idealvorstellung begreifen, der man sich annähern kann, um die Arbeit der Gruppe zu verbessern.

Selbsthilfearbeit kann unter diesen Voraussetzungen eine Art und Weise sein, sich soziale Kompetenz im Sinne eines guten und richtigen Umganges mit sich selbst und den anderen, anzueignen. Sie kann damit etwas leisten, was das professionelle Gesundheitssystem selten bietet und was für einen chronisch Kranken besonders wichtig ist: soziale Rehabilitation und die Förderung und Entwicklung sozialer Kompetenzen. Selbsthilfearbeit trägt damit zur Verbesserung der Lebensqualität der Betroffenen bei.

## Literatur


Bandura, A. (1976): Lernen am Modell. Stuttgart: Klett-Cotta

BAR (1998): Wegweiser. Eingliederung von Behinderten in Arbeit, Beruf und Gesellschaft. Frankfurt/M.: Bundesarbeitsgemeinschaft für Rehabilitation

Borgetto, B. (1995): Prinzipien des Gesundheitswesens in der BRD, in: Rockenbauch, B., Borgetto, B. (Hg.): Begleitbuch zur Berufsfelderkundung. Gießen: JF Lehmanns Verlag

Borgetto, B., Mühlbacher, A., Hell, B. (2000): Evaluation und Qualitätsmanagement in der Selbsthilfe – am Beispiel der Rheuma-Liga Baden-Württemberg e.V.. In: Sozialwissenschaften und Berufspraxis, Jg. 23, Heft 3/2000.

Härtel, U. (1997): Medizinsoziologie und Public Health. In: Weitkunat, R., Haisch, J. Kessler, M.: Public Health und Gesundheitspsychologie. Bern/ Göttingen/ Toronto/Seattle: Verlag Hans Huber

House, J.S. (1989): Zum sozialepidemiologischen Verständnis von Public Health: soziale Unterstützung und Gesundheit. In: Badura, B., Elkeles, T., Grieger, B., Kammerer, W. (Hrsg.): Zukunftsaufgabe Gesundheitsförderung. Stuttgart: Kohlhammer

Matzat, J. (1999): Selbsthilfe als therapeutisches Prinzip, In: Günther, P., Rohrmann, E. (Hg.): Soziale Selbsthilfe: Alternative, Ergänzung oder Methode sozialer Arbeit? Heidelberg: Ed.S

Moeller, M.L. (1978): Selbsthilfegruppen. Reinbeck: Rowohlt

Rheuma-Liga Baden-Württemberg (1999): Mannheimer Fibromyalgie Modell (MFM). Ergebnisse. Bruchsal/ Mannheim

Rogers, C.R. (1975): Die klientenkonzentrierte Gesprächspsychotherapie. Frankfurt/M.: Tischer-Tb

Rogers, C.R. (1983): Therapeut und Klient. Grundlagen der Gesprächspsychotherapie. Frankfurt: Fischer-Tb

Siegrist, J. (1995): Medizinische Soziologie. München/Wien/Baltimore: Urban & Schwarzenberg.

# Öffentlichkeitsarbeit ist mehr als nur über Sarkoidose reden

**Dr. Detlef Bittner,**
**Freiberuflicher Trainer &**
**PR-Berater, Burggrumbach**

**Traningsschwerpunkte:**
- **Kommunikation/ Konfliktmanagement**
- **Öffentlichkeitsarbeit**
- **Persönliche Arbeitstechniken**
- **Qualitätsmanagement**

Einige Anmerkungen zum Workshop „Öffentlichkeitsarbeit", den die Deutsche Sarkoidose-Vereinigung e.V. am 12. Dezember 1998 in Fischbach/Bodensee für Betroffene veranstaltet hat.
Der Grundsatz der Öffentlichkeitsarbeit lautet „tue Gutes und sprich darüber". Doch meist reicht ein bloßes „darüber Reden" nicht aus, um in der Öffentlichkeit Aufmerksamkeit zu erzielen. Auf dem Workshop „Öffentlichkeitsarbeit" am 12. Dezember 1998 in Fischbach beklagten einige Teilnehmer ein mangelndes öffentliches Interesse an Informationen über die Deutsche Sarkoidose Vereinigung oder an Informationen über das Krankheitsbild Sarkoidose. Diese Informationen besitzen aus der Sicht der Betroffenen meist einen ganz anderen Stellenwert als aus Sicht der Zeitungsredakteure. Der Workshop sollte nicht nur dazu dienen verschiedene Werkzeuge der Öffentlichkeitsarbeit kennen zu lernen, sondern auch den Stellenwert der Informationen für Außenstehende zu überdenken.
Es ist wichtig für die Akzeptanz der Sarkoidose als anerkannte Krankheit öffentliche Aufklärung zu betreiben. Viele Menschen haben nur diffuse Vorstellungen von dem Krankheitsbild der Sarkoidose. Auch das für viele Außenstehen-

de „gesunde" Erscheinungsbild der meisten Erkrankten bedarf einer Erklärung seitens der Betroffenen. Eine Frage des Workshops war:

**Wie kann Öffentlichkeitsarbeit aus der Sicht der Betroffenen aussehen?**
Für den Betroffenen ist jede kleinste Information von großer Bedeutung. Viele nicht Betroffene sind in der heutigen Zeit der Informationsüberflutung mit Detailinformationen oft überfordert. Das führt zu einer Abschottung und somit eher zu einem Desinteresse an der Information. Will man möglichst viele Menschen mit zunächst grundlegenden Informationen erreichen, gilt der Grundsatz:

**Weniger ist oft mehr.**
Kurze, knappe Fakten, die leicht lesbar aufbereitet sind, erhöhen die Chance gelesen, verstanden und weiterverbreitet zu werden. Und genau dies ist notwendig, um die Bekanntheit des Krankheitsbildes Sarkoidose in der Öffentlichkeit zu steigern. Als Multiplikatoren dienen hauptsächlich die Medien und somit die Redakteure von Zeitungen, Zeitschriften und Funk- und Fernsehsendern. Um diese möglichst effektiv anzusprechen, mussen einige Regeln beachtet werden. Hierzu wurden in dem Seminar in Fischbach einige wichtige Werkzeuge der Öffentlichkeitsarbeit vorgestellt, die jeder Betroffene für seine „persönliche Öffentlichkeitsarbeit" leicht anwenden kann.

**Die Pressemeldung**
Viele Teilnehmer beklagten in dem Workshop, lange Texte an Redakteure geschickt zu haben, von denen dann doch nichts veröffentlich wurde. Hier gilt der Grundsatz „in der Kürze liegt die Würze". Auch wenn es schwer fällt: **Überlegen Sie genau was zum Verständniss des Textes unbedingt notwendig ist.** Es ist nicht einfach sich zurückzuhalten, wenn man vor Informationen übersprudelt. Gehen Sie in sich und stellen Sie sich vor, einen Text zu einem Thema zu lesen, das Sie nicht direkt betrifft. Wie lang soll der Text sein und wie tief sollen die Informationen gehen, um Sie zwar zu informieren aber nicht zu ermüden. Sonst könnte es passieren, daß eine an sich interessante Information nicht gelesen wird weil sie zu aufwendig verpackt ist.
Eine wichtige Regel für den Aufbau eines Pressetextes ist die Beantwortung möglichst vieler W-Fragen im ersten Satz. Diese 6 W´s beschreiben die Kerninformation des Textes.

6 W´s

- Wer?
- Was?
- Wann?
- Wo?
- Wie?
- Warum?

Im ersten Satz muß alles stehen, was den Gesamtgehalt der Meldung ausmacht! Im Laufe des Workshops erarbeiteten sich die Teilnehmer auch einige grundlegende Regeln die bei der Erstellung von Pressemeldungen oder auch allgemein bei Texten wichtig sind.

### Generelle Regeln für Pressemeldungen

1. Ordnen Sie den Stoff.
2. Schreiben Sie einfach.
3. Schreiben Sie für den Leser.
4. Bekämpfen Sie Hauptwörter.
5. Fassen Sie sich kurz.
6. Sorgen Sie für Aktualität.
7. Bleiben Sie objektiv und frei von Kommentaren.
8. Schreiben Sie farbig.
9. Bauen Sie Namen in Ihre Texte ein.
10. Suchen Sie nach aktuellen Aufhängern.
11. Vermitteln Sie aktuelle Zahlen.
12. Nutzen Sie verwertbare Zahlen aus Verbänden, denen Sie angehören.
13. Nutzen Sie den Bekanntheitsgrad Ihrer Mitarbeiter.
14. Nutzen Sie auch den Bekanntheitsgrad von Prominenten.

### Tips:

Ihren Namen nur ein einziges Mal aufführen. Nicht in gesperrter Schrift.
1 1/2 bis 2-zeilig schreiben, damit Platz für Textänderungen vorhanden ist.
Anhand einer kleinen Checkliste kann im Vorfeld eine Planung der eigenen Pressemeldung stattfinden. Erst überlegen, dann schreiben. Hierdurch spart man sich eine Menge Arbeit, und die Chance der Veröffentlichung wächst. Wichtig ist auch einen aktuellen Aufhänger zu benutzen. Dies kann ein gerade stattfindender Kongreß, ein neues Forschungsergebnis oder politisches Ereignis sein, die mit dem Artikel verknüpft werden.

### Checkliste Pressemitteilung

- Umfang 20-30 Zeilen, 35-40 Anschläge pro Zeile
- kurze Sätze, nicht mehr als zehn Wörter
- möglichst wenig Hauptwörter
- sechs W´s beachten
- Personen mit Vor- und Zunamen erwähnt
- 1,5 bis 2-zeilig schreiben
- Aufhänger benutzt
- Ansprechpartner mit Namen, Telefon und Faxnummer nennen
- wenig bis keine Fremdworte

### Kontakte zur Presse

Die Kontaktpflege ist, wie die Kommunikation, eine der Grundlagen der Öffentlichkeitsarbeit. Gerade die Pflege der Kontakte zur lokalen Presse erfordert nicht viel Aufwand, wird aber oft vernachlässigt. Der Journalist ist das Bindeglied zwischen der von Ihnen verfaßten Pressemitteilung und der Öffentlichkeit. Er wirkt deshalb auch als Multiplikator der Botschaft. Deshalb ist es wichtig, persönlichen und direkten Kontakt zu den Redakteuren aufzubauen und zu pflegen. Dies muß nicht unbedingt der Chefredakteur sein. Meistens ist es besser, den Redakteur für das Ressort Wissenschaft und Medizin oder ähnliches zu kennen. Der Service des Redakteurs ist völlig kostenlos. Sie liefern die Informationen und er macht daraus den Artikel. Deshalb können Sie natürlich nicht verlangen, jede Information, die Sie liefern, veröffentlicht zu sehen. Der Journalist ist nicht Ihr Hofberichterstatter. Er ist nur gegenüber seinen Lesern und seiner Zeitung verpflichtet. Doch gerade in den „mageren Zeiten", wenn wenig über Ihre Arbeit in der Presse zu lesen ist, darf die Kontaktpflege nicht vernachlässigt werden. Bleiben Sie immer durch Präsenz und durch die Versorgung des Redakteurs mit Informationen mit ihm in Verbindung. Gute Kontakte und Offenheit gegenüber der Presse sind ein guter Schutz gegen falsche Berichterstattung.

Der Aufbau eines kleinen **Presseverteilers** ist zur Kontaktpflege sehr nützlich. In dieser Adreßdatei sind neben Namen, Anschrift und Telefon/Faxnummer auch die Zuständigkeiten und Daten der letzten Kontaktaufnahme verzeichnet. Mit diesen Informationen können Sie entscheiden, wer wann welche Pressemitteilung oder Einladung zur Pressekonferenz bekommt.

Die Adressen für den Presseverteiler können aus den unterschiedlichsten Quellen kommen: Impressum von Zeitungen und Zeitschriften, Internet, persönlicher Kontakt, Adreß-CD-ROM und Zeitungsartikeln.

Nichts ist peinlicher als eine Redakteurin in einem Anschreiben mit „Sehr geehrter Herr.." anzureden. Auch die falsche Schreibweise von Namen oder das Hinzufügen oder Weglassen von Titeln kann, wenn auch nur im Unterbewußtsein, zu Verärgerung führen. Gerade auf Kleinigkeiten sollte bei der Führung einer Adreßdatenbank geachtet werden. Haben Sie einen Namen am Telefon nicht richtig verstanden, so fragen Sie ruhig nach und lassen Sie sich den Namen buchstabieren. Genau wie am Telefon jeder gern mit seinem korrekten Namen angeredet werden möchte, so ist ein persönliches Anschreiben ein wichtiger Punkt der Kontaktpflege.

### Tips für den Umgang mit der Presse

- Anrufe zwischen 10.00 und 14.00 Uhr.
- Regelmäßig telefonischen Kontakt halten.
- Bei aktuellen Anlässen persönlich den Redakteur kennenlernen oder im Büro besuchen.
- Nachfragen: will der Redakteur nur Informationen oder ausformulierte Texte?
- Ehrliche und konstante Informationen liefern.

In der Kürze der Zeit konnten auf dem Workshop nur Ideen und Anregungen vermittelt werden. Wie jeder für sich eine effektive Öffentlichkeitsarbeit betreiben kann muss in der Praxis mit Leben gefüllt werden. Denn gerade hier gilt:

**Übung macht den Meister!**

# Sarkoidose-Forschungspreis

Um aktuelle Forschungsbemühungen auf dem Gebiet der Sarkoidose zu fördern, schreibt die Deutsche Sarkoidose-Vereinigung e.V. den Sarkoidose-Forschungspreis für besondere Erfolge auf dem Gebiet der Sarkoidose aus.

Die beste wissenschaftliche Ausführung kommt in Betracht. Die Arbeit kann in deutscher oder englischer Sprache abgefaßt werden. Es darf sich um klinische, pathologische, experimentelle, soziale, geschichtliche und philosophische Gesichtspunkte handeln.

Mit der wissenschaftlichen Begutachtung wird eine Expertenkommission betraut.

Im folgenden werden die bisher prämierten Arbeiten und Wissenschaftler vorgestellt.

# Lungensarkoidose: Die Aktivierung der Immunzellen ist auf die Lunge beschränkt 1. Sarkoidose-Forschungspreis 1992

**Priv. Doz. Dr.**
**Joachim Müller-Quernheim,**
**Borstel**

Am 20.11.1992 wurde im Rahmen der Patientenseminare der Medica Düsseldorf der von der Deutschen Sarkoidose-Vereinigung erstmals ausgeschriebene und mit 6000 DM dotierte Wissenschaftspreis für Sarkoidoseforschung nach einer wissenschaftlichen Begutachtung der eingegangenen Arbeiten an Privatdozent Dr. med. Joachim Müller-Quernheim, III. Medizinische Klinik, Schwerpunkt Pneumologie, Johannes-Gutenberg-Universität, Mainz, verliehen. Die prämierte Arbeit befaßt sich mit der Aktivierung von alveolären Makrophagen (Gewebsfreßzellen der Lunge) und Monozyten (Freßzellen des Blutes) bei Lungensarkoidose. Um den Aktivitätszustand der Freßzellen festzustellen, wurden Makrophagen und Monozyten auf die Freisetzung von Tumornekrosefaktor $\alpha$ (TNF$\alpha$) und Interleukin-1 (IL-1) untersucht. Es konnte gezeigt werden, daß diese immunologischen Botenstoffe, die im Rahmen der Entzündung andere Zellen aktivieren, bei der Lungensarkoidose nur von den Makrophagen der Lunge und nicht auch von den Monozyten des peripheren Blutes abgegeben werden. Dies weist darauf hin, daß die Stimulation der Zellen, die auch die Entzündungsreaktion der Erkrankung startet, in der Lunge stattfindet und die Zellen des Blutes zunächst nicht beeinträchtigt. Mittels molekularbiologischer Experimente konnte gezeigt werden, daß sie somit den Auslösemechanismus der Erkrankung nicht beherbergen können, sondern im Rahmen der Entzündung mitreagieren. In ähnlicher Weise sind auch die T- Lymphozyten (weiße Blutkörperchen) bei der Sarkoidose aktiviert. Obwohl auch hier nur eine Aktivierung in der Lunge beobachtet wird, gehen die Phänomene der Aktivierung nicht mit der TNFα- und IL-1-Freisetzung der Makrophagen parallel. Dies zeigt, daß die Erkrankung unerwarteterweise diese beiden Segmente des Immunsystems (Abwehrsystems) unabhängig voneinander aktiviert. Dies könnte in Zukunft für die Erkennung von Untergruppen der Erkrankung mit unterschiedlichen Prognosen und Therapieansätzen von Bedeutung sein. Die laufende Forschung im Labor der Arbeitsgruppe von Dr. J. Müller-Quernheim zielt auf das Erkennen der Auslösemechanismen der Erkrankung und auf einfache Laborparameter, die zum Abschätzen der Krankheitsaktivität in der Arztpraxis herangezogen werden können.

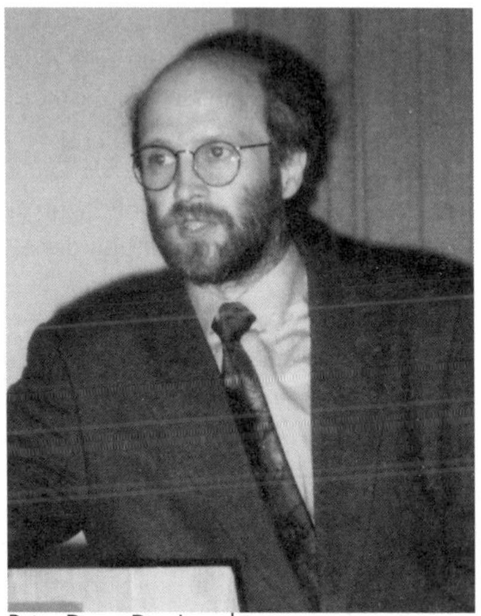

Priv.-Doz. Dr. Joachim Müller-Quernheim, Borstel

**Beruflicher Werdegang:**
Studium der Medizin in Frankfurt und Mainz, nach dem Staatsexamen Labortätigkeit im Sonderforschungsbereich "Mechanismen der Immunantwort" in Mainz. Von 1982 bis 1991 wissenschaftlicher Assistent mit Abschluß der Ausbildung zum Arzt für Innere Medizin mit dem Teilgebiet Pneumologie (Lungenheilkunde) und der Zusatzbezeichnung Allergologie und von 1991 bis 1993 Oberarzt an der Abteilung Innere Medizin mit Schwerpunkt Pneumologie, III. Medizinische Klinik der Johannes-Gutenberg-Universität, Mainz. Von 1984 bis 1986 Forschungsaufenthalt am National Heart, Lung and Blood Institute der USA in Bethesda, Maryland. 1986 Auszeichnung mit

dem Förderpreis der Deutschen Gesellschaft für Pneumologie für eine Arbeit zur Immunpathogenese der Sarkoidose. Von 1986 bis 1993 Leitung eines Forschungslabors an der Universität Mainz, das sich vorwiegend mit den entzündlichen Veränderungen der Lunge bei Sarkoidose beschäftigt. 1991 Habilitation (Qualifikation zum Hochschullehrer) mit einer Schrift, deren Thema die Steuerung der Entzündungsreaktion bei Sarkoidose ist. Er ist Mitglied in verschiedenen nationalen und internationalen wissenschaftlichen Gesellschaften der Inneren Medizin, Pneumologie und Immunologie. Seit 1990 Mitherausgeber der Zeitschrift Pneumologie. Am 1.7.1993 Wechsel an die Medizinische Klinik des Forschungsinstituts Borstel mit Tätigkeit als klinischer Oberarzt und Laborgruppenleiter. In den kommenden Jahren soll hier eine klinische Forschergruppe zum Thema „Immunpathogenese der Sarkoidose" aufgebaut werden. Mehrere Forschungsprojekte, zum Teil mit Förderung der Deutschen Forschungsgemeinschaft, sind in Borstel bereits begonnen. Gemeinsames Ziel der Projekte ist einerseits das Verständnis der Entzündungsabläufe bei der Sarkoidose und andererseits die Testung alternativer Therapiemöglichkeiten. Für Letzteres existieren in Borstel mit den theoretischen Institutsbereichen, der Klinik und der Ambulanz ausgezeichnete Voraussetzungen. Eine Reihe anderer Laborgruppen sind immunpharmakologisch orientiert, und Studien zur Therapie der Sarkoidose ohne Kortison oder mit kortisonsparenden Medikamentenkombinationen laufen bereits oder sind geplant.

# TNF-α-Produktion bei Sarkoidose 2. Sarkoidose-Forschungspreis 1994

**Prof. Dr. med.
Ulrich Costabel,
Dr. med. Ling Zheng, Essen**

TNF-α ist ein Botenstoff, welcher von Zellen des Immunsystems, insbesondere auch von Alveolarmakrophagen der Lunge, bei zahlreichen Entzündungsvorgängen gebildet wird. Der Botenstoff aktiviert Entzündungszellen und verstärkt so Immunprozesse, u.a. auch die Granulombildung bei Sarkoidose. Bei Patienten mit aktiver Sarkoidose wurde bereits beschrieben, daß die spontane Freisetzung von TNF-α aus Alveolarmakrophagen im Vergleich zu Patienten mit inaktiver Sarkoidose oder zu Kontrollpersonen signifikant gesteigert ist. Dies konnte in eigenen Untersuchungen bestätigt werden.

Die Frage stellte sich nun, wie es zu dieser verstärkten TNF-α-Produktion bei Sarkoidose kommt. In diesem Zusammenhang war eine Entdeckung von großer Bedeutung, die erst vor wenigen Jahren gemacht wurde: Es wurde die Funktion eines Oberflächenantigens aufgeklärt, welches als CD14 bezeichnet wird und ebenfalls bei Sarkoidose vermehrt auf Alveolarmakrophagen vorhanden ist. Das CD14-Molekül ist ein Rezeptor für Endotoxin. Bei Stimulation dieses Rezeptors werden verschiedene Botenstoffe, u.a. auch TNF-α, freigesetzt.

Wir stellten uns daher die Frage, ob bei Sarkoidose eine Beziehung besteht zwischen der TNF-α-Produktion und der Menge des auf Alveolarmakrophagen exprimierten CD14-Moleküls. Falls dies so wäre, könnte die verstärkte Expression von CD14 am Mechanismus der verstärkten TNF-α-Freisetzung bei Sarkoidose beteiligt sein.

Es zeigte sich nun, daß die spontane TNF-α-Produktion der Alveolarmakrophagen mit der Expression von CD14 auf Alveolarmakrophagen und der Konzentration von löslichem CD14 in der BAL-Flüssigkeit korrelierte. Auch die Expression anderer Oberflächenmarker, z.B. von CD4 (T-Helferlymphozyten) und CD25 (Interleukin 2-Rezeptorpositive Lymphozyten) korrelierte mit der Menge des von Alveolarmakrophagen gebildeten TNF-α. Dies kann als Hinweis auf die enge Wechselwirkung zwischen T-Zellen und Alveolarmakrophagen in der Pathogenese der Sarkoidose gewertet werden. Wenn CD14 nun für die Bildung von TNF-α verantwortlich ist, müßte durch einen Antikörper gegen CD14 die TNF-α-Produktion hemmbar sein. Dies wurde ebenfalls in unserer Arbeit untersucht. Wir konnten zunächst feststellen, daß sich die endotoxinstimulierte TNF-α-Freisetzung aus kultivierten Alveolarmakrophagen durch die Zugabe eines CD14-Antikörpers ins Kulturmedium hemmen ließ. Danach konnten wir zeigen, daß auch die gesteigerte spontane TNF-α-Freisetzung bei aktiver Sarkoidose

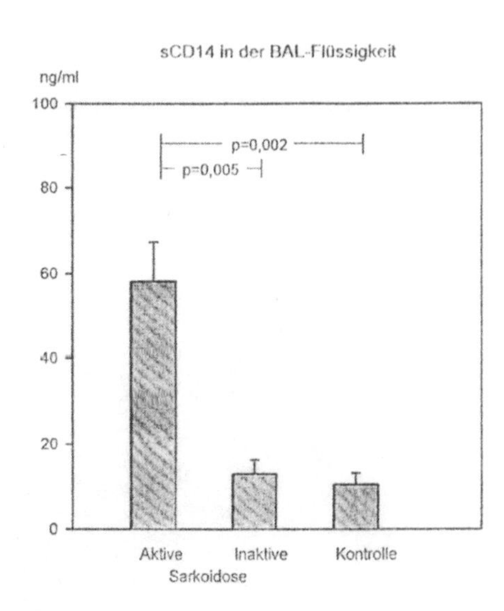


**Abb. 1**

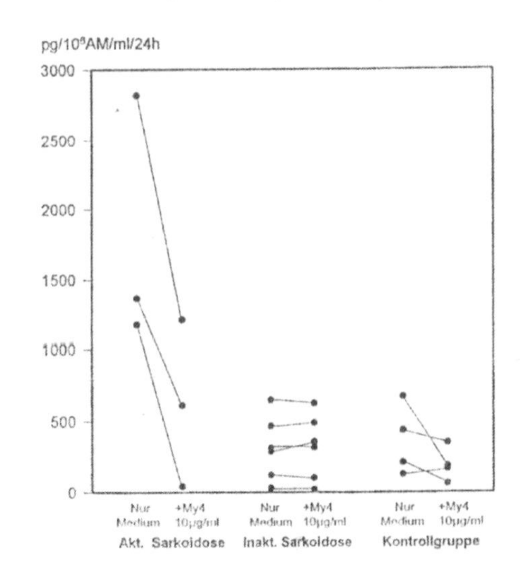


**Abb. 2** Inkubation der Alveolarmakrophagenkultur mit und ohne CD 14-Antikörper My4: Efekt auf die spontane TNF-α-Freisetzung

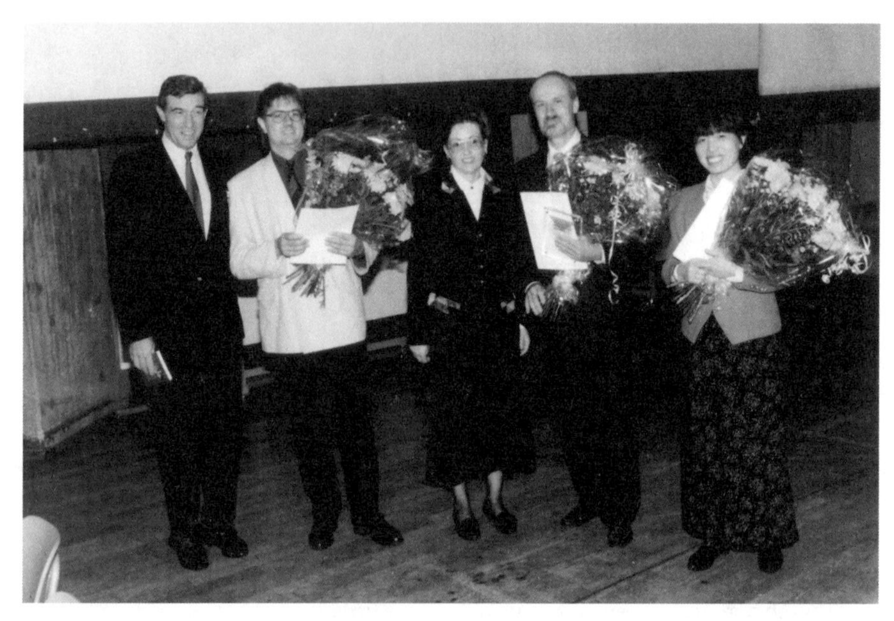

Verleihung des 2. Sarkoidose-Forschungspreises auf dem 36. Kongress der Deutschen Gesellschaft für Pneumologie 1994, Berlin. V. l. n. r.: Prof. Dr. R. Loddenkemper, Dr. G. Zissel, Renate Braune, Prof. Dr. U. Costabel, Dr. L. Zheng.

durch einen CD14-Antikörper fast vollständig geblockt werden konnte. Zusammenfassend lassen sich aus unserer Arbeit folgende Schlußfolgerungen ziehen:

Die Korrelation der TNF-α-Produktion mit der Expression mehrerer Oberfächenantigene auf Alveolarmakrophagen legt nahe, daß es sich hierbei um Aktivierungsmarker handelt, die möglicherweise die Makrophagenuntergruppe charakterisiert, welche für die TNF-α-Produktion verantwortlich ist. Der Endotoxinrezeptor CD14 ist auch in löslicher Form als SCD14 bei aktiver Sarkoidose in der BAL-Flüssigkeit vermehrt nachweisbar und ist zumindest als Teilkomponente an der spontanen TNF-α-Produktion der Sarkoidose beteiligt. Die Tatsache, daß die spontane TNF-α-Freisetzung durch einen CD14-Antikörper in der Makrophagenkultur fast komplett hemmbar war, deutet auf einen neuen therapeutischen Ansatz hin. Ob allerdings die Therapie mit CD14-Antikörpern bei Sarkoidose tatsächlich wirkungsvoller und nebenwirkungsärmer als die bewährte Kortisontherapie ist, muß durch weitere Forschungsarbeit noch endgültig geklärt werden.

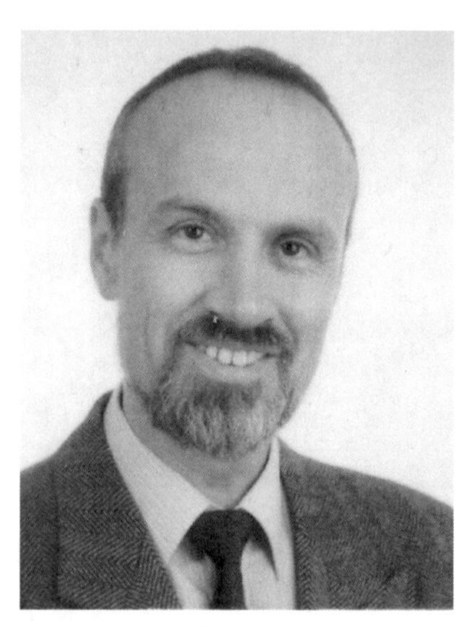

Prof. Dr. med. Ulrich Costabel

**Beruflicher Werdegang:**

Prof. Dr. med. Ulrich Costabel absolvierte das Studium der Medizin von 1968-1974 in Freiburg und Kiel und erlangte 1975 die Approbation. Ebenfalls 1975 promovierte er am Pathologischen Institut der Universität Freiburg, wo er als wissenschaftlicher Mitarbeiter und Assistent der Medizinischen Universitätsklinik von 1977 bis 1985 arbeitete.
In der Abteilung Pneumologie war er als Funktionsoberarzt von 1985 bis 1987 tätig. Dort erhielt er 1986 die Facharztanerkennung für Innere Medizin, Pneumologie und Allergologie. Im selben Jahr erlangte er die Habilitation für Innere Medizin mit "Immunzytologischen Untersuchungen an Zellpopulationen der branchoalveolären Lavage".
Seit 1987 ist er als Chefarzt der Abt. Pneumologie/Allergologie der Ruhrlandklinik in Essen tätig. Seit 1994 ist er Professor an der Universität Essen. Sein Forschungsschwerpunkt ist die Immunologie generalisierter Lungenparenchym-Erkankungen.
Prof. Dr. med. Ulrich Costabel gehört sowohl zum Exekutivkommitee der World Association of Sarcoidosis and Other Granulomatous Disorders (WASOG) als auch dem Herausgebergremium International Advisory Board der Sarcoidosis an.
Nach dem Karl-Hansen-Gedächtnispreis der Deutschen Gesellschaft für Allergie- und Immunitätsforschung im Jahre 1987 und dem Fellowship der Japan Society for the Promotion of Science (JSPS) 1992, erhielt er gemeinsam mit Frau Dr. med. Ling Zheng den Sarkoidose-Forschungspreis 1994.

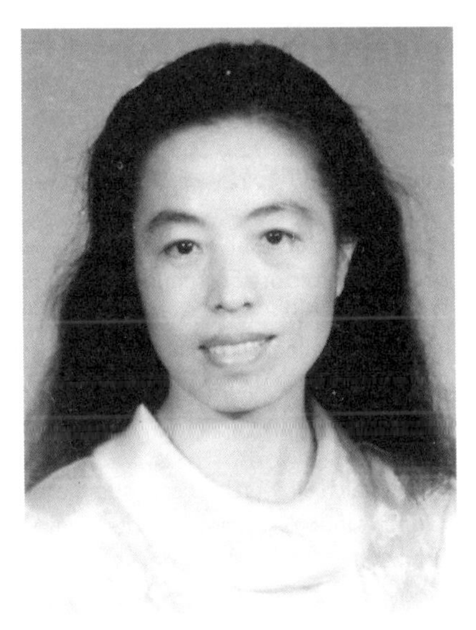
Dr. med. Ling Zheng

**Beruflicher Werdegang:**
Nach dem Arbeitsdienst und einer Mechanikerlehre studierte sie 1978 - 1986 Humanmedizin an der Tongji Medizinischen Universität Wuhan, V.R. China und promovierte dort 1986 mit dem Abschluß Mag. med. und 1989 mit dem Abschluß Dr. med.. Als Oberärztin für Pneumologie arbeitete sie 1989 bis 1991 am Tongji-Hospital der Tongji Medizinischen Universität, Wuhan. Seit 1991 ist sie als Wissenschaftliche Mitarbeiterin an der Ruhrlandklinik in Essen, Zentrum für Pneumologie und Thoraxchirurgie, tätig. Ihr Forschungsschwerpunkt ist "Granulomatöse Lungenerkrankungen".

# Zellbiologische Untersuchungen zur Immunpathogenese der Sarkoidose 2. Sarkoidose-Forschungspreis 1994

**Dr. rer. nat. Gernot Zissel, Borstel**

So lautet der Titel der Arbeit, die mit dem Sarkoidose-Forschungspreis ausgezeichnet wurde. Die Arbeit bestand aus drei Teilen, in denen verschiedene Aspekte des immunologischen Geschehens bei der Sarkoidose beleuchtet wurden.

Im ersten Teil wurde die Zusammensetzung einer Untergruppe der weißen Blutzellen im Blut, in der bronchoalveolären Lavage und im Lungengewebe untersucht. Diese Zellen können körpereigene Strukturen von fremden unterscheiden. Finden sie Pollen, Bakterien, Viren oder andere fremde Materialien, lösen sie eine Immunreaktion aus und steuern den Verlauf dieser Reaktion. Ein wichtiges Merkmal einer solchen Immunreaktion ist es, daß sich diese Zellgruppe zu teilen beginnt und weitere Zellen in das betroffene Organ lockt. Bei der Sarkoidose äußert sich dies in einer deutlichen Zunahme des Anteils dieser Zellen in der bronchoalveolären Lavage (BAL).

Jede der anfangs erwähnten Zellen kann nur ein winziges Stück einer eingedrungenen Substanz oder eines Bakteriums erkennen. Manche Zellen reagieren z.B. nur auf ein Eiweißstück eines ganz bestimmten Virus, jedoch nicht auf ein Eiweiß aus einem Bakterium oder auf eine andere Substanz. Solche Zellen reagieren also sehr spezifisch. Dadurch, daß es sehr viele verschiedene Zellen dieser Zellgruppe in unserem Körper gibt, ist es unserem Immunsystem möglich, die Vielzahl der verschiedensten Krankheitserreger abzuwehren. Erkennt eine Zelle ihr "Signalstück", beginnt nur sie sich zu teilen, nicht aber die anderen, die das entsprechende Eiweiß nicht erkennen. Mit Hilfe von Antikörpern kann man diese Zellen sogenannten "Familien" zuordnen, deren Verteilung innerhalb bestimmter Grenzen bei jedem Menschen sehr ähnlich ist. Sammeln sich solche Zellen ganz unspezifisch in einem Organ, was durch bestimmte Botenstoffe unseres Körpers durchaus möglich ist, werden Mitglieder aller Familien einwandern, der Anteil der einzelnen Familien in diesem Organ ändert sich dabei nicht. Teilen sich dagegen die Mitglieder einer bestimmten Familie, nimmt der Anteil dieser Familie im Vergleich zu dem der anderen Familien deutlich zu. Tatsächlich fanden sich bei fast allen Sarkoidosepatienten solche Verschiebungen im Blut, im Lungengewebe und in der bronchoalveolären Lavage. Manche Familien waren um ein Vielfaches häufiger in der BAL oder im Lungengewebe zu finden, als man es aufgrund der normalen Verteilung her erwartet hätte. Man kann daraus den Schluß ziehen, daß das Immunsystem der Sarkoidosepatienten in der Lunge etwas erkennt und auf diese Weise aktiviert wird. Es liegt keine Fehlsteuerung des Immunsystems vor, das Immunsystem reagiert normal gegen dieses "fremd". Weitere Forschung muß nun zeigen, was dieses "fremd" ist, also was das Immunsystem aktiviert.

Der zweite Teil der Arbeit befaßt sich mit einer anderen Zellgruppe, den Alveolarmakrophagen. Der deutsche Name für die Makrophagen lautet Freßzellen. Sie sind in der Lage, eingedrungene Bakterien, Pilze, Pollen, aber auch Ruß aus der Luft oder die Teerpartikel aus dem Zigarettenrauch zu verschlingen und sie so aus der Lunge zu entfernen. In der Zelle werden die lebenden Partikel abgetötet, und der Rest wird durch Enzyme so weit wie möglich abgebaut und unschädlich gemacht. Dies ist jedoch nur ein Teil ihrer Aufgabe. Die bereits im ersten Teil erwähnten Zellen können eingedrungene Bakterien oder Viren erkennen und so eine Immunreaktion starten und steuern. Sie können dies jedoch nur dann, wenn sogenannte "antigenpräsentierende Zellen" ihnen die zerkleinerten Bakterien, Viren etc. quasi "mundgerecht" präsentieren und ihnen weitere zusätzliche Signale, sogenannte akzessorische Signale, liefern. Antigenpräsentierende Zellen können ganz verschiedene Zellen sein, im Körpergewebe wird dies von den Makrophagen übernommen, in der Haut, in den Lymphknoten sind es wieder andere Zellen, die diese Rolle spielen. Auch Alveolarmakrophagen können diese Funktion übernehmen, sie tun es jedoch in der Regel nur sehr schlecht. Obwohl man annehmen kann, daß das Zerkleinern und Präsentieren bei Alveolarmakrophagen genauso gut funktioniert wie bei anderen antigenpräsentierenden Zellen, können Alveolarmakrophagen unsere Zellen nur unzureichend stimulieren. Vermutlich reichen die zusätzlichen Signale, die die Alveolarmakrophagen übermitteln, zu einer optimalen Stimulation der Zellen nicht aus. Eine Ausnahme bilden hier die Alveolarmakrophagen von Sarkoidosepatienten. Sie sind im Gegensatz zu den Alveolarmakrophagen gesunder Spender gute antigenpräsentierende Zellen.

Im zweiten Teil der Arbeit habe ich überprüft , wie sich diese zusätzlichen Signale der Alveolarmakrophagen von denen anderer Alveolarmakrophagen unterscheiden. Dazu wurde im Reagenzglas getestet, wie die Alveolarmakrophagen die Stimulation anderer Zellen verändern. Die Stärke der Stimulation durch Alveolarmakrophagen verschiedener Patienten wurde gemessen und verglichen. Dabei zeigte es sich, daß Alveolarmakrophagen von Patienten mit einer aktiven Sarkoidose eine deutliche Stimulation bewirken, die Alveolarmakrophagen von Patienten mit inaktiver oder chronischer Sarkoidose oder von Patienten, die nicht an einer Sarkoidose oder einer ähnlichen Erkrankung leiden, dagegen nicht. Alveolarmakrophagen von Patienten mit aktiver Sarkoidose zeigen somit eine deutlich gesteigerte akzessorische Funktion. Damit die Signalübertragung zwischen den Alveolarmakrophagen und den T-Zellen oder allgemeiner zwischen antigenpräsentierenden Zellen und T-Zellen auch funktioniert, tragen alle diese Zellen sogenannte Adhäsionsmoleküle auf ihrer Oberfläche. Diese Moleküle dienen vor allem der Anheftung der Zellen aneinander. Sie vermitteln aber auch die zusätzlichen Signale, die das Immunsystem zu einer optimalen Stimulation braucht. Verhindert man durch Antikörper gegen diese Adhäsionsmoleküle ihre Bindung an ihren entsprechenden Partner, können auch keine Signale übermittelt werden. In der Tat läßt sich durch Antikörper gegen ein ganz bestimmtes Adhäsionsmolekül die Stimulation durch die Alveolarmakrophagen von Patienten mit aktiver Sarkoidose zu einem großen Teil hemmen. Alveolarmakrophagen von gesunden Spendern oder von Patienten mit inaktiver oder chronischer Sarkoidose tragen dagegen dieses Adhäsionsmolekül nicht.

Auch die Ergebnisse dieser Experimente zeigen eine deutliche Aktivierung des Immunsystems bei den Sarkoidosepatienten. Bislang ist über die Regulation solcher Adhäsionsmoleküle gerade bei Alveolarmakrophagen noch wenig bekannt, daher wird an diesem Komplex in unserem Labor weiter gearbeitet.

Im dritten Teil wurde ein Phänomen untersucht, das bei der Sarkoidose relativ häufig auftritt, die Spontanremission. Bei etwa zwei Drittel der Sarkoidosepatienten kommt es zu einer Heilung der Sarkoidose, ohne daß eine Therapie eingeleitet wurde. Das Phänomen der Spontanremission ist zwar bekannt, es gibt jedoch kaum Anhaltspunkte für den Arzt, bei welchem Patienten eine Spontanremission eintreten wird bzw. bei welchem Patienten eine Therapie

**Akzessorische Funktion bei Patienten mit Sarkoidose und bei Kontrollen**

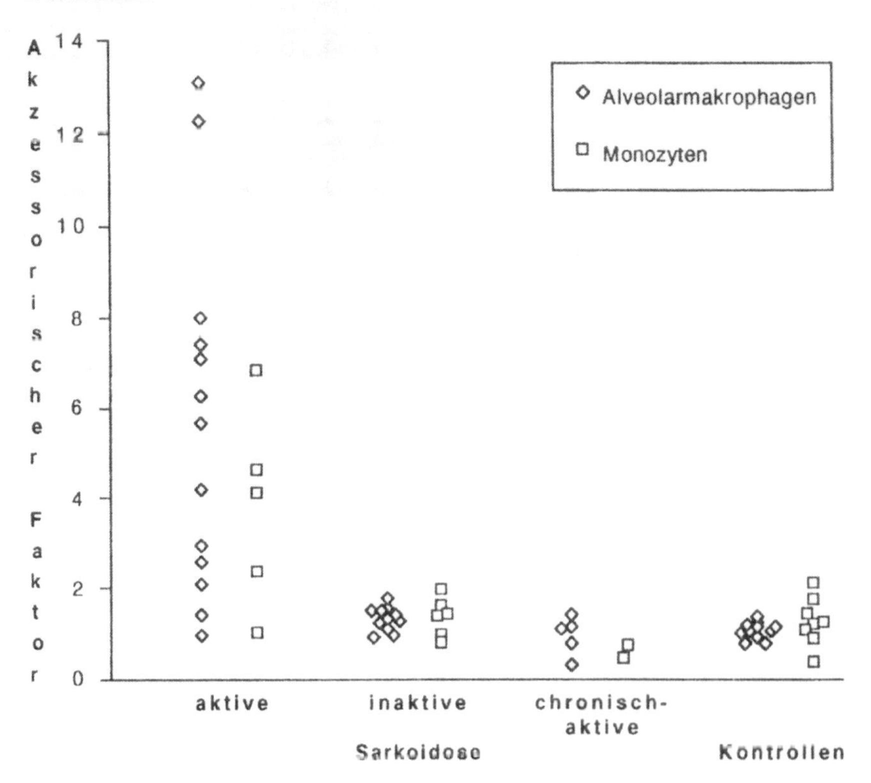


Die Grafik zeigt die akzessorischen Faktoren für die einzelnen Patientengruppen. Der Wert gibt die Steigerung der Stimulation durch die verschiedenen akzessorischen Zellen an. Patienten mit aktiver Sarkoidose zeigen eine hohe Stimulationsfähigkeit der Alveolarmakrophagen. Patienten mit chronischer oder inaktiver Sarkoidose und Kontrollen unterscheiden sich nicht. Die Werte für die Monozyten ergeben ein ähnliches Bild, jedoch weniger ausgeprägt.

dringend notwendig ist. Noch weniger ist über das immunologische Geschehen bei der Spontanremission bekannt.

In diesem Abschnitt wurde die hemmende Wirkung von drei verschiedenen, von unserem Körper gebildeten Botenstoffen, Interleukin-4, Interleukin-10 und Transformierendem-Wachstumsfaktor-beta (TGF-ß), untersucht. Diese Botenstoffe hatten sich bereits bei Zellen, die den Alveolarmakrophagen sehr ähnlich sind, als hemmend erwiesen. In dieser Arbeit konnte gezeigt werden, daß einer dieser Stoffe, das Interleukin-10, eine sehr deutliche, hemmende Wirkung auf die Alveolarmakrophagen hat, die beiden anderen zeigen jedoch nur eine geringe Hemmung. Dieser Wirkstoff könnte somit die stimulierten Alveolarmakrophagen bei den Sarkoidosepatienten hemmen, und so die Entzündung abklingen lassen. Allerdings hat es sich mittlerweile in unserem Labor gezeigt, daß man in den Zellkulturüberständen von Zellen von Sarkoidosepatienten nur wenig Interleukin-10 findet, dafür wird jedoch bei den Patienten mit Spontanremission vermehrt TGF-ß gebildet. Da dieser Botenstoff auf andere Zellen des Immunsystems eine deutlich hemmende Wirkung hat, dürfte er eine wichtige Rolle bei der Spontanremission spielen. Viele Fragen, die das Immungeschehen bei der Sarkoidose betreffen, konnten in der Vergangenheit bereits beantwortet werden. An den noch offenen Fragen, vor allem an der Frage nach dem Auslöser der Sarkoidose, wird weiter geforscht. Es bleibt zu hoffen, daß die Antworten auch für die Patienten eine Hilfe sind und zu einer verbesserten Therapie führen. Die Forschung ist aber gerade bei der Sarkoidose auf die Mithilfe der Patienten angewiesen. Nur durch ihre Hilfe ist es möglich, Untersuchungsmaterial zu bekommen, mit dessen Hilfe weitere Forschung erst möglich wird.

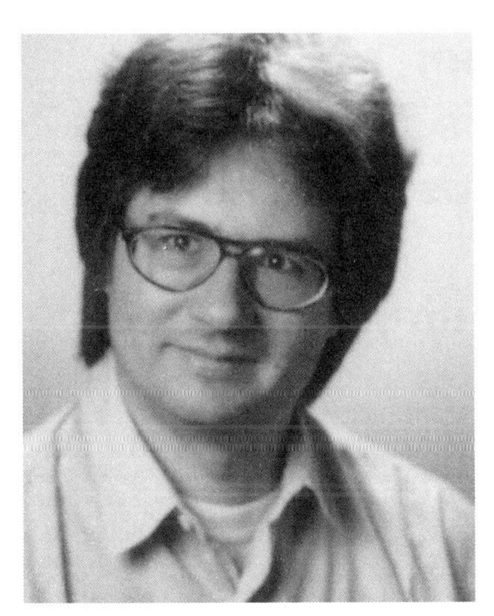
Dr. rer. nat. Gernot Zissel

**Beruflicher Werdegang**

Dr. rer. nat. Gernot Zissel arbeitete bei einer Pharmafirma, wo er auch die Ausbildung als Biologielaborant absolvierte, in der Abteilung für Immunologie. 1983 bis 1990 studierte er Biologie an der Johannes-Gutenberg-Universität in Mainz, u.a. mit dem Schwerpunkt Immunologie und Anthropologie. Anschließend arbeitete er von 1990 bis 1994 an immunologischen Forschungsprojekten in Mainz und Borstel und promovierte 1994 mit "Zellbiologischen Untersuchungen zur Immunphathogenese der Sarkoidose". Seitdem ist er als Wissenschaftlicher Mitarbeiter am Forschungsinstitut Borstel tätig.

# Pulmonale Sarkoidose: Charakterisierung des Zytokinprofils von T-Helfer-Zellen aus bronchoalveolärer Lavage 3. Sarkoidose-Forschungspreis 1996

**Prof. Dr. Detlef Kirsten, Großhansdorf,**
**Dr. rer. nat. Norbert H. Reiling, Borstel**

## 1. Einleitung

Die Sarkoidose ist eine granulomatöse, inflammatorische Erkrankung unbekannter Ätiologie, die in über 90% der Fälle die Lunge betrifft, sich aber auch in allen anderen Organen manifestieren kann. Der Zustrom aktivierter $CD4^+$ T-Lymphozyten und mononukleärer Phagozyten verursacht eine Alveolitis. Parallel zur Alveolitis setzt bei fortgesetzter Krankheits-aktivität eine Granulombildung ein [1,2]. Die Freisetzung von Zytokinen aus mononukleären Phagozyten und T-Lymphozyten ist für die Entwicklung inflammatorischer und granulomatöser Prozesse im Lungeninterstitium von besonderer Bedeutung. So setzen Alveolarmakrophagen aus der bronchoalveolären Lavage (BAL) von Sarkoidosepatienten erhöhte Mengen der Monokine Interleukin (IL)-1, IL-6 und Tumornekrosefaktor-$\alpha$ (TNF-$\alpha$) sowie Granulozyten – Monozyten – Kolonie – stimulierender Faktor (GM-CSF) frei [3-5]. BAL-T-Lymphozyten sezernieren spontan die Lymphokine IL-2 und Interferon (IFN)-$\gamma$ [6].

Andere Anzeichen der Aktivierung der T-Zellen sind die Expression des IL-2-Rezeptors (IL-2R) [7], des Haupthistokompatibilitätskomplexes II (MHC II) [8] sowie des späten Aktivierungsmarkers VLA-1 [9]. Es wird daher allgemein akzeptiert, daß neben der Aktivierung der Alveolarmakrophagen durch ein bislang nicht näher definiertes Agens die $CD4^{+}$ T-Helfer-Zellen wesentlich an der Pathogenese der Sarkoidose beteiligt sind.

Um die Rolle von T-Zellen in der Entwicklung entzündlicher wie allergischer Prozesse besser verstehen zu können, wurde ausgehend von Untersuchungen von Mosmann et al. im murinen System [10,11] das Th1/Th2-Konzept eingeführt. Dieses Konzept basiert auf der Einteilung von T-Lymphozyten in zwei funktionelle Subpopulationen anhand ihrer Zytokinproduktion. So wird das Zytokinprofil von T-Zellen, die ausschließlich IL-2 und IFN-γ freisetzen als Th1 bezeichnet. Auf der anderen Seite des Spektrums stehen die Th2 Zellen, die ausschließlich IL-4 und IL-5 freisetzen. Th1- und Th2-Zellen stammen von Th0-Vorläuferzellen ab, die sich durch eine geringe Produktion aller vier genannten Zytokine auszeichnen.

Auch wenn im Gegensatz zum murinen System beim Menschen die Abgrenzung Th1 versus Th2 nicht immer klar gelingt, so gibt es inzwischen Konsens darüber, daß infektiöse Prozesse in der Regel eine Th1-ähnliche Immunantwort zur Folge haben, während Allergene eher ein Th2-ähnliches Zytokinprofil auslösen [12].

Vor diesem Hintergrund wird vermutet, daß sich durch Analyse der T-Zell-Zytokine bei der Sarkoidose pathophysiologische Rückschlüsse ziehen lassen, z.B. im Vergleich mit anderen inflammatorischen und granulomatösen Erkrankungen. Sowohl Th1-ähnliche (z.B. Tuberkulose) wie auch Th2-ähnliche Mechanismen (Asthma) sind beschrieben worden. Bei der Sarkoidose sind derartige Untersuchungen bislang noch nicht durchgeführt worden.

## 2. Material und Methoden

### 2.1 Aufarbeitung von Zellen aus bronchoalveolärer Lavage (BAL)

Das BAL-Material stammte von 6 Patienten (4 Männer, 2 Frauen; Durchschnittsalter: 30±5 Jahre) mit Sarkoidose. Die Diagnose wurde radiologisch (Stadium I: n=2, Stadium II: n=2, Stadium III: n=2) und in jedem Fall histologisch durch den Nachweis von Epitheloidzellgranulomen aus der Lunge bzw. der Bronchialschleimhaut gestellt. Die Krankheitsaktivität wurde nach klinischen, radiologischen und funktionellen Kriterien in aktiv und inaktiv festgelegt [13]. Die methodischen Kontrollen wurden mit Lavagen von 2 Patienten mit Histiocytosis X und allergischem Asthma (2 Frauen; Durchschnittsalter: 26±1 Jahre) durchgeführt. Die Diagnose Histiozytosis X wurde histologisch und durch den Nachweis erhöhter OKT6+ Zellen (CD1) in der BAL und sowie durch typische Befunde im Computer Tomogramm der Thoraxorgane gestellt. Die Diagnose allergisches Asthma basiert auf den Diagnoseempfehlungen der American Thoracic Society (ATS) [14]. Alle BAL-Proben wurden aufgrund diagnostischer Indikationen gewonnen. Die BAL wurde nach den Richtlinien der Europäischen TASK-Gruppe [15] durchgeführt.

### 2.2 T-Zell-Klonierung

Vor der Klonierung wurden die Alveolarmakrophagen nach Eisenphagozytose (40 mg/ml Carbonyleisen pro 5 x $10^6$ Zellen für 30 min) mit Hilfe eines Magneten abgetrennt. Da das auslösende Agens der Sarkoidose noch nicht bekannt ist, erfolgte die Klonierung der T-Zellen aus der BAL durch mitogene Stimulation mit Phytohämagglutinin (PHA; 1µg/ml) in Gegenwart von Feederzellen (mononukleäre Zellen des peripheren Bluts bestrahlt mit 50 Gy (5000 rd)) unter Zusatz von IL-2 (100 E/ml). Die 96-Napf-Kulturplatten wurden bei 37°C und 5% $CO_2$ kultiviert. Nach jeweils 7 Tagen wurden 50 µl des Kulturmediums (RPMI 1640, 10% fötales Kälberserum, 100 µg/ml Streptomycin, 100 E/ml Penicillin) mit 100 E/ml IL-2 ersetzt. Nach 2-3 Wochen wurden die Klone bei gut sichtbarem Wachstum subkultiviert. Die Analyse der Klone fand frühestens 4 Wochen nach Ansatz der Klonierung statt.

### 2.3 Stimulation der T-Zell-Klone und RT-PCR

Je 5x$10^5$ T-Zellen eines Klons wurden in Kulturmedium in einer Konzentration von $10^6$/ml aufgenommen und durch Zusatz von Concanavalin A (ConA) (10 µg/ml) und Phorbol-12-myristyl-13-acetat (PMA) (10 ng/ml) für 6 h und 15 h stimuliert. Die Zellen wurden mit kaltem PBS (4°C) gewaschen und das Zellpellet bei -70°C bis zur weiteren Verwendung eingefroren. Die mRNA-Isolierung und die Reverse Transkription (RT) wurden durchgeführt wie beschrieben [16]. Der Nachweis der mRNAs erfolgte durch Polymerase-Kettenreaktion (PCR) unter Verwendung intron überspannender gen-spezifischer Primer für IL-2, IFN-γ, IL-4, IL-5 und ß-Aktin [17]. Die Elektrophorese der PCR-Produkte wurde in 1.5%igen Agarosegelen (1µg/ml Ethidiumbromid) unter Verwendung des Molekulargewichtsmarkers VI (Boehringer Mannheim) durchgeführt.

### 3. Ergebnisse und Diskussion

Die Ätiologie der Sarkoidose ist unbekannt. Die inhalative Aufnahme eines bisher unbekannten Agens wird jedoch allgemein akzeptiert. Die Erhöhung des Anteils CD4$^+$-T-Lymphozyten in der BAL bei Sarkoidose hat deshalb pathophysiologische Bedeutung und diagnostischen und differentialdiagnostischen Wert [1,2]. Der T-Zellanteil in der BAL kann bei aktiven Formen dabei auf über 50% steigen. Die Charakterisierung von BAL-Zellen ist bei aktiver pulmonaler Sarkoidose von besonderem Interesse, da es sich um eine kompartimentalisierte Aktivierung des Immunsystems handelt. Im Gegensatz zum peripheren Blut der Patienten sind die in der Lunge befindlichen T-Zellen aktiviert und setzen spontan IL-2 und IFN-γ frei [6]. Neben den T-Zellen tragen auch aktivierte Alveolarmakrophagen durch spontane Freisetzung der Zytokine IL-1, IL-6 und TNF-α zur Entstehung und Unterhaltung der Alveolitis bei [3-5].

Aufgrund dieser Datenlage wurden die BAL- T- Zellen von Sarkoidosepatienten und zusätzlich Patienten mit anderen entzündlichen Lungenkrankheiten (Histiozytosis X, Allergisches Asthma) kloniert und durch RT-PCR das Zytokinprofil bezüglich der Expression von IL-2, IFN-γ (Th1) und IL-4 IL-5 (Th2) analysiert. Eine derartige Analytik scheint bedeutsam, da die Einteilung von T-Zellen anhand ihrer Zytokinproduktion auch im humanen System weitestgehend akzeptiert ist [18-20]. Nur die Analyse des Zytokinprofils von Klonen oder einzelner Zellen läßt eine Aussage nach Th0, Th1 oder Th2 zu.

**Tab. 1:** Zytokinprofil von $CD4^{+}$-BAL-T-Zell-Klonen

| Patient | Diagnose | CD4 | Th1 | Th0 |
|---|---|---|---|---|
| VB | Sarkoidose, Stadium I, inaktiv | 2* | - | 2 |
| ZS | Sarkoidose, Stadium I, inaktiv | 3 | - | 3 |
| LK | Sarkoidose, Stadium II-III, aktiv Multi-Organ-Befall | 3 | 3 | - |
| HE | Sarkoidose, Stadium II, aktiv | 17 | 7 | 10 |
| ST | Sarkoidose, Stadium III, aktiv | 4 | 2 | 2 |
| KS | Sarkoidose, Stadium II, aktiv | 4 | 2 | 2 |
| NW | Histiozytosis X | 8 | 1 | 7 |
| SA | Allergisches Asthma | 5 | - | 5 |

* Anzahl der Klone

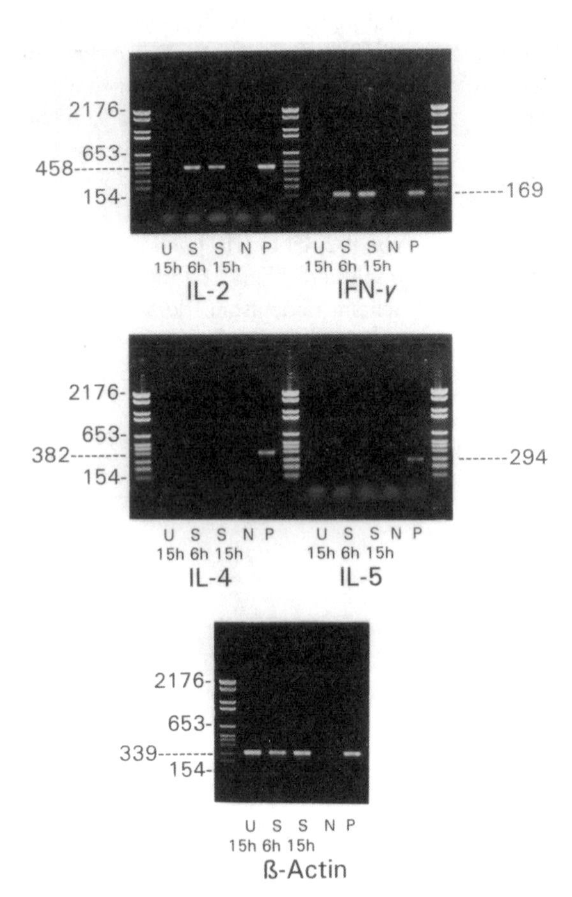


**Abb. 1:** Expression von Lymphokin-mRNAs (IL-2, IFN-γ, IL-4, IL-5) eines BAL-T-Zell-Klons vom Th1-Typ eines Patienten mit pulmonaler Sarkoidose. Die mRNA des unstimulierten und des stimulierten T-Zell-Klons wurde isoliert. Nach reverser Transkription wurde mit sequenzspezifischen Primern für IL-2 (oben links), IFN-γ (oben rechts), IL-4 (Mitte links), IL-5 (Mitte rechts) und ß-Aktin (unten Mitte) eine PCR durchgeführt ($5x10^5$ Zellen pro Probe). Die Größe der spezifischen Fragmente ist jeweils durch eine gestrichelte Linie angegeben. U: T-Zell-Klon unstimuliert, Inkubationsdauer: 15h; S: T-Zell - Klon stimuliert (ConA / PMA), Inkubationsdauer: 6h und 15 h; N: neg. Kontrolle (ohne cDNA); P: pos. Kontrolle (T-Zellen aus MNZ, stimuliert) Molekulargewichtsmarker VI : 2176 Basenpaare (bp), 653 bp, 154 bp.

Jeder Klon wurde unstimuliert und nach 6 h und 15 h Inkubation mit ConA (10 µg/ml) und PMA (10 ng/ml) analysiert. In Abb. 1 ist exemplarisch das Zytokinprofil eines T-Zell-Klones dargestellt. Im oberen Drittel ist die Expression von IL-2- und IFN-γ-mRNA gezeigt. Der dargestellte Klon LKA2 zeigt nach Stimulation mit ConA/PMA ein starkes mRNA Signal für IL-2 und IFN-γ. Dieses Signal ist auch nach 15 h noch nachweisbar. Selbst ohne Stimulation sind in diesem Klon die IL-2- und IFN-γ-mRNAs nachweisbar. Im mittleren Teil ist die Expression von IL-4- und IL-5-mRNA dargestellt. Es ist zu sehen, daß dieser Klon weder unstimuliert, noch nach Stimulation mit ConA/PMA mRNA für IL-4 und IL-5 exprimiert. Auch bei Verwendung anderer Stimuli (anti-CD3, PHA) ließ sich keine mRNA für diese beiden Lymphokine nachweisen.

Betrachtet man alle untersuchten Klone, so konnten von 33 charakterisierten BAL-T-Zell-Klonen von Sarkoidosepatienten 14 Klone dem Th1-Typ zugeordnet werden (Tab. 1). Alle übrigen Klone zeigten das Th0-Profil (IL-2-, IFN-γ-, IL-4- und IL-5-mRNA). Eine Expression von T-Zell-Klonen, die ein Th2-Zytokinmuster (d.h. auschließliche Expression von IL-4 und IL-5) zeigen, wurde bei keinem der Sarkoidosepatienten gefunden. Die Klone aus der BAL von Patienten mit anderen Lungenkrankheiten, die zu Kontrollzwecken ebenfalls kloniert wurden, zeigten fast alle ein Th0-Zytokinmuster (Histiozytosis X (12/13) und allergischem Asthma (5/5). Während noch keine Ergebnisse über das Zytokinprofil bei Histiozytosis X vorliegen, wird allergisches Asthma mit einem Th2-Zytokinprofil in Verbindung gebracht [21].

Korreliert man das Zytokinprofil der Klone mit der klinischen Situation der Sarkoidosepatienten, d.h. mit der Krankheitsaktivität, so laßt sich feststellen, daß Th1-Klone ausschließlich von Patienten mit einer aktiven Sarkoidose etabliert werden konnten. Die Klonierung von BAL-T-Zellen aus inaktiven Formen der Sarkoidose führte zu Th0- Klonen.

Unsere Ergebnisse deuten darauf hin, daß an der Pathogenese der pulmonalen Sarkoidose vermutlich T-Zellen mit einem

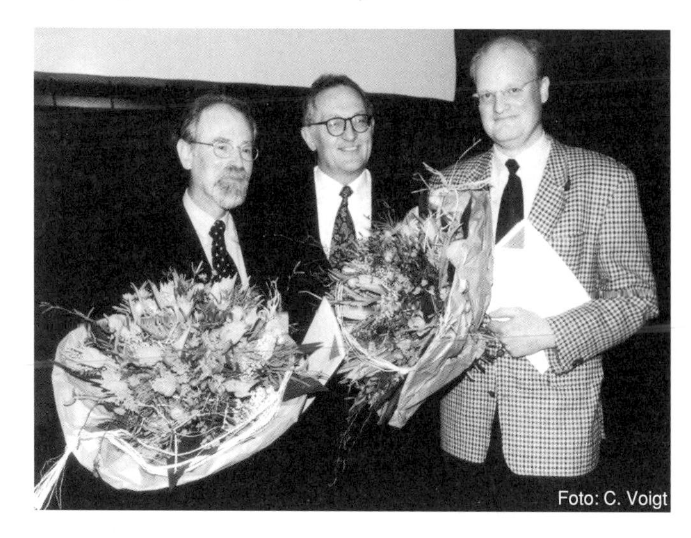


Nach der Preisverleihung 1996 in Essen. Mit den Preisträgern freut sich Prof. Dr. N. Konietzko.

Th1-Zytokinmuster wesentlich beteiligt sind. In aktiven Stadien der Krankheit scheinen besonders IFN-γ- und IL-2-produzierenden Zellen involviert zu sein. Es gibt bisher keine Befunde darüber, ob sich die Zytokinexpression im Verlauf der Erkrankung ändern kann. Das aber wäre bei der Sarkoidose gut zu untersuchen. Andererseits könnte auch ein bestimmtes Zytokinmuster die Prognose der Erkrankung beeinflussen.

Inwieweit unsere Befunde als Hinweise auf eine infektiöse Genese der Sarkoidose zu verstehen sind, muß zunächst noch mit größerer Zurückhaltung interpretiert werden. Weitere Untersuchungen in dieser Richtung erscheinen jedoch notwendig.

**Literaturverzeichnis**


1. Hunninghake, G. W. & Crystal, R. G. N. Engl. J. Med. 305, 429-434 (1981).

2. Spiteri, M. A., Clarke, S. W. & Poulter, L. W. Clin. Exp. Immunol. 74, 359-364 (1988).

3. Steffen, M., Petersen, J., Oldigs, M., et al. J. Allergy Clin Immunol 91, 939-949 (1993).

4. Baughman, R. P., Strohofer, S. A., Buchsbaum, J. & Lower, E. E. J. Lab. Clin. Med. 115, 36-42 (1990).

5. Pueringer, R. J., Schwartz, D. A., Dayton, C. S., Gilbert, S. R. & Hunninghake, G. W. Chest 103, 832-838 (1993).

6. Pinkston, P., Bitterman, P. B. & Crystal, R. G. N. Engl. J. Med. 308, 793-800 (1983).

7. Müller-Quernheim, J., Krönke, M., Strausz, J., Schykowski, M. & Ferlinz, R. Am. Rev. Respir. Dis. 140, 82-88 (1989).

8. Costabel, U., Bross, K. J., Ruhle, K. H., Lohr, G. W. & Matthys, H. Am. Rev. Respir. Dis. 131, 337-342 (1985).

9. Saltini, C., Hemler, M. E. & Crystal, R. G. Clin. Immunol. Immunopathol. 46, 221-233 (1988).

10. Mosmann, T. R., Cherwinski, H., Bond, M. W., Giedlin, M. A. & Coffman, R. L. J. Immunol. 136, 2348-2357 (1986).

11. Mosmann, T. R. & Coffman, R. L. Ann. Rev. Immunol. 7, 145-173 (1989).

12. Romagnani, S. Ann. Rev. Immunol. 12, 227-257 (1994).

13. Costabel, U., Du Bois, R. M., Eklund, A., et al. Eur. J. Respir. 7, 624-627 (1994).

14. American Thoracic Society. Am. Rev. Respir. Dis. 136, 224-225 (1987).

15. Klech, H. & Pohl, W. Eur. J. Respir. 2, 561-585 (1989).

16. Thanhäuser, A., Reiling, N., Böhle, A., et al. Immunology 80, 151-156 (1993).

17. Mattern, T., Thanhäuser, A., Reiling, N., et al. J. Immunol. 153, 2996-3004 (1994).

18. Romagnani, S. Immunology Today 12, 256-257 (1991).

19. Del Prete, G., De Carli, M., Ricci, M. & Romagnani, S. J. Exp. Med. 174, 809-813 (1991).

20. Peltz, G. Immunol. Rev. 123, 23-35 (1991).

21. Robinson, D. S., Hamid, Q., Ying, S., et al. N. Engl. J. Med. 326, 298-304 (1992).

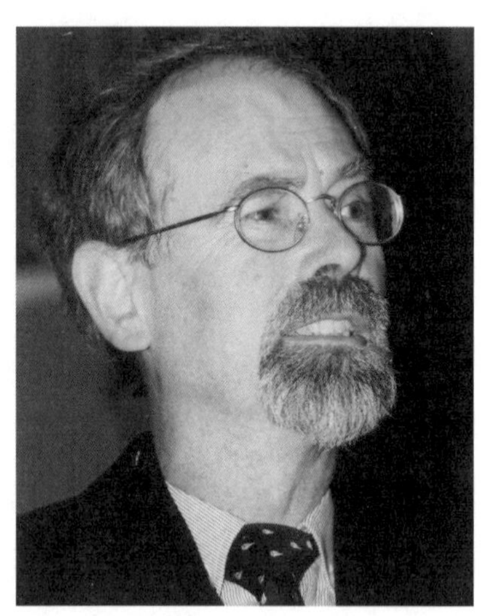

Prof. Dr. med. Detlef Kirsten

**Beruflicher Werdegang**

Geboren wurde er 1944 in Kranichfeld/Thüringen und verlebte die Kind- und Jugendzeit in Weimar. Nach dem Abitur 1962 studierte er Medizin in Jena und schloß 1970 mit Staatsexamen und Promotion ab. In den Jahren 1970-1975 absolvierte er die internistische Ausbildung in Bad Berka, Jena und Erfurt. In Bad Berka arbeitete er von 1975 bis 1989 als Internist, Pneumologe und Allergologe. 1986 habilitierte er über "Diagnostik der Herzsarkoidose". Nach der Übersiedlung in die Bundesrepublik war er 1989 und 1990 in der LVA-Klinik Norderney tätig, bevor er als 1. Oberarzt der LVA-Klinik Krankenhaus Großhansdorf ins Zentrum für Pneumologie und Thoraxchirurgie wechselte. Ebenfalls seit 1990 ist er Privatdozent an der Universität Hamburg und dort seit 1996 Professor. Seine wissenschaftlichen Leistungen sind in über 160 Publikationen in deutschen und internationalen Zeitschriften dokumentiert und in weit über 200 wissenschaftlichen Vorträgen auf Tagungen und in der ärztlichen Fortbildung präsentiert.

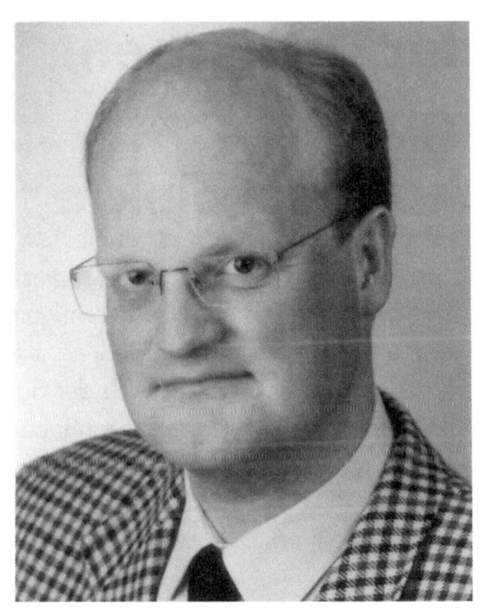

Dr. rer. nat. Norbert H. Reiling

**Beruflicher Werdegang**

Geboren 1963 und aufgewachsen in Gütersloh, führte ihn der Weg zum Studium der Chemie von 1985 bis 1991 zur Universität Freiburg im Breisgau, wo er 1991 am Institut für Organische Chemie und Biochemie diplomierte.
Anschließend absolvierte er ein Promotionsstudium im Institutsbereich Immunologie und Zellbiologie am Forschungsinstitut Borstel und ein Biologie-Studium an der Christian-Albrechts-Universität zu Kiel. In seiner Dissertation beschäftigte er sich mit "Stickstoffmonoxid (NO)-Synthasen: Expression verschiedener Isoformen in Zellen des humanen Immunsystems". Seit Anfang 1995 ist er als wissenschaftlicher Mitarbeiter am Forschungsinstitut Borstel tätig.

# Übersicht der von der Deutschen Sarkoidose-Vereinigung unterstützten Forschungsprojekte

**Dr. rer. nat. Bernd Quadder**
**Deutsche Sarkoidose-Vereinigung gemeinnütziger e.V., Meerbusch**

Die Deutsche Sarkoidose-Vereinigung e.V. unterstützt seit ihrer Gründung aktiv Forschungsprojekte im Bereich der Sarkoidose und damit zusammenhängender Forschungsansätze durch

- Information von Betroffenen und Aufruf zur Teilnahme an Forschungsstudien sowie gezielte Vermittlung von interessierten Patienten und Forschungsgruppen

- Veranstaltung von Arzt-Patienten-Seminaren und Workshops im Zusammenhang mit Forschungsprojekten

- Übernahme von Informationsleistungen im Zusammenhang mit Forschungsstudien

- Herausgabe von Informationsschriften für Patienten und Ärzte

- finanzielle Unterstützung von Teilprojekten

- Ausschreibung des Sarkoidose-Forschungspreises.

Über Forschungsaufrufe, Projektfortschritte und -ergebnisse wird fortlaufend in der Mitgliederzeitschrift „Sarkoidose Nachrichten und Berichte" informiert.

**Liste von Forschungsprojekten unterstützt durch die Deutsche Sarkoidose-Vereinigung**

2003
Zell-Linien-Untersuchungen zur Verursachung der Sarkoidose
Dr. Manfred Schürmann et al, Lübeck

2002
Studie zu genetischen Faktoren bei Sarkoidose, Morbus Crohn und Blau-Syndrom
Dr. Manfred Schürmann et al, Lübeck

2001
Studie zur genetischen Prädisposition bei Sarkoidose im Zusammenhang mit chronisch entzündlichen Darmerkrankungen (Trios-Projekt)
Dr. Manfred Schürmann, Lübeck

2001
Studie zur genetischen Prädisposition bei Sarkoidose im Zusammenhang mit Mukoviszidose
PD Dr. M. Stuhrmann, Hannover

seit 1998
Studie zur genetischen Prädisposition der Sarkoidose
Dr. Manfred Schürmann,
Prof. Dr. Schwinger, Lübeck
Prof. Dr. Joachim Müller-Quernheim, Borstel

1998-1999
Fragebogenerhebung zur Untersuchung von psychosozialen Belastungen bei Sarkoidose
Dr. Dagmar Breuker, S. Dill, R. Gücker, A. Maaß, M. Müller-Elze, Göttingen
Dr. Wolfgang Mönch, Recklinghausen

1995-1997
Pilotstudie zur Untersuchung der genetischen Prädisposition bei familiärer Sarkoidose
Dr. Manfred Schürmann,
Prof. Dr. Schwinger, Lübeck
Prof. Dr. Joachim Müller-Quernheim, Borstel

seit 1996
Hinweis auf klinische Studien zu Kombinationstherapien bei Fibrose
Dr. Entzian, Dr. Zabel, Borstel
Prof. Dr. Detlef Kirsten, Großhansdorf
Prof. Dr. Costabel, Essen
PD Dr. Behr, München
Prof. Dr. Roland Buhl, Mainz

1996-1997
Hinweis auf den Aufbau des WATL-Registers für interstitielle Lungenerkrankungen und Fibrose
Prof. Dr. Hans Schweisfurth, Cottbus

1995-1996
Chronische Sarkoidose-Studie zur Erfassung der Lebensqualität und Krankheitsbewältigung
(gefördert durch das Bundesministerium für Gesundheit)
Prof. Dr. Franz Petermann, Dagmar Breuker, Bremen
Prof. Dr. Ulrich Loos, Wolfgang Mönch, Recklinghausen
Prof. Dr. Detlef Kirsten, Großhansdorf

1995
Referenzdokumentation zur Augensarkoidose
Prof. Dr. W. Hammerstein, Lüdenscheid

1994
Fragebogenerhebung zum wiederkehrenden Löfgren-Syndrom
Prof. Dr. Detlef Kirsten, Großhansdorf

1992
Fragebogenerhebung zur Situation der Sarkoidose in Deutschland
PD Dr. Detlef Kirsten, Großhansdorf

1991
Hämatologische Studie zur Sarkoidose mit Vollblut-Analyse
Prof. Dr. H.A. Neumann, Bochum

1990-1992
Immunhistologische Analysen bei Sarkoidose
PD Dr. Joachim Müller-Quernheim, Mainz

1988-1989
Analyse von Fibronektin-Untersuchungen bei Sarkoidose Typ IV (Fibrose)
Prof. Dr. K. Lanser, Brunsbüttel

**Einige wissenschaftliche Veröffentlichungen im Zusammenhang mit unterstützten Forschungsprojekten**

D. Kirsten: Sarkoidose in Deutschland, Pneumologie 49 (1995) 378-382

D. Kirsten: Rezidivierendes Löfgren-Syndrom – häufiger als angenommen?, Pneumologie 48 (1994) 644

F. Petermann, D. Breuker, W. Mönch, U. Loos, D. Kirsten: Chronische Sarkoidose – Studie zur Erfassung der Lebensqualität und Krankheitsbewältigung, 1997 Band 88 Schriftenreihe des Bundesministeriums für Gesundheit

D. Breuker, W. Mönch, F. Petermann, D. Kirsten, U. Loos: Lebensqualität und Krankheitsbewältigung – Selbstauskünfte von Patienten mit Sarkoidose. Zeitschrift für klinische Psychologie, Psychatrie und Psychotherapie 4 (1998) 304-313

U. Loos, W. Mönch, F. Petermann, D. Breuker, D. Kirsten, R. Braune, B. Quadder: Lebensqualität bei Sarkoidose- Deutsche Studie 1997, In: D. Kirsten, H. Magnussen (Hrsg.) Sarkoidose Up-Date 2000, Interpneu (2000)

Schürmann M, Bein G, Kirsten D, Schlaak M, Müller-Quernheim J, Schwinger E: HLA-DQB1 and HLA-DPB1 genotypes in familial sarcoidosis. Respiratory Medicine (1998) 92, 649-652

Schürmann M, Lympany PA, Reichel P, et al. 2000. Familial sarcoidosis is linked to the major histocompatibility complex region. Am J Respir Crit Care Med. 162:861-684.

Schürmann M, Reichel P et al.: Angiotensin-converting enzyme (ACE) gene polymorphisms and familial occurrence of sarcoidosis. J Intern Med. (2001) 249:77-83.

Schürmann M, Reichel P et al.: Results from a genome-wide search for predisposing genes in sarcoidosis. Am J Respir Crit Care Med. (2001) 164:840-846.

**Abdominalorgane**
Bauchorgane

**Adhäsionsmolekül (Zell-Adhäsionsmoleküle)**
Bezeichnung für auf Oberflächen von Zellen auftretende Rezeptormoleküle, die spezifisch an andere Zellen binden oder mit Bestandteilen der extrazellulären Matrix in Wechselwirkung treten. Durch die Zelladhäsionsmoleküle kommt es zum notwendigen Zusammenhalt der Zellverbände und der Matrix in Geweben und Organen. Weiterhin finden sich Zelladhäsionsmoleküle auf den Zellen des Immunsystems, die keine festen Gewebe bilden, aber zur Ausübung ihrer Funktion auf Zell-Zell-Wechselwirkung angewiesen sind.

**Adipositas**
Fettsucht

**Ätiologie**
Lehre von den Krankheitsursachen

**Agonist**
eine Substanz, die sich mit einem Rezeptor verbindet und zelluläre Eigenschaften verändert

**Alveolar-Makrophagen**
Freßzellen im Lungensystem

**Alveole**
Lungenbläschen

**alveolitis-induziert**
durch eine Entzündung von Lungenbläschen (Alveolus) ausgelöst

**Analyse**
Zerlegung bzw. Untersuchung

**Anamnese**
Vorgeschichte einer Krankheit von Patienten

**Anaphylaktische Reaktion**
Allergie gegen wiederholt eingespritztes artfremdes Eiweiß (Impfstoffe, Insektengifte oder auch Arzneimittel)

**Angiolupoid**
(von lat.: lupus = Wolf): bohnengroßer blauroter Knoten am Nasenrücken nahe der Augenwinkel

**Angiotensin converting enzyme**
Vielen von uns in der Kurzform ACE bekannt. ACE ist ein Enzym, das in das Regulationssystem für den Blutdruck eingreift, indem es das sogenannte Angiotensin I (ebenfalls ein Enzym) in das blutdrucksteigernde Angiotensin II (ein weiteres Enzym) spaltet. Der ACE-Spiegel im Blut kann bei bestimmten Erkrankungen wie z.B. Sarkoidose erhöht sein. Die ACE-Bestimmung im Blut kann in beschränktem Umfang für die Verlaufskontrolle der Sarkoidose eingesetzt werden.

**Antagonist**
eine Substanz, die sich mit einem Re-

zeptor verbindet und nicht in der Lage ist, zelluläre Eigenschaften zu verändern.

**Antiasthmatikum**
Arzneimittel gegen Asthma

**Antigen**
Substanz, die eine Immunreaktion - Immunantwort auslöst

**Antihistaminikum**
Arzneimittel, das die Wirkungen von Histamin (kommt in Mastzellen vor) abschwächt bzw. aufhebt

**Antiphlogistikum**
entzündungshemmendes Mittel

**Arterio-Arteriolosklerose**
Bei der Arterio-Arteriolosklerose handelt es sich um eine besondere Organmanifestation der allgemeinen Arteriosklerose, einer Stoffwechselstörung der kleinen bis großen Arterien, die mit einer Verhärtung der Wand und Einengung der Gefäßlichtung einhergeht. Das Krankheitsbild wird durch Bluthochdruck und Zuckerkrankheit (diabetes mellitus) begünstigt und ist in der Niere von besonderer Bedeutung.

**Aspekte**
Gesichtspunkte

**asymptomatisch**
untypische Krankheitszeichen

**auskultieren**
abhorchen der im Körper entstehenden Schallzeichen mit einem Stethoskop

**Autoimmunkrankheiten**
Erkrankungen, bei denen gegen körpereigene Substanzen oder Zellen gerichtete Antikörper oder spezifisch sensibilisierte Lymphozyten auftreten

**autopisch**
Gewebeuntersuchungen von Gestorbenen

**basal**
an der Basis

**bifurkale Lymphknoten**
Lymphknoten an der Gabelung der Luftröhre

**bihilär**
beide Hilusdrüsen an der Lunge betreffend

**Biopsie**
Entnahme von Gewebe

**BSG**
Blutsenkungsgeschwindigkeit

**Bronchoalveoläre Lavage (BAL)**
Spülung während einer Bronchoskopie (direkte Betrachtung des Bronchialsystems von innen) zur Gewinnung von Zellmaterial

**Bronchoskopie**
Untersuchung des Bronchialsystems mit einem Spezialendoskop (Bronchoskop)

**CD 4**
charakteristisches Oberflächenantigen von T-Helferzellen (bestimmte Art weißer Blutkörperchen)

**CD 14**
CD (Abk. von Cluster of differentiation) ist eine international standardisierte Nomenklatur (Namensgebung) für Antigene auf Zelloberflächen. CD 14 ist ein bestimmtes Antigen

**lösliches CD 14**
neben dem fest auf der Zelloberfläche verankerten CD 14-Molekülteil kennt man ein in Körperflüssigkeiten lösliches CD 14 Molekül, das als s-CD 14 (s = soluble; löslich) bezeichnet wird

**CD 25**
dto.; Empfangsantenne für Interleukin 2 (Botenstoff)

**C-reaktives Protein**
bestimmtes in der Leber synthetisiertes Eiweiß, dessen Konzentration bei infektiösen und entzündlichen Prozessen erhöht ist

**cholinerg**
Wirkung einer chemischen Verbindung (des Azethylcholins), z.B. an den Nervenenden

**Computertomogramm**
Abk.: CT, computergestütztes Schichtaufnahmeverfahren der Röntgendiagnostik

**craniell**
besser: cranial; den knöchernen Schädel betreffend. Cranium: knöcherner Schädel

**Cromoglicinsäure**
Chemische Verbindung, die antiallergisch wirkt

**Cyclophosphamid**
Freie internationale Kurzbezeichnung für einen pharmazeutischen Grundstoff (2 - (Bis(2 - (chlorethyl)amino) -1. 3. 2 -oxazaphosphinan - 2 - oxid). Wird als Cytostatikum eingesetzt

**Cytokin**
eine Substanz, die von einer Zelle freigesetzt wird, um andere Zellen zu beeinflussen, z.B. zur Bildung weiterer Substanzen, Zellbewegung etc.

**Decrescendogeräusch**
in der Lautstärke abnehmendes Geräusch

**Demenz**
Minderung intellektueller Fähigkeiten

als Folge einer Hirnschädigung bis zur Veränderung der Persönlichkeit

**Diabetes insipidus**
Störung des Wasserstoffwechsels mit Steigerung der Wasserausscheidung und krankhaftem Durst

**Diagnostik**
Benennung der Krankheit

**Diathese**
körperliche Störung aufgrund körperlicher Normalabweichung

**Differentialdiagnose**
Unterscheidung ähnlicher Krankheitsbildor

**diffus**
ausgedehnt, weitläufig, zerstreut, unklar

**Diffusionskapazität**
Sauerstoffaufnahme im Verhältnis zur Zeiteinheit

**Disposition**
Veranlagung

## E

**endogen**
im Körper selbst entstanden

**Endokarditis**
Entzündung der Herzinnenhaut (Endokard)

**Endo-Myokarditis**
kombiniertes Auftreten von Endokarditis (s.o.) und Myokarditis (entzündliche Erkrankung des Herzmuskels)

**Endothel**
einschichtige zellige Auskleidung von Gefäßen und seriösen Höhlen

**Endotoxin**
Bestandteil von Bakterienzellwänden; wird aus Bakterien nach deren Zerstörung gewonnen; findet als Auslöser von Immunreaktionen Verwendung

**endotoxinstimuliert**
durch Endotoxin angestoßene, bewirkte Reaktion

**Eosinophilie**
Vermehrung des Anteils von weißen Blutkörperchen, die durch den Farbstoff Eosin angefärbt werden (eosinophile Granulozyten)

**epidemiologisch**
die Krankheitsverbreitung betreffend

**Epitheloidzelliges Granulom**
Granulom, das aus Epithelloidzellen besteht bzw. diese enthält. Epitheloidzellen ähneln den Epithelzellen, die die Oberfläche von Organhohlräumen auskleiden. Sie enthalten einen großen Zellkern und haben spindelförmige, plumpe Gestalt.

**epithelial**
im geschlossenen, ein- oder mehrschichtigen Zellverband

**Erythema nodosum**
anfangs hell-, dann dunkelrote, rundliche oder ovale, sehr druckschmerzhafte derbe Knoten

**Erythrodermie**
ausgedehnte entzündliche Rötung und Schuppung und ödematöse Schwellung der Haut, die häufig mit Juckreiz, Spannungsgefühl und Frösteln verbunden ist

**Exazerbation**
Wiederaufflammen, Verschlimmerung

**exprimieren**
herausstellen

**Extirpation**
völlige Entfernung eines erkrankten Organs oder eines Geschwulstes

**extrapulmonal**
außerhalb der Lunge (an anderen Organen)

**extrathorakal**
außerhalb des Brustraumes

**Extremitätenableitung III**
Ableitungspunkte für EKG zwischen linkem Arm und linkem Bein

## F

**Fazialisparese**
schlaffe Lähmung aller vom Fazialis-Nerv (Hirnnerv) betroffenen Muskeln

**Fibrose der Lunge**
Narbiger Umbau des Bindegewebes des Lungengerüstes, führt zum Funktionsverlust der betroffenen Lungenbereiche (Behinderung des Gasaustausches, Verlust der Elastizität und Dehnbarkeit des betroffenen Lungengewebes).

**florid**
blühend

**FVC**
Abkürzung für englisch: forced volume capacity (deutsch: forciertes Einsekundenvolumen) ist eine Meßgröße bei der Lungenfunktion

**generalisiert**
verallgemeinert; alle Organe betreffend

**genetisch determiniert**
durch die Erbanlagen bestimmt

**globale Herzinsuffizienz**
beide Seiten betreffende Herzmuskelschwäche (Rechts- plus Linksherzinsuffizienz)

**Glucoseintoleranz**
Unverträglichkeit bei Blutzucker

**Granulom**
Gewebeknötchen

**Granulombildung**
Bildung von knotenförmigem Gewebe als Reaktion auf chronisch entzündliche Prozesse

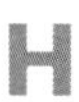

**Hepatomegalie**
Lebervergrößerung

**Hepato-Quick**
nach dem Arzt und Biochemiker Quick (geb. 1894) benannter Test zur Bestimmung der Gerinnungszeit von mit Zusatzstoffen versetztem Blutplasma (Rückschlüsse auf Blutgerinnungsfaktoren)

**Hilusphase**
Zeitraum, in dem die Hilusdrüsen befallen sind

**histologische Aufarbeitung**
Aufarbeitung zwecks Gewebeuntersuchung

**holosystolisch**
während der ganzen Systole (Zusammenziehen des Herzens) andauernd

**Hydroxichloroquin**
Medikament wie Chloroquin mit weniger Nebenwirkungen

**Hypercalzämie**
erhöhter Kalziumgehalt des Serums

**Hyperimmunreaktions-Krankheit**
Krankheit, die durch eine Überreaktion des körpereigenen Abwehrsystems bestimmt ist

**Hypertrophie**
Vergrößerung von Geweben oder Organen durch Zunahme des Zellvolumens bei gleichbleibender Zellanzahl

**hypokinetisch**
eine verminderte bzw. verlangsamte Bewegung von Herzmuskelsegmenten während der Systole betreffend

**Hyposensibilisierung**
schrittweises Herabsetzen einer allergischen Reaktionsbereitschaft durch regelmäßige, über einen längeren Zeitraum durchzuführende Injektionen verdünnter wäßriger Extrakte des auslösenden Allergens unter die Haut. Hierdurch wird die Bildung blockierender Antikörper (LgG.) angeregt.

**Hypothalamus**
ein Teil des Zwischenhirns

**Hypoxämie**
niedriger Sauerstoffgehalt im Blut

**IgE-bildendes Immunsystem**
IgE (Immumglobuline) wird vom Immunsystem bei Parasitenbefall (z.B. Würmern) oder Kontakt mit Allergie auslösenden Substanzen gebildet

**IgG**
Abkürzung für Immunglobuline der Klasse G. G steht für Gammaglobuline. Es sind Eiweißbestandteile des Serums. Entsprechend der physikochemischen Eigenschaften werden 4 Unterklassen der IgG, nämlich IgG1 bis IgG4 unterschieden. Sie spielen eine zentrale Rolle bei der Immunabwehr bei mikrobiellen Infektionen.

**Immundefizienzkrankheit**
Immunmangelkrankheit

**immunsuppressiv**
die Immunreaktion unterdrückend

**in consensus omnium**
im Übereinstimmung aller

**Indifferenztyp**
Normaltyp des EKG

**Indikation**
Heilanzeige, Grund zum Verordnen eines Medikamentes

**inhalativ**
durch Einatmen in den Körper aufnehmen

**inhomogen**
ungleichartig

**initial**
am Anfang, anfangs

**interstitiell**
im Zwischengewebe liegend

**intrinsisch**
von innen her

**Inzidenzrate**
Anzahl der Neuerkrankungen; Häufigkeitsrate

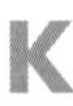

**kardiale Dekompensation**
Versagen des Herzens, eine verminderte Leistung durch eine gesteigerte Tätigkeit ausgleichen

**Kardiomegalie**
übermäßige Herzvergrößerung

**Kleinhirnataxie**
Störung der Koordination von Bewegungsabläufen (Gangstörungen)

**klinisch**
die Gesamtheit der Symptome und des Verlaufs einer Krankheit betreffend

**konform**
übereinstimmend

**Konsistenz**
Beschaffenheit

**Kontraindikation**
Gegenanzeige; Umstand, der eine an sich zweckmäßige Behandlung als nicht geboten erscheinen läßt

**Koronararteritis**
Entzündung der arteriellen Kranzgefäße des Herzens

**Korrelation**
Wechselbeziehung

**Krankheitsdisposition**
Krankheitsveranlagung, -bereitschaft

**krankheitsinduzierend**
krankheitsauslosend

**kumulativ**
allmählich anhäufend

**Kveim-Test**
Es handelt sich um einen für Sarkoidose spezifischen Hauttest. Eine sterile Aufschwemmung von zermahlenem menschlichem Sarkoidgewebe (Lymphknoten, Milz) wird unter die Haut injiziert. Im positiven Fall bildet sich nach ca. 14 Tagen eine bläulich-braune Papel an der Injektionsstelle. Dient zur Bestätigung der Diagnose bei Sarkoidose.

## L

**Läsionen**
Schädigungen, Verletzungen

**Latenz**
zeitweiliges Verborgensein der Krankheit

**Lektine**
pflanzliche Stoffe, die verschiedene Zellen miteinander verbinden

**letal**
tödlich

**Leukozytose**
Vermehrung der Leukozytenzahl (>9000/mm$^3$)

**Lichen ruber**
Bezeichnung für eine bestimmte Flechte an der Haut

**Linkstyp**
durch die Stellung der Herzachse bedingter Positionstyp im EKG

**linksventrikulär**
die linke Herzkammer betreffend

**Lippenzyanose**
blaurote Verfärbung der Lippen infolge einer Abnahme des Sauerstoffgehaltes im Blut

**Lungenaffekt**
Befall der Lunge durch eine Krankheit

**Lungenembolie**
Verschluß der arteriellen Lungenblutbahn durch ein nicht im Blutplasma lösliches Gebilde

**lymphatisch**
das Lymphsystem betreffend

**Lymphknoten**
- mediastinale Lymphknoten im Mittel-

fellraum (mittleres Gebiet des Brustraumes; Mediastinum)
- pheriphere, die äußeren Lymphknoten

**Lymphozyten**
Gesamtheit der weißen Blutkörperchen. In Abhängigkeit von ihrer Funktion unterscheidet man B-Lymphozyten und T-Lymphozyten
- T-Lymphozyten sind Lymphozyten, die während der Passage durch die Thymusdrüse eine Ausbildung erfahren und dann in der Lage sind, körpereigene (Selbst) von körperfremden Strukturen zu unterscheiden
- T-Helferzellen besondere Form der T-Lymphozyten, die aus T-Zellen nach Kontakt mit einem Antigen hervorgehen
- $T_{H1}$ und $T_{H2}$ Untergruppe von T-Helferzellen

**Lymphozytenwerte**
Werte der Lymphozyten (weiße Blutkörperchen) im Blut

**Lymphozytopenie**
chronisch verminderte Lymphozytenproduktion, die bei verschiedenen immunologischen Krankheiten auftreten kann

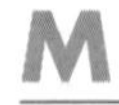

**manifestierend**
sich zeigend, sich offenbarend

**Mediastinoskopie**
Inspektion des Mittelfellraumes (mittleres Gebiet des Brustraumes) mit einem Spezialendoskop

**Meningoencephalitis sarkoidotica**
durch Sarkoidose bedingte Entzündung der Hirn- und Rückenmarkshäute

**Mitralinsuffizienz**
Herzklappenfehler mit Schlußunfähigkeit der Mitralklappe

**Mitralklappe**
Herzklappe zwischen linker Vorderhofkammer und Herzkammer

**monoklonal**
von einem einzigen Zellteil ausgehend

**Monozyten**
bestimmter Anteil von weißen Blutkörperchen. Wandern in verschiedene Organe bzw. Gewebe ein und differenzieren sich zu ortsansässigen, gewebetypischen Makrophagen (Freßzellen)

**Monozytose**
Erhöhung des Anteils von Monozyten im Blut

**Mortalitätsrate**
Sterblichkeitsrate

**Myokard**
die muskuläre Wand des Herzens

**Myokardszintigraphie mit Thallium-201**
diagnostische Methode zur Darstellung der Herzdurchblutung und Beurteilung

der Herzkammerfunktion unter Verwendung radioaktiven Thallium-201-chlorids

**Myopathie**
entzündliche oder degenerative Muskelerkrankung

## N

**Neuropathie**
von griechisch: neuron = Sehne, Nerv; pathos = Leiden
Nervenleiden, Nervenerkrankung

**Neurotransmitter**
chemische Substanzen, die im Zentralnervensystem Erregungen weiterleiten

**nicht sedierend**
nicht beruhigend

**NNR-Hormonspiegel**
Nebennierenrinden-Hormonspiegel

**nosologisch**
die Krankheitslehre betreffend

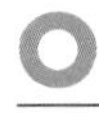

**Oberflächenantigen**
(Antigen = Substanz, die die Bildung von Antikörpern in einer Immunreaktion bewirkt); Molekülteil an der Oberfläche von Zellen

**Obstruktion**
Verschluß, Verstopfung

**ophthalmologisch**
augenärztlich

**Organmanifestation**
Erkennbarwerden einer Krankheit in einem Organ

**Organotropie und Organophilie**
sich an einem bestimmten Organsystem anhängend bzw. sich nur interessierend

**parenchymgeschädigt**
wenn Zellen eines Organs, die dessen Funktion bedingen, geschädigt sind

**Parese**
von griechisch: Paresis = Erschlaffung; in der Medizin: unvollkommene Lähmung z.B. bei verminderter Funktion eines Nervs oder Organs

**pathogenetisch**
krankmachend

**Pathologie**
Lehre von den Krankheiten, und zwar ihren Ursachen, ihren körperlichen Veränderungen, ihrer Entstehung und ihrem Wesen, ihren klinischen Erscheinungen

**Pathophysiologie**
Lehre von krankhaften Lebensvorgängen und gestörten Funktionen im menschlichen Organismus

**PCR**
Abkürzung für Polymerase-Chain-Reaktion, d.h. für eine biochemische Reaktion zum Nachweis von Erbgut. Dieser Nachweis kann z.B. für Bakterien und Viren verwendet werden.

**Perfusion**
Durchströmung

**per inhalationem**
durch Inhalation

**peripher**
außen, am Rande

**perivaskulär**
um die kleinen Blutgefäße herum

**per os**
durch den Mund (z.B. einzunehmendes Arzneimittel)

**p.m.**
punctum maximum: Punkt bzw. Stelle der größten Lautstärke beim Abhören mit dem Stethoskop

**Pneumonie**
Lungenentzündung

**polymorphkernig**
vielgestaltig-kernig

**Polyneuropathie**
Erkrankung der peripheren (äußeren) Nerven und ihrer Hüllen

**portale Hypertonie**
erhöhter Druck in der Pfortader

**post abortum**
nach einer Fehlgeburt

**postmenopausal**
nach Einsetzen der Wechseljahre

**post partum, postpartal**
nach der Geburt

**Prädominanz**
Vorherrschaft

**präfibrotische Parenchymphase**
Zeitraum, in dem das Lungengewebe noch nicht in die Fibrose übergegangen ist

**Prävalenz**
Bestand oder Häufigkeit einer bestimmten Krankheit innerhalb einer Periode

**Progredienz, Progression**
zunehmende Verschlimmerung; Fortschreiten einer Krankheit

**protodiastolisch**
zu Beginn einer Diastole (Erschlaffung des Herzens mit Blutfüllung der Herzkammern)

**pulmonal**
die Lunge betreffend

**Pulmonalregurgitation**
Zurückströmen des Blutes aus den

großen Arterien (der Lunge) in das Herz

**Pyramidenbahn**
Gesamtheit der absteigenden Leitungsbahnen des Zentralnervensystems, die in der Großhirnrinde entspringen und bis zu den motorischen Kernen der Hirnnerven oder zu entsprechenden Stellen des Rückenmarks führen

**Q**
bestimmter Teil im Verlauf der Kurve eines EKGs

## R

**radiologisch**
Röntgendiagnostik betreffend (eigentlich: Strahlenkunde)

**Reduktion**
Zurückführung, Herabsetzung

**Remission**
Rückbildung

**Residualvolumen und Residualkapazität**
Das Gasvolumen, das nach der Ausatmung normalerweise (oder verändert durch Krankheit) in der Lunge verbleibt.

**residuenfrei**
frei von Rückständen, Rückbleibseln

**Restitutio ad integrum**
Wiederherstellung zum Ganzen

**restriktiv**
eingeschränkt

**retardiert**
Arzneimittelzubereitung, die durch verzögerte Abgabe des Wirkstoffes eine Langzeitwirkung besitzt

**retikulo - histiozytäres Gewebe**
ein Begriff, der alle Makrophagen und mit diesen verwandte Zellen im Blut und in Körpergeweben und -organen zusammenfaßt. (Häufiger als Retikuloendotheliales System oder moderner als Monozyten/Makrophagen-System bezeichnet)

**reversibel**
umkehrbar

**rezensiert**
sorgfältig geprüft

**Rezeptor**
eine Empfangs- oder Aufnahmeeinrichtung von Zellen für den Empfang bestimmter Reize, z.B. Tasten, Riechen, Medikamente, körpereigene Botenstoffe etc.

**Rezidiv**
Rückfall, Wiederauftreten einer Krankheit nach Abheilung

**Röntgenresiduen**
im Röntgenbild sichtbare Rückbleibsel

## S

**Schenkelblöcke**
im EKG sichtbare Störung in der Reiz-Weiterleitung der vom Sinusknoten ausgehenden Impulse

**Senium**
lat.: Altersschwäche; Lebensabschnitt jenseits des 70. - 80. Lebensjahres

**Septum**
Herzkammerscheidewand

**signifikant**
bedeutsam, wichtig; hier als Begriff aus der Statistik gebraucht

**Signum**
Zeichen, Kennzeichen, Merkmal

**Simultanerkrankung**
gleichzeitiges Auftreten zweier Erkrankungen

**Sinusrhythmus**
der vom Sinusknoten (natürlicher Schrittmacher des Herzens) bestimmte physiologische Herzrhythmus

**Sinustachykardie**
Tachykardie = Erhöhung der Herzfrequenz auf über 100/Minute, die vom Sinusknoten (Schrittmacher) bestimmt ist

**Sonographie**
Ultraschalluntersuchung

**Spirometrie**
Lungenfunktionsprüfung

**Spontanregredienz**
plötzliche Zurückbildung

**Stimulation**
Anregung, Reizung

**submandibuläre Drüsen**
Drüsen unter dem Unterkiefer

**Subpopulation**
Zwischenmenge, Teilmenge

**supraventikulär**
über einem bzw. oberhalb eines Ventrikels (Herzkammer)

**Synechien**
Verwachsungen

**Syntropie**
gemeinsames Vorkommen verschiedener Krankheiten bei einem Patienten

## T

**Therapieindikation**
Anzeige für eine Heilbehandlung

**Thorax**
Brustkorb

**TNF-alpha, TNF-α**
Turmornekrosefaktor-alpha ist ein Lymphokin, Botenstoff, Mediator, Signalmolekül, Sprachmolekül

**Tonsillen**
Mandeln

**Tonuserhöhung**
Erhöhung eines Spannungszustandes der Muskulatur

**Transplantation**
Übertragung bzw. Verpflanzung von Organen und Geweben

**Tuberkulinanergie**
fehlende Reaktion auf Tuberkulin

**tuberkulinnegativ**
negativ auf Tuberkulintest reagierend

**tuberkulinpositiv**
positiv auf den Tuberkulintest reagierend

**Tuberkulintest**
Hautreaktion nach Aufbringen von Toxinen der Tuberkelbazillen

## V

**Validierung**
Feststellung der Richtigkeit von Angaben

**Valva mitrales**
Herzklappe zwischen linkem Vorhof und linker Herzkammer

**Venenthrombose**
Blutpfropfbildung infolge Blutgerinnung in einer Vene

**Ventilation**
Lungenbelüftung, Transport von Sauerstoff in die Lunge

**Ventilationsstörung**
Störung der Lungenbelüftung

## Z

**zerebrospinal**
Gehirn und Rückenmark betreffend

**zirzinär**
kreisförmig